中华中医药学会护理分会

中医医院
新入职护士培训教程

张素秋　刘香弟　郭敬　主编

ZHONGYI YIYUAN
XINRUZHI HUSHI PEIXUN JIAOCHENG

中国中医药出版社
·北京·

图书在版编目（CIP）数据

中医医院新入职护士培训教程/张素秋，刘香弟，郭敬主编 . —北京：
中国中医药出版社，2019.4
ISBN 978 - 7 - 5132 - 1962 - 4

Ⅰ.①中… Ⅱ.①张… ②刘… ③郭… Ⅲ.①中医学-护理学-
技术培训-教材 Ⅳ.①R248

中国版本图书馆 CIP 数据核字（2019）第 033919 号

中国中医药出版社出版

北京市朝阳区北三环东路 28 号易亨大厦 16 层
邮政编码　100013
传真　010 - 64405750
赵县文教彩印厂印刷
各地新华书店经销

开本 787×1092　1/16　印张　47.5　字数 871 千字
2019 年 4 月第 1 版　2019 年 4 月第 1 次印刷
书号　ISBN 978 - 7 - 5132 - 1962 - 4

定价　188.00 元
网址　www.cptcm.com

社 长 热 线　010 - 64405720
购 书 热 线　010 - 89535836
维 权 打 假　010 - 64405753

微信服务号　zgzyycbs
微商城网址　https：//kdt.im/LIdUGr
官 方 微 博　http：//e.weibo.com/cptcm
天猫旗舰店网址　https：//zgzyycbs.tmall.com

如有印装质量问题请与本社出版部联系（010 - 64405510）

《中医医院新入职护士培训教程》
编 委 会

编写说明

为了提高中医医院新入职护士的服务能力和水平，指导各地规范开展中医医院新入职护士培训工作，2018 年 5 月 14 日，国家中医药管理局办公室发布了关于印发《中医医院新入职护士培训大纲（试行）》的通知（国中医药办医政函〔2018〕77 号）。为了将培训工作落到实处，中华中医药学会护理分会按照国家中医药管理局的指示精神，编写了《中医医院新入职护士培训教程》。

本教程针对院校毕业后新进入三级中医医院护理岗位工作的护士，其他中医医疗机构和综合医院中医科可以参照执行。通过培训，使得新入职护士能够掌握从事临床护理工作的中医、西医护理基础理论、基本知识和基本技能；具备良好的职业道德素养、沟通交流能力、应急处理能力，能够运用中医整体观及辨证论治的中医思维，实施病情观察、临证施护、情志护理、健康教育、康复指导等护理服务；增强人文关怀和责任意识，能够独立、规范地为患者提供护理服务。

本书依据培训大纲编写，分为法律法规、基础理论、常见病证护理和护理操作技术四篇。内容全面，具体而详尽，既有"道"层面的知识，也有"术"层面的知识。书后附《中医医院新入职护士培训大纲（试行）》，以便各医院及护士了解培训要求。

由于各单位情况不同，疾病谱不同，所以各单位在本书基础上可选择适合自己单位特点的培训内容进行培训。

中华中医药学会护理分会
2019 年 1 月

目录

COTENTS

03

第三篇 常见病证护理

04　第四篇　护理操作技术

01

第一篇

法律法规

中华人民共和国中医药法

中华人民共和国第十二届全国人民代表大会常务委员会第二十五次会议于 2016 年 12 月 25 日通过，自 2017 年 7 月 1 日起施行。

第一章　总　则

第一条　为了继承和弘扬中医药，保障和促进中医药事业发展，保护人民健康，制定本法。

第二条　本法所称中医药，是包括汉族和少数民族医药在内的我国各民族医药的统称，是反映中华民族对生命、健康和疾病的认识，具有悠久历史传统和独特理论及技术方法的医药学体系。

第三条　中医药事业是我国医药卫生事业的重要组成部分。国家大力发展中医药事业，实行中西医并重的方针，建立符合中医药特点的管理制度，充分发挥中医药在我国医药卫生事业中的作用。

发展中医药事业应当遵循中医药发展规律，坚持继承和创新相结合，保持和发挥中医药特色和优势，运用现代科学技术，促进中医药理论和实践的发展。

国家鼓励中医西医相互学习，相互补充，协调发展，发挥各自优势，促进中西医结合。

第四条　县级以上人民政府应当将中医药事业纳入国民经济和社会发展规划，建立健全中医药管理体系，统筹推进中医药事业发展。

第五条　国务院中医药主管部门负责全国的中医药管理工作。国务院其他有关部门在各自职责范围内负责与中医药管理有关的工作。

县级以上地方人民政府中医药主管部门负责本行政区域的中医药管理工作。县级以上地方人民政府其他有关部门在各自职责范围内负责与中医药管理有关的工作。

第六条　国家加强中医药服务体系建设，合理规划和配置中医药服务资源，为公民获得中医药服务提供保障。

国家支持社会力量投资中医药事业，支持组织和个人捐赠、资助中医药事业。

第七条 国家发展中医药教育，建立适应中医药事业发展需要、规模适宜、结构合理、形式多样的中医药教育体系，培养中医药人才。

第八条 国家支持中医药科学研究和技术开发，鼓励中医药科学技术创新，推广应用中医药科学技术成果，保护中医药知识产权，提高中医药科学技术水平。

第九条 国家支持中医药对外交流与合作，促进中医药的国际传播和应用。

第十条 对在中医药事业中做出突出贡献的组织和个人，按照国家有关规定给予表彰、奖励。

第二章 中医药服务

第十一条 县级以上人民政府应当将中医医疗机构建设纳入医疗机构设置规划，举办规模适宜的中医医疗机构，扶持有中医药特色和优势的医疗机构发展。

合并、撤销政府举办的中医医疗机构或者改变其中医医疗性质，应当征求上一级人民政府中医药主管部门的意见。

第十二条 政府举办的综合医院、妇幼保健机构和有条件的专科医院、社区卫生服务中心、乡镇卫生院，应当设置中医药科室。

县级以上人民政府应当采取措施，增强社区卫生服务站和村卫生室提供中医药服务的能力。

第十三条 国家支持社会力量举办中医医疗机构。

社会力量举办的中医医疗机构在准入、执业、基本医疗保险、科研教学、医务人员职称评定等方面享有与政府举办的中医医疗机构同等的权利。

第十四条 举办中医医疗机构应当按照国家有关医疗机构管理的规定办理审批手续，并遵守医疗机构管理的有关规定。

举办中医诊所的，将诊所的名称、地址、诊疗范围、人员配备情况等报所在地县级人民政府中医药主管部门备案后即可开展执业活动。中医诊所应当将本诊所的诊疗范围、中医医师的姓名及其执业范围在诊所的明显位置公示，不得超出备案范围开展医疗活动。具体办法由国务院中医药主管部门拟订，报国务院卫生行政部门审核、发布。

第十五条 从事中医医疗活动的人员应当依照《中华人民共和国执业医师法》的规定，通过中医医师资格考试取得中医医师资格，并进行执业注册。中医医师资格考试的内容应当体现中医药特点。

　　以师承方式学习中医或者经多年实践，医术确有专长的人员，由至少两名中医医师推荐，经省、自治区、直辖市人民政府中医药主管部门组织实践技能和效果考核合格后，即可取得中医医师资格；按照考核内容进行执业注册后，即可在注册的执业范围内，以个人开业的方式或者在医疗机构内从事中医医疗活动。国务院中医药主管部门应当根据中医药技术方法的安全风险拟订本款规定人员的分类考核办法，报国务院卫生行政部门审核、发布。

　　第十六条　中医医疗机构配备医务人员应当以中医药专业技术人员为主，主要提供中医药服务；经考试取得医师资格的中医医师按照国家有关规定，经培训、考核合格后，可以在执业活动中采用与其专业相关的现代科学技术方法。在医疗活动中采用现代科学技术方法的，应当有利于保持和发挥中医药特色和优势。

　　社区卫生服务中心、乡镇卫生院、社区卫生服务站以及有条件的村卫生室应当合理配备中医药专业技术人员，并运用和推广适宜的中医药技术方法。

　　第十七条　开展中医药服务，应当以中医药理论为指导，运用中医药技术方法，并符合国务院中医药主管部门制定的中医药服务基本要求。

　　第十八条　县级以上人民政府应当发展中医药预防、保健服务，并按照国家有关规定将其纳入基本公共卫生服务项目统筹实施。

　　县级以上人民政府应当发挥中医药在突发公共卫生事件应急工作中的作用，加强中医药应急物资、设备、设施、技术与人才资源储备。

　　医疗卫生机构应当在疾病预防与控制中积极运用中医药理论和技术方法。

　　第十九条　医疗机构发布中医医疗广告，应当经所在地省、自治区、直辖市人民政府中医药主管部门审查批准；未经审查批准，不得发布。发布的中医医疗广告内容应当与经审查批准的内容相符合，并符合《中华人民共和国广告法》的有关规定。

　　第二十条　县级以上人民政府中医药主管部门应当加强对中医药服务的监督检查，并将下列事项作为监督检查的重点：

　　（一）中医医疗机构、中医医师是否超出规定的范围开展医疗活动；

　　（二）开展中医药服务是否符合国务院中医药主管部门制定的中医药服务基本要求；

　　（三）中医医疗广告发布行为是否符合本法的规定。

　　中医药主管部门依法开展监督检查，有关单位和个人应当予以配合，不得拒绝或者阻挠。

第三章　中药保护与发展

第二十一条　国家制定中药材种植养殖、采集、贮存和初加工的技术规范、标准，加强对中药材生产流通全过程的质量监督管理，保障中药材质量安全。

第二十二条　国家鼓励发展中药材规范化种植养殖，严格管理农药、肥料等农业投入品的使用，禁止在中药材种植过程中使用剧毒、高毒农药，支持中药材良种繁育，提高中药材质量。

第二十三条　国家建立道地中药材评价体系，支持道地中药材品种选育，扶持道地中药材生产基地建设，加强道地中药材生产基地生态环境保护，鼓励采取地理标志产品保护等措施保护道地中药材。

前款所称道地中药材，是指经过中医临床长期应用优选出来的，产在特定地域，与其他地区所产同种中药材相比，品质和疗效更好，且质量稳定，具有较高知名度的中药材。

第二十四条　国务院药品监督管理部门应当组织并加强对中药材质量的监测，定期向社会公布监测结果。国务院有关部门应当协助做好中药材质量监测有关工作。

采集、贮存中药材以及对中药材进行初加工，应当符合国家有关技术规范、标准和管理规定。

国家鼓励发展中药材现代流通体系，提高中药材包装、仓储等技术水平，建立中药材流通追溯体系。药品生产企业购进中药材应当建立进货查验记录制度。中药材经营者应当建立进货查验和购销记录制度，并标明中药材产地。

第二十五条　国家保护药用野生动植物资源，对药用野生动植物资源实行动态监测和定期普查，建立药用野生动植物资源种质基因库，鼓励发展人工种植养殖，支持依法开展珍贵、濒危药用野生动植物的保护、繁育及其相关研究。

第二十六条　在村医疗机构执业的中医医师、具备中药材知识和识别能力的乡村医生，按照国家有关规定可以自种、自采地产中药材并在其执业活动中使用。

第二十七条　国家保护中药饮片传统炮制技术和工艺，支持应用传统工艺炮制中药饮片，鼓励运用现代科学技术开展中药饮片炮制技术研究。

第二十八条　对市场上没有供应的中药饮片，医疗机构可以根据本医疗机构医师处方的需要，在本医疗机构内炮制、使用。医疗机构应当遵守中药饮片炮制的有关规定，对其炮制的中药饮片的质量负责，保证药品安全。医疗机构炮制中药饮片，应当向所在地设区的市级人民政府药品监督管理部门备案。

根据临床用药需要，医疗机构可以凭本医疗机构医师的处方对中药饮片进行再加工。

第二十九条　国家鼓励和支持中药新药的研制和生产。

国家保护传统中药加工技术和工艺，支持传统剂型中成药的生产，鼓励运用现代科学技术研究开发传统中成药。

第三十条　生产符合国家规定条件的来源于古代经典名方的中药复方制剂，在申请药品批准文号时，可以仅提供非临床安全性研究资料。具体管理办法由国务院药品监督管理部门会同中医药主管部门制定。

前款所称古代经典名方，是指至今仍广泛应用、疗效确切、具有明显特色与优势的古代中医典籍所记载的方剂。具体目录由国务院中医药主管部门会同药品监督管理部门制定。

第三十一条　国家鼓励医疗机构根据本医疗机构临床用药需要配制和使用中药制剂，支持应用传统工艺配制中药制剂，支持以中药制剂为基础研制中药新药。

医疗机构配制中药制剂，应当依照《中华人民共和国药品管理法》的规定取得医疗机构制剂许可证，或者委托取得药品生产许可证的药品生产企业、取得医疗机构制剂许可证的其他医疗机构配制中药制剂。委托配制中药制剂，应当向委托方所在地省、自治区、直辖市人民政府药品监督管理部门备案。

医疗机构对其配制的中药制剂的质量负责；委托配制中药制剂的，委托方和受托方对所配制的中药制剂的质量分别承担相应责任。

第三十二条　医疗机构配制的中药制剂品种，应当依法取得制剂批准文号。但是，仅应用传统工艺配制的中药制剂品种，向医疗机构所在地省、自治区、直辖市人民政府药品监督管理部门备案后即可配制，不需要取得制剂批准文号。

医疗机构应当加强对备案的中药制剂品种的不良反应监测，并按照国家有关规定进行报告。药品监督管理部门应当加强对备案的中药制剂品种配制、使用的监督检查。

第四章　中医药人才培养

第三十三条　中医药教育应当遵循中医药人才成长规律，以中医药内容为主，体现中医药文化特色，注重中医药经典理论和中医药临床实践、现代教育方式和传统教育方式相结合。

第三十四条 国家完善中医药学校教育体系，支持专门实施中医药教育的高等学校、中等职业学校和其他教育机构的发展。

中医药学校教育的培养目标、修业年限、教学形式、教学内容、教学评价及学术水平评价标准等，应当体现中医药学科特色，符合中医药学科发展规律。

第三十五条 国家发展中医药师承教育，支持有丰富临床经验和技术专长的中医医师、中药专业技术人员在执业、业务活动中带徒授业，传授中医药理论和技术方法，培养中医药专业技术人员。

第三十六条 国家加强对中医医师和城乡基层中医药专业技术人员的培养和培训。

国家发展中西医结合教育，培养高层次的中西医结合人才。

第三十七条 县级以上地方人民政府中医药主管部门应当组织开展中医药继续教育，加强对医务人员，特别是城乡基层医务人员中医药基本知识和技能的培训。

中医药专业技术人员应当按照规定参加继续教育，所在机构应当为其接受继续教育创造条件。

第五章 中医药科学研究

第三十八条 国家鼓励科研机构、高等学校、医疗机构和药品生产企业等，运用现代科学技术和传统中医药研究方法，开展中医药科学研究，加强中西医结合研究，促进中医药理论和技术方法的继承和创新。

第三十九条 国家采取措施支持对中医药古籍文献、著名中医药专家的学术思想和诊疗经验以及民间中医药技术方法的整理、研究和利用。

国家鼓励组织和个人捐献有科学研究和临床应用价值的中医药文献、秘方、验方、诊疗方法和技术。

第四十条 国家建立和完善符合中医药特点的科学技术创新体系、评价体系和管理体制，推动中医药科学技术进步与创新。

第四十一条 国家采取措施，加强对中医药基础理论和辨证论治方法，常见病、多发病、慢性病和重大疑难疾病、重大传染病的中医药防治，以及其他对中医药理论和实践发展有重大促进作用的项目的科学研究。

第六章 中医药传承与文化传播

第四十二条 对具有重要学术价值的中医药理论和技术方法，省级以上人民政府中医药主管部门应当组织遴选本行政区域内的中医药学术传承项目和传承人，并为传承活动提供必要的条件。传承人应当开展传承活动，培养后继人才，收集整理并妥善保存相关的学术资料。属于非物质文化遗产代表性项目的，依照《中华人民共和国非物质文化遗产法》的有关规定开展传承活动。

第四十三条　国家建立中医药传统知识保护数据库、保护名录和保护制度。

中医药传统知识持有人对其持有的中医药传统知识享有传承使用的权利，对他人获取、利用其持有的中医药传统知识享有知情同意和利益分享等权利。

国家对经依法认定属于国家秘密的传统中药处方组成和生产工艺实行特殊保护。

第四十四条　国家发展中医养生保健服务，支持社会力量举办规范的中医养生保健机构。中医养生保健服务规范、标准由国务院中医药主管部门制定。

第四十五条　县级以上人民政府应当加强中医药文化宣传，普及中医药知识，鼓励组织和个人创作中医药文化和科普作品。

第四十六条　开展中医药文化宣传和知识普及活动，应当遵守国家有关规定。任何组织或者个人不得对中医药作虚假、夸大宣传，不得冒用中医药名义牟取不正当利益。

广播、电视、报刊、互联网等媒体开展中医药知识宣传，应当聘请中医药专业技术人员进行。

第七章　保障措施

第四十七条　县级以上人民政府应当为中医药事业发展提供政策支持和条件保障，将中医药事业发展经费纳入本级财政预算。

县级以上人民政府及其有关部门制定基本医疗保险支付政策、药物政策等医药卫生政策，应当有中医药主管部门参加，注重发挥中医药的优势，支持提供和利用中医药服务。

第四十八条　县级以上人民政府及其有关部门应当按照法定价格管理权限，合理确定中医医疗服务的收费项目和标准，体现中医医疗服务成本和专业技术价值。

第四十九条　县级以上地方人民政府有关部门应当按照国家规定，将符合条件的中医医疗机构纳入基本医疗保险定点医疗机构范围，将符合条件的中医诊疗项目、中药饮片、中成药和医疗机构中药制剂纳入基本医疗保险基金支付范围。

第五十条　国家加强中医药标准体系建设，根据中医药特点对需要统一的技术要求制定标准并及时修订。

中医药国家标准、行业标准由国务院有关部门依据职责制定或者修订，并在其网站上公布，供公众免费查阅。

国家推动建立中医药国际标准体系。

第五十一条 开展法律、行政法规规定的与中医药有关的评审、评估、鉴定活动，应当成立中医药评审、评估、鉴定的专门组织，或者有中医药专家参加。

第五十二条 国家采取措施，加大对少数民族医药传承创新、应用发展和人才培养的扶持力度，加强少数民族医疗机构和医师队伍建设，促进和规范少数民族医药事业发展。

第八章 法律责任

第五十三条 县级以上人民政府中医药主管部门及其他有关部门未履行本法规定的职责的，由本级人民政府或者上级人民政府有关部门责令改正；情节严重的，对直接负责的主管人员和其他直接责任人员，依法给予处分。

第五十四条 违反本法规定，中医诊所超出备案范围开展医疗活动的，由所在地县级人民政府中医药主管部门责令改正，没收违法所得，并处一万元以上三万元以下罚款；情节严重的，责令停止执业活动。

中医诊所被责令停止执业活动的，其直接负责的主管人员自处罚决定作出之日起五年内不得在医疗机构内从事管理工作。医疗机构聘用上述不得从事管理工作的人员从事管理工作的，由原发证部门吊销执业许可证或者由原备案部门责令停止执业活动。

第五十五条 违反本法规定，经考核取得医师资格的中医医师超出注册的执业范围从事医疗活动的，由县级以上人民政府中医药主管部门责令暂停六个月以上一年以下执业活动，并处一万元以上三万元以下罚款；情节严重的，吊销执业证书。

第五十六条 违反本法规定，举办中医诊所、炮制中药饮片、委托配制中药制剂应当备案而未备案，或者备案时提供虚假材料的，由中医药主管部门和药品监督管理部门按照各自职责分工责令改正，没收违法所得，并处三万元以下罚款，向社会公告相关信息；拒不改正的，责令停止执业活动或者责令停止炮制中药饮片、委托配制中药制剂活动，其直接责任人员五年内不得从事中医药相关活动。

医疗机构应用传统工艺配制中药制剂未依照本法规定备案，或者未按照备案材料载明的要求配制中药制剂的，按生产假药给予处罚。

第五十七条 违反本法规定，发布的中医医疗广告内容与经审查批准的内容不相符的，由原审查部门撤销该广告的审查批准文件，一年内不受理该医疗机构的广告审查申请。

违反本法规定，发布中医医疗广告有前款规定以外违法行为的，依照《中华人民共和国广告法》的规定给予处罚。

第五十八条　违反本法规定，在中药材种植过程中使用剧毒、高毒农药的，依照有关法律、法规规定给予处罚；情节严重的，可以由公安机关对其直接负责的主管人员和其他直接责任人员处五日以上十五日以下拘留。

第五十九条　违反本法规定，造成人身、财产损害的，依法承担民事责任；构成犯罪的，依法追究刑事责任。

第九章　附　则

第六十条　中医药的管理，本法未作规定的，适用《中华人民共和国执业医师法》、《中华人民共和国药品管理法》等相关法律、行政法规的规定。

军队的中医药管理，由军队卫生主管部门依照本法和军队有关规定组织实施。

第六十一条　民族自治地方可以根据《中华人民共和国民族区域自治法》和本法的有关规定，结合实际，制定促进和规范本地方少数民族医药事业发展的办法。

第六十二条　盲人按照国家有关规定取得盲人医疗按摩人员资格的，可以以个人开业的方式或者在医疗机构内提供医疗按摩服务。

第六十三条　本法自 2017 年 7 月 1 日起施行。

护士条例

2008 年 1 月 23 日国务院第 206 次常务会议通过，自 2008 年 5 月 12 日起施行。

第一章 总 则

第一条 为了维护护士的合法权益，规范护理行为，促进护理事业发展，保障医疗安全和人体健康，制定本条例。

第二条 本条例所称护士，是指经执业注册取得护士执业证书，依照本条例规定从事护理活动，履行保护生命、减轻痛苦、增进健康职责的卫生技术人员。

第三条 护士人格尊严、人身安全不受侵犯。护士依法履行职责，受法律保护。

全社会应当尊重护士。

第四条 国务院有关部门、县级以上地方人民政府及其有关部门以及乡（镇）人民政府应当采取措施，改善护士的工作条件，保障护士待遇，加强护士队伍建设，促进护理事业健康发展。

国务院有关部门和县级以上地方人民政府应当采取措施，鼓励护士到农村、基层医疗卫生机构工作。

第五条 国务院卫生主管部门负责全国的护士监督管理工作。

县级以上地方人民政府卫生主管部门负责本行政区域的护士监督管理工作。

第六条 国务院有关部门对在护理工作中做出杰出贡献的护士，应当授予全国卫生系统先进工作者荣誉称号或者颁发白求恩奖章，受到表彰、奖励的护士享受省部级劳动模范、先进工作者待遇；对长期从事护理工作的护士应当颁发荣誉证书。具体办法由国务院有关部门制定。

县级以上地方人民政府及其有关部门对本行政区域内做出突出贡献的护士，按照省、自治区、直辖市人民政府的有关规定给予表彰、奖励。

第二章　执业注册

第七条　护士执业，应当经执业注册取得护士执业证书。

申请护士执业注册，应当具备下列条件：

（一）具有完全民事行为能力；

（二）在中等职业学校、高等学校完成国务院教育主管部门和国务院卫生主管部门规定的普通全日制 3 年以上的护理、助产专业课程学习，包括在教学、综合医院完成 8 个月以上护理临床实习，并取得相应学历证书；

（三）通过国务院卫生主管部门组织的护士执业资格考试；

（四）符合国务院卫生主管部门规定的健康标准。

护士执业注册申请，应当自通过护士执业资格考试之日起 3 年内提出；逾期提出申请的，除应当具备前款第（一）项、第（二）项和第（四）项规定条件外，还应当在符合国务院卫生主管部门规定条件的医疗卫生机构接受 3 个月临床护理培训并考核合格。

护士执业资格考试办法由国务院卫生主管部门会同国务院人事部门制定。

第八条　申请护士执业注册的，应当向拟执业地省、自治区、直辖市人民政府卫生主管部门提出申请。收到申请的卫生主管部门应当自收到申请之日起 20 个工作日内做出决定，对具备本条例规定条件的，准予注册，并发给护士执业证书；对不具备本条例规定条件的，不予注册，并书面说明理由。

护士执业注册有效期为 5 年。

第九条　护士在其执业注册有效期内变更执业地点的，应当向拟执业地省、自治区、直辖市人民政府卫生主管部门报告。收到报告的卫生主管部门应当自收到报告之日起 7 个工作日内为其办理变更手续。护士跨省、自治区、直辖市变更执业地点的，收到报告的卫生主管部门还应当向其原执业地省、自治区、直辖市人民政府卫生主管部门通报。

第十条　护士执业注册有效期届满需要继续执业的，应当在护士执业注册有效期届满前 30 日向执业地省、自治区、直辖市人民政府卫生主管部门申请延续注册。收到申请的卫生主管部门对具备本条例规定条件的，准予延续，延续执业注册有效期为 5 年；对不具备本条例规定条件的，不予延续，并书面说明理由。

护士有行政许可法规定的应当予以注销执业注册情形的，原注册部门应当依照行政许可法的规定注销其执业注册。

第十一条 县级以上地方人民政府卫生主管部门应当建立本行政区域的护士执业良好记录和不良记录，并将该记录记入护士执业信息系统。

护士执业良好记录包括护士受到的表彰、奖励以及完成政府指令性任务的情况等内容。护士执业不良记录包括护士因违反本条例以及其他卫生管理法律、法规、规章或者诊疗技术规范的规定受到行政处罚、处分的情况等内容。

第三章　权利和义务

第十二条 护士执业，有按照国家有关规定获取工资报酬、享受福利待遇、参加社会保险的权利。任何单位或者个人不得克扣护士工资，降低或者取消护士福利等待遇。

第十三条 护士执业，有获得与其所从事的护理工作相适应的卫生防护、医疗保健服务的权利。从事直接接触有毒有害物质、有感染传染病危险工作的护士，有依照有关法律、行政法规的规定接受职业健康监护的权利；患职业病的，有依照有关法律、行政法规的规定获得赔偿的权利。

第十四条 护士有按照国家有关规定获得与本人业务能力和学术水平相应的专业技术职务、职称的权利；有参加专业培训、从事学术研究和交流、参加行业协会和专业学术团体的权利。

第十五条 护士有获得疾病诊疗、护理相关信息的权利和其他与履行护理职责相关的权利，可以对医疗卫生机构和卫生主管部门的工作提出意见和建议。

第十六条 护士执业，应当遵守法律、法规、规章和诊疗技术规范的规定。

第十七条 护士在执业活动中，发现患者病情危急，应当立即通知医师；在紧急情况下为抢救垂危患者生命，应当先行实施必要的紧急救护。

护士发现医嘱违反法律、法规、规章或者诊疗技术规范规定的，应当及时向开具医嘱的医师提出；必要时，应当向该医师所在科室的负责人或者医疗卫生机构负责医疗服务管理的人员报告。

第十八条 护士应当尊重、关心、爱护患者，保护患者的隐私。

第十九条 护士有义务参与公共卫生和疾病预防控制工作。发生自然灾害、公共卫生事件等严重威胁公众生命健康的突发事件，护士应当服从县级以上人民政府卫生主管部门或者所在医疗卫生机构的安排，参加医疗救护。

第四章　医疗卫生机构的职责

第二十条　医疗卫生机构配备护士的数量不得低于国务院卫生主管部门规定的护士配备标准。

第二十一条　医疗卫生机构不得允许下列人员在本机构从事诊疗技术规范规定的护理活动：

（一）未取得护士执业证书的人员；

（二）未依照本条例第九条的规定办理执业地点变更手续的护士；

（三）护士执业注册有效期届满未延续执业注册的护士。

在教学、综合医院进行护理临床实习的人员应当在护士指导下开展有关工作。

第二十二条　医疗卫生机构应当为护士提供卫生防护用品，并采取有效的卫生防护措施和医疗保健措施。

第二十三条　医疗卫生机构应当执行国家有关工资、福利待遇等规定，按照国家有关规定为在本机构从事护理工作的护士足额缴纳社会保险费用，保障护士的合法权益。

对在艰苦边远地区工作，或者从事直接接触有毒有害物质、有感染传染病危险工作的护士，所在医疗卫生机构应当按照国家有关规定给予津贴。

第二十四条　医疗卫生机构应当制定、实施本机构护士在职培训计划，并保证护士接受培训。

护士培训应当注重新知识、新技术的应用；根据临床专科护理发展和专科护理岗位的需要，开展对护士的专科护理培训。

第二十五条　医疗卫生机构应当按照国务院卫生主管部门的规定，设置专门机构或者配备专（兼）职人员负责护理管理工作。

第二十六条　医疗卫生机构应当建立护士岗位责任制并进行监督检查。

护士因不履行职责或者违反职业道德受到投诉的，其所在医疗卫生机构应当进行调查。经查证属实的，医疗卫生机构应当对护士做出处理，并将调查处理情况告知投诉人。

第五章　法律责任

第二十七条　卫生主管部门的工作人员未依照本条例规定履行职责，在护士监督管理工作中滥用职权、徇私舞弊，或者有其他失职、渎职行为的，依法给予处分；构成犯罪的，依法追究刑事责任。

第二十八条　医疗卫生机构有下列情形之一的，由县级以上地方人民政府卫生主管部门依据职责分工责令限期改正，给予警告；逾期不改正的，根据国务院卫生主管部门规定的护士配备标准和在医疗卫生机构合法执业的护士数量核减其诊疗科目，或者暂停其 6 个月以上 1 年以下执业活动；国家举办的医疗卫生机构有下列情形之一、情节严重的，还应当对负有责任的主管人员和其他直接责任人员依法给予处分：

（一）违反本条例规定，护士的配备数量低于国务院卫生主管部门规定的护士配备标准的；

（二）允许未取得护士执业证书的人员或者允许未依照本条例规定办理执业地点变更手续、延续执业注册有效期的护士在本机构从事诊疗技术规范规定的护理活动的。

第二十九条　医疗卫生机构有下列情形之一的，依照有关法律、行政法规的规定给予处罚；国家举办的医疗卫生机构有下列情形之一、情节严重的，还应当对负有责任的主管人员和其他直接责任人员依法给予处分：

（一）未执行国家有关工资、福利待遇等规定的；

（二）对在本机构从事护理工作的护士，未按照国家有关规定足额缴纳社会保险费用的；

（三）未为护士提供卫生防护用品，或者未采取有效的卫生防护措施、医疗保健措施的；

（四）对在艰苦边远地区工作，或者从事直接接触有毒有害物质、有感染传染病危险工作的护士，未按照国家有关规定给予津贴的。

第三十条　医疗卫生机构有下列情形之一的，由县级以上地方人民政府卫生主管部门依据职责分工责令限期改正，给予警告：

（一）未制定、实施本机构护士在职培训计划或者未保证护士接受培训的；

（二）未依照本条例规定履行护士管理职责的。

第三十一条　护士在执业活动中有下列情形之一的，由县级以上地方人民政府卫生主管部门依据职责分工责令改正，给予警告；情节严重的，暂停其 6 个月以上 1 年以下执业活动，直至由原发证部门吊销其护士执业证书：

（一）发现患者病情危急未立即通知医师的；

（二）发现医嘱违反法律、法规、规章或者诊疗技术规范的规定，未依照本条例第十七条的规定提出或者报告的；

（三）泄露患者隐私的；

（四）发生自然灾害、公共卫生事件等严重威胁公众生命健康的突发事件，不服从安排参加医疗救护的。

护士在执业活动中造成医疗事故的，依照医疗事故处理的有关规定承担法律责任。

第三十二条 护士被吊销执业证书的，自执业证书被吊销之日起 2 年内不得申请执业注册。

第三十三条 扰乱医疗秩序，阻碍护士依法开展执业活动，侮辱、威胁、殴打护士，或者有其他侵犯护士合法权益行为的，由公安机关依照治安管理处罚法的规定给予处罚；构成犯罪的，依法追究刑事责任。

第六章 附 则

第三十四条 本条例施行前按照国家有关规定已经取得护士执业证书或者护理专业技术职称、从事护理活动的人员，经执业地省、自治区、直辖市人民政府卫生主管部门审核合格，换领护士执业证书。

本条例施行前，尚未达到护士配备标准的医疗卫生机构，应当按照国务院卫生主管部门规定的实施步骤，自本条例施行之日起 3 年内达到护士配备标准。

第三十五条 本条例自 2008 年 5 月 12 日起施行。

医疗纠纷预防和处理条例

2018 年 6 月 20 日国务院第 13 次常务会议通过，自 2018 年 10 月 1 日起施行。

第一章　总　则

第一条　为了预防和妥善处理医疗纠纷，保护医患双方的合法权益，维护医疗秩序，保障医疗安全，制定本条例。

第二条　本条例所称医疗纠纷，是指医患双方因诊疗活动引发的争议。

第三条　国家建立医疗质量安全管理体系，深化医药卫生体制改革，规范诊疗活动，改善医疗服务，提高医疗质量，预防、减少医疗纠纷。

在诊疗活动中，医患双方应当互相尊重，维护自身权益应当遵守有关法律、法规的规定。

第四条　处理医疗纠纷，应当遵循公平、公正、及时的原则，实事求是，依法处理。

第五条　县级以上人民政府应当加强对医疗纠纷预防和处理工作的领导、协调，将其纳入社会治安综合治理体系，建立部门分工协作机制，督促部门依法履行职责。

第六条　卫生主管部门负责指导、监督医疗机构做好医疗纠纷的预防和处理工作，引导医患双方依法解决医疗纠纷。

司法行政部门负责指导医疗纠纷人民调解工作。

公安机关依法维护医疗机构治安秩序，查处、打击侵害患者和医务人员合法权益以及扰乱医疗秩序等违法犯罪行为。

财政、民政、保险监督管理等部门和机构按照各自职责做好医疗纠纷预防和处理的有关工作。

第七条　国家建立完善医疗风险分担机制，发挥保险机制在医疗纠纷处理中的第三方赔付和医疗风险社会化分担的作用，鼓励医疗机构参加医疗责任保险，鼓励患者参加医疗意外保险。

第八条　新闻媒体应当加强医疗卫生法律、法规和医疗卫生常识的宣传，引导公众理性对待医疗风险；报道医疗纠纷，应当遵守有关法律、法规的规定，恪守职业道德，做到真实、客观、公正。

第二章　医疗纠纷预防

第九条　医疗机构及其医务人员在诊疗活动中应当以患者为中心，加强人文关怀，严格遵守医疗卫生法律、法规、规章和诊疗相关规范、常规，恪守职业道德。

医疗机构应当对其医务人员进行医疗卫生法律、法规、规章和诊疗相关规范、常规的培训，并加强职业道德教育。

第十条　医疗机构应当制定并实施医疗质量安全管理制度，设置医疗服务质量监控部门或者配备专（兼）职人员，加强对诊断、治疗、护理、药事、检查等工作的规范化管理，优化服务流程，提高服务水平。

医疗机构应当加强医疗风险管理，完善医疗风险的识别、评估和防控措施，定期检查措施落实情况，及时消除隐患。

第十一条　医疗机构应当按照国务院卫生主管部门制定的医疗技术临床应用管理规定，开展与其技术能力相适应的医疗技术服务，保障临床应用安全，降低医疗风险；采用医疗新技术的，应当开展技术评估和伦理审查，确保安全有效、符合伦理。

第十二条　医疗机构应当依照有关法律、法规的规定，严格执行药品、医疗器械、消毒药剂、血液等的进货查验、保管等制度。禁止使用无合格证明文件、过期等不合格的药品、医疗器械、消毒药剂、血液等。

第十三条　医务人员在诊疗活动中应当向患者说明病情和医疗措施。需要实施手术，或者开展临床试验等存在一定危险性、可能产生不良后果的特殊检查、特殊治疗的，医务人员应当及时向患者说明医疗风险、替代医疗方案等情况，并取得其书面同意；在患者处于昏迷等无法自主作出决定的状态或者病情不宜向患者说明等情形下，应当向患者的近亲属说明，并取得其书面同意。

紧急情况下不能取得患者或者其近亲属意见的，经医疗机构负责人或者授权的负责人批准，可以立即实施相应的医疗措施。

第十四条　开展手术、特殊检查、特殊治疗等具有较高医疗风险的诊疗活动，医疗机构应当提前预备应对方案，主动防范突发风险。

第十五条 医疗机构及其医务人员应当按照国务院卫生主管部门的规定，填写并妥善保管病历资料。

因紧急抢救未能及时填写病历的，医务人员应当在抢救结束后 6 小时内据实补记，并加以注明。

任何单位和个人不得篡改、伪造、隐匿、毁灭或者抢夺病历资料。

第十六条 患者有权查阅、复制其门诊病历、住院志、体温单、医嘱单、化验单（检验报告）、医学影像检查资料、特殊检查同意书、手术同意书、手术及麻醉记录、病理资料、护理记录、医疗费用以及国务院卫生主管部门规定的其他属于病历的全部资料。

患者要求复制病历资料的，医疗机构应当提供复制服务，并在复制的病历资料上加盖证明印记。复制病历资料时，应当有患者或者其近亲属在场。医疗机构应患者的要求为其复制病历资料，可以收取工本费，收费标准应当公开。

患者死亡的，其近亲属可以依照本条例的规定，查阅、复制病历资料。

第十七条 医疗机构应当建立健全医患沟通机制，对患者在诊疗过程中提出的咨询、意见和建议，应当耐心解释、说明，并按照规定进行处理；对患者就诊疗行为提出的疑问，应当及时予以核实、自查，并指定有关人员与患者或者其近亲属沟通，如实说明情况。

第十八条 医疗机构应当建立健全投诉接待制度，设置统一的投诉管理部门或者配备专（兼）职人员，在医疗机构显著位置公布医疗纠纷解决途径、程序和联系方式等，方便患者投诉或者咨询。

第十九条 卫生主管部门应当督促医疗机构落实医疗质量安全管理制度，组织开展医疗质量安全评估，分析医疗质量安全信息，针对发现的风险制定防范措施。

第二十条 患者应当遵守医疗秩序和医疗机构有关就诊、治疗、检查的规定，如实提供与病情有关的信息，配合医务人员开展诊疗活动。

第二十一条 各级人民政府应当加强健康促进与教育工作，普及健康科学知识，提高公众对疾病治疗等医学科学知识的认知水平。

第三章 医疗纠纷处理

第二十二条 发生医疗纠纷，医患双方可以通过下列途径解决：

（一）双方自愿协商；

（二）申请人民调解；

（三）申请行政调解；

（四）向人民法院提起诉讼；

（五）法律、法规规定的其他途径。

第二十三条　发生医疗纠纷，医疗机构应当告知患者或者其近亲属下列事项：

（一）解决医疗纠纷的合法途径；

（二）有关病历资料、现场实物封存和启封的规定；

（三）有关病历资料查阅、复制的规定。

患者死亡的，还应当告知其近亲属有关尸检的规定。

第二十四条　发生医疗纠纷需要封存、启封病历资料的，应当在医患双方在场的情况下进行。封存的病历资料可以是原件，也可以是复制件，由医疗机构保管。病历尚未完成需要封存的，对已完成病历先行封存；病历按照规定完成后，再对后续完成部分进行封存。医疗机构应当对封存的病历开列封存清单，由医患双方签字或者盖章，各执一份。

病历资料封存后医疗纠纷已经解决，或者患者在病历资料封存满 3 年未再提出解决医疗纠纷要求的，医疗机构可以自行启封。

第二十五条　疑似输液、输血、注射、用药等引起不良后果的，医患双方应当共同对现场实物进行封存、启封，封存的现场实物由医疗机构保管。需要检验的，应当由双方共同委托依法具有检验资格的检验机构进行检验；双方无法共同委托的，由医疗机构所在地县级人民政府卫生主管部门指定。

疑似输血引起不良后果，需要对血液进行封存保留的，医疗机构应当通知提供该血液的血站派员到场。

现场实物封存后医疗纠纷已经解决，或者患者在现场实物封存满 3 年未再提出解决医疗纠纷要求的，医疗机构可以自行启封。

第二十六条　患者死亡，医患双方对死因有异议的，应当在患者死亡后 48 小时内进行尸检；具备尸体冻存条件的，可以延长至 7 日。尸检应当经死者近亲属同意并签字，拒绝签字的，视为死者近亲属不同意进行尸检。不同意或者拖延尸检，超过规定时间，影响对死因判定的，由不同意或者拖延的一方承担责任。

尸检应当由按照国家有关规定取得相应资格的机构和专业技术人员进行。

医患双方可以委派代表观察尸检过程。

第二十七条　患者在医疗机构内死亡的，尸体应当立即移放太平间或者指定的场所，死者尸体存放时间一般不得超过 14 日。逾期不处理的尸体，由医疗机构在向所在地县级人民政府卫生主管部门和公安机关报告后，按照规定处理。

第二十八条　发生重大医疗纠纷的，医疗机构应当按照规定向所在地县级以上地方人民政府卫生主管部门报告。卫生主管部门接到报告后，应当及时了解掌握情况，引导医患双方通过合法途径解决纠纷。

第二十九条　医患双方应当依法维护医疗秩序。任何单位和个人不得实施危害患者和医务人员人身安全、扰乱医疗秩序的行为。

医疗纠纷中发生涉嫌违反治安管理行为或者犯罪行为的，医疗机构应当立即向所在地公安机关报案。公安机关应当及时采取措施，依法处置，维护医疗秩序。

第三十条　医患双方选择协商解决医疗纠纷的，应当在专门场所协商，不得影响正常医疗秩序。医患双方人数较多的，应当推举代表进行协商，每方代表人数不超过 5 人。

协商解决医疗纠纷应当坚持自愿、合法、平等的原则，尊重当事人的权利，尊重客观事实。医患双方应当文明、理性表达意见和要求，不得有违法行为。

协商确定赔付金额应当以事实为依据，防止畸高或者畸低。对分歧较大或者索赔数额较高的医疗纠纷，鼓励医患双方通过人民调解的途径解决。

医患双方经协商达成一致的，应当签署书面和解协议书。

第三十一条　申请医疗纠纷人民调解的，由医患双方共同向医疗纠纷人民调解委员会提出申请；一方申请调解的，医疗纠纷人民调解委员会在征得另一方同意后进行调解。

申请人可以以书面或者口头形式申请调解。书面申请的，申请书应当载明申请人的基本情况、申请调解的争议事项和理由等；口头申请的，医疗纠纷人民调解员应当当场记录申请人的基本情况、申请调解的争议事项和理由等，并经申请人签字确认。

医疗纠纷人民调解委员会获悉医疗机构内发生重大医疗纠纷，可以主动开展工作，引导医患双方申请调解。

当事人已经向人民法院提起诉讼并且已被受理，或者已经申请卫生主管部门调解并且已被受理的，医疗纠纷人民调解委员会不予受理；已经受理的，终止调解。

第三十二条　设立医疗纠纷人民调解委员会，应当遵守《中华人民共和国人民调解法》的规定，并符合本地区实际需要。医疗纠纷人民调解委员会应当自设立之日起 30 个工作日内向所在地县级以上地方人民政府司法行政部门备案。

医疗纠纷人民调解委员会应当根据具体情况，聘任一定数量的具有医学、法学等专业知识且热心调解工作的人员担任专（兼）职医疗纠纷人民调解员。

医疗纠纷人民调解委员会调解医疗纠纷，不得收取费用。医疗纠纷人民调解工作所需经费按照国务院财政、司法行政部门的有关规定执行。

第三十三条　医疗纠纷人民调解委员会调解医疗纠纷时，可以根据需要咨询专家，并可以从本条例第三十五条规定的专家库中选取专家。

第三十四条　医疗纠纷人民调解委员会调解医疗纠纷，需要进行医疗损害鉴定以明确责任的，由医患双方共同委托医学会或者司法鉴定机构进行鉴定，也可以经医患双方同意，由医疗纠纷人民调解委员会委托鉴定。

医学会或者司法鉴定机构接受委托从事医疗损害鉴定，应当由鉴定事项所涉专业的临床医学、法医学等专业人员进行鉴定；医学会或者司法鉴定机构没有相关专业人员的，应当从本条例第三十五条规定的专家库中抽取相关专业专家进行鉴定。

医学会或者司法鉴定机构开展医疗损害鉴定，应当执行规定的标准和程序，尊重科学，恪守职业道德，对出具的医疗损害鉴定意见负责，不得出具虚假鉴定意见。医疗损害鉴定的具体管理办法由国务院卫生、司法行政部门共同制定。

鉴定费预先向医患双方收取，最终按照责任比例承担。

第三十五条　医疗损害鉴定专家库由设区的市级以上人民政府卫生、司法行政部门共同设立。专家库应当包含医学、法学、法医学等领域的专家。聘请专家进入专家库，不受行政区域的限制。

第三十六条　医学会、司法鉴定机构作出的医疗损害鉴定意见应当载明并详细论述下列内容：

（一）是否存在医疗损害以及损害程度；

（二）是否存在医疗过错；

（三）医疗过错与医疗损害是否存在因果关系；

（四）医疗过错在医疗损害中的责任程度。

第三十七条　咨询专家、鉴定人员有下列情形之一的，应当回避，当事人也可以以口头或者书面形式申请其回避：

（一）是医疗纠纷当事人或者当事人的近亲属；

（二）与医疗纠纷有利害关系；

（三）与医疗纠纷当事人有其他关系，可能影响医疗纠纷公正处理。

第三十八条　医疗纠纷人民调解委员会应当自受理之日起 30 个工作日内完成调解。需要鉴定的，鉴定时间不计入调解期限。因特殊情况需要延长调解期限的，医疗纠纷人民调解委员会和医患双方可以约定延长调解期限。超过调解期限未达成调解协议的，视为调解不成。

第三十九条　医患双方经人民调解达成一致的，医疗纠纷人民调解委员会应当制作调解协议书。调解协议书经医患双方签字或者盖章，人民调解员签字并加盖医疗纠纷人民调解委员会印章后生效。

达成调解协议的，医疗纠纷人民调解委员会应当告知医患双方可以依法向人民法院申请司法确认。

第四十条 医患双方申请医疗纠纷行政调解的，应当参照本条例第三十一条第一款、第二款的规定向医疗纠纷发生地县级人民政府卫生主管部门提出申请。

卫生主管部门应当自收到申请之日起5个工作日内作出是否受理的决定。当事人已经向人民法院提起诉讼并且已被受理，或者已经申请医疗纠纷人民调解委员会调解并且已被受理的，卫生主管部门不予受理；已经受理的，终止调解。

卫生主管部门应当自受理之日起30个工作日内完成调解。需要鉴定的，鉴定时间不计入调解期限。超过调解期限未达成调解协议的，视为调解不成。

第四十一条 卫生主管部门调解医疗纠纷需要进行专家咨询的，可以从本条例第三十五条规定的专家库中抽取专家；医患双方认为需要进行医疗损害鉴定以明确责任的，参照本条例第三十四条的规定进行鉴定。

医患双方经卫生主管部门调解达成一致的，应当签署调解协议书。

第四十二条 医疗纠纷人民调解委员会及其人民调解员、卫生主管部门及其工作人员应当对医患双方的个人隐私等事项予以保密。

未经医患双方同意，医疗纠纷人民调解委员会、卫生主管部门不得公开进行调解，也不得公开调解协议的内容。

第四十三条 发生医疗纠纷，当事人协商、调解不成的，可以依法向人民法院提起诉讼。当事人也可以直接向人民法院提起诉讼。

第四十四条 发生医疗纠纷，需要赔偿的，赔付金额依照法律的规定确定。

第四章 法律责任

第四十五条 医疗机构篡改、伪造、隐匿、毁灭病历资料的，对直接负责的主管人员和其他直接责任人员，由县级以上人民政府卫生主管部门给予或者责令给予降低岗位等级或者撤职的处分，对有关医务人员责令暂停6个月以上1年以下执业活动；造成严重后果的，对直接负责的主管人员和其他直接责任人员给予或者责令给予开除的处分，对有关医务人员由原发证部门吊销执业证书；构成犯罪的，依法追究刑事责任。

第四十六条 医疗机构将未通过技术评估和伦理审查的医疗新技术应用于临床

的，由县级以上人民政府卫生主管部门没收违法所得，并处5万元以上10万元以下罚款，对直接负责的主管人员和其他直接责任人员给予或者责令给予降低岗位等级或者撤职的处分，对有关医务人员责令暂停6个月以上1年以下执业活动；情节严重的，对直接负责的主管人员和其他直接责任人员给予或者责令给予开除的处分，对有关医务人员由原发证部门吊销执业证书；构成犯罪的，依法追究刑事责任。

第四十七条 医疗机构及其医务人员有下列情形之一的，由县级以上人民政府卫生主管部门责令改正，给予警告，并处1万元以上5万元以下罚款；情节严重的，对直接负责的主管人员和其他直接责任人员给予或者责令给予降低岗位等级或者撤职的处分，对有关医务人员可以责令暂停1个月以上6个月以下执业活动；构成犯罪的，依法追究刑事责任：

（一）未按规定制定和实施医疗质量安全管理制度；

（二）未按规定告知患者病情、医疗措施、医疗风险、替代医疗方案等；

（三）开展具有较高医疗风险的诊疗活动，未提前预备应对方案防范突发风险；

（四）未按规定填写、保管病历资料，或者未按规定补记抢救病历；

（五）拒绝为患者提供查阅、复制病历资料服务；

（六）未建立投诉接待制度、设置统一投诉管理部门或者配备专（兼）职人员；

（七）未按规定封存、保管、启封病历资料和现场实物；

（八）未按规定向卫生主管部门报告重大医疗纠纷；

（九）其他未履行本条例规定义务的情形。

第四十八条 医学会、司法鉴定机构出具虚假医疗损害鉴定意见的，由县级以上人民政府卫生、司法行政部门依据职责没收违法所得，并处5万元以上10万元以下罚款，对该医学会、司法鉴定机构和有关鉴定人员责令暂停3个月以上1年以下医疗损害鉴定业务，对直接负责的主管人员和其他直接责任人员给予或者责令给予降低岗位等级或者撤职的处分；情节严重的，该医学会、司法鉴定机构和有关鉴定人员5年内不得从事医疗损害鉴定业务或者撤销登记，对直接负责的主管人员和其他直接责任人员给予或者责令给予开除的处分；构成犯罪的，依法追究刑事责任。

第四十九条 尸检机构出具虚假尸检报告的，由县级以上人民政府卫生、司法行政部门依据职责没收违法所得，并处5万元以上10万元以下罚款，对该尸检机构和有关尸检专业技术人员责令暂停3个月以上1年以下尸检业务，对直接负责的主管人员和其他直接责任人员给予或者责令给予降低岗位等级或者撤职的处分；情节严重的，撤销该尸检机构和有关尸检专业技术人员的尸检资格，对直接负责的主管人员和其他直接责任人员给予或者责令给予开除的处分；构成犯罪的，依法追究刑事责任。

第五十条 医疗纠纷人民调解员有下列行为之一的，由医疗纠纷人民调解委员会给予批评教育、责令改正；情节严重的，依法予以解聘：

（一）偏袒一方当事人；

（二）侮辱当事人；

（三）索取、收受财物或者牟取其他不正当利益；

（四）泄露医患双方个人隐私等事项。

第五十一条 新闻媒体编造、散布虚假医疗纠纷信息的，由有关主管部门依法给予处罚；给公民、法人或者其他组织的合法权益造成损害的，依法承担消除影响、恢复名誉、赔偿损失、赔礼道歉等民事责任。

第五十二条 县级以上人民政府卫生主管部门和其他有关部门及其工作人员在医疗纠纷预防和处理工作中，不履行职责或者滥用职权、玩忽职守、徇私舞弊的，由上级人民政府卫生等有关部门或者监察机关责令改正；依法对直接负责的主管人员和其他直接责任人员给予处分；构成犯罪的，依法追究刑事责任。

第五十三条 医患双方在医疗纠纷处理中，造成人身、财产或者其他损害的，依法承担民事责任；构成违反治安管理行为的，由公安机关依法给予治安管理处罚；构成犯罪的，依法追究刑事责任。

第五章 附 则

第五十四条 军队医疗机构的医疗纠纷预防和处理办法，由中央军委机关有关部门会同国务院卫生主管部门依据本条例制定。

第五十五条 对诊疗活动中医疗事故的行政调查处理，依照《医疗事故处理条例》的相关规定执行。

第五十六条 本条例自 2018 年 10 月 1 日起施行。

医疗质量安全核心制度要点

国卫医发〔2018〕8 号"关于印发医疗质量安全核心制度要点的通知"

医疗质量安全核心制度是指在诊疗活动中对保障医疗质量和患者安全发挥重要的基础性作用，医疗机构及其医务人员应当严格遵守的一系列制度。根据《医疗质量管理办法》，医疗质量安全核心制度共 18 项。本要点是各级各类医疗机构实施医疗质量安全核心制度的基本要求。

一、首诊负责制度

（一）定义

指患者的首位接诊医师（首诊医师）在一次就诊过程结束前或由其他医师接诊前，负责该患者全程诊疗管理的制度。医疗机构和科室的首诊责任参照医师首诊责任执行。

（二）基本要求

1. 明确患者在诊疗过程中不同阶段的责任主体。
2. 保障患者诊疗过程中诊疗服务的连续性。
3. 首诊医师应当作好医疗记录，保障医疗行为可追溯。
4. 非本医疗机构诊疗科目范围内疾病，应告知患者或其法定代理人，并建议患者前往相应医疗机构就诊。

二、三级查房制度

（一）定义

指患者住院期间，由不同级别的医师以查房的形式实施患者评估、制定与调整诊疗方案、观察诊疗效果等医疗活动的制度。

（二）基本要求

1. 医疗机构实行科主任领导下的三个不同级别的医师查房制度。三个不同级别的医师可以包括但不限于主任医师或副主任医师－主治医师－住院医师。

2. 遵循下级医师服从上级医师，所有医师服从科主任的工作原则。

3. 医疗机构应当明确各级医师的医疗决策和实施权限。

4. 医疗机构应当严格明确查房周期。工作日每天至少查房 2 次，非工作日每天至少查房 1 次，三级医师中最高级别的医师每周至少查房 2 次，中间级别的医师每周至少查房 3 次。术者必须亲自在术前和术后 24 小时内查房。

5. 医疗机构应当明确医师查房行为规范，尊重患者、注意仪表、保护隐私、加强沟通、规范流程。

6. 开展护理、药师查房的可参照上述规定执行。

三、会诊制度

（一）定义

会诊是指出于诊疗需要，由本科室以外或本机构以外的医务人员协助提出诊疗意见或提供诊疗服务的活动。规范会诊行为的制度称为会诊制度。

（二）基本要求

1. 按会诊范围，会诊分为机构内会诊和机构外会诊。机构内多学科会诊应当由医疗管理部门组织。

2. 按病情紧急程度，会诊分为急会诊和普通会诊。机构内急会诊应当在会诊请求发出后 10 分钟内到位，普通会诊应当在会诊发出后 24 小时内完成。

3. 医疗机构应当统一会诊单格式及填写规范，明确各类会诊的具体流程。

4. 原则上，会诊请求人员应当陪同完成会诊，会诊情况应当在会诊单中记录。会诊意见的处置情况应当在病程中记录。

5. 前往或邀请机构外会诊，应当严格遵照国家有关规定执行。

四、分级护理制度

（一）定义

指医护人员根据住院患者病情和（或）自理能力对患者进行分级别护理的制度。

（二）基本要求

1. 医疗机构应当按照国家分级护理管理相关指导原则和护理服务工作标准，制定本机构分级护理制度。

2. 原则上，护理级别分为特级护理、一级护理、二级护理、三级护理4个级别。

3. 医护人员应当根据患者病情和（或）自理能力变化动态调整护理级别。

4. 患者护理级别应当明确标识。

五、值班和交接班制度

（一）定义

指医疗机构及其医务人员通过值班和交接班机制保障患者诊疗过程连续性的制度。

（二）基本要求

1. 医疗机构应当建立全院性医疗值班体系，包括临床、医技、护理部门以及提供诊疗支持的后勤部门，明确值班岗位职责并保证常态运行。

2. 医疗机构实行医院总值班制度，有条件的医院可以在医院总值班外，单独设置医疗总值班和护理总值班。总值班人员需接受相应的培训并经考核合格。

3. 医疗机构及科室应当明确各值班岗位职责、值班人员资质和人数。值班表应当在全院公开，值班表应当涵盖与患者诊疗相关的所有岗位和时间。

4. 当值医务人员中必须有本机构执业的医务人员，非本机构执业医务人员不得单独值班。当值人员不得擅自离岗，休息时应当在指定的地点休息。

5. 各级值班人员应当确保通讯畅通。

6. 四级手术患者手术当日和急危重患者必须床旁交班。

7. 值班期间所有的诊疗活动必须及时记入病历。

8. 交接班内容应当专册记录，并由交班人员和接班人员共同签字确认。

六、疑难病例讨论制度

（一）定义

指为尽早明确诊断或完善诊疗方案，对诊断或治疗存在疑难问题的病例进行讨论的制度。

（二）基本要求

1. 医疗机构及临床科室应当明确疑难病例的范围，包括但不限于出现以下情形的患者：没有明确诊断或诊疗方案难以确定、疾病在应有明确疗效的周期内未能达到预期疗效、非计划再次住院和非计划再次手术、出现可能危及生命或造成器官功能严重损害的并发症等。

2. 疑难病例均应由科室或医疗管理部门组织开展讨论。讨论原则上应由科主任主持，全科人员参加。必要时邀请相关科室人员或机构外人员参加。

3. 医疗机构应统一疑难病例讨论记录的格式和模板。讨论内容应专册记录，主持人需审核并签字。讨论的结论应当记入病历。

4. 参加疑难病例讨论成员中应当至少有 2 人具有主治及以上专业技术职务任职资格。

七、急危重患者抢救制度

（一）定义

指为控制病情、挽救生命，对急危重患者进行抢救并对抢救流程进行规范的制度。

（二）基本要求

1. 医疗机构及临床科室应当明确急危重患者的范围，包括但不限于出现以下情形的患者：病情危重，不立即处置可能存在危及生命或出现重要脏器功能严重损害；生命体征不稳定并有恶化倾向等。

2. 医疗机构应当建立抢救资源配置与紧急调配的机制，确保各单元抢救设备和药品可用。建立绿色通道机制，确保急危重患者优先救治。医疗机构应当为非本机构诊疗范围内的急危重患者的转诊提供必要的帮助。

3. 临床科室急危重患者的抢救，由现场级别和年资最高的医师主持。紧急情况下医务人员参与或主持急危重患者的抢救，不受其执业范围限制。

4. 抢救完成后 6 小时内应当将抢救记录记入病历，记录时间应具体到分钟，主持抢救的人员应当审核并签字。

八、术前讨论制度

（一）定义

指以降低手术风险、保障手术安全为目的，在患者手术实施前，医师必须对拟实施手术的手术指征、手术方式、预期效果、手术风险和处置预案等进行讨论的制度。

（二）基本要求

1. 除以紧急抢救生命为目的的急诊手术外，所有住院患者手术必须实施术前讨论，术者必须参加。

2. 术前讨论的范围包括手术组讨论、医师团队讨论、病区内讨论和全科讨论。临床科室应当明确本科室开展的各级手术术前讨论的范围并经医疗管理部门审定。全科讨论应当由科主任或其授权的副主任主持，必要时邀请医疗管理部门和相关科室参加。患者手术涉及多学科或存在可能影响手术的合并症的，应当邀请相关科室参与讨论，或事先完成相关学科的会诊。

3. 术前讨论完成后，方可开具手术医嘱，签署手术知情同意书。

4. 术前讨论的结论应当记入病历。

九、死亡病例讨论制度

（一）定义

指为全面梳理诊疗过程、总结和积累诊疗经验、不断提升诊疗服务水平，对医疗机构内死亡病例的死亡原因、死亡诊断、诊疗过程等进行讨论的制度。

（二）基本要求

1. 死亡病例讨论原则上应当在患者死亡 1 周内完成。尸检病例在尸检报告出具后 1 周内必须再次讨论。

2. 死亡病例讨论应当在全科范围内进行，由科主任主持，必要时邀请医疗管理部门和相关科室参加。

3. 死亡病例讨论情况应当按照本机构统一制定的模板进行专册记录，由主持人审核并签字。死亡病例讨论结果应当记入病历。

4. 医疗机构应当及时对全部死亡病例进行汇总分析，并提出持续改进意见。

十、查对制度

（一）定义

指为防止医疗差错，保障医疗安全，医务人员对医疗行为和医疗器械、设施、药品等进行复核查对的制度。

（二）基本要求

1. 医疗机构的查对制度应当涵盖患者身份识别、临床诊疗行为、设备设施运行和医疗环境安全等相关方面。

2. 每项医疗行为都必须查对患者身份。应当至少使用两种身份查对方式，严禁将床号作为身份查对的标识。为无名患者进行诊疗活动时，须双人核对。用电子设备辨别患者身份时，仍需口语化查对。

3. 医疗器械、设施、药品、标本等查对要求按照国家有关规定和标准执行。

十一、手术安全核查制度

（一）定义

指在麻醉实施前、手术开始前和患者离开手术室前对患者身份、手术部位、手术方式等进行多方参与的核查，以保障患者安全的制度。

（二）基本要求

1. 医疗机构应当建立手术安全核查制度和标准化流程。

2. 手术安全核查过程和内容按国家有关规定执行。

3. 手术安全核查表应当纳入病历。

十二、手术分级管理制度

（一）定义

指为保障患者安全，按照手术风险程度、复杂程度、难易程度和资源消耗不同，对手术进行分级管理的制度。

（二）基本要求

1. 按照手术风险性和难易程度不同，手术分为四级。具体要求按照国家有关规定执行。

2. 医疗机构应当建立手术分级管理工作制度和手术分级管理目录。

3. 医疗机构应当建立手术分级授权管理机制，建立手术医师技术档案。

4. 医疗机构应当对手术医师能力进行定期评估，根据评估结果对手术权限进行动态调整。

十三、新技术和新项目准入制度

（一）定义

指为保障患者安全，对于本医疗机构首次开展临床应用的医疗技术或诊疗方法实施论证、审核、质控、评估全流程规范管理的制度。

（二）基本要求

1. 医疗机构拟开展的新技术和新项目应当为安全、有效、经济、适宜、能够进行临床应用的技术和项目。

2. 医疗机构应当明确本机构医疗技术和诊疗项目临床应用清单并定期更新。

3. 医疗机构应当建立新技术和新项目审批流程，所有新技术和新项目必须经过本机构相关技术管理委员会和医学伦理委员会审核同意后，方可开展临床应用。

4. 新技术和新项目临床应用前，要充分论证可能存在的安全隐患或技术风险，并制定相应预案。

5. 医疗机构应当明确开展新技术和新项目临床应用的专业人员范围，并加强新技术和新项目质量控制工作。

6. 医疗机构应当建立新技术和新项目临床应用动态评估制度，对新技术和新项目实施全程追踪管理和动态评估。

7. 医疗机构开展临床研究的新技术和新项目按照国家有关规定执行。

十四、危急值报告制度

（一）定义

指对提示患者处于生命危急状态的检查、检验结果建立复核、报告、记录等管理机制，以保障患者安全的制度。

（二）基本要求

1. 医疗机构应当分别建立住院和门急诊患者危急值报告具体管理流程和记录规范，确保危急值信息准确，传递及时，信息传递各环节无缝衔接且可追溯。

2. 医疗机构应当制定可能危及患者生命的各项检查、检验结果危急值清单并定期调整。

3. 出现危急值时，出具检查、检验结果报告的部门报出前，应当双人核对并签字确认，夜间或紧急情况下可单人双次核对。对于需要立即重复检查、检验的项目，应当及时复检并核对。

4. 外送的检验标本或检查项目存在危急值项目的，医院应当和相关机构协商危急值的通知方式，并建立可追溯的危急值报告流程，确保临床科室或患方能够及时接收危急值。

5. 临床科室任何接收到危急值信息的人员应当准确记录、复读、确认危急值结果，并立即通知相关医师。

6. 医疗机构应当统一制定临床危急值信息登记专册和模板，确保危急值信息报告全流程的人员、时间、内容等关键要素可追溯。

十五、病历管理制度

（一）定义

指为准确反映医疗活动全过程，实现医疗服务行为可追溯，维护医患双方合法权益，保障医疗质量和医疗安全，对医疗文书的书写、质控、保存、使用等环节进行管理的制度。

（二）基本要求

1. 医疗机构应当建立住院及门急诊病历管理和质量控制制度，严格落实国家病历书写、管理和应用相关规定，建立病历质量检查、评估与反馈机制。

2. 医疗机构病历书写应当做到客观、真实、准确、及时、完整、规范，并明确病历书写的格式、内容和时限。

3. 实施电子病历的医疗机构，应当建立电子病历的建立、记录、修改、使用、存储、传输、质控、安全等级保护等管理制度。

4. 医疗机构应当保障病历资料安全，病历内容记录与修改信息可追溯。

5. 鼓励推行病历无纸化。

十六、抗菌药物分级管理制度

（一）定义

指根据抗菌药物的安全性、疗效、细菌耐药性和价格等因素，对抗菌药物临床应用进行分级管理的制度。

（二）基本要求

1. 根据抗菌药物的安全性、疗效、细菌耐药性和价格等因素，抗菌药物分为非限制使用级、限制使用级与特殊使用级三级。

2. 医疗机构应当严格按照有关规定建立本机构抗菌药物分级管理目录和医师抗菌药物处方权限，并定期调整。

3. 医疗机构应当建立全院特殊使用级抗菌药物会诊专家库，按照规定规范特殊使用级抗菌药物使用流程。

4. 医疗机构应当按照抗菌药物分级管理原则，建立抗菌药物遴选、采购、处方、调剂、临床应用和药物评价的管理制度和具体操作流程。

十七、临床用血审核制度

（一）定义

指在临床用血全过程中，对与临床用血相关的各项程序和环节进行审核和评估，以保障患者临床用血安全的制度。

（二）基本要求

1. 医疗机构应当严格落实国家关于医疗机构临床用血的有关规定，设立临床用血管理委员会或工作组，制定本机构血液预订、接收、入库、储存、出库、库存预警、临床合理用血等管理制度，完善临床用血申请、审核、监测、分析、评估、改进等管理制度、机制和具体流程。

2. 临床用血审核包括但不限于用血申请、输血治疗知情同意、适应证判断、配血、取血发血、临床输血、输血中观察和输血后管理等环节，并全程记录，保障信息可追溯，健全临床合理用血评估与结果应用制度、输血不良反应监测和处置流程。

3. 医疗机构应当完善急救用血管理制度和流程，保障急救治疗需要。

十八、信息安全管理制度

（一）定义

指医疗机构按照信息安全管理相关法律法规和技术标准要求，对医疗机构患者诊疗信息的收集、存储、使用、传输、处理、发布等进行全流程系统性保障的制度。

（二）基本要求

1. 医疗机构应当依法依规建立覆盖患者诊疗信息管理全流程的制度和技术保障

体系，完善组织架构，明确管理部门，落实信息安全等级保护等有关要求。

2. 医疗机构主要负责人是医疗机构患者诊疗信息安全管理第一责任人。

3. 医疗机构应当建立患者诊疗信息安全风险评估和应急工作机制，制定应急预案。

4. 医疗机构应当确保实现本机构患者诊疗信息管理全流程的安全性、真实性、连续性、完整性、稳定性、时效性、溯源性。

5. 医疗机构应当建立患者诊疗信息保护制度，使用患者诊疗信息应当遵循合法、依规、正当、必要的原则，不得出售或擅自向他人或其他机构提供患者诊疗信息。

6. 医疗机构应当建立员工授权管理制度，明确员工的患者诊疗信息使用权限和相关责任。医疗机构应当为员工使用患者诊疗信息提供便利和安全保障，因个人授权信息保管不当造成的不良后果由被授权人承担。

7. 医疗机构应当不断提升患者诊疗信息安全防护水平，防止信息泄露、毁损、丢失。定期开展患者诊疗信息安全自查工作，建立患者诊疗信息系统安全事故责任管理、追溯机制。在发生或者可能发生患者诊疗信息泄露、毁损、丢失的情况时，应当立即采取补救措施，按照规定向有关部门报告。

中医针刺类技术相关性感染预防
与控制指南（试行）

国中医药办医政发［2017］22号"关于印发中医医疗技术相关性感染预防与控制指南（试行）的通知"

1 适用技术范围

本指南适用于毫针技术、耳针技术、三棱针技术、芒针技术、皮内针技术、火针技术、皮肤针技术、鍉针技术及浮针技术等的感染预防与控制。

2 管理要求

2.1 医疗机构必须按照《医院感染管理办法》要求，健全医院感染管理体系及相关规章制度，制定并落实预防与控制中医针刺类技术相关性感染的工作规范和操作规程，明确相关部门与人员的职责。

2.2 医院感染管理专（兼）职人员，必须对医务人员开展预防与控制中医针刺类技术相关性感染的知识及技能培训，并承担相关业务技术咨询、指导工作。

2.3 医务人员必须熟练掌握中医针刺类技术诊疗操作规程，掌握中医针刺类技术相关性感染的预防要点，落实中医针刺类技术相关性感染的防控措施。有明显皮肤感染或者患感冒、流感等呼吸道疾病的医务人员，不应参与诊疗工作。

2.4 应教育患者注意个人卫生，建议其针刺治疗前洗头、沐浴，患呼吸道感染时建议其佩戴口罩。

2.5 医疗机构必须督查中医针刺类技术相关性感染防控措施的落实情况，持续改进，有效降低感染。

3 空气通风与消毒

3.1 诊室应具备良好的通风、采光条件。应根据季节、室内外风力和气温，适时进行自然通风和（或）机械通风保证诊疗场所的空气流通和换气次数。

3.2   接诊呼吸道传染病患者后应进行空气消毒，遵循《医院空气净化管理规范》的要求，可采用下列方法之一，并符合相应的要求：

3.2.1   空气消毒器。

3.2.2   紫外线灯照射。

3.2.3   其他合法达标的空气消毒产品。

3.3   不宜常规采用化学喷雾进行空气消毒。

4   物体表面清洁与消毒

4.1   依据《医疗机构环境表面清洁与消毒管理规范》WS/T512－2016 的要求，遵循先清洁、再消毒的原则，采取湿式卫生的方法，抹布等清洁工具使用后应及时清洁与消毒，干燥保存。或采用清洁、消毒"一步法"完成的产品，如消毒湿巾。要求达到干净、干燥、无尘、无污垢、无碎屑、无异味。

4.2   诊桌、诊椅、诊床、地面等无明显污染时采用清水清洁为主，每天 2 次。发生血液、体液、排泄物、分泌物等污染时，应先采用可吸附的材料将其清除，再采用有效氯 400～700mg/L 的含氯消毒液擦拭，作用 30min。

5   织物的清洗与消毒

5.1   床单（罩）、被套、枕套等直接接触患者的用品应每人次更换，亦可选择使用一次性床单。被血液、体液、分泌物、排泄物等污染时立即更换。

5.2   被芯、枕芯、褥子、床垫等间接接触患者的床上用品，应定期清洗与消毒；被污染时应及时更换、清洗与消毒。

6   手卫生设施

6.1   每间诊室应配备至少一套洗手设施、充足的手卫生及干手物品，包括流动水、非手触式水龙头、洗手液、免洗手消毒剂等，宜使用一次性包装的洗手液，重复灌装的洗手液容器，应每周清洁与消毒。

6.2   应配备洗手流程图及说明图，干手用品宜使用一次性干手纸巾。

6.3   医务人员洗手与卫生手消毒，以及手卫生用品应符合《医务人员手卫生规范》WS/T313 的要求。

6.4   治疗车配备快速手消毒剂。

7　无菌操作要求

7.1　操作前严格执行无菌操作规程。

7.1.1　检查针具的包装，确保完整无破损，有效限期内使用。包装不应过早打开以防污染，无菌针具包装打开超过 4 小时不应继续使用。

7.1.2　针刺操作前应先遵照六步洗手法洗手，再用 75% 乙醇或快速手消毒剂消毒双手。为不同患者操作时应洗手或手消毒。接触患者血液、体液、分泌物或有感染性的物质时，应戴手套；接触患者黏膜、破损皮肤时，应戴无菌手套。

7.1.3　皮肤消毒可选用下列方法之一：

7.1.3.1　浸有碘伏消毒液原液的无菌棉球擦拭 2 遍。

7.1.3.2　碘酊原液擦拭 2 遍，作用 1～3min 稍干后 75% 乙醇脱碘。

7.1.3.3　用 75% 乙醇溶液擦拭 2 遍，作用 3～5min。

7.1.3.4　有效含量≥2g/L 氯己定 - 乙醇 70% 溶液擦拭 2 遍。

7.1.3.5　其他合法、有效的皮肤消毒产品，遵循说明书使用。

7.1.4　皮肤消毒范围：以针刺部位为中心，以涂擦为主，由内向外缓慢旋转，逐步涂擦，共 2 次，消毒皮肤面积应≥5cm×5cm，消毒棉球应一穴一换，不得使用同一个消毒棉球擦拭两个以上部位。

7.2　操作中遵守针刺诊疗操作规范，尽量减少损伤及出血。

7.3　操作结束后预防感染。

7.3.1　针刺完毕，应用无菌棉球起针，按压止血。

7.3.2　火针、三棱针、皮肤针等治疗后，嘱患者 24 小时内局部皮肤避免沾水。

8　针刺类器具的使用及处理原则

8.1　针刺器具包括毫针、耳针、三棱针、皮内针（揿钉式、颗粒式）、火针、皮肤针（梅花针、七星针、罗汉针、丛针）、芒针、鍉针（电鍉针）浮针等。

8.2　针具进入皮下无菌组织，属于侵入性操作必须达到灭菌水平。

8.3　一次性针具应使用符合相关标准要求的产品，必须一人一用一废弃，遵照《医疗废物管理条例》规定，按损伤性医疗废物处理，直接放入耐刺、防渗漏的专用利器盒中，集中处置，严禁重复使用。

8.4　可重复使用的针具，遵照《医疗机构消毒技术规范》WS/T367 要求，严格一人一用一灭菌，并应放在防刺的容器内密闭运输，遵照"清洗—修针—整理—灭菌—无菌保存"程序处理。

9　可重复使用针具的处理流程

9.1　清洗

9.1.1　超声波清洗器清洗

9.1.1.1　冲洗：将针具放置篮筐内，于流动水下冲洗，初步去除污染物。

9.1.1.2　洗涤：清洗器内注入洗涤用水，根据污染程度使用医用清洁剂（或含酶洗液），水温应<45℃，将针具篮筐放置清洗器内浸没在水面下。超声清洗时间宜3～5min，可根据污染情况适当延长清洗时间，不宜超过10min。

9.1.1.3　漂洗：将针具篮框整体端出用流动水冲洗，滤干水分。

9.1.1.4　超声清洗操作应遵循生产厂家的使用说明或指导手册。

9.1.2　手工清洗

9.1.2.1　冲洗：将针具放置篮筐内，于流动水下冲洗，初步去除污染物。

9.1.2.2　洗涤：将针具篮筐完全浸没于医用清洁剂中，水温宜为15～30℃，浸泡时间和医用清洁剂使用液浓度参考生产厂家使用说明书，浸泡后再用长把毛刷反复刷洗或擦洗针体，达到洗涤目的。

9.1.2.3　漂洗：用流动水冲洗干净，滤干水分。

9.2　修针

9.2.1　用75%的乙醇棉球包裹针具沿针柄至针尖方向单向反复擦拭，去除残存的污渍，将轻微弯曲的针具捋直。

9.2.2　严重弯曲变形、针尖有倒钩或毛刺的针具应废弃不再使用，作为损伤性医疗废物直接放入利器盒。

9.3　整理

将修针后的针具按照规格大小分类，整齐插入置于硬质容器中的纱布棉垫上、或塑封包装、或有封口的玻璃针管中，玻璃针管内置棉垫保护针尖。

9.4　压力蒸汽灭菌法

9.4.1　将整理包装后的针具遵照《医院消毒供应中心：清洗消毒及灭菌技术操作规范》WS310.2进行压力蒸汽灭菌后无菌保存备用。

9.4.2　针具盛放容器不得使用普通不锈钢或铝制饭盒替代。有侧孔的不锈钢盒可以作为针具容器，但应外层布巾包装并符合《医院消毒供应中心：清洗消毒及灭菌技术操作规范》WS310.2灭菌包装要求。

9.4.2.1　包装容器及内衬纱布棉垫一用一清洗，衬垫发黄变硬有色斑等及时更换不得再用。

9.4.2.2　灭菌后的针具有效期为：塑封包装 180 天；封口玻璃管、有侧孔的不锈钢容器外层布巾包装 7 天；开包使用后 4 小时内有效；开包后未用完或未开包过期者应重新灭菌后使用。

10　职业暴露的预防与处理

10.1　医务人员应遵循标准预防的原则，诊疗中正确使用防护用品，熟知利器伤害事件处理报告流程等。

10.2　针具清洗消毒防护要点：

10.2.1　针具清洗、修针、整理过程易于发生液体喷溅、针刺伤害等，应注意防范职业暴露风险，穿戴防水围裙、护目镜、手套等防护用品。

10.2.2　清洗过程中应持器械操作，整筐拿取，严禁徒手抓取针具。

10.2.3　修针应先持镊物钳将针尖方向整理一致，并使针具充分散开，避免拿取时刺伤。

10.2.4　整理针具插入衬垫时，应整齐排列，方向一致。

10.3　针刺伤处理及报告

10.3.1　在诊疗或针具清洗消毒过程中一旦发生针刺伤害，立即使用皂液和流动清水反复冲洗伤口，尽可能挤出伤口处的血液，用 75% 的乙醇或 0.5% 的碘伏对伤口进行消毒处理。

10.3.2　按照本机构内医务人员针刺伤处理流程报告有关部门。

参考文献

[1] 国家中医药管理局. 中医医疗技术手册（2013 普及版）[Z]. 2013.

[2] WS/T313 – 2009，医务人员手卫生规范 [S]. 北京：中国标准出版社，2009.

[3] WS/T367 – 2012，医疗机构消毒技术规范 [S]. 北京：中国标准出版社，2012.

[4] WS310.2 – 2016，医院消毒供应中心第 2 部分：清洗消毒及灭菌技术操作规范 [S]. 北京：中国标准出版社，2017.

[5] 北京市中医药管理局. 中医诊疗器具清洗消毒技术规范（试行）[Z]. 2015.

[6] 香港卫生署卫生防护中心. 针灸诊疗医院感染防控指南 [Z]. 2012.

[7] GB15982 – 2012，医院消毒卫生标准 [S]. 北京：中国标准出版

社，2012.

[8] WS/T510 - 2016，病区医院感染管理规范［S］．北京：中国标准出版社，2017.

[9] WS/T512 - 2016，医疗机构环境表面清洁与消毒管理规范［S］．北京：中国标准出版社，2016.

[10] 国家卫生计生委．外科手术部位感染预防与控制技术指南（试行）［Z］．2010 - 11.

中医微创类技术相关性感染预防
与控制指南（试行）

国中医药办医政发〔2017〕22号"关于印发中医医疗技术相关性感染预防与控制指南（试行）的通知"

1　适用技术范围

本指南适用于针刀技术、带刃针技术、铍针技术、水针刀技术、刃针技术、钩针技术、长圆针技术、拨针技术、银质针技术及穴位埋线技术等的感染预防与控制。

2　管理要求

2.1　医疗机构必须按照《医院感染管理办法》要求，健全医院感染管理体系及相关规章制度，制定并落实预防与控制中医微创技术相关性感染的工作规范和操作规程，明确相关部门与人员的职责。

2.2　医院感染管理专（兼）职人员，必须对医务人员开展预防与控制中医微创技术相关性感染的知识及技能培训，并承担相关业务技术咨询、指导工作。

2.3　医务人员必须熟练掌握中医微创技术诊疗操作规程，掌握中医微创技术相关性感染的预防要点，落实中医微创技术相关性感染的防控措施。

2.3.1　有明显皮肤感染或者患感冒、流感等呼吸道疾病，以及携带或感染多重耐药菌的医务人员，在未治愈前不应当参加微创治疗。

2.3.2　微创手术参观人员应戴帽子、口罩，人数不应超过5人。

2.4　应教育患者注意个人清洁卫生，建议其微创治疗前沐浴。微创施治部位存在皮肤感染及出血倾向等，不应进行微创治疗。

2.5　医疗机构必须督查中医微创技术相关性感染防控措施的落实情况，持续改进，有效降低感染。

3 微创治疗室环境要求

3.1 微创治疗应参照门诊手术管理，有条件的医疗机构应在门诊手术室进行并符合门诊手术室的管理要求。

3.2 没有门诊手术室的医疗机构应设置独立的微创治疗室，不应与换药室等其他治疗室共用，面积应与诊疗活动相适宜，应划分无菌准备区、治疗区，区域之间要有实际隔断，非医务人员不得进入或穿行无菌准备区。

3.3 无菌准备区应配置手卫生设施及用品、更衣柜、帽子、口罩、无菌手术衣、无菌手套、外科手消毒剂等。治疗区有诊疗床、治疗车、无菌物品存放柜等。

4 空气通风与消毒

4.1 微创治疗室应具备良好的通风、采光条件。采用自然通风和（或）机械通风保证诊疗场所的空气流通和换气次数。

4.2 每日诊疗活动前后或接诊呼吸道传染病患者后应进行空气消毒，遵循《医院空气净化管理规范》的要求，可采用下列方法之一，并符合相应的要求：

4.2.1 空气消毒器。

4.2.2 紫外线灯照射。

4.2.3 其他合法达标的空气消毒产品。

4.3 不宜常规采用化学喷雾进行空气消毒。

5 物体表面清洁与消毒

5.1 依据《医疗机构环境表面清洁与消毒管理规范》WS/T512 – 2016 的要求，遵循先清洁、再消毒的原则，采取湿式卫生的方法，抹布等清洁工具使用后应及时清洁与消毒，干燥保存。或采用清洁、消毒"一步法"完成的产品，如消毒湿巾。环境要求达到干净、干燥、无尘、无污垢、无碎屑、无异味。

5.2 微创治疗室的桌、椅、床、地面等无明显污染时采用清水清洁为主，每天≥2 次。全天诊疗活动结束后，在清洁的基础上实施消毒。发生血液、体液、排泄物、分泌物等污染时应先采用可吸附的材料将其清除，再采用有效氯 400 ~ 700mg/L 的含氯消毒液擦拭，作用 30min。

6 织物的清洗与消毒

6.1 床单（罩）、被套、枕套等直接接触患者的用品应每人次更换，亦可选择使用一次性床单。被血液、体液、分泌物、排泄物等污染时立即更换。

6.2　被芯、枕芯、褥子、床垫等间接接触患者的床上用品，应定期清洗与消毒；被污染时应及时更换、清洗与消毒。

7　手卫生设施

7.1　应配备洗手设施、手卫生及干手物品，包括流动水、非手触式水龙头、洗手皂液、免洗手消毒剂等，宜使用一次性包装的洗手液，重复灌装的洗手液容器，应每周清洁与消毒。

7.2　应配备洗手流程图及说明图，干手用品宜使用一次性干手纸巾。

7.3　医务人员洗手与手消毒，以及手卫生用品应符合《医务人员手卫生规范》WS/T313 的要求。

8　无菌操作要求

8.1　检查诊疗器械、微创针具、埋线器具包装等物品的包装，确保完整无破损，在有效限期内。无菌包装不应过早打开以防污染，开包超过 4 小时不应继续使用。

8.2　实施手卫生，实施洗手及手消毒。

8.3　医务人员应当戴帽子、外科口罩、无菌手套，穿无菌手术衣。施治部位应铺大小适宜的无菌单。

8.4　皮肤消毒可选用下列方法之一：

8.4.1　浸有碘伏消毒液原液的无菌棉球擦拭 2 遍。

8.4.2　碘酊原液擦拭 2 遍，作用 1~3min 稍干后 70%~80% 乙醇脱碘。

8.4.3　有效含量≥2g/L 氯己定 - 乙醇 70% 溶液擦拭 2 遍。

8.4.4　其他合法、有效的皮肤消毒产品，遵循说明书使用。

8.5　皮肤消毒范围：以穿刺部位为中心，由内向外缓慢旋转，逐步涂擦，共 2 次，消毒皮肤范围直径应≥15cm。

8.6　遵循微创诊疗操作规范，尽量减少创伤及出血。

8.7　微创治疗结束后清理创口的血渍，按压数分钟止血，应使用无菌敷料覆盖，并且叮嘱患者避免沾水等预防感染措施。

9　微创器具的使用及处理原则

9.1　微创器具包括特殊针具如针刀、带刃针、铍针、水针刀、刃针、钩针、长圆针、拨针、松解针、银质针、一次性埋线针等（以下统称微创针具）；以及羊肠线、生物蛋白线等埋线器具。

9.2 微创针具以及羊肠线、生物蛋白线等进入皮下组织，或筋膜、肌腱等无菌部位，进行切割、剥离、松解等有创操作，或有异物的植入，均伴有不同程度的出血、损伤，属于感染高风险操作。

9.3 微创治疗中使用的医疗器械、微创器具、敷料等医疗用品必须达到灭菌水平。

9.4 一次性微创针具，羊肠线、生物蛋白线等应使用符合相关标准要求的产品。必须一人一用一废弃，遵照《医疗废物管理条例》规定，按损伤性医疗废物处理，直接放入利器盒，集中处置，严禁重复使用。

9.5 可重复使用的微创针具，应遵照《医疗机构消毒技术规范》WS/T367 要求，严格一人一用一灭菌，并遵循"清洗—修针—整理—灭菌—无菌保存"程序处理。

10 可重复使用微创针具的处理流程

10.1 清洗

10.1.1 超声波清洗器清洗

10.1.1.1 冲洗：将微创针具放置篮筐内，于流动水下冲洗，初步去除污染物。

10.1.1.2 洗涤：清洗器内注入洗涤用水，根据污染程度使用医用清洁剂（或含酶洗液），水温应 <45℃，将微创针具篮筐放置清洗器内浸没在水面下。超声清洗时间宜 3～5min，可根据污染情况适当延长清洗时间，不宜超过 10min。

10.1.1.3 漂洗：将微创针具篮框整体端出用流动水冲洗，滤干水分。

10.1.1.4 超声清洗操作应遵循生产厂家的使用说明或指导手册。

10.1.2 手工清洗

10.1.2.1 冲洗：将微创针具放置篮筐内，于流动水下冲洗，初步去除污染物。

10.1.2.2 洗涤：将微创针具篮筐完全浸没于医用清洁剂中，水温宜为 15～30℃，浸泡时间和医用清洁剂使用液浓度参考生产厂家使用说明书，浸泡后再用长把毛刷反复刷洗或擦洗针体，达到洗涤目的。

10.1.2.3 漂洗：用流动水冲洗干净，滤干水分。

10.2 修针

10.2.1 用75%的乙醇棉球包裹针具沿针柄至针尖方向单向反复擦拭，去除残存的污渍，将轻微弯曲的针具捋直。

10.2.2 严重弯曲变形、针尖有倒钩或毛刺的针具应废弃不再使用，作为损伤性医疗废物直接放入利器盒。

10.3　整理

将修针后的针具按照规格大小分类，整齐插入置于硬质容器中的纱布棉垫上、或塑封包装、或有封口的玻璃针管中，玻璃针管内置棉垫保护针尖。

10.4　压力蒸汽灭菌法

10.4.1　将整理包装后的微创针具遵照《医院消毒供应中心：清洗消毒及灭菌技术操作规范》WS310.2 进行压力蒸汽灭菌后无菌保存备用。

10.4.2　微创针具盛放容器不得使用普通不锈钢或铝制饭盒替代。有侧孔的不锈钢盒可以作为针具容器，但应外层布巾包装并符合《医院消毒供应中心：清洗消毒及灭菌技术操作规范》WS310.2 灭菌包装要求。

10.4.3　包装容器及内衬纱布棉垫一用一清洗，衬垫发黄变硬有色斑等及时更换不得再用。

10.4.4　灭菌后的微创针具有效期为：塑封包装 180 天；封口玻璃管、有侧孔的不锈钢容器外层布巾包装 7 天；开包使用后 4 小时内有效；开包后未用完或未开包过期者应重新灭菌后使用。

11　职业暴露的预防与处理

11.1　医务人员应遵循标准预防的原则，微创诊疗中正确使用防护用品，熟知利器伤害事件处理报告流程等。

11.2　微创针具清洗消毒防护要点：

11.2.1　微创针具清洗、修针、整理过程易于发生液体喷溅、针刺伤害等，应注意防范职业暴露风险，穿戴防水围裙、护目镜、手套等防护用品。

11.2.2　清洗过程中应持器械操作，整筐拿取，严禁徒手抓取针具。

11.2.3　修针应先持镊物钳将针尖方向整理一致，并使针具充分散开，避免拿取时刺伤。

11.2.4　整理针具插入衬垫时，应整齐排列，方向一致。

11.3　针刺伤处理及报告：

11.3.1　在微创诊疗或针具清洗消毒过程中一旦发生针刺伤害，立即使用皂液和流动清水反复冲洗伤口，尽可能挤出伤口处的血液，用 75% 的乙醇或 0.5% 的碘伏对伤口进行消毒处理。

11.3.2　按照本机构内医务人员针刺伤处理流程报告有关部门。

参考文献

［1］国家中医药管理局．中医医疗技术手册（2013普及版）［Z］．2013．

［2］北京市中医药管理局．中医诊疗器具清洗消毒技术规范（试行）．2015．

［3］WS/T313－2009，医务人员手卫生规范［S］．北京：中国标准出版社，2009．

［4］WS/T367－2012，医疗机构消毒技术规范［S］．北京：中国标准出版社，2012．

［5］WS310.2－2016，医院消毒供应中心第2部分：清洗消毒及灭菌技术操作规范［S］．北京：中国标准出版社，2017．

［6］香港卫生署卫生防护中心．针灸诊疗医院感染防控指南［Z］．2012．

［7］GB15982－2012，医院消毒卫生标准［S］．北京：中国标准出版社，2012．

［8］WS/T510－2016，病区医院感染管理规范［S］．北京：中国标准出版社，2017．

［9］WS/T512－2016，医疗机构环境表面清洁与消毒管理规范［S］．北京：中国标准出版社，2016．

［10］国家卫生计生委．外科手术部位感染预防与控制技术指南（试行）［Z］．2010－11．

中医刮痧类技术相关性感染预防
与控制指南（试行）

国中医药办医政发［2017］22 号"关于印发中医医疗技术相关性感染预防与控制指南（试行）的通知"

1　适用技术范围

本指南适用于刮痧技术、撮痧技术及砭石技术等的感染预防与控制。

2　管理要求

2.1　医疗机构必须按照《医院感染管理办法》要求，健全医院感染管理体系及相关规章制度，制定并落实预防与控制中医刮痧类技术相关性感染的工作规范和操作规程，明确相关部门与人员的职责。

2.2　医院感染管理专（兼）职人员，必须对医务人员开展预防与控制中医刮痧类技术相关性感染的知识及技能培训，并承担相关业务技术咨询、指导工作。

2.3　医务人员必须熟练掌握中医刮痧类技术诊疗操作规程，掌握中医刮痧类技术相关性感染的预防要点，落实中医刮痧类技术相关性感染的防控措施。有明显皮肤感染或者患感冒、流感等呼吸道疾病的医务人员，不应参与诊疗工作。

2.4　应教育患者注意个人卫生，做到皮肤清洁，建议其刮痧治疗前沐浴，患呼吸道感染时建议其佩戴口罩。治疗部位存在皮肤感染、破损及出血倾向等，不宜进行刮痧治疗。

2.5　医疗机构必须督查中医刮痧类技术相关性感染防控措施的落实情况，持续改进，有效降低感染。

3　空气通风与消毒

3.1　诊室应具备良好的通风、采光条件。应根据季节、室内外风力和气温，适时进行自然通风和（或）机械通风保证诊疗场所的空气流通和换气次数。参照

《医院空气净化管理规范》WS/T368 – 2012 的要求执行。

3.2 接诊呼吸道传染病患者后应进行空气消毒，遵循《医院空气净化管理规范》的要求，可采用下列方法之一，并符合相应的要求：

3.2.1 空气消毒器。

3.2.2 紫外线灯照射。

3.2.3 其他合法达标的空气消毒产品。

3.3 不宜常规采用化学喷雾进行空气消毒。

4 物体表面清洁与消毒

4.1 遵循先清洁、再消毒的原则，采取湿式卫生的方法，抹布等清洁工具使用后应及时清洁与消毒，干燥保存。或采用清洁、消毒"一步法"完成的产品，如消毒湿巾。要求达到干净、干燥、无尘、无污垢、无碎屑、无异味。

4.2 诊桌、诊椅、诊床、地面等应保持清洁。如果发生血液、体液、排泄物、分泌物等污染时应先用可吸附的材料将其清除，再采用有效氯 400 ~ 700mg/L 的含氯消毒液擦拭，作用 30min。

5 织物的清洗与消毒

5.1 床单、枕巾、椅垫（罩）等直接接触患者的用品应每人次更换，亦可选择使用一次性用品。被血液、体液、分泌物、排泄物等污染时立即更换。

5.2 被芯、枕芯、褥子、床垫等间接接触患者的床上用品，应定期清洗与消毒；被污染时应及时更换、清洗与消毒。

6 手卫生设施

6.1 每间诊室应配备至少一套洗手设施及充足的手卫生用品，包括流动水、非手触式水龙头、洗手液、肥皂、免洗手消毒剂等，宜使用一次性包装的洗手液，如果使用肥皂，应保持肥皂干燥。

6.2 应张贴洗手流程图及说明图，干手用品宜使用一次性干手纸巾。

6.3 医务人员洗手与卫生手消毒，以及手卫生用品应符合《医务人员手卫生规范》WS/T313 的要求。

6.4 治疗车配备快速手消毒剂。

7 感染控制操作要求

7.1 医务人员应当按标准预防原则，穿工作服、必要时戴帽子、口罩、手套等。

7.2　医务人员应实施手卫生，遵循《医务人员手卫生规范》WS/T313 的要求。操作前、后应分别按照六步洗手法洗手或手消毒。接触患者血液、体液、分泌物或有感染性的物质时，应戴手套；接触患者黏膜、破损皮肤时，应戴无菌手套。

7.3　患者的施治部位皮肤应完整没有破溃，刮痧部位可使用热毛巾或一次性纸巾或生理盐水棉球或75％乙醇棉球，进行清洁或消毒。

7.4　刮痧后应用清洁的纸巾、毛巾或棉球将刮拭部位的刮痧介质擦拭干净。

8　刮痧类器具的使用及处理

8.1　刮痧类器具有刮痧板（砭石、水牛角、玉石、陶瓷等材质），应圆润，光滑、清洁，不得有粗糙、毛刺等。

8.2　刮痧介质：刮痧油、刮痧乳、精油等。

8.3　消毒灭菌要求

刮痧类诊疗操作中使用的医疗器械、器具、介质等应保持清洁，重复使用的刮痧器具应一人一用一清洁一消毒，宜专人专用。遇到污染应及时先清洁，后消毒。消毒方法和消毒剂选用应符合国家标准。

8.4　重复使用的刮痧器具，使用以后应先用流动水刷洗，必要时使用清洁剂去除油渍等附着物，做到清洁。依据刮痧器具不同的材质，选择适宜的方式进行清洗消毒处理，达到高水平消毒。消毒方法和消毒剂选用要符合国家标准。可采用含有效氯 500～1000mg/L 的溶液浸泡，大于 30min；也可用热力消毒，应符合 A_0 值 3000（温度 90℃/5min，或 93℃/2.5min）。砭石等圆钝用于按压操作的器具，达到中水平消毒即可，可使用 75％ 的乙醇、碘类消毒剂、氯己定、季胺盐类等擦拭消毒。遇有污染应及时去除污染物，再清洁消毒。刮痧器具如被血液、体液污染时应及时去除污染物，再用含有效氯 2000～5000mg/L 消毒液浸泡消毒大于 30min，清水冲洗，干燥保存。有条件的机构可交由消毒供应中心清洗消毒灭菌。

8.5　当日诊疗结束后，应将按照8.4清洁消毒后的刮痧器具，放于清洁容器内干燥保存，容器每周清洁消毒一次，遇有污染随时清洁消毒。

8.6　刮痧润滑油应专人专用，保持清洁干净，按照使用说明书使用。

9　职业暴露与防护

9.1　医务人员应遵循标准预防的原则，在工作中执行标准预防的具体措施。

9.2　存在职业暴露风险者，如无免疫史并有相关疫苗可供使用，宜接种相关疫苗。

9.3 清洗消毒刮痧类器具的过程中，防止消毒剂等对人体的损伤，环境通风，必要时戴口罩、手套。

9.4 一旦发生锐器刺伤情况，应立即用皂液和流动的清水清洗被污染的局部。尽可能挤出损伤处的血液。用75%乙醇或0.5%碘伏对伤口局部进行消毒、包扎处理。及时上报相关部门，留存档案并追踪结果。

参考文献

［1］国家中医药管理局.中医医疗技术手册（2013普及版）［Z］. 2013.

［2］北京市中医药管理局.中医诊疗器具清洗消毒技术规范（试行）. 2015.

［3］WS/T313 - 2009，医务人员手卫生规范［S］.北京：中国标准出版社，2009.

［4］WS/T367 - 2012，医疗机构消毒技术规范［S］.北京：中国标准出版社，2012.

［5］WS310.2 - 2016，医院消毒供应中心第2部分：清洗消毒及灭菌技术操作规范［S］.北京：中国标准出版社，2017.

［6］GB15982 - 2012，医院消毒卫生标准［S］.北京：中国标准出版社，2012.

［7］WS/T510 - 2016，病区医院感染管理规范［S］.北京：中国标准出版社，2017.

［8］WS/T512 - 2016，医疗机构环境表面清洁与消毒管理规范［S］.北京：中国标准出版社，2016.

［9］WS/T368 - 2012，医院空气净化管理规范［S］.北京：中国标准出版社，2012.

中医拔罐类技术相关性感染预防
与控制指南（试行）

国中医药办医政发［2017］22 号"关于印发中医医疗技术相关性感染预防与控制指南（试行）的通知"

1　适用技术范围

本指南适用于留罐技术、闪罐技术、走罐技术、药罐技术、针罐技术及刺络拔罐技术的感染预防与控制。

2　管理要求

2.1　医疗机构必须按照《医院感染管理办法》要求，健全医院感染管理体系及相关规章制度，制定并落实预防与控制中医拔罐类技术相关性感染的工作规范和操作规程，明确相关部门与人员的职责。

2.2　医院感染管理专（兼）职人员必须对医务人员开展预防与控制中医拔罐类技术相关性感染的知识及技能培训，并承担相关业务技术咨询、指导工作。

2.3　医务人员必须熟练掌握中医拔罐类技术诊疗操作规程，掌握中医拔罐类技术相关性感染的预防要点，落实中医拔罐类技术相关性感染的防控措施。有明显皮肤感染或者患呼吸道传染病时不应参加诊疗工作。

2.4　应教育患者注意个人卫生，保持皮肤清洁，建议其治疗前沐浴。患有呼吸道感染时建议其佩戴口罩。

2.5　医疗机构必须督查中医拔罐类技术相关性感染防控措施的落实情况，持续改进，有效降低感染率。

3　空气通风与消毒

3.1　诊室应具备良好的通风、采光条件。采用自然通风和（或）机械通风以保证诊疗场所的空气流通和换气次数。

3.2　接诊呼吸道传染病患者后应进行空气消毒，遵循《医院空气净化管理规范》的要求，可采用下列方法之一，并符合相应的要求：

3.2.1　空气消毒器。

3.2.2　紫外线灯照射。

3.2.3　其他合法达标的空气消毒产品。

3.3　不宜常规采用化学喷雾进行空气消毒。

4　物体表面清洁与消毒

4.1　遵循先清洁、再消毒的原则，采取湿式卫生的方法，抹布、地巾等清洁工具使用后应及时清洁与消毒，干燥保存。或采用清洁、消毒"一步法"完成的产品，如消毒湿巾。要求达到干净、干燥、无尘、无污垢、无碎屑、无异味。

4.2　诊桌、诊椅、诊床、地面等无明显污染时清洁为主，每天2次。发生血液、体液、排泄物、分泌物等污染时应先用可吸附的材料将其清除，再采用有效氯400~700mg/L的含氯消毒液擦拭，作用30min。

5　织物的清洗与消毒

5.1　床单、枕巾、椅垫（罩）等直接接触患者的用品应每人次更换，亦可选择使用一次性床单。被血液、体液、分泌物、排泄物等污染时立即更换。更换后的用品应及时清洗与消毒。

5.2　被芯、枕芯、褥子、床垫等间接接触患者的床上用品，应定期清洗与消毒；被污染时应及时更换、清洗与消毒。

6　手卫生设施

6.1　每间诊室应配备至少一套洗手设施及充足的手卫生用品，包括流动水、洗手池、皂液、速干手消毒剂及干手用品等。盛放皂液的容器宜为一次性使用，重复使用的容器应每周清洁与消毒。干手用品宜使用一次性干手纸巾。

6.2　应配备洗手流程及说明图。

6.3　医务人员洗手与卫生手消毒，以及手卫生用品应符合《医务人员手卫生规范》WS/T313的要求。

6.4　治疗车配备快速手消毒剂。

7　无菌操作要求

7.1　操作人员应遵循标准预防原则，穿工作服，必要时佩戴帽子、口罩及手套等。

7.2 遵循《医务人员手卫生规范》WS/T313，操作前后均应洗手或手消毒，针刺操作者持针前应再用75%乙醇擦拭双手。操作人员手部皮肤破损、接触或可能接触患者血液、体液、分泌物及其它感染性物质时应戴手套。

7.3 检查清洁、无菌物品，确保包装完整，无污迹，且在有效限期内使用。包装不应过早打开以防污染，无菌物品包装打开超过4小时不应继续使用。检查罐口是否平整、光滑。走罐所使用的润滑剂应保持清洁。

7.4 针罐或刺络拔罐时，皮肤消毒可选用下列方法之一：

7.4.1 浸有碘伏消毒液原液的无菌棉球擦拭2遍。

7.4.2 碘酊原液擦拭2遍，作用1~3min稍干后用75%乙醇脱碘。

7.4.3 用75%乙醇溶液擦拭2遍，作用3min。

7.4.4 有效含量≥2g/L氯己定-乙醇70%溶液擦拭2遍。

7.4.5 其他合法、有效的皮肤消毒产品，遵循说明书使用。

7.5 针罐或刺络拔罐时皮肤消毒范围：以针刺部位为中心，由内向外缓慢旋转，逐步涂擦，共2次，消毒皮肤面积应≥5cm×5cm，消毒棉球应一穴一换，不得使用同一个消毒棉球擦拭两个以上部位。

7.6 操作中遵守拔罐类技术诊疗操作规程，尽量减少皮肤损伤及出血。

7.7 起罐后保持治疗部位清洁、干燥，如有皮肤破损应用无菌敷料覆盖。

8 拔罐类器具的使用与处理

8.1 拔罐常用器具包括玻璃罐、竹罐、陶罐和抽气罐等。

8.2 罐具直接接触患者皮肤，应一人一用一清洗一消毒，鼓励有条件的医疗机构由消毒供应中心集中处置。方法首选机械清洗、湿热消毒。

8.2.1 机械清洗湿热消毒，应符合A_0值3000（相当于90℃/5min，或93℃/2.5min）的要求。干燥后保存备用。

8.2.2 手工清洗

8.2.2.1 手工清洗的基本条件及防护用品。

8.2.2.1.1 罐具清洗应使用专用水池，不得与洗手池共用。有条件应与诊疗区域分开，在独立的区域清洗。

8.2.2.1.2 应配备洗罐工具，如刷子、医用酶洗液、滤水篮筐、浸泡桶等。

8.2.2.1.3 应配备防水围裙、手套、护目镜等防护用品。

8.2.2.2 手工清洗流程：

8.2.2.2.1 应先去除污染。罐内如存有血液、体液、分泌物等，有污水处理设施并排放达标的医疗机构可直接倒入污水处理系统；无污水处理设施的医疗机构，应先用吸湿材料吸附去除可见污染。再将罐具置于流动水下冲洗后，用医用酶洗液浸泡刷洗、清水冲洗。手工清洗时水温宜为 15～30℃。

8.2.2.3.2 将清洗后的罐具完全浸泡于有效氯 500mg/L 的含氯消毒液（血罐的消毒液浓度应为有效氯 2000mg/L）或其他同等作用且合法有效的消毒剂中，加盖，浸泡时间 >30min，再用清水冲洗干净，干燥保存备用。或采用湿热消毒，应符合 A_0 值 3000（相当于 90℃/5min，或 93℃/2.5min）的要求。干燥后保存备用。

8.3 刺络拔罐、针罐所用针具的使用与处理：

8.3.1 一次性针具应使用符合相关标准要求的产品，一人一用一废弃，遵照《医疗废物管理条例》规定，按损伤性医疗废物处理，直接放入耐刺、放渗漏的专用利器盒，集中处置，严禁重复使用。

8.3.2 可重复使用的针具，应放在防刺的容器内密闭运输，遵照"清洗—修针—整理—灭菌—无菌保存"程序处理，严格一人一用一灭菌。具体要求遵照《中医针刺类技术相关性感染预防与控制指南（试行)》有关条款执行。

9 职业暴露与防护

9.1 医务人员应遵循标准预防原则，在诊疗及可复用器具的清洗消毒工作中，使用适宜的防护用品。参照本指南 7、8 相关内容执行。

9.2 职业暴露的处理与报告

9.2.1 皮肤黏膜发生职业暴露的应急处理：用皂液和流动水反复冲洗被污染的皮肤，用生理盐水反复冲洗被污染的黏膜。

9.2.2 利器伤的应急处理：立即用皂液和流动水反复冲洗伤口，同时由近心端向远心端轻轻挤压，避免挤压伤口局部，尽可能挤出损伤处的血液，再用75%乙醇或0.5%聚维酮碘溶液等进行消毒，并包扎伤口。

9.2.3 报告相关部门，并接受评估随访指导。

参考文献

[1] 国家中医药管理局. 中医医疗技术手册（2013 普及版）[Z]. 2013.

[2] WS/T313－2009，医务人员手卫生规范 [S]. 北京：中国标准出版社，2009.

[3] WS/T367－2012，医疗机构消毒技术规范 [S]. 北京：中国标准出版

社，2012.

[4] GB15982 - 2012，医院消毒卫生标准 [S]. 北京：中国标准出版社，2012.

[5] WS/T510 - 2016，病区医院感染管理规范 [S]. 北京：中国标准出版社，2017.

[6] WS/T512 - 2016，医疗机构环境表面清洁与消毒管理规范 [S]. 北京：中国标准出版社，2016.

[7] WS/T508 - 2016，医院医用织物洗涤消毒技术规范 [S]. 北京：中国标准出版社，2016.

[8] WS310. 1 - 2016，医院消毒供应中心第 1 部分：管理规范 [S]. 北京：中国标准出版社，2017.

[9] WS310. 2 - 2016，医院消毒供应中心第 2 部分：清洗消毒及灭菌技术操作规范 [S]. 北京：中国标准出版社，2017.

[10] 北京市中医药管理局. 中医诊疗器具清洗消毒技术规范（试行）. 2015.

[11] 香港卫生署卫生防护中心. 针灸诊疗医院感染防控指南 [Z]. 2012.

[12] GBZ/T213 - 2008，血源性病原体职业接触防护导则 [S]. 北京：中国标准出版社，2008.

中医敷熨熏浴类技术相关性感染预防
与控制指南（试行）

国中医药办医政发［2017］22 号"关于印发中医医疗技术相关性感染预防与控制指南（试行）的通知"

1 适用技术范围

本指南适用于穴位敷贴技术、中药热熨敷技术、中药冷敷技术、中药湿热敷技术、中药熏蒸技术、中药泡洗技术及中药淋洗技术的感染预防与控制。

2 管理要求

2.1 医疗机构必须按照《医院感染管理办法》要求，健全医院感染管理体系及相关规章制度，制定并落实预防与控制中医敷熨熏浴类技术相关性感染的工作规范和操作规程，明确相关部门与人员的职责。

2.2 医院感染管理专（兼）职人员，必须对医务人员开展预防与控制中医敷熨熏浴类技术相关性感染的知识及技能培训，并承担相关业务技术咨询、指导工作。

2.3 医务人员必须熟练掌握中医敷熨熏浴类技术诊疗操作规程，掌握中医敷熨熏浴类技术相关性感染的预防要点，落实中医敷熨熏浴类技术相关性感染的防控措施。患有呼吸道传染病、感染性腹泻、皮肤破损感染等疾病时不应参加诊疗工作。

2.4 应教育患者注意个人卫生，患呼吸道感染时建议其佩戴口罩。

2.5 医疗机构必须督查中医敷熨熏浴类技术相关性感染防控措施的落实情况，持续改进，有效降低感染。

2.6 部分敷熨熏浴技术可治疗皮肤病外，敷熨熏浴诊疗规范中明确禁忌的皮肤创伤、溃疡、感染及出血倾向等，不宜进行相关诊疗。

3 空气通风与消毒

3.1 治疗室应具备良好的通风、采光条件。采用自然通风和（或）机械通风保证诊疗场所的空气流通和换气次数。

3.2　每日诊疗活动结束后，或接诊呼吸道传染病患者后应进行空气消毒，遵循《医院空气净化管理规范》的要求，可采用下列方法之一，并符合相应的要求：

3.2.1　空气消毒器。

3.2.2　紫外线灯照射。

3.2.3　其他合法达标的空气消毒产品。

3.3　不宜常规采用化学喷雾进行空气消毒。

4　物体表面清洁与消毒

4.1　遵循先清洁、再消毒的原则，采取湿式卫生的方法，抹布等清洁工具使用后应及时清洁与消毒，干燥保存。或采用清洁、消毒"一步法"完成的产品，如消毒湿巾。要求达到干净、干燥、无尘、无污垢、无碎屑、无异味。

4.2　诊桌、诊椅、诊床等以采用清水清洁为主，必要时可采用清洁剂辅助清洁，清洁卫生频度 >1 次/日，必要时可以提高清洁频度。被患者体液、排泄物、分泌物等污染时，应先用可吸附的材料将其清除，再采用有效氯 400～700mg/L 的含氯消毒液擦拭，作用 30min。

5　织物的清洗与消毒

5.1　床单、枕巾、椅垫（罩）等直接接触患者的用品应每人次更换，亦可选择使用一次性床单。被血液、体液、分泌物、排泄物等污染时立即更换。更换后的用品应及时清洗与消毒。

5.2　被芯、枕芯、褥子、床垫等间接接触患者的床上用品，应定期清洗与消毒；被污染时应及时更换、清洗与消毒。

6　手卫生设施

6.1　应配备洗手设施及手卫生用品，包括流动水、非手触式水龙头、洗手液、免洗手消毒剂等，宜使用一次性包装的洗手液，重复灌装的洗手液容器，应每周清洁与消毒。

6.2　应配备洗手流程图及说明图，干手用品宜使用一次性干手纸巾。

6.3　医务人员洗手与卫生手消毒，以及手卫生用品应符合《医务人员手卫生规范》WS/T313 的要求。

6.4　治疗车配备快速手消毒剂。

7 感染控制操作要求

7.1 医务人员应当按标准预防原则，穿工作服、必要时戴帽子、口罩、手套等。

7.2 实施手卫生，遵循六步洗手法洗手。

7.3 进行穴位敷贴时，贴敷部位皮肤应完整，洁净，如有污渍等皮肤不清洁状况，可用75%乙醇棉球擦拭干净后再敷药。

8 敷熨熏浴类器具的使用及处理原则

8.1 器具：纱布、胶布、毛巾、木桶或水桶、塑料袋等。

8.2 敷熨熏浴类诊疗操作中使用的医疗器械、器具等应保持清洁，遇到污染应及时先清洁，后采用中、低效的消毒剂进行消毒。消毒方法和消毒剂选用应符合国家标准。

8.3 穴位敷贴技术

穴位敷贴使用的胶布、纱布应一人一用一丢弃，一次性使用。

8.4 中药热熨敷技术

8.4.1 干热熨法使用的布套或毛巾应一人一用一更换，使用后清洗和消毒。

8.4.2 湿热熨法使用的毛巾、纱布应一人一用一更换，使用后清洗和消毒，若患处皮肤有破损，上述用品应一人一用一丢弃，如复用应达到灭菌水平；盛装药液的容器一人一用一清洁一消毒（参照"中药泡洗技术"有关药浴容器的清洁消毒方法）。

8.5 中药冷敷技术

直接接触皮肤的纱布、毛巾应一人一用一更换，使用后清洗和消毒，若患处皮肤有破损，上述用品应一人一用一丢弃，如复用应达到灭菌水平。

8.6 中药湿热敷技术

湿敷垫应一人一用一更换，使用后清洗和消毒，可采用湿热消毒，A_0值至少达到600，相当于80℃/10min，90℃/1min，或93℃/30s。盛装药液的容器一人一用一清洁一消毒（参照"中药泡洗技术"有关药浴容器的清洁消毒方法）。

8.7 中药熏蒸技术

患者每次使用过的熏蒸床以500mg/L含氯消毒溶液擦拭，与患者直接接触的熏蒸锅定时用0.5%过氧乙酸溶液喷洒消毒，熏蒸室每晚紫外线照射1小时，紫外线灯应按国家相关规范安装和使用，定期进行辐照强度监测。

8.8 中药泡洗技术

8.8.1 药浴容器内应套一次性清洁塑料套，盛装药浴液供患者浸泡药浴。

8.8.2 药浴液及内置一次性塑料袋应一人一用一更换，不可重复使用。

8.8.3 药浴容器一人一用一清洁，使用后清洗和消毒。

9.8.3.1 使用后将一次性清洁塑料套连同药浴液一并去除，避免药浴液遗撒容器内。

8.8.3.2 清水冲刷容器，去除残留的液体污渍。

8.8.3.3 药浴容器污染后用含有效氯 500mg/L 的消毒剂，消毒刷洗药浴容器。

8.8.4 消毒后的药浴容器应清洗后干燥保存。

8.9 中药淋洗技术

中药淋洗所使用容器的清洁与消毒参照"中药泡洗技术"有关药浴容器的清洁消毒方法。

8.10 注意事项

在明确病原体污染时，可参考《医疗机构消毒技术规范》WS/T367 提供的方法进行消毒。

9 职业暴露与防护

9.1 医务人员应遵循标准预防的原则，在工作中执行标准预防的具体措施。

9.2 存在职业暴露风险者，如无免疫史并有相关疫苗可供使用，宜接种相关疫苗。

9.3 一旦发生锐器刺伤情况，应立即用皂液和流动的清水清洗被污染的局部。尽可能挤出损伤处的血液。用 75% 乙醇或 0.5% 碘伏对伤口局部进行消毒、包扎处理。及时上报相关部门，留存档案并追踪结果。

参考文献

[1] 国家中医药管理局. 中医医疗技术手册（2013 普及版）[Z]. 2013.

[2] GB15982 - 2012，医院消毒卫生标准 [S]. 北京：中国标准出版社，2012.

[3] WS/T367 - 2012，医疗机构消毒技术规范 [S]. 北京：中国标准出版社，2012.

[4] WS/T510 - 2016，病区医院感染管理规范 [S]. 北京：中国标准出版社，2017.

［5］WS／T512－2016，医疗机构环境表面清洁与消毒管理规范［S］．北京：中国标准出版社，2016．

［6］GBZ／T213－2008，血源性病原体职业接触防护导则［S］．北京：中国标准出版社，2008．

［7］北京市卫生局．北京市医疗机构环境清洁卫生技术与管理规范［Z］．2013－11．

中医灌肠类技术相关性感染预防
与控制指南（试行）

国中医药办医政发［2017］22号"关于印发中医医疗技术相关性感染预防与控制指南（试行）的通知"

1　适用技术范围

本指南适用于中医灌肠技术的感染预防与控制。

2　管理要求

2.1　医疗机构必须按照《医院感染管理办法》要求，健全医院感染管理体系及相关规章制度，制定并落实预防与控制中医灌肠技术相关性感染的工作规范和操作规程，明确相关部门与人员的职责。

2.2　科室医院感染管理小组负责人，必须对本科室医务人员开展预防与控制中医灌肠技术相关性感染的知识及技能培训，并承担相关业务技术咨询、指导工作。

2.3　医务人员必须熟练掌握中医灌肠技术诊疗操作规程，掌握中医灌肠技术相关性感染的预防要点，落实中医灌肠技术相关性感染的防控措施。有明显皮肤感染或者患感冒、流感等呼吸道疾病，以及携带或感染多重耐药菌的医务人员，在未治愈前不应当参加灌肠治疗。

2.4　应教育病人注意个人卫生，建议其灌肠治疗前、治疗结束排便后沐浴或进行肛周局部清洁。患呼吸道感染时建议其佩戴口罩。

2.5　医疗机构应督查中医灌肠技术相关性感染防控措施的落实情况，持续改进，有效降低感染风险。

3　诊疗环境要求

3.1　灌肠治疗室应独立设置，不应与换药室等共用，面积应与诊疗活动相适宜，应有地面排水口，方便地面清洁卫生工作。应划分准备区及操作区。应配备卫生间或设置于临近卫生间方便病人。

3.2 准备区应配置手卫生设施及用品、更衣柜、帽子、口罩、医用一次性手套、隔离衣和防水隔离衣、水靴、橡胶手套等。治疗区有诊疗床，治疗车，无菌物品存放柜等。

4 空气通风与消毒

4.1 治疗室应具备良好的通风、采光条件。应根据季节、室内外风力和气温，适时进行自然通风和（或）机械通风保证诊疗场所的空气流通和换气次数。

4.2 每日诊疗活动结束后，或接诊呼吸道传染病患者后，应进行空气消毒，遵循《医院空气净化管理规范》的要求，可采用下列方法之一，并符合相应的要求：

4.2.1 空气消毒器。

4.2.2 紫外线灯照射。

4.2.3 其他合法达标的空气消毒产品。

4.3 不宜常规采用化学喷雾进行空气消毒。

5 物体表面清洁与消毒

5.1 遵循先清洁、再消毒的原则，采取湿式卫生的方法，抹布等清洁工具使用后应及时清洁与消毒，干燥保存。或采用清洁、消毒"一步法"完成的产品，如消毒湿巾。要求达到干净、干燥、无尘、无污垢、无碎屑、无异味。

5.2 诊桌、诊椅、诊床、地面等无明显污染时采用清水清洁为主，每天2次。发生血液、体液、排泄物、分泌物等污染时应先用可吸附的材料将其清除，再采用有效氯400~700mg/L的含氯消毒液擦拭，作用30min。

6 织物的清洗与消毒

6.1 床单、枕巾、椅垫（罩）等直接接触患者的用品应每人次更换，亦可选择使用一次性床单。被血液、体液、分泌物、排泄物等污染时立即更换。床褥与床单之间应有防水垫，以防排泄物污染床褥。

6.2 被芯、枕芯、褥子、床垫等间接接触患者的床上用品，应定期清洗与消毒；被污染时应及时更换、清洗与消毒。

7 手卫生设施

7.1 每间治疗室应配备至少一套洗手设施及充足的手卫生用品，包括流动水、非手触式水龙头、洗手液、免洗手消毒剂、干手设施等。宜使用一次性包装的洗手液，重复灌装的洗手液容器，应每周清洁与消毒。

7.2　应配备洗手流程图及说明图，干手用品宜使用一次性干手纸巾。

7.3　医务人员洗手与卫生手消毒，以及手卫生用品应符合《医务人员手卫生规范》WS/T313 的要求。

7.4　治疗车配备快速手消毒剂。

8　操作要求

不保留灌肠治疗应在灌肠治疗室进行。保留灌肠可根据需要在病房病床进行。

8.1　操作前严格执行无菌操作规程。医护人员应按标准预防原则进行标准预防。戴帽子、口罩、一次性医用手套、穿隔离服进行操作，如进行大量不保留灌肠应着防水隔离服，必要时戴防护面罩、穿着水靴。

8.1.1　检查器具的包装，确保完整无破损，有效限期内使用。包装不应过早打开以防污染，无菌器具包装打开后应即时使用。

8.1.2　实施手卫生，遵照六步洗手法洗手，为不同患者操作时应洗手或手卫生。操作过程中应戴一次性医用手套。

8.1.3　治疗前及治疗结束排便后，病人须清洁肛周，使用流动水及皂液冲洗肛周，使用干手纸擦干。

8.2　操作中遵守灌肠诊疗操作规范，避免损伤肠道黏膜及出血。

9　灌肠器具的使用及处理

9.1　一次性器具应使用符合相关标准要求的产品，一人一用一废弃，按医疗废物处理，直接放入黄色垃圾袋，严禁重复使用。肛门、直肠、结肠局部有感染病灶者，必须使用一次性灌肠器具，按感染性医疗废物处置，严禁重复使用。

9.2　可重复使用的器具，遵照"清洗—高水平消毒—清洁保存"程序处理，严格一人一用一消毒。

10　职业暴露的预防与处理

医护人员应按标准预防原则进行标准预防。

10.1　医务人员应遵循标准预防的原则进行标准预防。灌肠诊疗中正确使用防护用品，熟知职业暴露事件处理报告流程等。

10.2 体液飞溅伤处理及报告

10.2.1 发生灌肠液飞溅皮肤职业暴露后应立即使用清水和皂液进行清洗，必要时可用皮肤消毒剂碘伏、碘酊、75%的乙醇等进行暴露皮肤消毒。黏膜职业暴露应当使用清水或生理盐水反复冲洗。在灌肠器具清洗消毒过程中一旦发生锐器伤害，立即使用皂液和流动清水反复冲洗伤口，尽可能挤出伤口处的血液，用75%的乙醇或0.5%的碘伏对伤口进行消毒处理。

10.2.2 按照本机构内医务人员职业暴露处理流程报告有关部门。

参考文献

[1] 国家中医药管理局. 中医医疗技术手册（2013普及版）[Z]. 2013.

[2] WS/T313 - 2009, 医务人员手卫生规范 [S]. 北京：中国标准出版社, 2009.

[3] WS/T367 - 2012, 医疗机构消毒技术规范 [S]. 北京：中国标准出版社, 2012.

[4] WS310.2 - 2016, 医院消毒供应中心第2部分：清洗消毒及灭菌技术操作规范 [S]. 北京：中国标准出版社, 2017.

[5] 北京市中医药管理局. 中医诊疗器具清洗消毒技术规范（试行）. 2015.

[6] GB15982 - 2012, 医院消毒卫生标准 [S]. 北京：中国标准出版社, 2012.

[7] WS/T510 - 2016, 病区医院感染管理规范 [S]. 北京：中国标准出版社, 2017.

[8] WS/T512 - 2016, 医疗机构环境表面清洁与消毒管理规范 [S]. 北京：中国标准出版社, 2016.

[9] 国家卫生计生委. 外科手术部位感染预防与控制技术指南（试行）[Z]. 2010 - 11.

中医灸类技术和推拿类技术相关性
感染预防与控制指南（试行）

国中医药办医政发〔2017〕22号"关于印发中医医疗技术相关性感染预防与控制指南（试行）的通知"

1　适用技术范围

本指南适用灸类技术包括麦粒灸技术、隔物灸技术、悬灸技术、热敏灸技术、雷火灸技术及推拿类技术等的感染预防与控制。

2　管理要求

2.1　医疗机构必须按照《医院感染管理办法》要求，健全医院感染管理体系及相关规章制度，制定并落实预防与控制中医灸类技术、推拿类技术相关性感染的工作规范和操作规程，明确相关部门与人员的职责。

2.2　医院感染管理专（兼）职人员必须对医务人员开展预防与控制中医灸类技术、推拿类技术相关性感染的知识及技能培训，并承担相关业务技术咨询、指导工作。

2.3　医务人员必须熟练掌握中医灸类技术、推拿类技术诊疗操作规程，掌握中医灸类技术、推拿类技术相关性感染的预防要点，落实相关性感染的防控措施。有明显皮肤感染或者患呼吸道传染病时不应参加诊疗工作。

2.4　应教育患者注意个人卫生，保持皮肤清洁，建议其治疗前沐浴。患有呼吸道感染时建议其佩戴口罩。

2.5　医疗机构必须督查中医灸类技术、推拿类技术相关性感染防控措施的落实情况，持续改进，有效降低感染率。

3　空气通风与消毒

3.1　诊室应具备良好的通风、采光条件。采用自然通风和（或）机械通风以保证诊疗场所的空气流通和换气次数。

3.2 接诊呼吸道传染病患者后，应进行空气消毒，遵循《医院空气净化管理规范》的要求，可采用下列方法之一，并符合相应的要求：

3.2.1 空气消毒器。

3.2.2 紫外线灯照射。

3.2.3 其他合法达标的空气消毒产品。

3.3 不宜常规采用化学喷雾进行空气消毒。

4 物体表面清洁与消毒

4.1 遵循先清洁、再消毒的原则，采取湿式卫生的方法，抹布、地巾等清洁工具使用后应及时清洁与消毒，干燥保存。或采用清洁、消毒"一步法"完成的产品，如消毒湿巾。要求达到干净、干燥、无尘、无污垢、无碎屑、无异味。

4.2 诊桌、诊椅、诊床、地面等无明显污染时清洁为主，每天 2 次。发生血液、体液、排泄物、分泌物等污染时应先用可吸附的材料将其清除，再采用有效氯 400～700mg/L 的含氯消毒液擦拭，作用 30min。

5 织物的清洗与消毒

5.1 床单、枕巾、椅垫（罩）等直接接触患者的用品应每人次更换，亦可选择使用一次性床单。被血液、体液、分泌物、排泄物等污染时立即更换。更换后的用品应及时清洗与消毒。

5.2 被芯、枕芯、褥子、床垫等间接接触患者的床上用品，应定期清洗与消毒；被污染时应及时更换、清洗与消毒。

6 手卫生设施

6.1 每间诊室应配备至少一套洗手设施及充足的手卫生用品，包括流动水、洗手池、皂液、速干手消毒剂及干手用品等。盛放皂液的容器宜为一次性使用，重复使用的容器应每周清洁与消毒。干手用品宜使用一次性干手纸巾。

6.2 应配备洗手流程及说明图。

6.3 医务人员洗手与卫生手消毒，以及手卫生用品应符合《医务人员手卫生规范》WS/T313 的要求。

6.4 治疗车配备快速手消毒剂。

7 操作要求

7.1 医务人员应穿工作服、必要时戴帽子、口罩，操作前后做好手卫生。

7.2　采用化脓麦粒灸，应与患者签署知情同意书。颜面、五官和有大血管的部位以及关节活动部位，不宜采用化脓麦粒灸。

7.3　因施灸不慎灼伤皮肤，局部出现小水泡，可嘱患者衣着宽松避免摩擦，防止破损，任其吸收，一般2~5天即可愈合。如水泡较大，可用消毒毫针刺破水泡，放出水液，再适当外涂烫伤油或覆盖无菌纱布等，保持疮面清洁。

7.4　推拿使用的治疗巾应一人一用一更换，头面部、下肢及足部应区分使用。每次推拿治疗前后，医生须按手卫生相关要求做好手卫生。

8　职业防护

8.1　医务人员应遵循标准预防原则。

8.2　施灸物品燃烧易产生烟雾，尤其雷火灸，有条件者应安装排烟系统。

参考文献

［1］石学敏.普通高等教育"十一五"国家级规划教材《针灸学》［M］.北京：中国中医药出版社，2007.

［2］国家中医药管理局.中医医疗技术手册（2013普及版）［Z］.2013.

［3］WS/T313－2009，医务人员手卫生规范［S］.北京：中国标准出版社，2009.

［4］WS/T367－2012，医疗机构消毒技术规范［S］.北京：中国标准出版社，2012.

［5］WS/T368－2012，医院空气净化管理规范［S］.北京：中国标准出版社，2012.

［6］WS/T508－2016，医院医用织物洗涤消毒技术规范［S］.北京：中国标准出版社，2016.

［7］WS/T512－2016，医疗机构环境表面清洁与消毒管理规范［S］.北京：中国标准出版社，2016.

护理分级

中华人民共和国卫生行业标准　WS/T 431—2013

1　范围

本标准规定了医院住院患者护理分级的方法、依据和实施要求。

本标准适用于各级综合医院。其他类别医疗机构可参照执行。

2　术语和定义

下列术语和定义适用于本文件。

2.1

护理分级　nursing classification

患者在住院期间，医护人员根据患者病情和（或）自理能力进行评定而确定的护理级别。

2.2

自理能力　ability of self-care

在生活中个体照料自己的行为能力。

2.3

日常生活活动　activities of daily living；ADL

人们为了维持生存及适应生存环境而每天反复进行的、最基本的、具有共性的活动。

2.4

Barthel 指数　Barthel index；BI

对患者日常生活活动的功能状态进行测量，个体得分取决于对一系列独立的行为的测量，总分范围在 0 ~ 100。

3　护理分级

3.1　护理级别

依据患者病情和自理能力分为特级护理、一级护理、二级护理和三级护理四个级别。

3.2　分级方法

3.2.1　患者入院后应根据患者病情严重程度确定病情等级。

3.2.2　根据患者 Barthel 指数总分，确定自理能力的等级（见表1）。

3.2.3　依据病情等级和（或）自理能力等级，确定患者护理分级。

3.2.4　临床医护人员应根据患者的病情和自理能力的变化动态调整患者护理分级。

3.3　分级依据

3.3.1　符合以下情况之一，可确定为特级护理：

　　a）维持生命，实施抢救性治疗的重症监护患者；

　　b）病情危重，随时可能发生病情变化需要进行监护、抢救的患者；

　　c）各种复杂或大手术后、严重创伤或大面积烧伤的患者。

3.3.2　符合以下情况之一，可确定为一级护理：

　　a）病情趋向稳定的重症患者；

　　b）病情不稳定或随时可能发生变化的患者；

　　c）手术后或者治疗期间需要严格卧床的患者；

　　d）自理能力重度依赖的患者。

3.3.3　符合以下情况之一，可确定为二级护理：

　　a）病情趋于稳定或未明确诊断前，仍需观察，且自理能力轻度依赖的患者；

　　b）病情稳定，仍需卧床，且自理能力轻度依赖的患者；

　　c）病情稳定或处于康复期，且自理能力中度依赖的患者。

3.3.4　病情稳定或处于康复期，且自理能力轻度依赖或无需依赖的患者，可以确定为三级护理。

4　自理能力分级

4.1　分级依据

　　采用 Barthel 指数评定量表（见附录 A）对日常生活活动进行评定，根据 Barthel 指数总分，确定自理能力等级。

4.2　分级

　　对进食、洗澡、修饰、穿衣、控制大便、控制小便、如厕、床椅转移、平地行走、上下楼梯 10 个项目进行评定，将各项得分相加即为总分。根据总分，将自理能力分为重度依赖、中度依赖、轻度依赖和无需依赖四个等级（见表1）。

表1 自理能力分级

自理能力等级	等级划分标准	需要照护程度
重度依赖	总分≤40分	全部需要他人照护
中度依赖	总分41~60分	大部分需他人照护
轻度依赖	总分61~99分	少部分需他人照护
无需依赖	总分100分	无需他人照护

5 实施要求

5.1 临床护士应根据患者的护理分级和医师制订的诊疗计划，为患者提供护理服务。

5.2 应根据患者护理分级安排具备相应能级的护士。

附录A

（规范性附录）

Barthel 指数评定量表

A.1 Barthel 指数评定量表

Barthel 指数评定量表见表 A.1。

表 A.1 Barthel 指数（BI）评定量表

序号	项目	完全独立	需部分帮助	需极大帮助	完全依赖
1	进食	10	5	0	–
2	洗澡	5	0	–	–
3	修饰	5	0	–	–
4	穿衣	10	5	0	–
5	控制大便	10	5	0	–
6	控制小便	10	5	0	–
7	如厕	10	5	0	–
8	床椅转移	15	10	5	0
9	平地行走	15	10	5	0
10	上下楼梯	10	5	0	–

Barthel 指数总分：_____分
注：根据患者的实际情况，在每个项目对应的得分上划"√"。

A.2　Barthel 指数评定细则

A.2.1　进食

用合适的餐具将食物由容器送到口中，包括用筷子（勺子或叉子）取食物、对碗（碟）的把持、咀嚼、吞咽等过程。

10 分：可独立进食。

5 分：需部分帮助。

0 分：需极大帮助或完全依赖他人，或留置胃管。

A.2.2　洗澡

5 分：准备好洗澡水后，可自己独立完成洗澡过程。

0 分：在洗澡过程中需他人帮助。

A.2.3　修饰

包括洗脸、刷牙、梳头、刮脸等。

5 分：可自己独立完成。

0 分：需他人帮助。

A.2.4　穿衣

包括穿（脱）衣服、系扣子、拉拉链、穿（脱）鞋袜、系鞋带等。

10 分：可独立完成。

5 分：需部分帮助。

0 分：需极大帮助或完全依赖他人。

A.2.5　控制大便

10 分：可控制大便。

5 分：偶尔失控，或需要他人提示。

0 分：完全失控。

A.2.6　控制小便

10 分：可控制小便。

5 分：偶尔失控，或需要他人提示。

0 分：完全失控，或留置导尿管。

A.2.7 如厕

包括去厕所、解开衣裤、擦净、整理衣裤、冲水等过程。

10 分：可独立完成。

5 分：需部分帮助。

0 分：需极大帮助或完全依赖他人。

A.2.8 床椅转移

15 分：可独立完成。

10 分：需部分帮助。

5 分：需极大帮助。

0 分：完全依赖他人。

A.2.9 平地行走

15 分：可独立在平地上行走 45m。

10 分：需部分帮助。

5 分：需极大帮助。

0 分：完全依赖他人。

A.2.10 上下楼梯

10 分：可独立上下楼梯。

5 分：需部分帮助。

0 分：需极大帮助或完全依赖他人。

静脉治疗护理技术操作规范

中华人民共和国卫生行业标准　　WS/T 433—2013

1 范围

本标准规定了静脉治疗护理技术操作的要求。

本标准适用于全国各级各类医疗机构从事静脉治疗护理技术操作的医务人员。

2 规范性引用文件

下列文件对于本文件的应用是必不可少的。凡是注日期的引用文件，仅注日期的版本适用于本文件。凡是不注日期的引用文件。其最新版本（包括所有的修改单）适用于本文件。

GBZ/T213　血源性病原体职业接触防护导则

WS/T313　医务人员手卫生规范

3 术语和定义

下列术语和定义适用于本文件。

3.1

静脉治疗　infusion therapy

将各种药物（包括血液制品）以及血液，通过静脉注入血液循环的治疗方法，包括静脉注射、静脉输液和静脉输血；常用工具包括：注射器、输液（血）器、一次性静脉输液钢针、外周静脉留置针、中心静脉导管、经外周静脉置入中心静脉导管、输液港以及输液附加装置等。

3.2

中心静脉导管　central venous catheter

经锁骨下静脉、颈内静脉、股静脉置管，尖端位于上腔静脉或下腔静脉的导管。

3.3

经外周静脉置入中心静脉导管　peripherally inserted central catheter

经上肢贵要静脉、肘正中静脉、头静脉、肱静脉，颈外静脉（新生儿还可通过下肢大隐静脉、头部颞静脉、耳后静脉等）穿刺置管，尖端位于上腔静脉或下腔静脉的导管。

3.4

输液港　implantable venous access port

完全植入人体内的闭合输液装置，包括尖端位于上腔静脉的导管部分及埋植于皮下的注射座。

3.5

无菌技术　aseptic technique

在执行医疗、护理操作过程中，防止一切微生物侵入机体，保持无菌物品及无菌区域不被污染的技术。

3.6

导管相关性血流感染　catheter related blood stream infection

带有血管内导管或者拔除血管内导管48h内的患者出现菌血症或真菌血症，并伴有发热（体温>38℃）、寒颤或低血压等感染表现，除血管导管外没有其他明确的感染源。实验室微生物学检查显示：外周静脉血培养细菌或真菌阳性；或者从导管段和外周血培养出相同种类、相同药敏结果的致病菌。

3.7

药物渗出　infiltration of drug

静脉输液过程中，非腐蚀性药液进入静脉管腔以外的周围组织。

3.8

药物外渗　extravasation of drug

静脉输液过程中，腐蚀性药液进入静脉管腔以外的周围组织。

3.9

药物外溢　spill of drug

在药物配置及使用过程中，药物意外溢出暴露于环境中，如皮肤表面、台面、地面等。

4　缩略语

下列缩略语适用于本文件。

CVC：中心静脉导管（central venous catheter）

PICC：经外周静脉置入中心静脉导管（peripherally inserted central catheter）

PN：肠外营养（parenteral nutrition）

PORT：输液港（implantable venous access port）

PVC：外周静脉导管（peripheral venous catheter）

5　基本要求

5.1　静脉药物的配置和使用应在洁净的环境中完成。

5.2　实施静脉治疗护理技术操作的医务人员应为注册护士、医师和乡村医生，并应定期进行静脉治疗所必需的专业知识及技能培训。

5.3　PICC 置管操作应由经过 PICC 专业知识与技能培训、考核合格且有 5 年及以上临床工作经验的操作者完成。

5.4　应对患者和照顾者进行静脉治疗、导管使用及维护等相关知识的教育。

6　操作程序

6.1　基本原则

6.1.1　所有操作应执行查对制度并对患者进行两种以上方式的身份识别，询问过敏史。

6.1.2　穿刺针、导管、注射器、输液（血）器及输液附加装置等应一人一用一灭菌，一次性使用的医疗器具不应重复使用。

6.1.3　易发生血源性病原体职业暴露的高危病区宜选用一次性安全型注射和输液装置。

6.1.4　静脉注射、静脉输液、静脉输血及静脉导管穿刺和维护应遵循无菌技术操作原则。

6.1.5　操作前后应执行 WS/T313 规定，不应以戴手套取代手卫生。

6.1.6　置入 PVC 时宜使用清洁手套，置入 PICC 时宜遵守最大无菌屏障原则。

6.1.7　PICC 穿刺以及 PICC、CVC、PORT 维护时，宜使用专用护理包。

6.1.8　穿刺及维护时应选择合格的皮肤消毒剂，宜选用 2% 葡萄糖酸氯己定乙醇溶液（年龄 <2 个月的婴儿慎用）、有效碘浓度不低于 0.5% 的碘伏或 2% 碘酊溶液和 75% 酒精。

6.1.9　消毒时应以穿刺点为中心擦拭，至少消毒两遍或遵循消毒剂使用说明书，待自然干燥后方可穿刺。

6.1.10 置管部位不应接触丙酮、乙醚等有机溶剂，不宜在穿刺部位使用抗菌油膏。

6.2 操作前评估

6.2.1 评估患者的年龄、病情、过敏史、静脉治疗方案、药物性质等，选择合适的输注途径和静脉治疗工具。

6.2.2 评估穿刺部位皮肤情况和静脉条件，在满足治疗需要的情况下，尽量选择较细、较短的导管。

6.2.3 一次性静脉输液钢针宜用于短期或单次给药，腐蚀性药物不应使用一次性静脉输液钢针。

6.2.4 外周静脉留置针宜用于短期静脉输液治疗，不宜用于腐蚀性药物等持续性静脉输注。

6.2.5 PICC 宜用于中长期静脉治疗，可用于任何性质的药物输注，不应用于高压注射泵注射造影剂和血液动力学监测（耐高压导管除外）。

6.2.6 CVC 可用于任何性质的药物输注、血液动力学的监测，不应用于高压注射泵注射造影剂（耐高压导管除外）。

6.2.7 PORT 可用于任何性质的药物输注，不应使用高压注射泵注射造影剂（耐高压导管除外）。

6.3 穿刺

6.3.1 PVC 穿刺

6.3.1.1 包括一次性静脉输液钢针穿刺和外周静脉留置针穿刺。

6.3.1.2 PVC 穿刺应按以下步骤进行：

  a）取舒适体位，解释说明穿刺目的及注意事项；

  b）选择穿刺静脉，皮肤消毒；

  c）穿刺点上方扎止血带，绷紧皮肤穿刺进针，见回血后可再次进入少许；

  d）如为外周静脉留置针则固定针芯，送外套管入静脉，退出针芯，松止血带；

  e）选择透明或纱布类无菌敷料固定穿刺针，敷料外应注明日期、操作者签名。

6.3.1.3 PVC 穿刺时应注意以下事项：

  a）宜选择上肢静脉作为穿刺部位，避开静脉瓣、关节部位以及有瘢痕、炎症、硬结等处的静脉；

  b）成年人不宜选择下肢静脉进行穿刺；

  c）小儿不宜首选头皮静脉；

d）接受乳房根治术和腋下淋巴结清扫术的患者应选健侧肢体进行穿刺，有血栓史和血管手术史的静脉不应进行置管；

e）一次性静脉输液钢针穿刺处的皮肤消毒范围直径应≥5cm，外周静脉留置针穿刺处的皮肤消毒范围直径应≥8cm，应待消毒液自然干燥后再进行穿刺；

f）应告知患者穿刺部位出现肿胀、疼痛等异常不适时，及时告知医务人员。

6.3.2 PICC 穿刺

6.3.2.1 PICC 穿刺应按以下步骤进行：

a）核对确认置管医嘱，查看相关化验报告；

b）确认已签署置管知情同意书；

c）取舒适体位，测量置管侧的臂围和预置管长度，手臂外展与躯干成45°～90°，对患者需要配合的动作进行指导；

d）以穿刺点为中心消毒皮肤，直径≥20cm，铺巾，建立最大化无菌屏障；

e）用生理盐水预冲导管，检查导管完整性；

f）在穿刺点上方扎止血带，按需要进行穿刺点局部浸润麻醉，实施静脉穿刺，见回血后降低角度进针少许，固定针芯，送入外套管，退出针芯，将导管均匀缓慢送入至预测量的刻度；

g）抽回血，确认导管位于静脉内，冲封管后应选择透明或纱布类无菌敷料固定导管，敷料外应注明日期、操作者签名；

h）通过 X 线片确定导管尖端位置；

i）应记录穿刺静脉、穿刺日期、导管刻度、导管尖端位置等，测量双侧上臂臂围并与置管前对照。

6.3.2.2 PICC 穿刺时应注意以下事项：

a）接受乳房根治术或腋下淋巴结清扫的术侧肢体、锁骨下淋巴结肿大或有肿块侧、安装起搏器侧不宜进行同侧置管，患有上腔静脉压迫综合征的患者不宜进行置管；

b）宜选择肘部或上臂静脉作为穿刺部位，避开肘窝、感染及有损伤的部位；新生儿还可选择下肢静脉、头部静脉和颈部静脉；

c）有血栓史、血管手术史的静脉不应进行置管；放疗部位不宜进行置管。

6.4 应用

6.4.1 静脉注射

6.4.1.1 应根据药物及病情选择适当推注速度。

6.4.1.2　注射过程中，应注意患者的用药反应。

6.4.1.3　推注刺激性、腐蚀性药物过程中，应注意观察回血情况，确保导管在静脉管腔内。

6.4.2　静脉输液

6.4.2.1　应根据药物及病情调节滴速。

6.4.2.2　输液过程中，应定时巡视，观察患者有无输液反应，穿刺部位有无红、肿、热、痛、渗出等表现。

6.4.2.3　输入刺激性、腐蚀性药物过程中，应注意观察回血情况，确保导管在静脉内。

6.4.3　PN

6.4.3.1　宜由经培训的医护人员在层流室或超净台内进行配制。

6.4.3.2　配好的 PN 标签上应注明科室、病案号、床号、姓名、药物的名称、剂量、配制日期和时间。

6.4.3.3　宜现用现配，应在 24h 内输注完毕。

6.4.3.4　如需存放，应置于 4℃ 冰箱内，并应复温后再输注。

6.4.3.5　输注前应检查有无悬浮物或沉淀，并注明开始输注的日期及时间。

6.4.3.6　应使用单独输液器匀速输注。

6.4.3.7　单独输注脂肪乳剂时，输注时间应严格遵照药物说明书。

6.4.3.8　在输注的 PN 中不应添加任何药物。

6.4.3.9　应注意观察患者对 PN 的反应，及时处理并发症并记录。

6.4.4　密闭式输血

6.4.4.1　输血前应了解患者血型、输血史及不良反应史。

6.4.4.2　输血前和床旁输血时应分别双人核对输血信息，无误后才可输注。

6.4.4.3　输血起始速度宜慢，应观察 15min 无不适后再根据患者病情、年龄及输注血液制品的成分调节滴速。

6.4.4.4　血液制品不应加热，不应随意加入其他药物。

6.4.4.5　全血、成分血和其他血液制品应从血库取出后 30min 内输注，1 个单位的全血或成分血应在 4h 内输完。

6.4.4.6　输血过程中应对患者进行监测。

6.4.4.7　输血完毕应记录，空血袋应低温保存24h。

6.5　静脉导管的维护

6.5.1　冲管及封管

6.5.1.1　经PVC输注药物前宜通过输入生理盐水确定导管在静脉内；经PICC、CVC、PORT输注药物前宜通过回抽血液来确定导管在静脉内。

6.5.1.2　PICC、CVC、PORT的冲管和封管应使用10mL及以上注射器或一次性专用冲洗装置。

6.5.1.3　给药前后宜用生理盐水脉冲式冲洗导管，如果遇到阻力或者抽吸无回血，应进一步确定导管的通畅性，不应强行冲洗导管。

6.5.1.4　输液完毕应用导管容积加延长管容积2倍的生理盐水或肝素盐水正压封管。

6.5.1.5　肝素盐水的浓度：PORT可用100U/mL，PICC及CVC可用0~10U/mL。

6.5.1.6　连接PORT时应使用专用的无损伤针穿刺，持续输液时无损伤针应每7d更换一次。

6.5.1.7　PORT在治疗间歇期应至少每4周维护一次。

6.5.1.8　PICC导管在治疗间歇期间应至少每周维护一次。

6.5.2　敷料的更换

6.5.2.1　应每日观察穿刺点及周围皮肤的完整性。

6.5.2.2　无菌透明敷料应至少每7d更换一次，无菌纱布敷料应至少每2d更换一次；若穿刺部位发生渗液、渗血时应及时更换敷料；穿刺部位的敷料发生松动、污染等完整性受损时应立即更换。

6.6　输液（血）器及输液附加装置的使用

6.6.1　输注药品说明书所规定的避光药物时，应使用避光输液器。

6.6.2　输注脂肪乳剂、化疗药物以及中药制剂时宜使用精密过滤输液器。

6.6.3　输注的两种不同药物间有配伍禁忌时，在前一种药物输注结束后，应冲洗或更换输液器，并冲洗导管，再接下一种药物继续输注。

6.6.4　使用输血器时，输血前后应用无菌生理盐水冲洗输血管道；连续输入不同供血者的血液时，应在前一袋血输尽后，用无菌生理盐水冲洗输血器，再接下一袋血继续输注。

6.6.5 输液附加装置包括三通、延长管、肝素帽、无针接头、过滤器等，应尽可能减少输液附加装置的使用。

6.6.6 输液附加装置宜选用螺旋接口，常规排气后与输液装置紧密连接。

6.6.7 经输液接头（或接口）进行输液及推注药液前，应使用消毒剂多方位擦拭各种接头（或接口）的横切面及外围。

6.7 输液（血）器及输液附加装置的更换

6.7.1 输液器应每 24h 更换 1 次，如怀疑被污染或完整性受到破坏时，应立即更换。

6.7.2 用于输注全血、成分血或生物制剂的输血器宜 4h 更换一次。

6.7.3 输液附加装置应和输液装置一并更换，在不使用时应保持密闭状态，其中任何一部分的完整性受损时都应及时更换。

6.7.4 外周静脉留置针附加的肝素帽或无针接头宜随外周静脉留置针一起更换；PICC、CVC、PORT 附加的肝素帽或无针接头应至少每 7d 更换 1 次；肝素帽或无针接头内有血液残留、完整性受损或取下后，应立即更换。

6.8 导管的拔除

6.8.1 外周静脉留置针应 72～96h 更换一次。

6.8.2 应监测静脉导管穿刺部位，并根据患者病情、导管类型、留置时间、并发症等因素进行评估，尽早拔除。

6.8.3 PICC 留置时间不宜超过 1 年或遵照产品使用说明书。

6.8.4 静脉导管拔除后应检查导管的完整性，PICC、CVC、PORT 还应保持穿刺点 24h 密闭。

7 静脉治疗相关并发症处理原则

7.1 静脉炎

7.1.1 应拔除 PVC，可暂时保留 PICC；及时通知医师，给予对症处理。

7.1.2 将患肢抬高、制动，避免受压，必要时，应停止在患肢静脉输液。

7.1.3 应观察局部及全身情况的变化并记录。

7.2 药物渗出与药物外渗

7.2.1 应立即停止在原部位输液，抬高患肢，及时通知医师，给予对症处理。

7.2.2 观察渗出或外渗区域的皮肤颜色、温度、感觉等变化及关节活动和患肢远端血运情况并记录。

7.3 导管相关性静脉血栓形成

7.3.1 可疑导管相关性静脉血栓形成时，应抬离患肢并制动，不应热敷、按摩、压迫，立即通知医师对症处理并记录。

7.3.2 应观察置管侧肢体、肩部、颈部及胸部肿胀、疼痛、皮肤温度及颜色、出血倾向及功能活动情况。

7.4 导管堵塞

7.4.1 静脉导管堵塞时，应分析堵塞原因，不应强行推注生理盐水。

7.4.2 确认导管堵塞时，PVC 应立即拔除，PICC、CVC、PORT 应遵医嘱及时处理并记录。

7.5 导管相关性血流感染

可疑导管相关性血流感染时，应立即停止输液，拔除 PVC，暂时保留 PICC、CVC、PORT，遵医嘱给予抽取血培养等处理并记录。

7.6 输液反应

7.6.1 发生输液反应时，应停止输液，更换药液及输液器，通知医师，给予对症处理，并保留原有药液及输液器。

7.6.2 应密切观察病情变化并记录。

7.7 输血反应

7.7.1 发生输血反应立即减慢或停止输血，更换输血器，用生理盐水维持静脉通畅，通知医生给予对症处理，保留余血及输血器，并上报输血科。

7.7.2 应密切观察病情变化并记录。

8 职业防护

8.1 针刺伤防护

针刺伤防护操作按 GBZ/T213 执行。

8.2 抗肿瘤药物防护

8.2.1 配制抗肿瘤药物的区域应为相对独立的空间，宜在Ⅱ级或Ⅲ级垂直层流生物安全柜内配制。

8.2.2 使用抗肿瘤药物的环境中可配备溢出包，内含防水隔离衣、一次性口罩、乳胶手套、面罩、护目镜、鞋套、吸水垫及垃圾袋等。

8.2.3 配药时操作者应戴双层手套（内层为PVC手套，外层为乳胶手套）、一次性口罩；宜穿防水、无絮状物材料制成、前部完全封闭的隔离衣；可佩戴护目镜；配药操作台面应垫以防渗透吸水垫，污染或操作结束时应及时更换。

8.2.4 给药时，操作者宜戴双层手套和一次性口罩；静脉给药时宜采用全密闭式输注系统。

8.2.5 所有抗肿瘤药物污染物品应丢弃在有毒性药物标识的容器中。

8.2.6 抗肿瘤药物外溢时按以下步骤进行处理：

a）操作者应穿戴个人防护用品；

b）应立即标明污染范围，粉剂药物外溢应使用湿纱布垫擦拭，水剂药物外溅应使用吸水纱布垫吸附，污染表面应使用清水清洗；

c）如药液不慎溅在皮肤或眼睛内，应立即用清水反复冲洗；

d）记录外溢药物名称、时间、溢出量、处理过程以及受污染的人员。

02

第二篇

基础理论

第一章　中医学基础

第一节　中医学理论体系的形成与发展

一、中医药的形成与发展

中医学有数千年的历史，是中华民族在长期的生产、生活和医疗实践中逐渐积累形成的医学科学，是专门研究人体生理功能、病理变化、疾病的诊断与治疗，以及养生防病与康复的知识体系。

中医学理论体系，是包括理、法、方、药在内的整体，是关于中医学的基本概念、基本原理和基本方法的科学知识体系。它是以整体观念为主导思想，以精气、阴阳、五行学说为哲学基础和思维方法，以脏腑、经络及精气血津液为生理、病理学基础，以辨证论治为诊治特点的独特医学理论体系。

（一）中医学理论体系的形成

中医学理论体系形成于战国至两汉时期。《黄帝内经》《难经》《神农本草经》《伤寒杂病论》的问世，标志着中医学理论体系基本形成。

（二）中医学理论体系的发展

随着经济和社会的发展、气候的变迁和疾病种类的不断变化，以及古代医家们不断的总结积累，中医学随之呈现出不断发展的趋势。

1. 基础理论

中医的基础医学，主要研究中医学的基本概念、基本理论，包括阴阳五行、脏腑经络、病因病机、诊法与辨证、防治原则等属于医学基础方面的内容。《黄帝内经》系统阐述了人体的形态结构、生理功能、病因病机、疾病的诊断、治疗以及养生、预防等方面的内容。其创立的诊脉方法，在《难经》中予以发展和弘扬。《伤寒杂病论》创立了六经辨证及汤方辨证体系，并初步创立了脏腑辨证方法。

2. 专科发展

自东汉张仲景的《伤寒杂病论》奠定了辨证论治理论体系以后，两晋隋唐时期的中医学逐渐趋向学科分化，这使中医临床各科得以发展。

内科学的发展成就显著。《诸病源候论》详列内科证候达 784 条，其中对糖尿病、脚气病、绦虫病、蛲虫病、麻风病的研究达到较高水平。《千金要方》记载的谷白皮治脚气、消渴病的饮食疗法及饮食宜忌等，均反映了唐代以前内科发展的水平。明清时期，温病学派的形成，标志着中医学对感染性疾病有了系统的认识和治疗。明代张介宾提出了内科疾病辨证的"二纲六要"思路，为"八纲辨证"的创立奠定了基础。

此外，南北朝时期，北齐徐之才首次提出"十月养胎法"；唐代孙思邈在《千金要方》中对妇女的经、带、胎、产诸疾论之甚详；唐末昝殷在继承前人经验的基础上，著成现存最早的妇产科专书《经效产宝》；宋代陈自明的《妇人大全良方》更是影响深远、内容丰富的妇产科专著。这些都代表了中医妇科领域的发展成就。南齐龚庆宣的《刘涓子鬼遗方》、元代危亦林的《世医得效方》、明代陈实功的《外科正宗》等均代表了外科学的发展水平。此外，宋代钱乙的《小儿药证直诀》是现存最早的儿科学专著。金代宋慈撰写的《洗冤录》是世界上最早的法医学专著。

3. 中药学

继《神农本草经》之后，南北朝时期雷敩的《炮炙论》是我国第一部中药炮制学专著，反映了汉以后药物加工技术的水平。陶弘景的《本草经集注》载药 730 种，总结了魏晋时期中药学发展的成就。

4. 方剂学

最早记载方剂的书籍是《五十二病方》，载方 280 余首。《黄帝内经》载方 13 首，剂型有汤、丸、酒、膏，书中已有君、臣、佐、使和七方（大、小、缓、急、奇、偶、重）的组方原则，奠定了方剂学的理论基础。《伤寒杂病论》后世分为《伤寒论》和《金匮要略》两书，分别载方 113 首、262 首，立法严谨，组方全面而精当，至今仍是临床处方用药的圭臬。

5. 针灸学

《黄帝内经》中详述了经络、腧穴、针法、灸法的内容，尤其是《黄帝内经·灵枢》中对针灸学做了较为系统的总结，故其初名为《针经》。《难经》完善和补充了"奇经八脉"及针刺方法的内容。晋代皇甫谧所撰的《针灸甲乙经》是现存最早的针灸学专著，确定了 349 个腧穴的部位、主治和刺治方法。北宋王惟一于1026 年撰成《铜人腧穴针灸图经》，并铸造两具用于针灸教学的铜人模型。清代吴谦主编的《医宗金鉴·刺灸心法要诀》，是当时政府主编的第一部针灸学教材，对针灸的普及和推广起到了积极的作用。

二、中医药健康理念

中医药健康管理就是运用中医药学"治未病""整体观念"和"辨证论治"的核心思想，结合现代健康管理学的理论方法，通过对健康人群、亚健康人群及患者群进行中医药的全面信息采集、监测、分析、评估，以维护个体和群体健康为目的，提供中医药方面的健康咨询指导、中医药健康教育以及对健康危险因素进行中医药相关的各种干预。

千百年来大量的医疗实践证明，中医药对于促进人类健康方面具有独特的优势。中医学以天人合一的整体观、因时因地因人制宜的动态辨证观以及"治未病"的思想为基石，以维护人类健康。中医学"治未病"的思想包含中医养生学、中医体质学等的理论，强调人们平素应该注重保养身体、培养正气，并根据体质的不同，运用传统中医疗法祛除病邪、扶助正气，使人体气血冲和、经络通畅、阴阳平衡，提高机体抵御病邪的能力。在中医学"治未病"原则的指导下，对于各种疾病的预防，尤其对亚健康的防治有积极意义，并逐渐为人们所公认和接受。同时，中医学的"辨证论治"思维则能客观描述和评估健康状态的变化过程。因此，从整体上对个人的健康状态进行衡量，才是真正意义上的个体化健康管理。将"治未病"的内容与健康管理的各流程相结合，是具有中医特色的健康管理。

三、中医药文化的核心价值观

2009 年，国家中医药管理局在《中医医院中医药文化建设指南》中提出中医药文化的核心价值是中医药文化的灵魂，决定着中医药文化的存在和发展，是中医药几千年发展进程中积累形成的文化精髓，是中华民族深邃的哲学思想、高尚的道德情操和卓越的文明智慧在中医药中的集中体现。

中医药文化的核心价值，大家普遍认为，主要体现为以人为本、医乃仁术、天人合一、调和致中、大医精诚等理念，可以用仁、和、精、诚四个字来概括。

"仁"，体现了中医仁者爱人、生命至上的伦理思想，以救死扶伤、济世活人为宗旨，表现为尊重生命、敬畏生命、爱护生命。

"和"，体现了中医崇尚和谐的价值取向，表现为天人合一的整体观、阴阳平和的健康观、调和致中的治疗观，以及医患信和、同道谦和的道德观。

"精"，体现了中医的医道精微，要求精勤治学，精研医道，追求精湛的医术。

"诚"，体现了中医人格修养的最高境界，要求心怀至诚，言行诚谨，表现在为人处事、治学诊疗、著述科研等方面贵诚笃端方，戒诳语妄言、弄虚作假。

第二节　阴阳学说

一、阴阳学说的概念

（一）阴阳和阴阳学说的含义

1. 阴阳的含义

阴阳，是对自然界相互关联的某些事物和现象对立双方属性的概括。

它既可代表两个事物相互对立统一的属性，又可用以分析一个事物内部所存在着的相互对立的两个方面。

2. 阴阳学说的含义

阴阳学说，是通过分析相关事物的阴阳属性及变化规律，从而认识和把握自然界事物错综复杂变化的本质和发生发展基本规律的学说。宇宙间的任何事物，都包含着阴和阳相互对立的两个方面，如以天地而言，则"天为阳，地为阴"，天气轻清在上故属阳，地气重浊在下故属阴；以水火而言，则"水为阴，火为阳"，水性寒而润下故属阴，火性热而炎上故属阳；以动静而言，则"静者为阴，动者为阳"；以物质的运动变化而言，则"阳化气，阴成形"，是指某一物质出现蒸腾气化的运动状态时属阳，出现凝聚成形的运动状态时属阴。一般来说，凡是剧烈运动的、外向的、上升的、温热的、明亮的，或属于功能方面的皆为阳；相对静止的、内守的、下降的、寒冷的、晦暗的，或属于有形的器质方面的皆属于阴。阴和阳的相对属性引入于医学领域，即把对于人体具有推动、温煦、兴奋等作用的物质和功能，统属于阳；对于人体具有凝聚、滋润、抑制等作用的物质和功能，统属于阴。中医学运用阴阳学说的基本理论来说明人体的生理活动、病理变化，并用以指导临床的诊断、治疗以及养生、康复。

（二）事物阴阳属性的绝对性和相对性

事物的阴阳属性不是绝对的，而是相对的。其一，阴阳的可分性，即阴阳双方中的任何一方又可以再分阴阳，即所谓阴中有阳，阳中有阴。如昼为阳，夜为阴。白天的上午与下午相对而言，则上午为阳中之阳，下午为阳中之阴；夜晚的前半夜与后半夜相对而言，则前半夜为阴中之阴，后半夜为阴中之阳。其二，阴阳的相互转化性，即在一定条件下，阴阳可以发生相互转化，阴可以转化为阳，阳也可以转化为阴。如属阴的寒证在一定条件下可转化为属阳的热证；属阳的热证在一定条件下也可转化为属阴的寒证。病变寒热性质的改变，使证候的阴阳属性也随之改变。

二、阴阳学说的基本内容

(一) 阴阳的对立制约

阴阳的对立制约是指属性相反的阴阳双方在一个统一体中的相互斗争、相互排斥和相互制约。

1. 阴阳对立

阴阳对立是说自然界中的一切事物，客观上都存在着相互对立相反的两个方面，这两个方面的属性是相反的、矛盾的。如上与下、左与右、动与静、出与入、升与降，以及昼与夜、明与暗、寒与热等，皆具有相互对立之属性。

2. 阴阳制约

阴阳制约是指相互对立的阴阳双方，具有相互抑制和约束的特性。如《类经附翼》所说："动极者镇之以静，阴亢者胜之以阳。"这是说阴阳的任何一方过于强盛，常可抑制对方，使之衰弱；或任何一方由于虚弱不足，常可导致对立面的相对亢盛。如春、夏、秋、冬四季有温、热、凉、寒的气候变化，春夏之所以温热，是因为春夏阳气上升抑制了秋冬的寒凉之气；秋冬之所以寒冷，是因为秋冬阴气上升抑制了春夏温热之气的缘故。再如阳邪亢盛则阴液受损，表现为"阳胜则阴病"；阴邪亢盛则阳气被抑，表现为"阴胜则阳病"；如阳气不足可出现阴寒的相对亢盛，"阳虚则阴盛"。反之，阴液的不足可出现阳热的相对亢盛，"阴虚则阳亢"。人体阴阳之间的动态平衡，是阴阳双方相互对立、相互制约的结果。即《素问·生气通天论》所谓"阴平阳秘，精神乃治"。如果阴阳之间的对立制约关系失调，动态平衡遭到了破坏，则标志着疾病的产生。

(二) 阴阳的互根互用

阴阳互根互用，是指事物或现象中相互对立的阴阳两个方面，具有相互依存、相互为用的关系，又称"阴阳相成"。

1. 阴阳互根

是指一切事物或现象中相互对立的阴阳两个方面，具有相互依存、互为根本的关系。阳依存于阴，阴依存于阳，而不可分离。每一方都以对立的另一方的存在作为自己存在的前提和条件。阳依赖于阴而存在，阴也依赖于阳而存在。如果阴和阳之间的互根关系遭到破坏，就会导致"孤阴不生，独阳不长"，甚则"阴阳离决，精气乃绝"（《素问·生气通天论》）。

2. 阴阳互用

是指阴阳双方具有相互资生、促进和助长的关系。如《素问》说："阴在内，阳之守也；阳在外，阴之使也。"指出阳以阴为基，阴以阳为偶；阴为阳守持于内，阳为阴役使于外，阴阳相互为用，不可分离。如王冰注《素问·生气通天论》说："阳气根于阴，阴气根于阳，无阴则阳无以生，无阳则阴无以化。"气为阳，血属阴，气能生血、行血和统血，有助于血的生化和运行；血能舍气、养气，血可资助气以发挥其生理效应。体现了相对物质之间相互资生、相互为用的阴阳关系。老年人"昼不精，夜不瞑"（《灵枢·营卫生会》），就是因为阴阳双方相互为用关系失调而致。如果人体阴阳之间的互滋互用关系失常，就会出现"阳损及阴"或"阴损及阳"的病理变化。就人体而言，其互根互用关系，体现于相对物质之间、相对功能之间、脏腑组织与功能活动之间等方面。

（三）阴阳交感互藏

阴阳二气的升降运动而引起的交感相错、相互作用，是宇宙万物发生发展变化的根源。

1. 阴阳交感

是指阴阳二气在运动中相互感应而交合。是阴阳二气在运动中相互感应的一个过程（阶段），是阴阳在运动过程中的一种最佳状态，是生命产生的基本条件。天气下降，地气上升，天地阴阳二气相互作用，交感合和，产生宇宙万物，并推动着它们的发展和变化。正如《周易·系辞下》所说："天地氤氲，万物化醇；男女构精，万物化生。"

2. 阴阳互藏

是指相互对立的阴阳双方中的任何一方都蕴含着另一方，即阴中有阳，阳中有阴。如以上下而言，上为阳，下为阴，但上中有下，下中寓上。如《素问·天元纪大论》说："天有阴阳，地亦有阴阳……故阳中有阴，阴中有阳。"阴阳互藏一是阴阳双方交感合和的动力根源。《素问·六微旨大论》说："天气下降，气流于地；地气上升，气腾于天。故高下相召，升降相因，而变作矣。"二是构筑阴阳双方相互依存、相互为用关系的基础。阳以阴为源而生；阴以阳为根而化。若阳中无阴，阴中无阳，就变成"孤阴""独阳"，"孤阴不生"，"独阳不长"，阴阳双方会失去相互资生与促进的联系。三是阴阳消长与转化的内在根据。阴中寓阳，阴才有向阳转化的可能性；阳中藏阴，阳才有向阴转化的可能性。

（四）阴阳消长平衡

阴阳消长，指阴阳双方处于不断的增长和消减的量变之中，在彼此消长的运动过程中保持着动态平衡。基本形式为：①此消彼长，包括阴消阳长和阳消阴长，是阴阳对立制约关系的体现；②此长彼消，包括阳长阴消和阴长阳消，是阴阳互根互用关系的体现。如以四时气候变化而言，从冬至春及夏，气候从寒冷逐渐转暖变热，即是"阴消阳长"的过程。由夏至秋及冬，气候由炎热逐渐转凉变寒，即是"阳消阴长"的过程。阴阳双方在一定限度内的消长变化，反映了事物之间对立制约和互根互用关系的协调平衡，在自然界可表征气候的正常变化，在人体则表征生命过程的协调有序。人体在正常生理状态下，物质与功能之间、兴奋与抑制的转化过程，都是处在互相制约、互相消长的动态变化之中的。

（五）阴阳的相互转化

阴阳转化是指在一定的条件下，阴或阳可以各自向其相反方向转化的运动变化形式，即由阴转阳，由阳转阴。"阴阳消长"是一个量变过程的话，则阴阳转化便是在量变基础上的质变，需要阴阳依存的内在转化关系，以及事物变化"物极"阶段转化条件，事物转化的条件是各种各样的，随着事物的不同，其促进转化的内部和外部条件也各不相同。

综上所述，阴阳的对立制约、互根互用、消长平衡和相互转化，说明阴阳之间的相互关系并不孤立与静止不变，它们之间相互联系。阴阳对立互根，是事物之间或事物内部所存在固有属性，而阴阳消长转化，是事物量变和质变的运动变化形式。在一定限度内，阴阳消长运动是绝对的，平衡则是相对的；在一定的条件下，阴阳消长运动可以由量变产生质变，从而形成阴阳转化，这就是中医阴阳学说的全部内容。

三、阴阳学说在中医学中的应用

（一）在组织结构和生理功能方面的应用

1. 说明人体的组织结构

人体是一个对立统一的有机整体，一切组织结构既彼此相互联系，又可划分为相互对立的阴阳两部分，可运用阴阳对立制约的关系做具体分析。正如《素问·宝命全形论》所说："人生有形，不离阴阳。"

（1）部位与结构的阴阳属性：就人体的部位与组织结构来说，则外为阳，内为阴；背为阳，腹为阴；头部为阳，足部为阴；体表为阳，内脏为阴。体表中之皮肤为阳，肌肉筋骨为阴；脏腑中则六腑为阳，五脏为阴；五脏之中心肝为阳，肺脾肾为阴。具体到每一个脏腑，则又有阴阳可分。这些阴阳属性的划分，主要是由脏腑组织所在的位置、生理功能特点等所决定的。

（2）气血津液的阴阳属性：根据气是无形的物质，具有推动、温煦作用；血是有形的物质，具有滋养、濡润作用，则气为阳，血为阴；在气中，则卫气为阳，营气为阴。至于津液，则津清稀而薄，故属阳；液则稠厚而浊，故属阴。

（3）经络循行的阴阳属性：就经络系统循行部位来说，则循行于人体四肢外侧及背部者属阳（如手足三阳经），而循行于人体四肢内侧及腹部者则多属阴（如手足三阴经），只有足阳明胃经循行于腹部。

（4）组织结构阴阳属性的相对性：人体各部位、各种组织结构、各脏腑之阴阳属性不是绝对的，而是相对的，常根据一定条件的改变而改变。如以胸背关系来说，则背属阳，胸属阴；若以胸腹上下关系来讲，则胸属阳，腹属阴。同样，五脏阴阳属性，若以上下来分，则心肺在上属阳，心为阳中之阳脏，肺为阳中之阴脏；肝脾肾在下属阴，肝为阴中之阳脏，肾为阴中之阴脏，脾亦为阴中之阴脏（又称"至阴"）。脾属太阴，太阴为三阴之始，故脾为至阴。

2. 说明人体的生理功能

（1）说明机体的防御功能：阳气在外，具有保护机体内部组织器官的外卫机能。阴精在内，是阳气的物质基础，为阳气不断地储备和提供能量补充，故《素问·阴阳应象大论》说："阴在内，阳之守也；阳在外，阴之使也。"《素问·生气通天论》也说："阴者，藏精而起亟也；阳者，卫外而为固也。"

（2）说明脏腑的功能活动：在脏腑生理功能方面，五脏主藏精气为阴，六腑消化、传导饮食水谷为阳。每一脏腑中又各有阴阳，凡属功能活动则属阳，而产生这些功能活动的脏器和精气则属阴。精藏于脏腑之中，主内守而属阴，气由精所化，运行于全身而属阳。人体之气，以其不同的功能作用而分为阴气与阳气：阴气主凉润、宁静、抑制、沉降，阳气主温煦、推动、兴奋、升发。如《素问·阴阳应象大论》说："清阳出上窍，浊阴出下窍；清阳发腠理，浊阴走五脏；清阳实四肢，浊阴归六腑。"正是人体内阴阳二气的交感相错、相互作用，推动着人体内物质与物质之间、物质与能量之间的相互转化，推动和调控生命的进程。

（3）阴阳相对平衡的生理意义：中医学在生理上强调阴阳相互协调和平衡。体内阴阳二气的对立制约、互根互用和消长转化，维系着协调平衡的状态，人体的生命活动才能有序进行，各种生理功能才能得到稳定发挥。故《素问·生气通天论》说："阴平阳秘，精神乃治。""阴阳离决，精气乃绝。"

（二）在病理方面的应用

1. 分析病因的阴阳属性

六淫邪气中，寒、湿、燥属阴，风、暑、火属阳；从内外言，外感病因为阳，内伤病因为阴等。

2. 阴阳盛衰的病理表现

阴阳偏胜偏衰，主要用以概括说明阴阳对立制约和消长关系失调而导致的寒热虚实病理变化。

（1）阳胜则热：指阳热亢盛，功能亢奋，机体反应性增强，产热过剩或散热不利之病理状态。如急性热病初起，发热面红，体温可达38℃以上，甚至高烧、烦躁。阳热偏盛则灼耗阴津，故热病常见口渴喜饮，便干溲少等津亏液少病理表现。

（2）阴胜则寒：指阴寒内盛，功能抑制或障碍，从而导致阴寒水湿病邪积聚，机体热量不足等病理状态。如受寒饮冷，寒邪直中于里的病证，可见腹痛，腹泻，怕冷，喜热等症。

（3）阴虚则热：指阴液（包括精、血、津液）亏损，阴不制阳，导致相对阳亢，功能虚性亢奋，从而出现低烧，五心烦热，颧红盗汗等病理表现。

（4）阳虚则寒：指人体阳气虚损，全身性功能衰退，阳不能制阴，阴相对偏亢，从而出现热量不足的虚寒性病理状态。

（5）阴阳互损及转化：指精与气或气与血之间互根互用关系失调而致的虚实病变。在疾病的发生、发展过程中，阴精阳气任何一方虚损到一定的程度，常导致对方也不足，即"阳损及阴"或"阴损及阳"，最后导致"阴阳两虚"，此即慢性虚性病证常见的病理发展过程。

（6）阴阳转化：疾病在一定的条件下证候的阴阳属性会发生转化，诸如实热证转化为虚寒证；阴寒证转化成阳热证等发生质的变化。临床辨证时，首先要分清阴阳，才能抓住疾病的本质，做到执简驭繁。

（三）在疾病诊断方面的应用

在诊法方面，用阴阳的属性来分析四诊收集到的临床症状和体征。如以色泽的明暗分阴阳，鲜明者病在阳分，晦暗者病在阴分。以声息的动态分阴阳属性，语声高亢宏亮、多言而躁动者，多属实、属热，为阳；语声低微无力、少言而沉静者，多属虚、属寒，为阴；呼吸微弱，多属于阴证；呼吸有力，声高气粗，多属于阳证。以脉象部位分阴阳，则寸为阳，尺为阴；以至数分，则数者为阳，迟者为阴；以形态分，则浮大洪滑为阳，沉小细涩为阴。

（四）在疾病治疗方面的应用

1. 确定治疗原则

（1）依据对立制约的原则，阳盛则热属实热证，宜用寒凉药以制其阳，治热以寒，即"热者寒之"。阴盛则寒属寒实证，宜用温热药以制其阴，治寒以热，即"寒者热之"。阴阳偏盛，即阴或阳的过盛有余，为邪气有余之实证。治疗原则是"损其有余"，"实则泻之"，若其相对一方出现偏衰时，则当兼顾其不足，配合以扶阳或益阴之法。

（2）依据互根互用的原则，阴虚不能制阳而致阳亢者，属虚热证，不宜用寒凉药直折其热，须用"壮水之主，以制阳光"，即滋阴壮水之法，以抑制阳亢火盛，这种治疗原则亦称为"阳病治阴"。阳虚不能制阴而致阴盛者，属虚寒证，不宜用辛温发散药以散阴寒，须用"益火之源，以消阴翳"即扶阳益火之法，以消退阴盛，这种治疗原则也称为"阴病治阳"。阴阳偏衰，即阴或阳的虚损不足，为正气不足之虚实证。治疗原则是"补其不足"，"虚则补之"。

对阴阳偏衰的治疗，明代张景岳根据阴阳互根的原理，还提出了阴中求阳、阳中求阴的治法，即在用补阳药时，须兼用补阴药；在用补阴药时，须加用补阳药，以发挥其互根互用的生化作用。

2. 归纳药物的性能

中药的性能，主要依据其气（性）、味和升降浮沉来决定，而药物的气、味和升降浮沉，又皆可用阴阳来归纳说明，作为指导临床用药的依据。

（1）药性：即寒、热、温、凉，又称"四气"。其中寒凉属阴（凉次于寒），温热属阳（温次于热）。具有减轻或消除热证作用的中药，一般属于寒性或凉性，如黄芩、栀子等。反之，具有减轻或消除寒证作用的中药，一般属于温性或热性，如附子、干姜之类。

（2）五味：即辛、甘、酸、苦、咸。有些药物具有淡味或涩味，所以实际上不止五种，但是习惯上仍然称为五味。其中辛、甘、淡属阳，酸、苦、咸属阴。

（3）升降浮沉：升是上升，降是下降，浮为浮散，沉为重镇。大抵具有升阳发表、祛风、散寒、涌吐、开窍等功效的药物，多上行向外，其性升浮，升浮者为阳；具有泻下、清热、利尿、重镇安神、潜阳息风、消导积滞、降逆、收敛等功效的药物，多下行向内，其性皆沉降，沉降者为阴。

总之，治疗疾病，就是根据病证的阴阳偏盛偏衰情况，确定治疗原则，再结合药物性能的阴阳属性，选择相应的药物，以纠正由疾病引起的阴阳失调状态，从而达到治愈疾病之目的。

第三节　五行学说

一、五行学说的概念

（一）五行与五行学说的含义

1. 五行的含义

五行，即木、火、土、金、水五类物质元素的运动。我国古代人民在长期的生活和生产实践中，认识到木、火、土、金、水是人类生产和生活不可缺少的最基本物质，常用的五行概念，来自于最初的"五材"说。

2. 五行的特性

以"五材"说为依据形成的五行学说，在对木、火、土、金、水五种物质的朴素认识基础上，进行抽象而逐渐形成了哲学的概念。

（1）木的特性：古人称"木曰曲直"。"曲直"是指树木的生长形态，为枝干曲直，向上向外周舒展。因而引申为具有生长、升发、条达舒畅等作用的事物，均归属于"木"。

（2）火的特性：古人称"火曰炎上"。"炎上"是指火具有温热、上升的特性。因而引申为具有温热、升腾等作用的事物，均归属于"火"。

（3）土的特性：古人称"土爰稼穑"。"稼穑"是指农作物的播种和收获。因而引申为具有生化、承载、受纳等作用的事物，均归属于"土"。

（4）金的特性：古人称"金曰从革"。"从革"是指"变革"的特性。引申为具有清洁、肃降、收敛等作用的事物，均归属于"金"。

（5）水的特性：古人称"水曰润下"。"润下"是指水具有滋润和向下的特性。引申为具有寒凉、滋润、向下运行等作用的事物，均归属于"水"。

3. 事物与现象的五行归类

根据五行的特性对各种事物进行归类，方法有二：其一，取象比类法，即将事物的性质和作用与五行的特性相类比，推演得出事物的五行属性。其二，推演络绎法，即根据已知的某些事物的五行属性，推演至其他相关的事物，以得知这些事物的五行属性。现将自然界和人体的五行属性，列简表如下。

事物属性的五行归类表

自然界							五行	人体						
五音	五味	五色	五化	五气	方位	季节		五脏	五腑	五官	形体	情志	五声	变动
角	酸	青	生	风	东	春	木	肝	胆	目	筋	怒	呼	握
徵	苦	赤	长	暑	南	夏	火	心	小肠	舌	脉	喜	笑	忧
宫	甘	黄	化	湿	中	长夏四时	土	脾	胃	口	肉	思	歌	哕
商	辛	白	收	燥	西	秋	金	肺	大肠	鼻	皮	悲	哭	咳
羽	咸	黑	藏	寒	北	冬	水	肾	膀胱	耳	骨	恐	呻	栗

二、五行学说的基本内容

(一) 五行相生与相克的概念和次序

1. 五行相生

指木、火、土、金、水之间存在着有序的资生、助长和促进的作用。

五行相生的次序是：木生火，火生土，土生金，金生水，水生木。从五行相生关系来说，五行中的任何"一行"，都存在着"生我""我生"两个方面的联系。"生我"和"我生"，在《难经》中比喻为"母"和"子"的关系。"生我"者为"母"，"我生"者为"子"，故五行中的相生关系又可称作"母子"关系。如以火为例，木生火，火生土，故"生我"者为木，"我生"者为土，即木为火之"母"，土为火之"子"，也就是木和火是"母子"，而火和土又是"母子"。

2. 五行相克

指木、土、水、火、金之间存在着有序的克制、制约的作用。

五行相克的次序是：木克土，土克水，水克火，火克金，金克木。从五行相克关系来说，五行中的任何"一行"，都存在着"克我""我克"两方面的联系。"克我"和"我克"，在《内经》中称作"所不胜"和"所胜"，即"克我"者为"所不胜"，"我克"者为"所胜"。以火为例，水克火，火克金，故"克我"者为水，"我克"者为金。

相生与相克是不可分割的两个方面，"无生则发育无由，无制则亢而为害"。正因为事物之间存在着相生和相克的联系，才能在自然界维持生态平衡，在人体维持生理平衡，故"制则生化"。

（二）五行制化的概念与规律

五行制化指五行之间既相互资生，又相互制约，以维持平衡协调，推动事物间稳定而有序的变化和发展。五行制化，是一种五行相生与相克相结合的自我调节。

五行制化的规律是：五行中一行亢盛时，必然随之有制约，以防止亢而为害，即在相生中有克制，在克制中求发展。具体地说，即木生火，火生土，而木又克土；火生土，土生金，而火又克金；土生金，金生水，而土又克水；金生水，水生木，而金又克木；水生木，木生火，而水又克火。如此循环往复。

所谓"制则生化"，即是说木能制土，火才能生化；火能制金，土才能生化；土能制水，金才能生化；金能制木，水才能生化；水能制火，木才能生化。也就是说，母气能制己所胜，则子气方能得母气之滋养而起生化作用。故《素问·五脏生成》说"心，其主肾也"；"肺，其主心也"；"脾，其主肝也"；"肝，其主肺也"；"肾，其主脾也"。这里所说的"主"，即指生化之主，实际上即是相克制约之意。因其"克中有生"，"制则生化"，所以称其为"主"。

五行学说认为，五行制化调节的自我调控效应，保证了五行系统在正常情况下的生化运动，保持着整体的协调与平衡。

（三）五行相乘与相侮的概念和次序

1. 五行相乘

指五行中的一行对其所胜之行的过度制约和克制，即相克太过，又称"过克"属异常现象。五行相乘的次序与相克相同。即木乘土，土乘水，水乘火，火乘金，金乘木。导致五行相乘的原因有"太过"和"不及"两种情况。一是指五行中的某一行过于亢盛，对其所胜行进行超过正常限度的克制，产生相乘，如"木旺乘土"。二是指五行中某一行过于虚弱，难以抵御其所不胜行正常限度的克制，产生相乘，如"土虚木乘"等。即土气不足，则木乘土（虚），或因木气亢极，不受金制，则木（亢）乘土，从而使土气受损。

2. 五行相侮

是指五行中的一行对其所不胜之行的反向制约和克制，又称"反克"。五行相侮的次序是：木侮金，金侮火，火侮水，水侮土，土侮木。导致五行相侮的原因，亦有"太过"和"不及"两种情况。一指五行中的某一行过于强盛，使原来克制它的一行不仅不能克制它，反而受到它的反向克制，产生相侮，如"木亢侮金"。一指五行中某一行过于虚弱，不仅不能制约其所胜的一行，反而受到其所胜行的"反克",产生相侮,如"木虚土侮"。即金本克木,若木气亢极,不受金制,反来侮金,即为木(亢)侮金。若金气虚衰,则木因其衰而反克,即为木侮金(衰)。

(四)五行的母子相及

1. 母病及子

指五行中的某一行异常,累及子行,导致母子两行皆异常。其形成多是母行虚弱,引发子行不足,终致母子两行皆虚。如水不足,不能生木,导致木气虚弱,终致水竭木枯,母子俱衰。

2. 子病及母

指五行中某一行异常,影响及母行,终致子母两行皆异常。子病及母的一般规律有两种:一是子行亢盛,引起母行亦亢盛,结果是子母两行皆亢盛,一般称为"子病犯母",如火旺导致木亢,终至木火皆亢。二是子行虚弱,上累母行,引起母行亦不足,终致子母俱不足,一般称为"子盗母气",如木不足导致水枯,终至木水皆不足。

三、五行学说在中医学中的应用

(一)在生理方面的应用

1. 说明五脏的生理特点

以五行的特性说明五脏的生理功能。肝属木,肝喜条达而恶抑郁。心属火,心阳有温煦之功能,心火易于上炎。脾属土,为气血生化之源。肺属金,肺气具有清宣、肃降之功能。肾属水,肾主水液的蒸化和排泄,并有藏精之功能。

2. 构建天人一体的五脏系统

构建了以五脏为中心的天人一体的五脏生理病理系统。从而使人体内外环境联结成一个密切相关的整体,相互收受通应。

3. 说明五脏之间的生理联系

一是以五行相生说明五脏之间的资生关系。水能生木,肾水滋养肝木;木能生火,肝木上济心火;火能生土,心火温运脾土;土能生金,脾土滋养肺金;金能生水,肺金滋养肾水。二是以五行相克关系说明五脏之间的制约关系。金克木,肺金可抑制肝阳之上亢;木克土,肝气通脾气的壅滞;土克水,脾气调节肾水;水克火,肾水上可制约心火;火克金,心火可制约肺气。三是以五行的制化和胜复来说明五脏之间的自我调节。

（二）在病理方面的应用

1. 说明五脏疾病的发生

由于五脏外应五时，四时六气异常，可导致主时之脏首先受邪而发病。如春季肝先受邪，夏季心先受邪，长夏脾先受邪，秋季肺先受邪，冬季肾先受邪。

2. 五脏病变的相互影响和传变

一是相生关系的传变，包括"母病及子"和"子病及母"的传变。母病及子，又称"母病累子"。指病变从母脏传来，并依据相生方向侵及属子的脏腑。临床常先见到母脏证候，继则又见子脏证候。子病犯母，又称"子盗母气"，指病变从子脏传来，侵及属母的脏腑，临床多见先有子脏的证候，继则又见母脏证候。二是相克关系的传变，包括"相乘"传变和"相侮"传变。相乘传变，即相克太过而导致疾病传变。如木亢乘土，即肝脾不和或肝胃不和证。相侮传变，即反克为害。如木火刑金，即肝火犯肺病证。

（三）在疾病诊断中的运用

依据五行属性归类和五行生克乘侮规律，以确定五脏病变的部位，并推断病情的轻重顺逆。一般多从本脏所主的色、味、脉来诊断本脏病。如面见青色，喜食酸味，脉现弦象，可以诊断为肝病；面色赤，口味苦，脉象洪，可诊断为心火亢盛等。还可从色与脉之间的生克关系来判断疾病的预后。如肝病，面色青，见弦脉，色脉相符；或色脉不符，若见沉脉，则属生色之脉（水生木），为顺，主预后良好；若不见弦脉，反见浮脉，则属相胜之脉，即克色之脉（金克木），为逆，主预后不良。其他四脏亦可据此判断。

（四）在疾病治疗方面的应用

1. 指导脏腑用药

以药物天然色味、不同性能与归经为依据，按五行属性来指导脏腑用药。即青色、酸味入肝，赤色、苦味入心，黄色、甘味入脾，白色、辛味入肺，黑色、咸味入肾。

2. 控制五脏疾病的传变

依据五行母子相及与相乘、相侮关系，五脏中一脏有病，可以传及其他四脏而发生传变。如肝有病可以影响到心、肺、脾、肾等脏。心、肺、脾、肾有病也可以影响肝脏。因此，临床治疗时除对所病本脏进行治疗之外，还要依据其传变规律，治疗其他脏腑，以防止其传变。如肝气太过，或郁结或上逆，木亢则乘土，病将及脾胃，此时应在疏肝平肝的基础上预先培其脾气，使肝气得平，脾气得健，则肝病不得传于脾。如《难经·七十七难》所说："见肝之病，则知肝当传之于脾，故先实其脾气。"

3. 根据相生规律确定的治则治法

有补母，或泻子两个方面，即"虚则补其母，实则泻其子"。补母，适用于母子关系失调的虚证；泻子，适用于母子关系失调的实证。具体治法有 4 种：

（1）滋水涵木法：滋补肝肾之阴，以涵敛潜制肝阳的治法，又称滋肾养肝法、滋补肝肾法。适用于肾阴亏虚，不能涵养肝木，而致肝阴不足，阴不制阳，肝阳偏亢之"水不涵木"证。临床可见头目眩晕，眼目干涩，颧红耳鸣，五心烦热，腰膝酸软，男子遗精，女子月经不调，舌红少苔，脉弦细而数等症。

（2）金水相生法：滋补肺肾阴虚的治法，又称补肺滋肾法、滋养肺肾法。适用于肺阴虚不能布津以滋肾，或肾阴亏虚，不能上荣于肺，而致肺肾阴虚的病证。临床可见咳嗽气逆，干咳少痰或咳血，音哑，潮热盗汗，腰膝酸软，遗精，体瘦，口干，舌红少苔，脉细数等症。

（3）培土生金法：通过补脾益气而补益肺气的治法，又称补养脾肺法。适用于脾胃气虚，生化减少，而致肺气失养的肺脾气虚证。临床可见久咳，痰多清稀，食欲减退，大便溏薄，四肢无力，舌淡脉弱等症。

（4）益火补土法：温肾阳以补脾阳的治法，又称温肾健脾法。火，在此是指命门之火，而非心火。益火，补益命门之火，即温肾阳之法。适用于肾阳衰微而致脾阳不振的脾肾阳虚证。临床可见畏寒肢冷，腰膝冷痛，腹泻，完谷不化，或五更泄泻，舌淡胖，边有齿痕，苔白滑，脉沉无力等症。

4. 根据相克关系确定的治则治法

一是抑强，泻其乘侮之太过，适用于相克太过引起的相乘和相侮。二是扶弱，补其乘侮之不及；适用于相克不及引起的相乘和相侮。具体治法有四种。

（1）抑木扶土法：疏肝健脾或平肝和胃的治法，又称疏肝健脾法、调和肝胃法，适用于木旺乘土或土虚木乘之证。具体应用时，对木旺乘土之证，以抑木为主，扶土为辅；对土虚木乘之证，以扶土为主，抑木为辅。

（2）培土制水法：健脾利水以制约水湿停聚的治法，又称敦土利水法，适用于脾虚不运，水湿泛溢而致水肿胀满的证候。

（3）佐金平木法：滋肺阴、清肝火的治法，又称滋肺清肝法，适用于肺阴不足，肝火上逆犯肺之证。若因肝火太盛，耗伤肺阴的肝火犯肺之证，又当清肝火为主，兼以滋肺降气。

（4）泻南补北法：泻心火、补肾水的治法，又称泻火补水法、滋阴降火法，适用于肾阴不足，心火偏旺，水火不济，心肾不交之证。

应用于针灸疗法方面，可依据十二经脉及其"五输穴"的五行属性及其生克关系来进行选穴治疗等。

应用于精神疗法方面，可利用情志之间的五行相胜关系，调节异常情志变化，恢复其正常的情志活动。如恐可以胜喜，是因为恐为肾志属水，喜为心志属火的缘故。

在实际运用中，阴阳、五行学说相互结合不仅可以说明事物双方的一般关系，而且可以说明事物间相互联系、相互制约的较为具体和复杂的关系，从而有利于解释复杂的生命现象和病理过程。

第四节 五 脏

藏象，指藏于体内脏腑及其表现于外的生理病理征象及与外界环境相通应的事物和现象。

"藏"，是指藏于体内的脏腑组织器官，包括五脏、六腑和奇恒之腑。由于五脏是所有内脏的中心，中医学的"藏"，实际指以五脏为中心，在内联络六腑和其他组织器官，在外则通应自然界的四时阴阳，所形成的以五脏为中心的五个独特的生理病理系统。

"象"，是这五个生理病理系统的外在现象和比象，其含义有二：一是表现于外的各种病理生理征象；二是以五脏为中心的五个生理病理系统与外在自然环境的事物与现象类比所获得的比象。

脏腑，是内脏的总称。五脏主藏精气，以藏为主，藏而不泄；六腑传化水谷，传化物而不藏。奇恒之腑，虽名为腑，但其功能却有异于六腑，并有类似于五脏贮藏精气的作用，具有似脏非脏、似腑非腑的特点。

藏象学说的特点是以五脏为中心的整体观，体现在以五脏为中心的人体自身整体性及五脏与外界环境的统一性两个方面。藏象学说中的脏腑，不单纯是一个解剖学的概念，更重要的是概括了人体五脏系统内外环境相参相应的生理和病理学概念。

一、五脏的生理功能与特性

（一）心的生理功能与特性

1. 心的生理功能

一是主血脉，二是主神明。

（1）心主血脉：指心有推动血在脉管内运行的作用。心、脉和血液循行在体内构成一个相对的独立系统。在心气、心阳的推动和温煦，心血、心阴的营养和滋润作用下，心的正常搏动维持着正常的心力、心率、心律保证血液在脉内正常运行。如果心的气、血、阴、阳不足或失调，皆可出现异常的搏动现象。

心主血脉，还包括心生血的作用。饮食物经过脾胃的消化吸收，将精微上输于心肺，经心肺的气化作用，奉心神化赤而形成血液。因此，心的搏动和血液的运行，也有赖于全身血液充盈。如果血液不足，可见心悸、脉数等症。

（2）心主神明：又称心藏神，即心有主宰生命活动和主宰意识、思维、情志等精神活动的功能。广义之神，指整个人体生命活动的主宰和总体现；狭义之神，指人的意识、思维、情志等精神活动。心所藏之神，既是广义之神，又包括狭义之神。人体的脏腑、经络、形体、官窍，各有不同的生理机能，但都必须在心神的主宰和调节下分工合作，共同完成整体生命活动，故称心为"五脏六腑之大主"。同时，心具有接受外界客观事物和各种刺激并做出反应，进行意识、思维、情志等活动的功能，如《灵枢·本神》说："所以任物者谓之心。"心主神明的生理功能正常，主要依赖于心血、心阴对心神的滋养和心气、心阳的鼓动及振奋作用。

心主神志与心主血脉在生理上密切相关，血液是神志活动的物质基础，精神活动能调节和影响血液循环。

附

心 包 络

心包络，简称心包。是包在心脏外面的包膜，为心脏的外围组织。心包的生理功能，具有保护心脏的作用。外邪侵袭于心，首先心包受病，称为心包代心受邪。如在温病学说中，将外感热病中所出现的 神昏、谵语等病证，称之为"热入心包"。

2. 心的生理特性

（1）心为阳脏而主阳气：心之阳气能推动心脏搏动，温通全身血脉，兴奋精神，以使生机不息。《素问·六节藏象论》说："心为阳中之太阳。"生理上，心必须保持强大的阳气，才能使心搏动而温运血脉，振奋精神，温煦周身，故曰心为阳脏而主阳气。

（2）心主通明：是指心脉以通畅为本，心神以清明为要。心脉畅通和心神清明，是心阳的温煦和推动作用与心阴的凉润和宁静作用相协调的结果。心阳与心阴的作用协调，心脏搏动有力，节律一致，速率适中，脉管舒缩有度，心血才能循脉运行通畅。

（3）心气宜降：心火在心阴的作用下合而化为心气，下行以温肾，维持人体上下协调。

（二）肺的生理功能与特性

1. 肺的生理功能

（1）肺主气，司呼吸：肺具有主呼吸之气和主一身之气的作用。肺从自然界吸入清气，呼出体内的浊气，吐故纳新，使体内外的气体不断交换，从而保证了人体新陈代谢的正常进行，成为体内外气体交换的场所，吸入的清气与脾胃运化的水谷精气在肺相合生成宗气，贯心脉以行心血。肺气的升降出入运动对全身气机具有调节作用，故"诸气者，皆属于肺"。

（2）肺主宣发与肃降：肺主宣发，指肺气具有向上、向外、升宣、发散的生理功能。肺通过宣发，排出体内浊气；将脾所转输的津液和水谷精微布散周身，外达皮毛；宣发卫气，调节腠理之开合，将代谢后的津液化为汗液，排出体外。肺主肃降，指肺气具有向下、向内、肃降、收敛的生理功能。肺通过肃降，吸入自然界清气，下纳于肾；将脾转输至肺的水谷精微向下布散于其他脏腑，并将津液下输于肾；清肃呼吸道的异物，保持呼吸道的通畅。肺气的宣发和肃降，是维持呼吸运动、水液代谢正常进行的基础。

（3）肺主通调水道：肺气通过宣发和肃降对体内津液代谢具有疏通和调节的作用。一是肺气宣发，将津液和水谷精微布散于周身，同时主司腠理开合，调节汗液排泄。二是肺气肃降，将体内的水液不断地向下输送，经肾和膀胱的气化作用，生成尿液而排出体外。故又称"肺为水之上源"和"肺主行水"等。

（4）肺朝百脉，主治节：肺朝百脉，是指全身的血液，都通过经脉而聚会于肺，通过肺的呼吸，进行气体的交换，然后再输布到全身，同时起到辅心行血的作用。

肺主治节，指肺气具有治理调节肺之呼吸及全身之气血津液的机能。主要表现如下：一是治理调节呼吸运动；二是治理调节一身之气的运动；三是治理调节血液的运行；四是治理调节津液的输布代谢。肺主治节，是对肺的主要生理功能的高度概括。

2. 肺的生理特性

（1）肺为娇脏：肺为清虚之体，外合皮毛，开窍于鼻，与天气直接相通，故六淫等外邪侵袭机体，无论从口鼻还是从皮毛而入，均易犯肺而致病。此外，肺居高位，为华盖而覆盖诸脏，又为百脉之所朝，凡其他脏腑的病变，易上及于肺。又因肺不耐寒热，易受邪侵，无论外感、内伤或是他脏病变，多侵袭或累及于肺而为病，故称之为"娇脏"。

（2）肺气以降为顺：肺为阳中之阴脏，通于秋气，其性收敛下降；肺居位高以覆诸脏，称之为华盖；肺气以降为顺，顺则五脏六腑之气亦顺，故有"肺为脏之长"之说。肺气降，则一身气血津液上升至肺，必归于升已而降，与下焦肾气之降已而升遥相呼应，构成气血津液升降相因的循行模式。

（3）肺喜润恶燥：肺为清虚之体，性喜清润而恶燥。在病理上，燥邪易灼伤肺津，甚化火耗阴，肺失滋润，致肃降无权，故喜润恶燥是肺的特性。

（三）脾的生理功能与特性

1. 脾的生理功能

（1）脾主运化：脾主运化，包括运化水谷精微和运化水液的功能两个方面。运化水谷精微，是脾对饮食物的消化，水谷精微的吸收、转输、布散的作用。饮食物由胃受纳腐熟，必须依赖于脾的运化功能，才能将水谷转化为精微物质，转输到心肺，布散于全身，从而使各个脏腑、组织、器官得到充足的营养，并通过心肺的作用化生气血，故"脾为后天之本，气血生化之源"。运化水液，指脾对水液的吸收、转输和布散作用。

（2）脾主统血：脾主统血，是指脾能统摄、控制血循行于脉内，而不逸出脉外。脾统血的机理，是与气对血液的固摄作用密切相关。脾的运化功能健旺，气血充盈，固摄作用正常，则能统摄血液，使血液循行于脉内，不逸出脉外。

（3）脾主升：一是指升清，指脾气将精微上输心肺、头目，以化生气血，滋养清窍，营养周身。脾不升清，精微失于上输，气血生成不足，则清窍失于滋养，可见面色无华、头目眩晕；清阳不升，水谷并走大肠，则见腹胀、泄泻等症，故《素问·阴阳应象大论》说："清气在下，则生飧泄。"二是指升举，脾气上升对内脏起着升托作用，使其恒定在相应位置。如果脾气虚损升托作用减退，易致下坠感或内脏下垂，如胃下垂、肾下垂、子宫脱垂（也称为阴挺）和直肠脱垂（也称为脱肛）等症，此称之为"脾气下陷"或"中气下陷"。

2. 脾的生理特性

（1）脾宜升则健：脾的气机运动特点以上升为主。脾胃居中，脾气宜升，胃气宜降，为气机升降之枢纽。对维持人体气机升降出入的整体协调，起到了关键性的作用。脾能升清，则运化水谷精微的功能正常，气血生化有源，故说"脾宜升则健"（《临证指南医案·卷二》）。

（2）脾喜燥恶湿：脾胃在五行中属土，根据阴阳属性分类，脾为太阴湿土之脏，胃为阳明燥土之腑。脾主运化水液，以调节体内水液代谢的平衡。脾虚不运则易生湿，而湿邪过多又最易困脾。如《临证指南医案》说："湿喜归脾者，与其同气相感故也。"故称脾"喜燥恶湿"。

（四）肝的生理功能与特性

1. 肝的生理功能

（1）肝主疏泄：指肝气具有疏通、畅达全身气机，进而调畅精血津液的运行输布、脾胃之气的升降、胆汁的分泌排泄及情志活动等作用，其中心环节是调畅全身气机。

1）促进血的运行和津液的输布代谢：机体脏腑、经络等的生理活动，全赖气的升降出入运动。肝主疏泄，调畅气机，气的运行通利，既能使血行通畅和利，又能通利三焦，疏通水道，维持津液代谢的平衡。

2）促进脾胃的运化和胆汁的分泌排泄：肝的疏泄功能，对脾胃的消化起着协助作用。既能调畅脾胃气机，使脾胃之气维持其升清与降浊的特点，从而保证正常的消化吸收，肝又能分泌与排泄胆汁，胆汁有助于脾胃的消化吸收。如果肝失疏泄，可影响脾胃的运化功能，导致肝气犯脾或肝气犯胃，统称为"木旺乘土"。

3）调畅情志：情志活动以气机调畅、气血调和为重要条件。疏泄功能正常，气机调畅，气血和平，则心情舒畅，情志活动正常。疏泄功能障碍，气机失于调畅，则会导致精神情志活动的异常，如易于抑郁、善怒等。

4）通调男子排精与女子排卵和月经：肝气畅达，血脉流通，可促进男子精液的正常施泄以及女子的按时排卵，从而促进生殖功能。由于妇女月经及生育与肝的功能关系密切，所以古人有"女子以肝为先天"之说。

（2）肝主藏血：指肝具有贮藏血液、调节血量和防止出血的功能。一是肝为血海，能贮存一定的血量，以制约肝的阳气升腾，以维护肝的疏泄功能，使之冲和条达。二是调节血量。当机体活动或情绪激动时，肝就把所贮存的血液向机体的外周输布，提供给机体活动的需要；在人体安静、休息或情绪稳定时，机体外周血液需要量相对减少，部分血液回流于肝而藏之。三是防止出血。肝的调节血量功能，是以贮藏血液为前提的，只有血量的储备充足，才能有效地进行调节。四是濡养肝及筋目。肝贮藏充足的血液，可濡养肝脏及其形体官窍，使其发挥正常的生理功能。五是为经血之源。肝贮藏充足的血液，为女子月经来潮的重要保证。肝藏血而称为血海，冲脉起于胞中而通于肝，与女子月经来潮密切相关，也称为"血海"。女子以血为本，肝藏血充足，冲脉血液充盛，是其月经按时来潮的重要保证。

肝主疏泄和藏血功能相互为用，相辅相成。肝内贮藏充足的血液，可涵养肝气，维持肝气的冲和条达，以保证疏泄机能的正常发挥。

2. 肝的生理特性

（1）体阴而用阳：肝"体阴"，一是肝与肾同居下焦，故属阴；二是肝藏血，血属阴。肝为刚脏，非柔润而不和调，必赖阴血之滋养方能发挥其正常的生理作用。肝"用阳"，一是肝主疏泄，其气主升主动，性喜条达，内寄相火，其性属阳；二是肝阳易亢，肝风易动而形成肝阳上亢、肝风内动，临床表现为眩晕、肢麻、震颤、抽搐等症状。故曰肝"体阴而用阳"。

（2）肝为刚脏：肝为将军之官，是指肝内寄相火，其性刚烈，具有易亢、易逆、好动的特点。肝之体阴常不足，肝主疏泄阳易亢。病理上肝气易逆，肝阳易亢，化火生风，常见眩晕、头胀、头痛甚抽搐、震颤等症。

（3）肝主升发：肝在五行属木，通于春气，春天阳气始发，内蕴生升之机，推动自然万物的生长变化。《素问·四气调神大论》说："春三月，此谓发陈，天地俱生，万物以荣。"春气内应于肝，内藏生升之气。肝之病变以升发太过为多见，临床多见肝阳上亢、肝气上逆的病理变化，故又有"肝气肝阳常有余"之说。

（4）肝性喜条达而恶抑郁：肝属木气，应自然界春生之气，宜保持柔和、舒畅、升发、条达，既不抑郁也不亢奋的冲和之象，才能维持肝的疏泄功能正常。暴怒可致肝气亢奋，出现面红目赤、头胀头痛、心烦易怒等症，思虑抑郁则可致肝气郁结，出现郁郁寡欢、多疑善虑甚或悲伤欲哭等。

（五）肾的生理功能与特性

1. 肾的生理功能

（1）肾藏精，主生长、发育与生殖：肾藏精，是指肾对精气具有封藏作用。肾所藏之精，包括禀受于父母的生殖之精，它与生俱来，是构成胚胎发育的原始物质，具有生殖、繁衍后代的基本功能，称为"先天之精"。也包括水谷之精气和五脏六腑之精，水谷之精来源于饮食物，通过脾胃运化功能而生成的水谷之精气，其分布于脏腑而成为五脏六腑之精，以发挥滋养濡润作用，称为"后天之精"。"先天之精"与"后天之精"的来源不同，但同藏于肾而构成肾中精气。

肾藏精的生理效应：一是主生长、发育。肾中精气的盛衰，主导着人体的生、长、壮、老、已的生命过程。如幼年期，肾中精气始充，人体生长发育迅速；青壮年时期，肾中精气逐步旺盛，精神饱满，筋骨劲强，肌肉强壮；老年期，肾中精气衰减，人体逐渐衰老，发鬓斑白，牙齿动摇，耳聋失聪，面憔无华。二是主生殖。其一，肾藏先天之精，其携带遗传物质，促进人体胚胎发育，是生命起源的物质基础；其二，肾精能化生"天癸"。所谓"天癸"，随着肾中精气不断充盈，所产生的具有促进人体生殖器官发育成熟和维持人体生殖功能作用的精微物质。随"天癸"的发生、发展和衰减，人体的生殖器官和生殖功能出现发育、成熟及衰退的同步变化。

肾精还具有推动和调节脏腑气化作用。肾精化生肾气，肾气包括肾阴、肾阳。肾阴、肾阳又称为元阴和元阳、真阴和真阳。肾阴，对机体各脏腑起着滋养和濡润作用；肾阳，对机体各脏腑起着温煦和推动作用。二者之间相互依存，相互制约，维持着脏腑阴阳的相对平衡，是各脏阴阳的根本，推动和调控着脏腑气化。

（2）肾主水：指肾的气化功能，对津液的输布和排泄，维持津液代谢平衡，起着极为重要的调节作用。肾阳蒸腾气化，使水液中清者上升，即含有营养物质的津液，在肾阳的蒸腾作用下，经三焦水道而上升，复归于肺，布散周身；浊者下降，即经过代谢后多余的水液，在肾的气化作用下，注于膀胱而为尿。尿液的生成和排泄，为维持体内津液代谢的平衡起着极其关键的作用。

（3）肾主纳气：指肾有摄纳肺所吸入的清气，保持呼吸的深度，防止呼吸表浅的作用。人体的呼吸功能，虽为肺所主，但吸入之气必须由肾摄纳，肾的精气充沛，才能保证呼吸均匀和调。

2. 肾的生理特性

（1）肾为封藏之本：肾的封藏、固摄作用，可以防止精、气、血、津液的过量排泄与亡失。《素问·六节藏象论》说："肾者主蛰，封藏之本。"同时，还可以维持呼吸运动的平稳和深沉。若肾的封藏、固摄功能失常，则表现为男子遗精，女子带下过多、滑胎，或表现为尿频，小便清长，遗尿，尿失禁，或表现为大便滑脱不禁，或表现为呼多吸少，动则喘甚等病理变化。此外，肾的封藏与肝的疏泄具有相反相成的关系，肝的疏泄可防止精气的排泄不畅或壅滞不通，肾的封藏作用可防止精气的过度丢失。

（2）肾为水火之宅：肾为五脏六腑之本，主一身阴阳，为水火之宅，寓真阴（命门之水）而含真阳（命门之火）。五脏六腑之阴，非肾阴不能滋养；五脏六腑之阳，非肾阳不能温煦。肾阴，为人体阴液之根本，谓之命门之水；肾阳，为人体阳气之根本，谓之命门之火。肾阴与肾阳，同居肾中，二者相互制约，相互依存，相互为用，共同维持着人体生理上的动态平衡，故称肾为水火之宅。

（3）肾恶燥：《素问·宣明五气》曰："五脏所恶……肾恶燥。"肾之所以恶燥，因为肾为水脏，主藏阴精，司津液之气化，燥邪易伤津液，久则肾精耗损，甚则骨髓枯竭，所以说肾恶燥。

二、五脏之间的关系

（一）心与肺的关系

主要表现在心主血与肺主气，即心主行血与肺主呼吸之间的关系。肺主气，具有助心行血之作用。肺气正常则是血液正常循行的必要条件。心主血，推动血液循行，方能维持肺呼吸功能的正常进行，故有"呼出心与肺"之说。连结心之搏动和肺之呼吸两者之间的中心环节是积于胸中的"宗气"。

（二）心与脾的关系

主要表现在血液的生成和运行两方面。脾运化水谷精微，以生化血液。脾气旺盛，则血之生化功能正常，血液充盛，则心有所主。心主血，营气和津液化赤为血。心之阳气可以温养脾土，使脾阳不衰，保证了脾生化血液之正常。另外，心气推动血液循环，脾气统摄血液行于脉中，推动力和固摄力的协调平衡，从而维持血液正常循行。

（三）心与肝的关系

主要表现在血液与神志方面的依存与协同。血液贮藏于肝，通过心气推动作用而运行于全身。心行血功能正常，肝有所藏。若肝不藏血，则心无所主，血液的运行必致失常，故"心肝血虚"常同时出现。人的意识、思维、情志等精神活动，虽由心所主，但与肝的疏泄功能亦密切相关，故心、肝病变均可表现为神志活动的异常。

（四）心与肾的关系

主要表现在心肾阴阳水火既济与心血肾精之间的依存关系。心在五行属火，位居于上而属阳；肾在五行属水，位居于下而属阴。心火必须下降于肾，助肾阳以温肾水，使肾水不寒；肾水必须上济于心，助心阴以濡心阳，使心火不亢。如此维持心肾阴阳水火协调平衡，称"水火既济""心肾相交"。

（五）肺与脾的关系

主要表现在气的生成和津液的输布代谢两个方面。肺所吸入的清气和脾运化而生成的水谷精气，组成宗气。肺呼吸功能和脾运化功能的强健，是气强盛的基础。另外，肺宣发肃降和通调水道功能，有助脾运化水液的功能，防止内湿的产生；而脾转输津液，散精于肺，是肺通调水道的前提，也为肺的生理活动提供必要的营养。

（六）肺与肝的关系

主要表现于气机的调节。肺主降而肝主升，二者相互协调，对全身气机的调畅是个重要的环节。若肝升太过，或肺降不及，则多致气火上逆，可出现咳逆上气，甚则咯血等病理表现，称之为"肝火犯肺"。

（七）肺与肾的关系

主要表现于津液代谢和呼吸运动两个方面。肾为主水之脏，具有气化功能，升清降浊，主持水液的蒸腾气化，维持津液代谢的正常。肺为水之上源，具有宣发肃降功能，能使水道通调，可使上焦之水液下输于肾，变为尿液排出体外。另外，肺主呼吸，肾主纳气。肺从自然界吸入的清气，在肺气肃降的作用下，下归于肾，由肾摄纳，才能为人体所用。若肾中精气充盛，摄纳功能正常，则可见呼吸深沉平稳。故有"肺为气之主，肾为气之根"之说。此外，肺肾之阴液亦相互资生，肾阴为一身阴液之根本，对各脏腑之阴液具有滋养作用。肺阴虚可损及肾阴，反之，肾阴虚无以上滋肺阴，可形成肺肾阴虚证。

（八）肝与脾的关系

主要表现在饮食物的消化和血液生成、贮藏及循行方面。肝疏泄功能正常，则脾的运化功能健旺，饮食消化正常。脾气健运，水谷之精微化源充盛，肝木得养，疏泄功能则能正常。另外，肝主疏泄而维持血行，藏血而调节血量、防止出血；脾生血、统血，又为气血生化之源。

（九）肝与肾的关系

又称"肝肾同源"或"乙癸同源"（以天干配五行，肝属乙木，肾属癸水，故称），主要表现于精血同源、藏泄互用及阴阳互资三个方面。

1. 精血同源

肝藏血，肾藏精。血的化生，有赖于肾中精气的气化；肾中精气的充盛，亦有赖于血液的滋养。精血同源于水谷精微，又互生互化，称为"精血同源"。

2. 藏泄互用

肝气疏泄可使肾气开阖有度，肾气闭藏可防止精气妄泻。疏泄与封藏调节着女子的排卵、月经来潮和男子的排精功能。

3. 阴阳互资

肝属木，肾属水，水能生木。肾阴滋养肝阴，共同制约肝阳，则肝阳不亢；肾阳资助肝阳，共同温煦肝脉，可防肝脉寒滞。肾阴不足常可引起肝阴不足，阴不制阳而导致肝阳上亢，称为"水不涵木"；如肝阴不足，亦可导致肾阴亏虚，从而导致相火上亢。另外，肝火太盛亦可下劫肾阴，从而形成肾阴不足病证。

（十）脾与肾的关系主要表现于先天后天相辅相成和津液代谢方面

脾为后天之本，肾为先天之本，先天促后天，后天养先天，相互资助和相互促进。脾主运化水谷精微，有赖于肾中阳气的温煦，而肾中精气的不断充盈和成熟，有赖于水谷精微的培育和充养。另外，脾主运化，肾主蒸腾气化，脾肾两脏密切配合，方能使津液代谢正常进行。

三、五脏与五体、五官九窍、五志、五液和五时的关系

（一）五脏与五体的关系

1. 心在体合脉

是指全身的血脉统属于心，即心主血脉。若心气旺盛，则血脉充盈；心的阳气虚损，脉沉迟无力；心血虚少，可见脉细弱；心血瘀阻，脉弦涩或结代等。

2. 肺在体合皮

一是肺具有宣发卫气和津液以营养滋润皮肤毫毛的作用；二是汗孔排泄汗液有协助肺排泄废物的作用。汗孔排泄汗液，可以调节体温，排出部分代谢废物；又宣散肺气，以调节呼吸，故《内经》把汗孔称作"玄府"，又叫"气门"。皮肤具有防御外邪，调节津液代谢与体温，以及辅助呼吸的作用，故称"肺合皮毛"。

3. 脾在体合肌肉，主四肢

脾主肌肉，是指肌肉的营养来自脾所吸收转输的水谷精微。四肢肌肉丰富，故脾又主四肢。若脾失健运，四肢的营养不足，可见四肢倦怠无力，甚则痿弱不用，治疗时常从脾胃着手，称为"治痿独取阳明"。

4. 肝在体合筋

筋有赖于肝血的充分滋养，才能强健有力，活动自如。

5. 肾在体为骨

是说骨的生长发育及功能的发挥，均依赖于肾中精气的充养。"齿为骨之余"，牙齿是全身最硬的骨组织，牙齿的生长与脱落，与肾中精气的盛衰密切相关。所以牙齿与骨同属肾所主。肾精亏虚，则骨失所养而痿弱，易于骨折，牙齿松动，而易脱落。

髓，分为骨髓和脑髓。中医认为，脑为髓聚之处，故称"脑为髓之海"。肾精充足，髓海满盈，则思维敏捷，耳聪目明，精神饱满。肾精亏虚则髓海不足，脑失所养，在小儿可见智力低下，甚则痴呆，在成人可见思维缓慢，记忆衰减，耳聋目花。

（二）五脏与五官九窍的关系

1. 心在窍为舌

舌为心之外候，又称"舌为心之苗"。心的经脉上通于舌，舌的功能要靠心的气血之充养才能维持。从舌质的色泽可直接察知气血与心的生理功能是否正常。

2. 肺在窍于鼻，喉为肺之门户

肺司呼吸，其气与鼻、喉息息相通，故肺之气阴充足，肺气通利，喉之发音正常，鼻之嗅觉灵敏。肺的功能失常，常引发鼻与喉的病变，可见鼻塞、流涕、喷嚏、喉痒、喉痛、音哑或失音等。

3. 脾在窍为口

脾运强健，则口味正常，食欲良好，脾失健运，则不仅可见食欲不振，还可见到口味异常，如口淡、口腻、口甜、口臭等。

4. 肝在窍为目

结构上，肝的经脉联系于目。肝藏血与疏泄功能，与目的视觉生理密切相关。如肝火上炎，则两目红肿热痛；肝阴虚而阳亢，则头目眩晕。

5. 肾在窍为耳及二阴

耳的听觉功能灵敏与否，与肾中精气的盈亏有密切关系。肾中精气充盈，髓海得养，则听觉灵敏。人到老年，肾中精气逐渐衰减，髓海空虚，每多见耳鸣、耳聋。前阴与排尿和生殖功能有关，后阴与排便功能有关。二便的排泄，有赖肾的气化才能完成，故"肾开窍于二阴"，"肾主二便"。

（三）五脏与五志的关系

1. 心在志为喜

正常情况下，喜乐愉悦，属于良性的刺激。喜乐过度，可使心神受伤，神志涣散，不能集中或内守。

2. 肺在志为悲

肺主气，过度悲伤致病，消耗肺气。反之，肺气虚弱，则人体对外来非良性刺激的耐受性就会下降，易于产生悲忧的情绪变化。

3. 脾在志为思

思虑过度，可导致气滞与气结，使脾胃呆滞，运化失常，消化吸收功能障碍，而出现脘腹胀闷、食欲不振、头目眩晕等症。

4. 肝在志为怒

怒可致肝疏泄失常，表现为情绪不宁，烦躁易怒。肝气亢奋，血随气涌，可见面红目赤，心烦易怒，甚则可见吐血、衄血、猝然昏倒、不省人事。

5. 肾在志为恐

惊为不自知，事出意外而受惊吓；恐为自知，俗称胆怯。过度恐惧，导致"恐伤肾""恐则气下"等病理变化，出现二便失禁，甚则遗精、滑精等症。

（四）五脏与五液的关系

1. 心在液为汗

汗为津液所化生，血与津液均为水谷精气所化生，因此有"血汗同源"之说。心主血，故又称"汗为心之液"。心气虚损，则可见自汗；心的阳气暴脱，即可见大汗淋漓等。汗出过多，也可损伤心的阳气。

2. 肺在液为涕

鼻涕由肺津所化，并有赖于肺气的宣发。肺津、肺气充足，鼻涕润泽鼻窍而不外流。如风寒犯肺，则鼻流清涕；风热犯肺，则鼻流黄稠涕；燥邪伤肺，则鼻干而无涕。

3. 脾在液为涎

正常情况下，涎液上行于口，但不溢出于口外。若脾胃不和，则往往可导致涎液分泌的急剧增加，出现口涎自出等现象。

4. 肝在液为泪

肝开窍于目，病理情况下，可见泪的分泌异常。如肝的阴血不足，则两目干涩；肝经风热，则两目红赤，羞光流泪；肝经湿热，则目眵增多等。

5. 肾在液为唾

唾为肾精所化，是唾液中较黏稠的部分，咽而不吐，有滋养肾中精气的作用。若唾多或久唾，则易耗伤肾中精气。所以，养生家以舌抵上腭，待津唾满口后，咽之以养肾精，称此法为"饮玉浆"。

（五）五脏的外华

1. 心其华在面

心主血脉，人体面部的血脉分布比较丰富，因此，心脏气血的盛衰可从面部的颜色与光泽上反映于外。

2. 肺其华在毛

皮肤是一身之表，称为"皮毛"，具有防御外邪、调节津液代谢与体温和辅助呼吸的作用。肺与皮毛之间有相互为用关系，故称"肺合皮毛"。

3. 脾其华在唇

口唇为肌肉组织，脾运化功能的盛衰，可反映于口唇。如脾运强健，口唇见色泽红润；脾运失健，口唇见萎黄不泽。

4. 肝其华在爪

爪为筋之余，爪甲依赖于肝血的滋养。肝血充足，爪甲坚韧明亮，红润光泽；肝血不足，爪甲软薄，甚则变形脆裂。

5. 肾其华在发

肾精生血，发的生长，赖血以养，故"发为血之余"，其生机根于肾。青壮年肾精充盈，则发长而光泽；老年人肾精虚弱，头发花白或脱落。临床上对于头发枯槁或过早花白脱落，中医往往责之于肾，从肾论治。

（六）五脏与五时的关系

1. 肝与春气相应

强调了肝气升发、调畅之性，喜条达而恶抑郁。春季阳气始生，有利于肝气疏泄。但如春季风气太盛，也可对肝功能产生不利的影响。

2. 心与夏气相应

强调了心为阳脏而主阳气的特性。夏气阳气旺盛，由于同气相求，故心的阳气在夏季亦最为旺盛。一般来说，心脏疾患，特别是心阳虚衰的患者，其病情往往在夏季缓解。

3. 脾与长夏相应

强调了脾为太阴湿土之脏，喜燥恶湿之性。长夏湿气太过，易困其脾，致运化失常，故长夏季节用药，往住加入藿香、佩兰等芳香醒脾燥湿之品。

4. 肺与秋气相应

强调了肺气敛降之性，燥为秋令主气，内应于肺。病理上，燥邪易伤肺津，引起口鼻干燥、干咳少痰、痰少而黏的肺燥病变。

5. 肾与冬气相应

强调了肾主潜藏之性。冬季万物蛰伏，有利于肾的封藏。因此，冬季更应注意保肾固精，防止肾中精气的过度耗泄。

第五节　六　腑

一、六腑的生理功能

（一）胆的生理功能

1. 贮藏和排泄胆汁

胆汁可以助饮食物消化，是脾胃运化功能得以正常进行的重要条件，并与肝的疏泄功能密切相关。

2. 胆主决断

胆具有对事物进行判断、做出决定的机能。胆藏的胆汁由肝之余气所化，称为"精汁"，胆又主决断与精神活动有关，故又属奇恒之腑。

（二）胃的生理功能和生理特性

胃又称"胃脘"，上部为上脘，包括贲门；胃的下部为下脘，包括幽门；上下脘之间为中脘，包括胃体。贲门上连食道，幽门下通小肠。

1. 胃的生理功能

（1）胃主受纳水谷：指胃具有接受和容纳饮食水谷的作用。饮食入口，经过食管进入胃中，由胃接受和容纳，故胃有"太仓""水谷之海"之称。中医常把人体的正常的消化机能，概括为"胃气"。机体精气血津液的化生，有赖于饮食物中的营养物质，认为"人以胃气为本"，胃气强则五脏俱盛，胃气弱则五脏俱衰，甚至认为人有胃气则生，无胃气则死。诊治疾病，常把"保胃气"作为重要的原则。如《素问·平人气象论》说："平人之常气禀于胃，胃者，平人之常气也，人无胃气曰逆，逆者死。"

（2）胃主腐熟水谷：指胃气将饮食物初步消化，形成食糜的作用。容纳于胃中的饮食物，经过胃气的磨化和腐熟作用后，精微物质被吸收，并由脾气转输而营养全身，未被消化的食糜则下传于小肠作进一步消化。胃的腐熟，能促进水谷游溢出人体所需要的精微物质，人的气血才能充盛，脏腑组织才能得到水谷精微的充养而发挥各自的功能，故又称胃为"水谷气血之海""五脏六腑之海"。如胃火亢盛，腐熟功能亢进，表现为吞酸嘈杂，消谷善饥等；胃的腐熟功能减退，表现为胃脘部胀满疼痛，食欲不振，甚或饮食停滞。

2. 胃的生理特性

（1）胃主通降：指胃气向下通降运动以下传水谷及糟粕的生理特性。①胃容纳饮食物；②经胃气的腐熟作用而形成的食糜，下传小肠作进一步消化；③食物残渣下移大肠，燥化后形成粪便；④粪便有节制地排出体外。藏象学说以脾胃之气的升降运动来概括整个消化系统的生理功能。脾宜升则健，胃宜降则和，脾升胃降协调，共同促进饮食物的消化吸收。

（2）胃喜润恶燥：指胃当保持充足的津液以利饮食物的受纳和腐熟。胃的受纳腐熟，不仅依赖胃气的推动和蒸化，亦需胃中津液的濡润。胃中津液充足，则能维持其受纳腐熟的功能和通降下行的特性。胃为六腑之一，属阳土。胃又为"水谷之海"，多气多血，故胃喜润而恶燥。胃津胃阴不足，胃失和降，可见饥不欲食、干呕、呃逆等。在治疗用药上，应慎用苦寒燥烈之品，以防损伤胃阴，从而损伤胃气。

（三）小肠的生理功能

1. 小肠主受盛和化物

小肠接受经胃初步消化的食糜，必须在小肠内停留相当长的时间，称为"受盛"；进一步对食糜进行消化，并吸收水谷之精微，称为"化物"。

2. 小肠泌别清浊

一是食糜经过小肠消化，分别（泌别）为水谷精微和食物残渣两个部分；二是将清者即水谷精微吸收，并将浊者即食物残渣传输于大肠；三是小肠在吸收水谷精微的同时，也吸收了大量的水液，使无用的水液渗入于膀胱，故称"小肠主液"。

（四）大肠的生理功能

1. 传化糟粕

饮食物在小肠泌别清浊后，其浊者即糟粕则下降到大肠，大肠将糟粕经过燥化变成粪便，经大肠之气的运动，传送至大肠末端，并经肛门有节制地排出体外，故大肠有"传导之官"之称。《素问·灵兰秘典论》说："大肠者，传导之官，变化出焉。"大肠的传导功能，是胃气降浊功能的体现。

2. 大肠主津

大肠接受小肠下传的食物残渣，吸收其中的水液，使之形成粪便，即所谓燥化作用。大肠吸收水液，参与体内的水液代谢，故说"大肠主津"。大肠主津功能失常，水液不得吸收，水与糟粕俱下，可出现肠鸣、腹痛、泄泻等症；若大肠实热，消烁津液，或大肠津亏，肠道失润，又会导致大便秘结不通。

（五）膀胱的生理功能

膀胱的主要生理功能是贮尿和排尿。津液经过肾的蒸腾气化作用，清者经脾达肺，重新参与津液代谢，浊者留而为尿。膀胱可贮留一定量的尿液，开合有度，排出体外。膀胱的开合有度依赖于肾气的推动和固摄作用调节。

（六）三焦的生理功能和生理特性

三焦是上焦、中焦、下焦的合称。因其在人体脏腑中，惟它最大，又无脏与之相表里，故又有"孤府"之称。

1. 三焦的生理功能

（1）通行诸气：指三焦是诸气上下运行之通路。肾藏先天之精所化生的元气，自下而上运行至胸中，布散于全身；胸中气海中的宗气，自上而下到达脐下，以资先天元气。故《难经·六十六难》说："三焦者，原气之别使也。"

（2）运行津液：指三焦是全身水液上下输布运行的通道。三焦水道不通利，则肺、脾、肾等脏的输布调节水液代谢的功能将难以实现，所以又把水液代谢的协调平衡作用，称作"三焦气化"。正如《类经·藏象类》所说："上焦不治则水泛高原，中焦不治则水留中脘，下焦不治则水乱二便。三焦气治，则脉络通而水道利。"

2. 三焦的生理特性

（1）"上焦如雾"：指心肺输布气血营养到全身的作用。如《灵枢·决气》说："上焦开发，宣五谷味，熏肤、充身、泽毛，若雾露之溉，是谓气。"

（2）"中焦如沤"：指脾胃等脏腑腐熟水谷、运化精微的作用。如《灵枢·营卫生会》说："中焦……此所受气者，泌糟粕，蒸津液，化其精微，上注于肺脉，乃化而为血，以奉生身，莫贵于此。"《灵枢·决气》说："中焦受气取汁，变化而赤，是谓血。"

（3）"下焦如渎"：指肾、膀胱、大肠等脏腑的生成和排泄二便的功能。

二、六腑与五脏之间的关系

（一）心与小肠的关系

心与小肠通过经脉的相互络属构成表里相合关系。小肠分别清浊，其清者可转化为心血。心主血脉，将气血输送于小肠，有利于小肠的受盛和化物。在病理上，心火炽盛，可以循经下移于小肠，引起小肠泌别清浊的功能失常，出现小便短赤、灼热疼痛甚或尿血等症，此即"心火移热于小肠"。反之，小肠有热，也可循经上扰于心，出现心烦、口舌生疮等症。

（二）肺与大肠的关系

肺与大肠通过经脉的相互络属构成表里相合关系。肺气的下降可以推动大肠的传导，有助于糟粕下行。大肠传导正常，腑气通畅，有利于肺气的下降。在病理上，肺失清肃，津液不能下达，大肠失润，传导失常，可见大便干结难下。若肺气虚弱，推动无力，大肠传导无力，可见大便困难，称为"气虚便秘"。在治疗中，中医常用通腑泄热以治疗肺热咳喘，也用宣降肺气治疗大肠腑气不通。

（三）脾与胃的关系

脾与胃通过经脉相互络属而构成表里关系。

1. 纳运协调

脾主运化，胃主受纳，一纳一运，相互协调配合，共同完成饮食物的消化吸收及其精微的输布，以营养全身。胃主受纳、腐熟，即初步消化，为脾的运化水谷精微提供物质基础；脾主运化，助胃受纳。在病理上，胃受纳失常则脾之运化不利，脾失健运则胃纳失常，出现恶心呕吐、脘腹胀满、不思饮食等，称为"脾胃不和"。

2. 升降相因

脾气上升，水谷之精微得以输布；胃气下降，饮食水谷及其糟粕才得以下行。脾升胃降，气机调畅，方能维持饮食物消化吸收的正常进行。在病理上，脾气不升，水谷夹杂而下，出现泄泻，甚则完谷不化；胃气不降反而上逆，可见恶心呕吐、呃逆嗳气。

3. 燥湿相济

脾属阴喜燥而恶湿，胃属阳喜润而恶燥，两脏燥湿相合，协调共济，方能完成饮食物的腐熟和运化过程。病理上脾阳易损，而导致水湿不运；胃阴易伤，而致消化异常。

（四）肝与胆的关系

肝胆经脉互为络属而构成表里关系。胆汁来源于肝之余气，肝主疏泄，促进胆汁的排泄和发挥作用。肝主疏泄，调畅情志，胆主决断，与人之勇怯相关。病理上，肝的疏泄功能失常，就会影响胆汁的分泌与排泄。胆汁排泄不畅，就会影响肝的疏泄。临床可见口苦、纳呆、腹胀、胁肋胀痛甚或黄疸。肝胆病变还常引起精神、情志异常，可见多疑善虑、胆怯易惊等。

（五）肾与膀胱的关系

肾与膀胱通过经脉相互络属构成表里关系。膀胱的贮尿和排尿功能，依赖肾的气化。肾气充足，固摄有权，膀胱开合有度，以维持津液的正常代谢。在病理上，肾气虚衰，固摄无权，则膀胱开合无度，可见尿频、小便清长、遗尿甚或尿失禁等；若肾阳虚衰，肾与膀胱气化不利，可见小便不利甚或癃闭等。

第六节　奇恒之腑

奇恒之腑，虽名为腑，但不与水谷直接接触，有异于六腑；其功能"以藏为主"，类似于五脏贮藏精气；似脏非脏，似腑非腑，不同于一般的五脏六腑。奇恒之腑所包括脑、髓、骨、脉、胆、女子胞。

一、脑

（一）脑的生理功能

1. 脑为髓海，主宰生命活动

脑为髓汇聚之处，脑髓的功能对维持人体的生命活动有极其重要的作用。"脑为元神之府"（《本草纲目》），是生命的枢机，主宰人体的生命活动。

2. 脑主司感觉运动

《灵枢·口问》说："上气不足，脑为之不满，耳为之苦鸣，头为之苦倾，目为之眩。"脑为髓之海，脊髓通过督脉等与脑相通，脑髓和脊髓对肢体的运动有着重要的影响。如脑髓或脊髓受到损伤，可致肢体运动失常，如偏瘫、截瘫甚至全身瘫痪。

3. 脑主司精神意识

脑为髓海，主思维意识和记忆，脑主精神活动的机能正常，则精神饱满，意识清楚，思维灵敏，记忆力强，语言清晰，情志正常，否则，便出现意识思维及情志方面的异常。

（二）脑与五脏的关系

中医藏象学说是以五脏为中心，脑主管思维、意识及情志活动等，又分属于五脏，心藏神，肺藏魄，肝藏魂，脾藏意，肾藏志，由于心主神志、肝主疏泄而调节情志活动，肾藏精而生髓充脑，故精神情志活动与心、肝、肾三脏的联系更为密切。

二、女子胞

女子胞，又称胞宫、子宫、子脏、胞脏、子处、血脏，位于小腹部，在膀胱之后，直肠之前，下与阴道相连，是女性的内生殖器官。在男子为精室。

（一）女子胞的生理功能

1. 主持月经

月经，又称月信、月事、月水，月经的产生，是脏腑经脉气血及天癸作用于胞宫的结果。胞宫的形态与机能可以直接影响月经的来潮，所以胞宫有主持月经的作用。

2. 孕育胎儿

胞宫是女性孕育胎儿的器官。女子在其受孕后，女子胞即成为孕育胎儿的场所。此时，女子胞停止排泄月经，全身的气血，有相当一部分输送到胞宫，保护胎元，促进胎儿的发育，直至分娩。

（二）女子胞与脏腑经脉的关系

1. 与天癸的关系

天癸，是肾精肾气充盈到一定程度时体内产生的一种精微物质，它可以促进生殖器官发育成熟、女子月经来潮及排卵、男子精气溢泻，因而具有促进生殖能力的作用。如《素问·上古天真论》说：女子"二七而天癸至，任脉通，太冲脉盛，月事以时下，故有子……七七，任脉虚，太冲脉衰少，天癸竭，地道不通，故形坏而无子也"。青春期肾精肾气不充，导致生殖器官发育异常而患不孕症时，中医即采用填补肾精肾气的方药；另中老年妇女出现月经异常，也常采用补养肾精肾气的方法进行治疗。

2. 与经脉的关系

女子胞与冲、任、督、带及十二经脉均有密切关系。冲、任二脉同起于胞中。冲脉与肾经并行且与阳明脉相通，能调节十二经气血，与女子月经排泄关系密切，有"冲为血海"之称；任脉与足三阴经相会，能调节全身阴经，为"阴脉之海"。任脉又与胎儿孕育密切相关，故有"任主胞胎"之称。

3. 与脏腑的关系

女子以血为本，经水为血液所化，月经的排泄，胎儿的孕育，均依赖于血液。脏腑之中，心主血，肝藏血，脾统血，脾与胃同为气血生化之源，女子胞的功能与心、肝、脾的关系更为密切。

第七节　精气血津液

一、精

（一）精的概念

精，是由禀受于父母的生命物质与后天水谷精微相融合而形成的一种精华物质，是人体生命的本原，是构成人体和维持人体生命活动的最基本物质。如《素问·金匮真言论》说："夫精者，身之本也。"精一半呈液态贮藏于脏腑之中或流动于脏腑之间。如《灵枢·本神》说："是故五脏者，主藏精。"《素问·经脉别论》说："食气入胃，散精于肝。"

（二）精的生成

1. 先天之精

先天之精禀受于父母，是构成胚胎的原始物质。古人通过对生殖繁衍过程的观察和体验，认识到男女生殖之精相结合则能产生一个新的生命个体。《灵枢·天年》认为人之始生，"以母为基，以父为楯"。可见，父母遗传的生命物质是与生俱来的精，谓之先天之精。如《灵枢·决气》说："两神相搏，合而成形，常先身生，是谓精。"《灵枢·本神》说："生之来，谓之精。"

2. 后天之精

后天之精来源于水谷，又称"水谷之精"。古人通过饮食水谷消化吸收乃至糟粕排泄过程的观察，认识到人体必须吸收饮食物中的精华物质才得以维持生命。脾气升运，变饮食水谷为水谷之精，是人出生后赖以维持生命活动的精微物质，故称为后天之精。水谷之精以与津液相合的液态形式由脾气转输全身各脏腑形体官窍，如《素问·厥论》说："脾主为胃行其津液者也。"《素问·玉机真脏论》说："脾为孤脏，中央土以灌四傍。"

（三）精的功能

精主闭藏而静谧于内，与气之运行不息相较，其性属阴。精除了具有繁衍生命的重要作用外，还具有濡养、化血、化气、化神等功能。

二、气

(一) 气的概念

气是人体内活力很强、运行不息的极精微物质，是构成人体和维持人体生命活动的基本物质之一。气运行不息，推动和调控着人体内的新陈代谢，维系着人体的生命进程。

(二) 气的生成

1. 气的生成之源

人体之气来源于先天之精所化生的先天之气（即元气）、水谷之精所化生的水谷之气和自然界的清气，后两者又合称为后天之气（即宗气），并通过肺、脾胃和肾等脏腑的生理功能的综合作用，将此三者结合起来而成一身之气，《内经》称为"人气"。

2. 与气生成的相关脏腑功能

人体之气的生成有赖于全身各个脏腑的综合协调作用，肾为生气之根，脾胃为生气之源，肺为生气之主，可见与肾、脾胃和肺的生理功能更为密切。

(三) 气的运动

气的运动，称作"气机"，"升降出入"是气运动的基本形式。气的升降出入运动体现在脏腑、经络、形体、官窍的功能活动中。如肺主呼吸，有出有入，有宣有降，肺主呼气（出），肾主纳气（入），心火下降，肾水升腾，以及脾主升清，胃主降浊等。气的升降出入运动的平衡协调状态，称为"气机调畅"，是人体生命活动的根本。气的升降出入一旦停止，也就意味着生命活动的停止。

(四) 气的功能

1. 推动作用

气是活动能力极强的精微物质，对人体生长发育、各脏腑组织器官的功能活动、血液的循行、津液的生成输布和排泄等，均能起激发和推动作用。如果气的推动作用减弱，则影响生长发育，甚至出现早衰；使脏腑组织器官、经络等功能减退；或使血液、津液的生成不足，运行滞缓，而发生血虚、血行不利或水液在体内潴留等病变。

2. 温煦作用

气的运动是人体热量的来源。人体体温的恒定，各脏腑组织器官、经络等生理活动的进行，都需要气的温煦作用；血和津液在体内不停地运行，也依赖气的温煦和调节，故古人说"血得温则行，得寒则凝"。如果体内气虚，温煦作用失常，便会引起畏寒喜热、四肢不温、体温下降、血行滞缓、津液凝聚等病变。

3. 防御作用

气具有防御和抵抗各种邪气的功能，表现在：一是护卫肌表，防止外邪侵入；二是与侵入体内的各种邪气进行斗争。气的防御功能，是通过脏腑经络的生理功能而体现的，故《素问·刺法论》说："正气存内，邪不可干。"

4. 固摄作用

气具有防止精、血、津液等物质的无故流失，以及维护脏腑器官各自位置相对稳定的作用。如维持血液在脉管内循行，体内水液代谢的相对平衡，均与固摄作用相关。

5. 气化作用

气通过运动可以使机体产生各种变化，称为气的气化作用。气化作用的过程，实际上就是体内物质代谢的过程，即物质转化和能量转化的过程。具体地说，即是指精、气、血、津液等物质的新陈代谢及相互转化。

三、血

（一）血的概念

血，是脉管中流动的红色液体，是构成人体和维持人体生命活动的基本物质之一，由脾胃运化的水谷之精微所化生。由于血液仅存在于脉管之中，所以称"脉为血之府"。血由心所主，藏于肝，统于脾，循行于脉中，对人体各脏腑组织器官具有濡养作用，是人体不可缺少的营养物质。

（二）血的生成

1. 血的化生之源

（1）水谷之精化血：《灵枢·决气》指出："中焦受气取汁，变化而赤，是谓血。"由水谷之精化生的营气和津液是化生血的主要物质基础。

（2）肾精化血：精与血之间存在着相互资生和相互转化的关系，因而肾精充足，则可化为肝血以充实血液。

2. 与血生成相关的脏腑

（1）脾胃是血的生化之源：脾胃运化转输饮食水谷精微所产生的营气和津液，

是血液化生的主要物质基础。

（2）心肺对血的生成起重要作用：脾胃运化水谷精微所化生的营气和津液，由脾向上升输于心肺，与肺吸入的清气相结合，贯注心脉，在心气的作用下变化而成为红色血液。

（3）肾藏精，精生髓，髓化生血：肾中精气充足，则血液化生有源；肾精充足，肾气充沛，也可以促进脾胃的运化功能，有助于血的化生。

（三）血的功能

1. 濡养作用

血由水谷精微所化生，含有人体所需的丰富的营养物质。血在脉中循行，内至五脏六腑，外达皮肉筋骨，不断地对全身各脏腑组织器官起着濡养和滋润作用，以维持各脏腑组织器官发挥生理功能的正常进行。《难经·二十二难》概括为"血主濡之"。《素问·五藏生成》具体指出："肝受血而能视，足受血而能步，掌受血而能握，指受血而能摄。"说明全身各个部分的生理功能无一不是在血液的濡养作用下才得以正常发挥的。

2. 化神作用

血是机体精神活动的物质基础，人体血气充盛，才能产生充沛而舒畅的精神情志活动。《素问·八正神明论》说："血气者，人之神，不可不谨养。"《灵枢·平人绝谷》说："血脉和利，精神乃居。"说明人体的精神活动必须得到血的濡养，只有物质基础充盛，才能产生充沛而舒畅的精神情志活动。血脉调和，其精力充沛，神志清晰，感觉灵敏，思维敏捷。反之，血液亏耗，血行异常时，都可能出现不同程度的精神情志方面的病证，如精神疲惫，健忘，失眠，多梦，烦躁，惊悸，甚至神志恍惚、谵妄、昏迷等。

四、津液

（一）津液的概念

津液，是体内各种正常水液的总称，包括各脏腑组织器官的内在体液及正常的分泌物，如胃液、唾液、肠液、关节腔液等。津液也是构成人体和维持人体生命活动的基本物质。

津和液，同属于水液，都来源于饮食，都有赖于脾和胃的运化功能而生成。一般来说，质地较清稀，流动性较大，布散于体表皮肤、肌肉和孔窍，并能渗注于血脉，起滋润作用的，称为津；质地较稠厚，流动性较小，灌注于骨节、脏腑、脑、髓等组织，起濡养作用的，则称为液。津和液之间可以相互转化，故津和液常同时并称。但在对"伤津"和"脱液"等进行辨证论治时，又须加以区别。

（二）津液的代谢

1. 津液的生成

津液来源于饮食水谷，通过脾胃的运化及有关脏腑的生理机能而生成。胃主受纳腐熟，"游溢精气"，而吸收饮食水谷的部分精微。小肠泌别清浊，将水谷精微和水液大量吸收后并将食物残渣下送大肠。大肠主津，在传导过程中吸收食物残渣中的水液，促使糟粕成形为粪便。

2. 津液的输布

津液的输布主要是依靠脾、肺、肾、肝和三焦等脏腑生理机能的协调配合来完成的。一为脾对津液的输布作用；二为肺主宣发肃降，通调水道；三为肾为水脏，蒸腾气化水液，对津液输布代谢起着主宰作用；四为肝主疏泄，调畅气机，气行则水行，保持了水道的畅通，促进了津液输布的通畅；五为三焦决渎，利水道，为水液和诸气运行的通路。

3. 津液的排泄

津液的排泄主要通过排出尿液和汗液来完成。除此之外，呼气和粪便也将带走一些水分。因此，津液的排泄主要与肾、肺、脾的生理功能有关。由于尿液是津液排泄的最主要途径，肾在津液排泄中的地位最为重要。

《素问·经脉别论》对此作了简要的概括："饮入于胃，游溢精气，上输于脾，脾气散精，上归于肺，通调水道，下输膀胱，水精四布，五经并行。"就是对津液的生成输布与排泄的阐释。

（三）津液的功能

1. 滋润和濡养作用

津的质地较清稀，布散于体表而滋润皮毛肌肤，输注于孔窍而滋润眼、鼻、口等；液的质地较浓稠，分布于脏腑脑髓而濡养脏腑，充养骨髓、脊髓、脑髓，流入骨节则关节滑利，屈伸自如。

2. 化生血液

津液不仅流行敷布于脉外，而且能进入脉内，化生血液，成为血液的组成部分。

3. 运输代谢废料

津液在代谢过程中，能把机体各部的代谢废料收集起来，通过脉内（血液）或脉外的途径，运输到有关排泄器官，不断地排出体外，以保证各组织器官的正常运行。如经皮肤汗孔排出的汗，经肾与膀胱排出的尿，其中除大量的水分外，也包含有许多代谢废物。

第八节　经络与腧穴

一、经络

（一）十二经脉

十二经脉十二经脉即手太阴肺经、手厥阴心包经、手少阴心经、手阳明大肠经、手少阳三焦经、手太阳小肠经、足太阴脾经、足厥阴肝经、足少阴肾经、足阳明胃经、足少阳胆经、足太阳膀胱经。十二经脉，对称地分布于人体的左右两侧，分别循行于上肢或下肢的内侧或外侧，而每一条经脉又分别属于一个脏或一个腑，并与相表里的脏腑相络，也称"正经"。

十二经脉名称分类表

	阴经（属脏）	阳经（属腑）	分布部分（阴经行内侧、阳经行外侧）	
手	太阴肺经	阳明大肠经	上肢	前缘
	厥阴心包经	少阳三焦经		中线
	少阴心经	太阳小肠经		后缘
足	太阴脾经	阳明胃经	下肢	前缘
	厥阴肝经	少阳胆经		中线
	少阴肾经	太阳膀胱经		后缘

*在小腿下半部和足背部，肝经在前缘，脾经在中线。至内踝8寸处交叉之后，脾经在前缘，肝经在中线。

1. 十二经脉的走向规律

十二经脉的走向规律：手三阴经，从脏走手；手三阳经，从手走头；足三阳经，从头走足；足三阴经，从足走腹。即手三阴经均起于胸中，从胸腔走向手指末端，交手三阳经；手三阳经均起于手指，从手指末端走向头面部，交足三阳经；足三阳经均起于头面部，从头面部走向足趾末端，交足三阴经；足三阴经均起于足趾，从足趾走向腹腔、胸腔，交手三阴经。

2. 十二经脉的交接规律

（1）相为表里的阴经与阳经在四肢部交接：手太阴肺经在食指端与手阳明大肠经交接，手少阴心经在小指端与手太阳小肠经交接，手厥阴心包经在无名指端与手少阳三焦经交接。足阳明胃经在足大趾与足太阴脾经交接，足太阳膀胱经在足小趾与足少阴肾经交接，足少阳胆经在足大趾爪甲后丛毛处与足厥阴肝经交接。

（2）同名的手、足阳经在头面部相接：手阳明大肠经和足阳明胃经交接于鼻旁，手太阳小肠经和足太阳膀胱经交接于目内眦，手少阳三焦经和足少阳胆经交接于目外眦。

（3）手、足阴经在胸部交接：足太阴脾经与手少阴心经交接于心中，足少阴肾经与手厥阴心包经交接于胸中，足厥阴肝经与手太阴肺经交接于肺中。

3. 十二经脉的分布规律

（1）四肢部位：阴经分布于内侧面，阳经分布于外侧面。太阴、阳明在前缘，少阴、太阳在后缘，厥阴、少阳在中线。下肢内侧的经脉分布是内踝上八寸以下，足厥阴肝经在前，足太阴脾经在中，足少阴肾经在后，至内踝八寸以上，则足太阴脾经在前，足厥阴肝经在中。

（2）头面部位：手、足阳明经行于面部、额部，手、足太阳经行于面颊、头顶及头后部，手、足少阳经行于头侧部。

（3）躯干部位：手三阳经行于肩胛部，手三阴经均从腋下走出。足三阳经则是阳明经行于前（胸、腹面），太阳经行于后（背面），少阳经行于侧面，足三阴经均行于腹面。循行于腹面的十二经脉，排列顺序自内向外为足少阴肾经、足阳明胃经、足太阴脾经、足厥阴肝经。

4. 十二经脉的表里关系

手太阴肺经与手阳明大肠经相表里，手少阴心经与手太阳小肠经相表里，手厥阴心包经与手少阳三焦经相表里，足阳明胃经与足太阴脾经相表里，足太阳膀胱经与足少阴肾经相表里，足少阳胆经与足厥阴肝经相表里。

5. 十二经脉的流注次序

十二经脉是气血运行的主要通道。十二经脉流注次序自手太阴肺经开始，逐经依次相传至足厥阴肝经，再复注于手太阴肺经，首尾相贯，如环无端，形成十二经脉的主要气血循环流注。

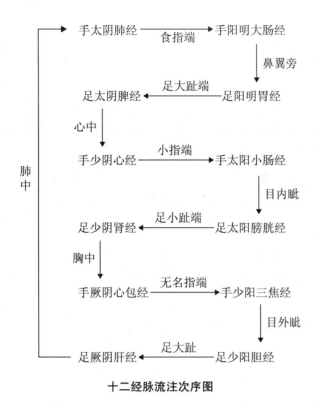

十二经脉流注次序图

（二）奇经八脉

1. 奇经八脉的特点

奇经八脉，又称"奇经"，是指在十二经脉之外"别道而行"的八条经脉而言，包括督脉、任脉、冲脉、带脉及阴跷、阳跷、阴维、阳维脉。奇者，异也。由于奇经八脉在循行上和与内脏的联系上均有别于十二经脉，故称其为"奇经"。

奇经八脉分布和走向不像十二经脉那样规则，与奇恒之腑和部分脏腑有一定的联系，但同五脏六腑无直接络属关系。奇经八脉之间无表里相配之关系。

2. 奇经八脉的主要功能

（1）进一步密切了十二经脉之间的联系。

（2）调节十二经脉之气血。

（3）参与人体生殖及脑髓功能的调节。

3. 督脉、任脉、冲脉、带脉、跷脉和维脉的基本功能

（1）督脉的基本功能：调节阳经气血，故称"阳脉之海"；与脑、髓和肾的功能有关。

（2）任脉的基本功能：调节阴经气血，故称"阴脉之海"；主持妊养胞胎。

（3）冲脉的基本功能：调节十二经气血，故称"十二经脉之海"；冲为血海，

有促进生殖之功能，并同妇女的月经有着密切的联系。

（4）带脉的基本功能：约束纵行诸经；主司妇女的带下。

（5）跷脉的基本功能：①主司下肢运动：跷脉从下肢内、外侧分别上行至头面，能"分主一身左右之阴阳"，具有交通一身阴阳之气和调节肢体肌肉运动的功能，可使下肢运动灵活跷捷。②主司眼睑开阖：由于阴阳跷脉交会于目内眦，入属于脑，故认为跷脉有濡养眼目和司眼睑开阖的作用。

（6）维脉的基本功能：阳维脉有维系、联络全身阳经的作用；阴维脉有维系、联络全身阴经的作用。阴、阳维脉互相维系，对气血盛衰起调节溢蓄作用。（三）十五络脉

十二经脉别络在四肢肘膝关节以下本经络穴分出后，均走向其相表里的经脉，阴经络脉走向阳经，阳经络脉走向阴经，阴阳经的络脉相互交通连接。任脉的别络，从胸骨剑突下鸠尾分出后，散布于腹部；督脉的别络，从尾骨下长强分出后，散布于头部，并走向背部两侧的足太阳经；脾的大络，出于腋下大包穴，散布于胸胁部。

全身络脉中，十五络脉较大。此外，络脉又因其形状、大小、深浅的不同，有不同的名称，如浮行于浅表部位的称为"浮络"；脉络最细小的分支称为"孙络"，遍布全身，难以计数；血络则指细小的血管。

二、腧穴

（一）腧穴的分类

腧穴分为十四经穴、奇穴和阿是穴三类。

1. 十四经穴

十四经穴是指分布在十二经脉和任督二脉上的腧穴，即归属于十四经的穴位，总称"十四经穴"，简称"经穴"。经穴具有固定的名称和位置，分布在十四经循行路线上，有明确的主治病证，是腧穴的主要组成部分。

2006 年颁布的《中华人民共和国国家标准腧穴名称与定位》（GB/T12346—2006）中，经穴总数为 362 个。

2. 奇穴

奇穴是指未归属于十四经穴范围，但有固定名称和位置的经验效穴，统称"经外奇穴"，简称"奇穴"。奇穴是在"阿是穴"的基础上发展起来的，这类腧穴的主治范围比较单一，多数对某些病证有特殊疗效，如百劳穴治瘰疬，四缝穴治小儿疳积等。

奇穴的分布较为分散。历代对奇穴记载不一，也有一些奇穴在发展过程中被归入经穴。

3. 阿是穴

阿是穴又称天应穴、不定穴等，是以压痛或其他反应点作为刺灸的部位，既不是经穴，又不是奇穴，而是按压痛点取穴。这类穴既无具体名称，又无固定位置，多位于病变附近，也可在与病变距离较远处。阿是穴无一定数目。

唐代孙思邈的《备急千金要方》载："有阿是之法，言人有病痛，即令捏其上，若里当其处，不问孔穴，即得便快或痛处，即云阿是，灸刺皆验，故曰阿是穴也。"这种取穴法，出自《内经》所说之"以痛为腧"。《灵枢·五邪》曰："以手疾按之，快然乃刺之。"《素问·缪刺论》曰："疾按之应手如痛，刺之。"《素问·骨空论》曰："切之坚痛，如筋者灸之。"说明或痛或快或特殊反应处，都有阿是之意。

（二）腧穴的主治特点和规律

1. 主治特点

腧穴的主治作用有以下三方面的特点。

（1）近治作用：指腧穴都能治疗其所在部位及邻近脏腑、组织、器官的病证。这是所有腧穴主治作用所具有的共同特点，即"腧穴所在，主治所在"。如眼区的睛明、承泣、四白、球后各穴，均能治眼病；耳区的听宫、听会、翳风、耳门诸穴，均能治疗耳病；胃部的中脘、建里、梁门等穴，均能治疗胃病。

（2）远治作用：指某些腧穴不仅能治局部病证，而且能治本经循行所到达的远隔部位的脏腑、组织、器官的病证。具有远治作用的腧穴，主要指十二经脉在四肢肘、膝关节以下的经穴，即"经脉所通，主治所及"。如合谷穴，不仅能治上肢病证，而且能治颈部和头面部病证等。

（3）特殊作用：指某些腧穴具有双向的良性调整作用和相对的特异性治疗作用。所谓双向的良性调整作用，指同一腧穴对机体不同的病理状态，可以起到两种相反而有效的治疗作用。如"天枢"可治泄泻，又可治便秘；"内关"在心动过速时可减慢心率；心动过缓时，又可提高心率。此外，腧穴的治疗作用还具有相对的特异性，某些腧穴可相对特异地治疗某些病证。如大椎退热，至阴矫正胎位等。

2. 主治规律

腧穴具有分经主治的规律。分经主治规律即某一经脉所属的经穴均可治疗该经循行部位及其相应脏腑的病证。同一经脉的不同经穴，可以治疗本经相同的病证。如手太阴经腧穴主治肺、喉病证，手阳明经腧穴主治头面病证等。根据腧穴的分经主治规律，后世医家在针灸治疗上有"宁失其穴，勿失其经"之说。

另外，手三阳、手三阴、足三阳、足三阴、任脉和督脉经穴既具有各自的分经主治规律，同时又在某些主治上有共同点。如任脉穴有回阳、固脱及强壮作用；督脉穴可治疗中风、昏迷、热病、头面病；而二经穴均可治疗神志病、脏腑病、妇科病。

总之，十四经腧穴的分经主治既各具特点，又具有某些共性。

（三）腧穴的定位方法

常用的腧穴定位方法有体表标志定位法、骨度分寸定位法、手指同身寸定位和简便取穴定位法。

1. 骨度分寸定位法

骨度分寸定位法简称骨度法，是指以体表骨节为主要标志折量全身各部的长度和宽度，定出分寸，用于腧穴定位的方法，不论男女老幼、高矮胖瘦，一概以此标准折量作为量取腧穴的依据。折量分寸是以患者本人的身材为依据的。全身主要骨度分寸见下表、下图。

骨度分寸表

部位	起止点	折量寸	度量法	说明
头面部	前发际正中至后发际正中	12	直寸	用于确定头部腧穴的纵向距离
	眉间（印堂）至前发际正中	3	直寸	用于确定前头部腧穴的纵向距离
	两额角发际（头维）之间	9	横寸	用于确定头前部腧穴的横向距离
	耳后两乳突（完骨）之间	9	横寸	用于确定头后部腧穴的横向距离
胸腹胁部	胸骨上窝（天突）至剑胸结合中点	9	直寸	用于确定胸部任脉穴的纵向距离
	剑胸结合中点（歧骨）至脐中	8	直寸	用于确定上腹部腧穴的纵向距离
	脐中至耻骨联合上缘（曲骨）	5	直寸	用于确定下腹部腧穴的纵向距离
	两肩胛骨喙突内侧缘之间	12	横寸	用于确定胸部腧穴的横向距离
	两乳头之间	8	横寸	用于确定胸腹部腧穴的横向距离
	腋窝顶点至第11肋游离端（章门）	12	直寸	用于确定胁肋部腧穴的纵向距离
背腰部	肩胛骨内侧缘至后正中线	3	横寸	用于确定背腰部腧穴的横向距离

部位	起止点	折量寸	度量法	说明
上肢部	腋前、后纹头至肘横纹（平尺骨鹰嘴）	9	直寸	用于确定上臂部腧穴的纵向距离
	肘横纹（平尺骨鹰嘴）至腕掌（背）侧远端横纹	12	直寸	用于确定前臂部腧穴的纵向距离
下肢部	耻骨联合上缘至髌底	18	直寸	用于确定大腿内侧部腧穴的纵向距离
	髌底至髌尖	2	直寸	
	髌尖（膝中）至内踝尖15寸	15	直寸	用于确定小腿内测部腧穴的纵向距离
	胫骨内侧髁下方阴陵泉至内踝尖	13	直寸	用于确定小腿内测部腧穴的纵向距离
	股骨大转于至腘横纹（平髌尖）	19	直寸	用于确定人腿前外侧部腧穴的纵向距离
	臀沟至腘横纹	14	直寸	用于确定大腿后部腧穴的纵向距离
	腘横纹（平髌尖）至外踝尖	16	直寸	用于确定小腿外侧部腧穴的纵向距离
	内踝尖至足底	3	直寸	用于确定足内侧部腧穴的纵向距离

2. 体表解剖标志定位法

体表解剖标志定位法是以体表解剖学的各种体表标志为依据确定经穴定位的方法。体表解剖标志可分为固定标志和活动标志两种。

固定标志，指各部位由骨节、肌肉所形成的突起、凹陷及五官轮廓、发际、指（趾）甲、乳头、肚脐等，是在自然姿势下可见的标志，可以借助这些标志确定腧穴的位置。如鼻尖取素髎；两眉中间取印堂；以眉头定攒竹；两乳中间取膻中；以脐为标志，脐中即为神阙，其旁开2寸定天枢；俯首显示最高的第七颈椎棘突下取大椎；腓骨小头前下方取阳陵泉；以足内踝尖为标志，在其上3寸，胫骨内侧缘后方定三阴交等。另外，背腰部穴的取穴标志又如肩胛冈平第三胸椎棘突，肩胛骨下角平第七胸椎棘突，髂嵴最高点平第四腰椎棘突等。

活动标志，指各部的关节、肌肉、肌腱、皮肤随着活动而出现的空隙、凹陷、皱纹、尖端等，是在活动姿势下才会出现的标志，据此亦可确定腧穴的位置。例如：微张口，耳屏正中前缘凹陷中取听宫；闭口取下关；屈肘于横纹头处取曲池；外展上臂时肩峰前下方的凹陷中取肩髃；拇指跷起，当拇长、短伸肌腱之间的凹陷中取阳溪；正坐屈肘，掌心向胸，当尺骨小头桡侧骨缝中取养老等。

3. 手指同身寸取穴法

手指同身寸定位法又称指量法、指寸定位法，是指依据患者本人手指所规定的分寸以量取腧穴的方法。在具体取穴时，医者应在骨度分寸定位法的基础上，参照被取穴者自身的手指进行比量，以确定腧穴的标准定位。

手指同身寸定位法分中指同身寸、拇指同身寸和横指同身寸（一夫法）三种。

（1）中指同身寸：以患者的中指中节桡侧两端纹头（拇指、中指屈曲成环形）之间的距离作为 1 寸。

（2）拇指同身寸：以患者拇指指间关节的宽度作为 1 寸。

（3）横指同身寸（一夫法）：患者的食、中、无名、小指四指并拢，以中指中节横纹为准，其四指的宽度作为 3 寸。四指相并名曰"一夫"，用横指同身寸量取腧穴，又名"一夫法"。

（四）常用腧穴的定位和主治要点

1. 手太阴肺经（共 11 穴）

（1）尺泽

定位：在肘区，肘横纹上，肱二头肌腱桡侧缘凹陷中。

主治：①咳嗽、气喘、咯血、咽喉肿痛等肺系实热性病证；②肘臂挛痛；③急性吐泻、中暑、小儿惊风等急症。

（2）太渊

定位：在腕前区，桡骨茎突与舟状骨之间，拇长展肌腱尺侧凹陷中。

主治：①咳嗽、气喘、咽痛、胸痛等肺系疾患；②无脉症；③腕臂痛。

（3）列缺

定位：在前臂，腕掌侧远端横纹上 1.5 寸，拇短伸肌腱和拇长展肌腱之间，拇长展肌腱沟的凹陷中。简便取穴法：两手虎口自然平直交叉，一手食指按在另一手桡骨茎突上，指尖下凹陷中是穴。

主治：①咳嗽、气喘、咽喉肿痛等肺系病证；②头痛、齿痛、项强、口眼㖞斜等头面部疾患；③手腕痛。

（4）鱼际

定位：在手外侧，第一掌骨桡侧中点赤白肉际处。

主治：①咳嗽、咯血、咽干、咽喉肿痛、失音等肺系热性病证；②掌中热；③小儿疳积。

（5）少商

定位：在手指，拇指末节桡侧，指甲根角侧上方0.1寸（指寸）。

主治：①咽喉肿痛、鼻衄等肺系实热证；②高热，昏迷，癫狂；③指肿，麻木。

2. 手阳明大肠经（共20穴）

（1）商阳

定位：在手指，食指末节桡侧，指甲根角侧上方0.1寸（指寸）。

主治：①齿痛、咽喉肿痛等五官疾患；②热病、昏迷等热证、急症；③手指麻木。

（2）合谷

定位：在手背，第二掌骨桡侧的中点处。简便取穴法：以一手的拇指指间关节横纹，放在另一手拇、食指之间的指蹼缘上，当拇指下是穴。

主治：①头痛、目赤肿痛、鼻衄、齿痛、口眼㖞斜、耳聋等头面五官诸疾；②发热恶寒等外感病证；③热病无汗或多汗；④经闭、滞产等妇产科病证；⑤上肢疼痛、不遂；⑥牙拔除术、甲状腺手术等口面五官及颈部手术针麻常用穴。

（3）手三里

定位：在前臂，阳溪穴与曲池穴连线上，肘横纹下2寸处。

主治：肩臂痛麻、上肢不遂等上肢病证。

（4）曲池

定位：在肘区，屈肘成直角，在尺泽与肱骨外上髁连线中点凹陷处。

主治：①手臂痹痛、上肢不遂等上肢病证；②热病；③眩晕；④腹痛、吐泻等肠胃病证；⑤咽喉肿痛、齿痛、目赤肿痛等五官热性病证；⑥瘾疹、湿疹、瘰疬等皮外科疾患；⑦癫狂。

（5）臂臑

定位：在臂部，曲池上7寸，三角肌前缘处。

主治：①肩臂疼痛；②瘰疬。

（6）迎香

定位：在面部，鼻翼外缘中点旁，鼻唇沟中。

主治：①鼻塞、鼽衄等鼻病；②口㖞、面痒等面部病证；③胆道蛔虫症。

3. 足阳明胃经（共45穴）

（1）地仓

定位：在面部，口角旁约0.4寸（指寸）。

主治：口㖞、流涎、面痛等局部病证。

（2）颊车

定位：在面部，下颌角前上方一横指（中指），闭口咬紧牙时咬肌隆起，放松时按之凹陷处。

主治：齿痛、牙关不利、颊肿、口角㖞斜等局部病证。

（3）下关

定位：在面部，颧弓下缘中央与下颌切迹之间凹陷中。

主治：①牙关不利、面痛、齿痛、口眼㖞斜等面口病证；②耳聋、耳鸣、聤耳等耳疾。

（4）头维

定位：在头部，当额角发际直上0.5寸，头正中线旁开4.5寸。

主治：头痛、眩晕、目痛、迎风流泪等头目病证。

（5）天枢

定位：在腹部，横平脐中，前正中线旁开2寸。

主治：①腹痛、腹胀、便秘、腹泻、痢疾等胃肠病证；②月经不调、痛经等妇科疾患。

（6）归来

定位：在下腹部，脐中下4寸，前正中线旁开2寸。

主治：①小腹痛，疝气；②月经不调、带下、阴挺、闭经等妇科病证。

（7）足三里

定位：在小腿外侧，犊鼻下3寸，胫骨前嵴外一横指处，犊鼻与解溪连线上。

主治：①胃痛、呕吐、噎膈、腹胀、腹泻、痢疾、便秘等胃肠病证；②下肢痿痹；③心悸、眩晕、癫狂等神志病；④乳痈、肠痈等外科疾患；⑤虚劳诸证，为强壮保健要穴。

（8）上巨虚

定位：在小腿外侧，犊鼻下6寸，犊鼻与解溪连线上。

主治：①肠鸣、腹痛、腹泻、便秘、肠痈等胃肠病证；②下肢痿痹。

（9）丰隆

定位：在小腿外侧，外踝尖上8寸，胫骨前肌外缘；条口旁开1寸。

主治：①头痛，眩晕，癫狂；②咳嗽、痰多等痰饮病证；③下肢痿痹；④腹胀，便秘。

（10）内庭

定位：在足背第二、三趾间，趾蹼缘后方赤白肉际处。

主治：①齿痛、咽喉肿痛、鼻衄等五官热性病证；②热病；③胃病吐酸、腹泻、痢疾、便秘等肠胃病证；④足背肿痛，跖趾关节痛。

4. 足太阴脾经（共21穴）

（1）隐白

定位：在足趾，大趾末节内侧，趾甲根角侧后方0.1寸（指寸）。

主治：①月经过多、崩漏等妇科病；②癫狂，多梦。

（2）公孙

定位：在跖区，第一跖骨基底部的前下方赤白肉际处。

主治：①胃痛、呕吐、腹痛、腹泻、痢疾等脾胃肠腑病证；②心烦、失眠、狂证等神志病证；③逆气里急、气上冲心（奔豚气）等冲脉病证。

（3）三阴交

定位：在小腿内侧，内踝尖上3寸，胫骨内侧缘后际。

主治：①肠鸣腹胀、腹泻等脾胃病证；②月经不调、带下、阴挺、不孕、滞产等妇产科病证；③遗精、阳痿、遗尿等生殖泌尿系统疾患；④心悸，失眠，眩晕；⑤下肢痿痹；⑥湿疹，荨麻疹。

（4）阴陵泉

定位：在小腿内侧，胫骨内侧髁下缘与胫骨内侧缘之间的凹陷中。

主治：①腹胀、腹泻、水肿、黄疸等脾湿证；②小便不利、遗尿、尿失禁等泌尿系统疾患；③膝痛、下肢痿痹等下肢病证；④阴部痛、痛经、带下、遗精等妇科和男科病证。

（5）血海

定位：在股前区，髌底内侧端上2寸，股内侧肌隆起处。简便取穴法：患者屈膝，医者以左手掌心按于患者右膝髌骨上缘（或者右手掌心按于患者左膝髌骨上缘），第2~5指向上伸直，拇指约成45°斜置，拇指尖下是穴。

主治：①月经不调，痛经，经闭，崩漏；②湿疹，瘾疹，丹毒，皮肤瘙痒。

5. 手少阴心经（共9穴）

（1）少海

定位：在肘前区，横平肘横纹，肱骨内上髁前缘。

主治：①心痛、癔症等心病、神志病；②肘臂挛痛，臂麻手颤；③瘰疬。

（2）阴郄

定位：在前臂前区，腕掌侧远端横纹上0.5寸，尺侧腕屈肌腱的桡侧缘。

主治：①心痛、惊悸等心病；②吐血，衄血。

（3）通里

定位：在前臂前区，腕掌侧远端横纹上1寸，尺侧腕屈肌腱的桡侧缘。

主治：①心悸、怔忡等心病；②舌强不语，暴喑；③腕臂痛。

（4）神门

定位：在腕前区，腕掌侧远端横纹尺侧端，尺侧腕屈肌腱的桡侧凹陷处。

主治：心痛、心烦、惊悸、怔忡、健忘、失眠、痴呆、癫狂痫等心与神志病证。

（5）少冲

定位：在手指，小指末节桡侧，指甲根角侧上方0.1寸（指寸）。

主治：①心悸、心痛、癫狂昏迷等心及神志病证；②热病。

6. 手太阳小肠经（共19穴）

（1）少泽

定位：在手指，小指末节尺侧，指甲根角侧上方0.1寸（指寸）。

主治：①乳痈、乳汁少等乳疾；②昏迷、热病等急症、热证；③头痛、目翳、咽喉肿痛等头面五官病证。

（2）后溪

定位：在手内侧，第五掌指关节尺侧近端赤白肉际凹陷中。

主治：①头项强痛，腰背痛，手指及肘臂挛痛等痛证；②癫狂痫。

（3）养老

定位：在前臂后区，腕背横纹上1寸，尺骨头桡侧凹陷中。

主治：①目视不明，头痛；②肩、背、肘、臂酸痛，急性腰痛等痛证。

（4）天宗

定位：在肩胛区，肩胛冈中点与肩胛骨下角连线上1/3与下2/3交点凹陷中。

主治：①肩胛疼痛、肩背部损伤等局部病证；②乳痈；③气喘。

（5）听宫

定位：在面部，耳屏正中与下颌骨髁突之间的凹陷中。

主治：①耳鸣、耳聋、聤耳等耳疾；②齿痛；③癫狂痫。

7. 足太阳膀胱经（共67穴）

（1）睛明

定位：在面部，目内眦内上方眶内侧壁凹陷中。

主治：①目赤肿痛、流泪、视物不明、目眩、近视、夜盲、色盲等目疾；②急性腰扭伤，坐骨神经痛。

（2）攒竹

定位：在面部，眉头凹陷中，额切迹处。

主治：①头痛，眉棱骨痛；②眼睑瞤动、眼睑下垂、口眼㖞斜、目视不明、流泪、目赤肿痛等眼疾；③呃逆；④急性腰扭伤。

（3）天柱

定位：在颈后区，横平第二颈椎棘突上际，斜方肌外缘凹陷中。

主治：①后头痛，项强，肩背痛；②眩晕，咽喉肿痛，鼻塞，目赤肿痛，近视。

（4）肺俞

定位：在脊柱区，第三胸椎棘突下，后正中线旁开 1.5 寸。

主治：①咳嗽、气喘、咯血等肺疾；②骨蒸潮热、盗汗等阴虚病证；③皮肤瘙痒、瘾疹等皮肤病。

（5）心俞

定位：在脊柱区，第五胸椎棘突下，后正中线旁开 1.5 寸。

主治：①心痛、惊悸、失眠、健忘、癫痫、盗汗等心与神志病变；②盗汗，遗精。

（6）膈俞

定位：在脊柱区，第七胸椎棘突下，后正中线旁开 1.5 寸。

主治：①呕吐、呃逆、气喘等上逆之证；②贫血、吐血、便血等血证；③瘾疹、皮肤瘙痒等皮肤病证。

（7）肝俞

定位：在脊柱区，第九胸椎棘突下，后正中线旁开 1.5 寸。

主治：①黄疸、胁痛等肝胆病证；②目赤、目视不明、目眩、夜盲、迎风流泪等目疾；③癫狂痫；④脊背痛。

（8）脾俞

定位：在脊柱区，第十一胸椎棘突下，后正中线旁开 1.5 寸。

主治：①腹胀、纳呆、呕吐、腹泻、痢疾、便血、水肿等脾胃肠腑病证；②多食善饥，身体消瘦；③背痛。

（9）肾俞

定位：在脊柱区，第二腰椎棘突下，后正中线旁开 1.5 寸。

主治：①头晕、耳鸣、耳聋等肾虚病证；②遗尿、遗精、阳痿、早泄、不育等泌尿生殖系疾患；③月经不调、带下、不孕等妇科病证；④腰痛；⑤慢性腹泻。

（10）大肠俞

定位：在脊柱区，第四腰椎棘突下，后正中线旁开1.5寸。

主治：①腰腿痛；②腹胀、腹泻、便秘等胃肠病证。

（11）次髎

定位：在骶区，正对第二骶后孔中。

主治：①月经不调、痛经、带下等妇科病证；②小便不利；③遗精、疝气等男科病证；④腰骶痛，下肢痿痹。

（12）委中

定位：在膝后区，腘横纹中点。

主治：①腰背痛、下肢痿痹等腰及下肢病证；②腹痛、急性吐泻等急症；③丹毒，皮肤瘙痒，疔疮。

（13）承山

定位：在小腿后区，腓肠肌两肌腹与肌腱交角处。

主治：①腰腿拘急，疼痛；②痔疾，便秘。

（14）昆仑

定位：在踝区，外踝尖与跟腱之间的凹陷中。

主治：①后头痛，项强，腰骶疼痛，足踝肿痛；②癫痫；③滞产。

（15）申脉

定位：在踝区，外踝尖直下，外踝下缘与跟骨之间凹陷中。

主治：①头痛，眩晕；②癫狂痫、失眠等神志疾患；③腰腿酸痛。

（16）至阴

定位：在足趾，小趾末节外侧，趾甲根角侧后方0.1寸（指寸）。

主治：①胎位不正，滞产；②头痛，目痛，鼻塞，鼻衄。

8. 足少阴肾经（共27穴）

（1）涌泉

定位：在足底，屈足卷趾时足心最凹陷中。约当足底第2、3趾蹼缘与足跟连线的前1/3与后2/3交点凹陷中。

主治：①昏厥、中暑、小儿惊风、癫狂痫、头痛、头晕、目眩、失眠等急症及神志病证；②咯血、咽喉肿痛、喉痹、失音等肺系病证；③大便难，小便不利；④奔豚气；⑤足心热。

（2）照海

定位：在踝区，内踝尖下 1 寸，内踝下缘边际凹陷中。

主治：①癫痫、失眠等精神、神志病证；②咽喉干痛、目赤肿痛等五官热性病证；③月经不调、痛经、带下、阴挺、阴痒等妇科病证；④小便频数，癃闭。

（3）太溪

定位：在踝区，内踝尖与跟腱之间的凹陷中。

主治：①头痛、目眩、失眠、健忘、遗精、阳痿等肾虚证；②咽喉肿痛、齿痛、耳鸣、耳聋等阴虚性五官病证；③咳嗽、气喘、咯血、胸痛等肺系疾患；④消渴，小便频数，便秘；⑤月经不调；⑥腰脊痛，下肢厥冷，内踝肿痛。

（4）复溜

定位：在小腿内侧，太溪穴上 2 寸，当跟腱的前缘。

主治：①水肿、腹胀、腹泻等胃肠病证；②水肿、汗证（盗汗，无汗或多汗）等津液输布失调病证；③腰脊强痛，下肢痿痹。

（5）阴谷

定位：在膝后区，腘横纹上，半腱肌肌腱外侧缘。

主治：①阳痿，月经不调，崩漏，疝气，阴中痛，癃闭；②膝股内侧痛。

9. 手厥阴心包经（共 9 穴）

（1）曲泽

定位：在肘前区，肘横纹上，肱二头肌腱的尺侧缘凹陷中。

主治：①心痛、心悸、善惊等心系病证；②胃痛、呕血、呕吐等胃腑热性病证；③热病，中暑；④肘臂挛痛，上肢颤动。

（2）郄门

定位：在前臂前区，腕掌侧远端横纹上 5 寸，掌长肌腱与桡侧腕屈肌腱之间。

主治：①心痛、心悸、心烦、胸痛等心胸病证；②咳血、呕血、衄血等热性出血证；③疔疮；④癫痫。

（3）内关

定位：在前臂前区，腕掌侧远端横纹上 2 寸，掌长肌腱与桡侧腕屈肌腱之间。

主治：①心痛、胸闷、心动过速或过缓等心系病证；②胃痛、呕吐、呃逆等胃腑病证；③中风，偏瘫，眩晕，偏头痛；④失眠、郁证、癫狂痫等神志病证；⑤肘臂挛痛。

（4）劳宫

定位：在掌区，横平第三掌指关节近端，第二、三掌骨之间偏于第三掌骨。简便取穴法：自然握拳，中指尖下是穴。

主治：①中风昏迷、中暑等急症；②心痛、烦闷、癫狂痫等心与神志疾患；③口疮，口臭。

10. 手少阳三焦经（共23穴）

（1）中渚

定位：在手背，第四、五掌骨间，第四掌指关节近端凹陷中。

主治：①头痛、耳鸣、耳聋、目赤、喉痹等头面五官病证；②肩背肘臂酸痛，手指不能屈伸。

（2）支沟

定位：在前臂后区，腕背侧远端横纹上3寸，尺骨与桡骨间隙中点。主治：①便秘；②耳鸣，耳聋，暴喑；③胁肋疼痛。

（3）外关

定位：在前臂后区，腕背侧远端横纹上2寸，尺骨与桡骨间隙中点。

主治：①热病；②头痛、目赤肿痛、耳鸣、耳聋等头面五官病证；③胁肋痛；④上肢痿痹不遂。

（4）肩髎

定位：在三角肌区，肩峰角与肱骨大结节两骨间凹陷中。

主治：①肩臂挛痛不遂；②风疹。

（5）翳风

定位：在颈部，耳垂后方，乳突下端前方凹陷中。

主治：①耳鸣、耳聋等耳疾；②口眼㖞斜、牙关紧闭、颊肿等面、口病证；③瘰疬。

（6）丝竹空

定位：在面部，眉梢凹陷处。

主治：①癫痫；②头痛、眩晕、目赤肿痛、眼睑动等头目病证；③齿痛。

11. 足少阳胆经（共44穴）

（1）阳白

定位：在头部，眉上1寸，瞳孔直上。

主治：①头痛，眩晕；②眼睑动，眼睑下垂，口眼㖞斜；③目赤肿痛、视物模糊等目疾。

（2）听会

定位：在面部，耳屏间切迹与下颌骨髁突之间的凹陷中。

主治：①耳鸣、耳聋、聤耳等耳疾；②齿痛，口喎，面痛。

（3）风池

定位：在颈后区，枕骨之下，胸锁乳突肌上端与斜方肌上端之间的凹陷中。

主治：①头痛、眩晕、失眠、中风、癫痫、耳鸣、耳聋等内风所致的病证；②感冒、热病、口眼喎斜等外风所致的病证；③目赤肿痛、视物不明、鼻塞、衄衄、咽痛等五官病证；④颈项强痛。

（4）环跳

定位：在臀部，股骨大转子最凸点与骶管裂孔连线的外1/3与内2/3交点处。

主治：①腰腿痛、下肢痿痹、半身不遂等腰腿疾患；②风疹。

（5）风市

定位：在股部，髌底上7寸；直立垂手，掌心贴于大腿时，中指尖所指凹陷中，髂胫束后缘。

主治：①下肢痿痹、麻木，半身不遂；②遍身瘙痒。

（6）阳陵泉

定位：在小腿外侧，腓骨小头前下方凹陷中。

主治：①黄疸、胁痛、口苦、呕吐、吞酸等肝胆及胃病证；②膝肿痛，下肢痿痹、麻木；③小儿惊风。

（7）悬钟

定位：在小腿外侧，外踝尖上3寸，腓骨前缘。

主治：①痴呆、中风、半身不遂等髓海不足疾患；②颈项强痛，胸胁满痛，下肢痿痹，脚气。

（8）丘墟

定位：在踝区，外踝的前下方，趾长伸肌腱的外侧凹陷中。

主治：①目赤肿痛、目生翳膜等目疾；②下肢痿痹，颈项痛，腋下肿，胸胁痛，外踝肿痛，足内翻，足下垂等证；③疟疾。

（9）足临泣

定位：在足背，第四、五跖骨底结合部的前方，第五趾长伸肌腱外侧凹陷中。

主治：①偏头痛、目赤肿痛、胁肋疼痛、足跗疼痛等痛证；②月经不调，乳痈；③瘰疬；④疟疾。

12. 足厥阴肝经（共14穴）

（1）大敦

定位：在足趾，足大趾末节外侧，趾甲根角侧后方0.1寸（指寸）。

主治：①疝气，少腹痛；②遗尿、癃闭、五淋、尿血等泌尿系病证；③月经不调、崩漏、缩阴、阴中痛、阴挺等月经病及前阴病证；④癫痫，善寐。

（2）行间

定位：在足背，第一、二趾间，趾蹼缘后方赤白肉际处。

主治：①中风、癫痫、头痛、目眩、目赤肿痛、青盲、口歪等肝经风热病证；②月经不调、痛经、闭经、崩漏、带下等妇科经带病证；③阴中痛、疝气；④遗尿、癃闭、五淋等泌尿系病证。

（3）太冲

定位：在足背，第一、二跖骨间，跖骨底结合部前方凹陷中，或触及动脉搏动。

主治：①中风、癫狂痫、小儿惊风、头痛、眩晕、耳鸣、目赤肿痛、口歪、咽痛等肝经风热病证；②月经不调、痛经、经闭、崩漏、带下、难产等妇科病证；③黄疸、胁痛、腹胀、呕逆等肝胃病证；④癃闭，遗尿；⑤下肢痿痹，足跗肿痛。

（4）期门

定位：在胸部，第六肋间隙，前正中线旁开4寸。

主治：①胸胁胀痛、呕吐、吞酸、呃逆、腹胀、腹泻等肝胃病证；②奔豚气；③乳痈。

13. 督脉（共29穴）

（1）腰阳关

定位：在脊柱区，第四腰椎棘突下凹陷中，后正中线上。

主治：①腰骶疼痛，下肢痿痹；②月经不调、赤白带下等妇科病证；③遗精、阳痿等男科病证。

（2）大椎

定位：在脊柱区，第七颈椎棘突下凹陷中，后正中线上。

主治：①热病、疟疾、恶寒发热、咳嗽、气喘等外感病证；②骨蒸潮热；③癫狂痫证、小儿惊风等神志病证；④项强，脊痛；⑤风疹，痤疮。

（3）哑门

定位：在颈后区，第二颈椎棘突上际凹陷中，后正中线上。

主治：①暴暗，舌强不语；②癫狂病、癔症等神志病证；③头痛，颈项强痛。

（4）百会

定位：在头部，前发际正中直上5寸。

主治：①痴呆、中风、失语、瘛疭、失眠、健忘、癫狂痫证、癔症等神志病证；②头风、头痛、眩晕、耳鸣等头面病证；④脱肛、阴挺、胃下垂、肾下垂等气失固摄而致的下陷性病证。

（5）神庭

定位：在头部，前发际正中直上 0.5 寸。

主治：①癫狂痫，不寐，惊悸；②头痛，眩晕，目赤，目翳，鼻渊，鼻衄。

（6）水沟

定位：在面部，人中沟的上 1/3 与下 2/3 交界点处。

主治：①昏迷、晕厥、中风、中暑、休克、呼吸衰竭等急危重症，为急救要穴之一；②癔症、癫狂痫、急慢惊风等神志病证；③鼻塞、鼻衄、面肿、口歪、齿痛、牙关紧闭等面鼻口部病证；④闪挫腰痛。

（7）印堂

定位：在头部，两眉毛内侧端中间的凹陷中。

主治：①不寐，健忘，痴呆，痫病，小儿惊风；②头痛，眩晕，鼻渊，鼻鼽，鼻衄。

14. 任脉（共 24 穴）

（1）中极

定位：在下腹部，脐中下 4 寸，前正中线上。

主治：①遗尿、小便不利、癃闭等泌尿系病证；②遗精、阳痿、不育等男科病证；③月经不调、崩漏、阴挺、阴痒、不孕、产后恶露不止、带下等妇科病证。

（2）关元

定位：在下腹部，脐中下 3 寸，前正中线上。

主治：①中风脱证、虚劳冷惫、羸瘦无力等元气虚损病证；②少腹疼痛，疝气；③腹泻、痢疾、脱肛、便血等肠腑病证；④五淋、尿血、尿闭、尿频等泌尿系病证；⑤遗精、阳痿、早泄、白浊等男科病；⑥月经不调、痛经、经闭、崩漏、带下、阴挺、恶露不尽、胞衣不下等妇科病证；⑦保健灸常用穴。

（3）气海

定位：在下腹部，脐中下 1.5 寸，前正中线上。

主治：①虚脱、形体羸瘦、脏气衰惫、乏力等气虚病证；②水谷不化、绕脐疼痛、腹泻、痢疾、便秘等肠腑病证；③小便不利、遗尿等泌尿系病证；④遗精，阳痿，疝气；⑤月经不调、痛经、经闭、崩漏、带下、阴挺、产后恶露不止、胞衣不下等妇科病证；⑥保健灸常用穴。

（4）神阙

定位：在脐区，脐中央。

主治：①虚脱、中风脱证等元阳暴脱；②腹痛、腹胀、腹泻、痢疾、便秘、脱肛等肠腑病证；③水肿，小便不利；④保健灸常用穴。

（5）中脘

定位：在上腹部，脐中上4寸，前正中线上。

主治：①胃痛、腹胀、纳呆、呕吐、吞酸、呃逆、小儿疳疾等脾胃病证；②黄疸；③癫狂痫、脏躁、失眠等神志病。

（6）膻中

定位：在胸部，横平第四肋间隙，前正中线上。

主治：①咳嗽、气喘、胸闷、心痛、噎膈、呃逆等胸中气机不畅的病证；②产后乳少、乳痈、乳癖等胸乳病证。

（7）廉泉

定位：在颈前区，喉结上方，舌骨上缘凹陷中，前正中线上。

主治：中风失语、暴喑、吞咽困难、舌缓流涎、舌下肿痛、口舌生疮、喉痹等咽喉口舌病证。

（8）承浆

定位：在面部，颏唇沟的正中凹陷处。

主治：①口㖞、齿龈肿痛、流涎面肿等口面部病证；②暴喑；③癫痫。

15. 经外奇穴（共40穴）

（1）四神聪

定位：在头部，百会前后左右各旁开1寸，共4穴。

主治：①头痛，眩晕；②失眠、健忘、癫痫等神志病证。

（2）太阳

定位：在头部，当眉梢与目外眦之间，向后约一横指的凹陷处。

主治：①头痛；②目疾；③面瘫，面痛。

（3）夹脊

定位：在脊柱区，第一胸椎至第五腰椎棘突下两侧，后正中线旁开0.5寸，每侧17穴。

主治：上胸部的穴位治疗心肺、上肢疾病，下胸部的穴位治疗胃肠疾病，腰部的穴位治疗腰腹及下肢疾病。

（4）十宣

定位：在手指，十指尖端，距指甲游离缘0.1寸（指寸），左右共10穴。

主治：①昏迷；②癫痫；③高热，咽喉肿痛；④手指麻木。

（5）四缝

定位：在手指，第二至五指掌面的近侧指间关节横纹的中央，每手4穴。

主治：①小儿疳积；②百日咳。

（6）阑尾

定位：在小腿前侧上部，当犊鼻下5寸，胫骨前缘旁开一横指。

主治：①急慢性阑尾炎；②下肢痿痹。

（7）胆囊

定位：在小腿外侧，腓骨小头直下2寸。

主治：①急慢性胆囊炎、胆石症、胆道蛔虫症等胆腑病证；②下肢痿痹。

（8）膝眼

定位：屈膝，在髌韧带两侧凹陷处，在内侧的称为内膝眼，在外侧的称为外膝眼。

主治：①膝痛，腿痛；②脚气。

第九节　病因病机

一、病因

病因，即指引起人体疾病的原因，又称致病因素、病邪。中医学认识病因，主要以病证的临床表现为依据，通过分析疾病的症状、体征来推求病因，为治疗用药提供依据。此种方法，即"辨证求因"。目前常见的病因分为7类。

1. 时气外感

指以时令性气候为主的自然环境变化超出了人体的适应调节能力，导致时气侵入人体而发病。本类病因概括了中医传统的各种外感病（亦称时病）的发病原因。

2. 情志过激

指以情感、思维为主的神志活动失去节制，即某种情志过于剧烈或持久，超过其个体心理、生理所能承受的限度，从而导致脏腑、气血失调而发病。

3. 饮食不调

指饮食摄入的质和量不适合人体生命活动的需要而致病。具体又分为四个方面：一是饮食过量；二是摄入不足；三是饮食偏嗜；四是饮食不洁。

4. 劳逸失度

劳逸失度分为过度劳累和过度安逸。其中过度劳累，古称劳伤、劳倦，包括劳力过度、劳神过度和房劳过度三个方面。主要是因脏腑气血耗损过多或郁滞不畅而发病。

5. 外物伤形

指体外的物体或物质作用于形体，导致组织器官的损伤而发病。主要包括四类：一是外力伤，古称跌打损伤和金刃伤；二是烧烫伤和冻伤；三是动物伤，主要指虫兽和家畜的咬伤、蜇伤等；四是其他意外伤害，如淹溺、触电、雷击等。

6. 毒物中人

指有毒物质经过口、鼻、皮肤、伤口等进入人体，引起毒性反应而发病。有毒物质包括毒药、毒物、有毒气体及蛇毒、狂犬毒液等。

7. 病气遗传

指先天性病因，即一出生体内便存在着致病因素，在出生后发病。

二、病机

病机，即疾病发生、发展与变化的机制。疾病的发生、发展与变化，与患病机体的体质强弱和致病邪气的性质密切相关。病邪作用于人体，机体的正气必然奋起抗邪，而形成正邪相争，破坏了人体阴阳的相对平衡，或使脏腑、经络的功能失调，或使气血功能紊乱，从而产生全身或局部的多种多样的病理变化。因此，尽管疾病的种类繁多，临床征象错综复杂，千变万化，各种疾病、各个症状都有其各自的病机，但总体来说，离不开邪正盛衰、阴阳失调、气血失常和津液代谢失常等病机变化的一般规律。这一般规律也是疾病变化的基本病理机转，是机体对于致病因素侵袭或影响所产生的基本病理反应，是分析认识各种各类疾病和病证的理论基础。因此，邪正盛衰、阴阳失调、气血失常、水液代谢失常属于基本病机。

（一）邪正盛衰

邪正盛衰病机，是指在疾病过程中，机体的抗病能力与致病邪气之间相互斗争所发生的盛衰变化。其直接关系着疾病的发生发展、转归和病证的虚实变化。

1. 邪正盛衰与虚实变化

在疾病的发展变化中，正气和邪气这两种力量不是固定不变的，一般来说，正气增长而旺盛，必然促使邪气消退，反之，邪气增长而亢盛，则必然会损耗正气。

随着体内邪正的消长盛衰，形成了病证的虚实变化。

2. 邪正盛衰与疾病转归

在疾病的发生发展变化中，正邪双方相互斗争所产生的消长盛衰变化，决定着疾病的发展与转归，最常见的是由实转虚、因虚致实和虚实夹杂。

（二）阴阳失调

阴阳失调，即是阴阳消长失去平衡协调的简称，是中医学的基本病机之一，是人体阴精、阳气等各种生理性矛盾和关系遭到破坏的概括，是疾病发生、发展的内在根据。

1. 阴阳偏盛

阴阳偏盛，是指"邪气盛则实"的实证。

2. 阴阳偏衰

阴阳偏衰，是指"精气夺则虚"的虚证。

3. 阴阳互损

阴阳互损，是指阴或阳的一方虚损到一定程度，累及相对的一方，形成阴阳两虚的病理机转。

4. 阴阳格拒

阴阳格拒，是指在病变过程中阴或阳的一方偏盛至极，或阴和阳的一方极端虚弱，双方盛衰悬殊，盛者壅遏于内，将虚弱、不足的一方排斥格拒于外，迫使阴阳之间不相维系，从而出现真寒假热或真热假寒的复杂病理现象。

5. 阴阳亡失

阴阳的亡失，是机体的阴液或阳气突然大量亡失，导致生命垂危的一种病理状态。

（三）气血失常

1. 气的失常

（1）气不足：又称"气虚"，系指元气耗损，功能失调，脏腑功能衰退，抗病能力下降的病理状态。气不足，则推动、营养、防御等功能减弱。若某一脏腑之气不足，则表现为该脏腑功能减弱的虚证。如心气不足，推动血液运行的功能减弱；卫气不足，则易为外邪所侵袭。

（2）气行失常：气行失常是指气的升降出入运行失常的病理状态。可概括为气滞、气逆、气陷、气闭和气脱等。

2. 血的失常

血的失常是指血不足和血行失常（出血和血瘀）的病理变化。

（1）血不足：又称"血虚"，是指血液不足或血的濡养功能减退的病理状态。

（2）出血：是指血液不循常道，流出脉外的病变。

（3）血瘀：是指血液的循行迟缓和不流畅的病理状态。血瘀可出现于不同部位，各有其特征。

（四）津液代谢失常

1. 津液不足

津液不足是指津液在数量上的亏少，导致内则脏腑，外而孔窍、皮毛，失其濡润滋养作用，因之产生一系列干燥失润的病理状态。常见口、鼻、皮肤干燥，大吐、大泻、多尿时所出现的目陷、螺瘪，甚则转筋等。若热病后期或久病伤阴，则见舌光红无苔或少苔，唇舌干燥而不引饮，形瘦肉脱，肌肤毛发枯槁，甚则肉，手足震颤蠕动等临床表现。

2. 津液输布、排泄障碍

津液的输布障碍是指津液得不到正常的输布，导致津液在体内环流迟缓，或在体内某一局部发生滞留，因之产生的津液不化、水湿内生、酿痰成饮的一系列病理状态。

（五）内生"五邪"

所谓内生"五邪"，并非是指致病邪气，而是在疾病过程中由于脏腑气血阴阳的功能失调所产生的五种病理状态，即是中医临床上所谓的内风、内寒、内湿、内燥、内火等病证的病理机转。

1. 风气内动

风气内动，也称为"内风"，是机体阳气亢逆变动而形成的一种病理状态。由于"内风"与肝的关系较为密切，故又称其为"肝风内动"或"肝风"。《素问·至真要大论》说："诸风掉眩，皆属于肝。"

2. 寒从中生

寒从中生，是指机体阳气虚衰，温煦气化功能减退，导致生理功能活动衰退，虚寒内生，或阳虚阴盛，阴寒之邪弥漫的病理状态。寒从中生，又称为"虚寒内生"或"内寒"。《素问·至真要大论》说："诸寒收引，皆属于肾。"

3. 湿浊内生

湿浊内生，是指由于脾的运化功能（运化水谷和运化水湿）及输布津液功能减退或障碍，从而导致机体水谷津液代调失调，引起水湿痰浊等蓄积停滞的病理状态。因内生之湿多因脾虚所致，故又称为"脾虚生湿"或"内湿"。故《素问·至真要大论》说："诸湿肿满，皆属于脾。"

4. 津伤化燥

津伤化燥，是指机体津液不足，机体各部组织器官和孔窍失其濡润，从而产生干燥枯涩的病理状态。津伤化燥又称为"内燥"，临床多见干燥不润之病证，所以《素问·阴阳应象大论》说："燥胜则干。"

5. 火热内生

火热内生，指阳盛有余，或阴虚阳亢，或气血郁滞，或病邪郁结，产生火热内扰，机能亢奋的病理状态。又称"内火"或"内热"。

第十节 辨证方法

一、八纲辨证

八纲，指表、里、寒、热、虚、实、阴、阳八个纲领。

八纲辨证，是根据病情资料，运用八纲进行分析综合，从而辨别疾病现阶段病变部位的浅深、病情性质的寒热、邪正斗争的盛衰和病证类别的阴阳，以作为辨证纲领的方法。

（一）表里

1. 表证

概念：表证，指六淫、疫疠等邪气，经皮毛、口鼻侵入机体的初期阶段，正（卫）气抗邪于肤表浅层所表现的轻浅证候。

临床表现：新起恶风寒，或恶寒发热，头身疼痛，喷嚏，鼻塞，流涕，咽喉痒痛，微有咳嗽、气喘，舌淡红，苔薄，脉浮。

辨证要点：本证以外邪袭表、卫阳被郁为主要病机；以恶寒发热、脉浮为主要表现；具有起病急、病程短、病位浅的特点，主见于外感病初期阶段。

2. 里证

概念：里证，指病变部位在内，脏腑、气血、骨髓等受病所反映的证候。里证范围较广，临床表现多种多样，概而言之，凡非表证及半表半里的特定证候，一般都属于里证的范畴。

辨证要点：里证以脏腑、气血、阴阳失调为主要病机；一般无新起恶寒发热并见表现，脉象多不浮；具有起病可急可缓、病程长、病位深的特点。

（二）寒热

1. 寒证

概念：寒证，指感受寒邪，或阳虚阴盛所表现出具有冷、凉特点的证候。

临床表现：恶寒，畏寒，冷痛，喜暖，口淡不渴，肢冷蜷卧，痰、涎、涕清稀，小便清长，大便稀溏，面色白，舌淡，苔白而润，脉紧或迟等。

辨证要点：本证以寒邪闭阻或阳气亏虚为主要病机；以形寒肢冷、喜暖蜷卧、面白、排出物清稀、舌淡苔润为主要表现。

2. 热证

概念：热证，指感受热邪，或脏腑阳气亢盛，或阴虚阳亢，导致机体机能活动亢进所表现出具有温、热特点的证候。

临床表现：发热，恶热喜冷，口渴喜饮，面赤，烦躁不宁，痰涕黄稠，小便短黄，大便干结，舌红，苔黄燥少津，脉数等。

辨证要点：本证以阳热亢盛或阴虚内热为主要病机；以发热、恶热喜冷、面赤、排出物黄稠、舌红苔黄、脉数为主要表现。

（三）虚实

1. 虚证

概念：虚证，指阴阳、气血、津液、精髓等正气亏虚，而邪气不盛，表现以不足、松弛、衰退为特征的各种证候。

临床表现：虚证既有阴、阳、气、血、精、津液之不足，又有各脏腑之虚证，临床表现各不相同。一般见于体弱多病之人，各种症状表现衰弱，如神疲乏力、气短声低、疼痛势缓喜按、舌嫩、苔少或无苔、脉无力等。

辨证要点：虚证以正气虚弱而邪气亦不盛，正邪斗争较和缓为主要病机；以五脏气血阴阳亏虚为主要表现，具有起病较缓、病程较长、机体功能衰退的特点，多见于慢性疾病或病变的后期。

2. 实证

概念：实证，指感受外邪，或疾病过程中阴阳气血失调，体内病理产物蓄积，以邪气亢盛、正气不虚为基本病理，表现以有余、亢盛、停聚为特征的各种证候。

临床表现：实证范围广，临床表现复杂。一般多见于体质壮实之人，各种症状表现明显，如胸腹胀满，疼痛剧烈拒按，痰涎壅盛，舌老苔厚，脉有力等。

辨证要点：实证以邪实而正气未虚，邪正交争剧烈为主要病机；多表现为有余、强烈、停积等病证，具有起病急骤、病程较短的特点，多见于疾病的初期、中期。

（四）阴阳

1. 阴证

凡见抑制、沉静、衰退、晦暗等表现的里证、寒证、虚证，以及症状表现于向内的、向下的、不易发现的，或病邪性质为阴邪致病、病情变化较慢的，均属阴证范畴。

2. 阳证

凡见兴奋、躁动、亢进、明亮等表现的表证、热证、实证，以及症状表现于向外的、向上的、容易发现的，或病邪性质为阳邪致病、病情变化较快的，均属阳证范畴。

二、脏腑辨证

（一）脏病辨证

1. 心病辨证

（1）心气虚证：心悸，胸闷，气短，精神疲倦，或自汗，活动后诸症加重，面色淡白，舌淡，脉虚。本证以心悸、神疲与气虚证并见为主要辨证要点。

（2）心血虚证：心悸，头晕眼花，失眠，多梦，健忘，面色淡白或萎黄，唇舌色淡，脉细无力。本证以心悸、失眠、多梦与血虚证并见为主要辨证要点。

（3）心脉痹阻证

心脉痹阻证痰、瘀、寒、气四因的比较

	瘀阻心脉	痰阻心脉	寒滞心脉	气滞心脉
共同症状	心悸怔忡，心胸憋闷作痛，痛引肩背内臂，时作时止			
疼痛特点	痛如针刺	心胸闷痛	遇寒痛剧，得温痛减	疼痛而胀
伴随症状		体胖痰多，身重困倦	形寒肢冷	胁胀，善太息
舌象	舌暗或舌青紫，有斑点	苔白腻	舌淡苔白	舌淡红
脉象	脉细涩或结代	脉沉滑或沉涩	脉沉迟或沉紧	脉弦

（4）痰蒙心神证与痰火扰神证

痰蒙心神证与痰火扰神证比较

	痰蒙心神证	痰火扰神证
病因病机	痰浊蒙蔽心神	火热痰浊侵扰心神
共同症状	神志异常，或神昏	
神志表现	神情痴呆，意识模糊，甚则昏不知人；或情志抑郁，表情淡漠，喃喃独语，举止失常；或突然昏仆，不省人事，口吐涎沫，喉有痰声	心烦，失眠，甚则狂躁妄动，打人毁物，不避亲疏，胡言乱语，哭笑无常，或神昏谵语
伴随症状	面色晦滞，胸闷，呕恶	发热，口渴，面赤，胸闷，气粗，咯吐黄痰，或喉间痰鸣
舌象	苔白腻	舌红，苔黄腻
脉象	脉滑	脉滑数
鉴别要点	神志异常以抑郁、痴呆、错乱为主，无热证表现	神志异常以狂躁、谵语、神昏为主，见一派火热证候

2. 肺病辨证

（1）肺气虚证

临床表现：咳嗽无力，气短而喘，动则益甚，咳痰清稀，声低懒言，或自汗畏风，易于感冒，神疲体倦，面色淡白，舌淡苔白，脉弱。

辨证要点：本证以肺气不足，宣降无力为主要病机；多有久病咳喘等病史，以咳喘无力、痰白清稀和气虚证并见为主要表现。

（2）肺阴虚证

临床表现：干咳少痰，或痰少而黏，不易咯出，或痰中带血，声音嘶哑，口燥咽干，形体消瘦，五心烦热，潮热盗汗，两颧潮红，舌红少苔乏津，脉细数。

辨证要点：本证以肺阴亏耗，虚热内扰为主要病机；以干咳、痰少难咳和阴虚内热证并见为主要表现。

（3）风寒犯肺证与寒痰阻肺证

风寒犯肺证与寒痰阻肺证比较

	风寒犯肺证	寒痰阻肺证
病因病机	风寒袭肺，肺卫失宣	寒痰交阻，肺失清肃
共同症状	咳嗽，咳痰色白清稀咳嗽，痰白	

续表

	风寒犯肺证	寒痰阻肺证
咳嗽咳痰		咳嗽，咳痰量多色白，痰质或稀或稠，易咳出，或喘哮痰鸣
伴随症状	微有恶寒发热，鼻塞，流清涕，喉痒，或身痛无汗	胸闷，形寒肢冷
舌象	苔薄白	舌淡，苔白腻或白滑
脉象	脉浮紧	脉弦或滑
鉴别要点	咳嗽、痰白清稀与表寒证并见	咳喘、痰白量多易咯与阴盛证并见

（4）风热犯肺证、肺热炽盛证、燥邪犯肺证

风热犯肺证、肺热炽盛证、燥邪犯肺证比较

	风热犯肺证	肺热炽盛证	燥邪犯肺证
病因病机	风热袭肺，肺卫失宣	风热邪入里，或风寒邪入里化热，热蕴结于肺	燥邪袭肺，肺卫津伤
共同症状	咳嗽，咳痰		
咳嗽咳痰	咳嗽，痰少色黄，气喘	咳嗽，气粗而喘，咳痰色黄，甚则鼻翼扇动，鼻息灼热，或胸痛	干咳少痰，或痰少而黏，不易咳出，甚则胸痛，痰中带血
伴随症状	鼻塞，流浊涕，发热微恶风寒，口微渴，或咽喉肿痛	发热口渴，或咽喉红肿疼痛，烦躁不安，大便秘结，小便短黄	口、唇、鼻、咽、皮肤干燥，或见鼻衄，便干尿少，或发热微恶风寒，无汗或少汗
舌象	舌尖红，苔薄黄	舌红苔黄	苔薄而干燥少津
脉象	脉浮数	脉洪数	脉浮数或浮紧
鉴别要点	咳嗽、痰少色黄、流浊涕与表热证并见	咳喘气粗、鼻翼扇动与实热证并见	干咳痰少、口鼻咽舌干燥等干燥征象，并与气候干燥有关

3. 脾病辨证

（1）脾气虚证、脾阳虚证、脾虚气陷证、脾不统血证

脾气虚证、脾阳虚证、脾虚气陷证、脾不统血证比较

	脾气虚证	脾阳虚证	脾虚气陷证	脾不统血证
病因病机	脾气虚弱，运化不力	脾阳亏虚，寒湿内生	脾气虚弱，清阳下陷	脾气虚弱，统血无权
共同症状	食少，便溏，神疲乏力，气短懒言，舌淡苔白			
主要症状	不欲食，脘腹胀满，食后胀甚，或饥时饱胀	腹胀，腹痛隐隐，喜温喜按，畏寒怕冷	脘腹重坠作胀，食后益甚，肛门重坠，甚或脱肛，或内脏、子宫下垂	各种慢性出血，如便血、尿血、吐血、鼻衄、紫斑，或妇女月经过多、崩漏
其他症状	肢体倦怠，形体消瘦或肥胖，浮肿，面色淡黄或萎黄	面白少华或虚浮，口淡不渴，四肢不温，或肢体浮肿，大便甚至完谷不化，小便短少，或白带清稀量多	或便意频数，或久泻不止，或小便混浊如米泔，头晕目眩，面白无华	面色萎黄
舌象		舌胖或有齿痕，苔滑		
脉象	脉缓或弱	脉沉迟无力	脉缓或弱	脉细无力
鉴别要点	食少、腹胀、便溏与气虚证并见	食少、腹胀、腹痛、便溏与阳虚证并见	脘腹重坠作胀、内脏下垂与气虚证并见	各种慢性出血与气血两虚证并见

（2）湿热蕴脾证：脘腹胀闷，纳呆，恶心欲呕，口中黏腻，渴不多饮，便溏不爽，小便短黄，肢体困重，或身热不扬，汗出热不解，或面目发黄色鲜明，或皮肤发痒，舌红，苔黄腻，脉濡数或滑数。

（3）寒湿困脾证：脘腹胀闷，口腻纳呆，泛恶欲呕，口淡不渴，腹痛便溏，头身困重，或小便短少，肢体肿胀，或身目发黄，面色晦暗不泽，或妇女白带量多，舌淡胖，苔白腻或白滑，脉濡缓或沉细。

4. 肝病辨证

（1）肝血虚证

临床表现：头晕眼花，视力减退或夜盲，或肢体麻木，关节拘急，手足震颤，肌肉䏝动，妇女月经量少、色淡，甚至闭经，爪甲不荣，面白无华，舌淡，脉细。

辨证要点：本证以肝血亏虚，肝失所养为主要病机；以眩晕、视力减退、经少、肢麻震颤与血虚证并见为主要表现。

（2）肝阴虚证

临床表现：头晕眼花，两目干涩，视力减退，或胁肋隐隐灼痛，面部烘热或两颧潮红，或手足蠕动，口咽干燥，五心烦热，潮热盗汗，舌红少苔乏津，脉弦细数。

辨证要点：本证以肝阴不足，虚热内扰为主要病机；以头晕、目涩、胁痛等与虚热证并见为主要表现。

（3）肝郁气滞证

临床表现：情志抑郁，善太息，胸胁或少腹胀满窜痛，或咽部异物感，或颈部瘿瘤，或胁下肿块，妇女见乳房胀痛，月经不调，痛经，甚则闭经，苔薄白，脉弦。病情轻重与情志变化有关系密切。

辨证要点：本证以肝气郁结，疏泄失职为主要病机；以情志抑郁、胸胁或少腹胀痛与气滞证并见为主要表现，多与情志因素有关。

（4）肝火炽盛证

临床表现：头晕胀痛，痛热剧烈，面红目赤，口苦口干，急躁易怒，耳鸣如潮，甚或突发耳聋，失眠多梦，或胁肋灼痛，或吐血、衄血，小便短黄，大便秘结，舌红苔黄，脉弦数。

辨证要点：本证以肝火上炎为主要病机；以头晕胀痛、急躁易怒、耳鸣、胁肋灼痛与实热证并见为主要表现。

（5）肝阳上亢证

临床表现：眩晕耳鸣，头目胀痛，面红目赤，急躁易怒，失眠多梦，头重脚轻，腰膝酸软，舌红少津，脉弦有力或弦细数。

辨证要点：本证以肝肾阴虚，肝阳偏亢为主要病机；以眩晕耳鸣、头目胀痛、面红、烦躁、头重脚轻、腰膝酸软与肝火炽盛及肝肾阴虚证并见为主要表现。

（6）肝阳化风证：眩晕欲仆，步履不正，头胀头痛，急躁易怒，头摇，肢体震颤，手足麻木，语言謇涩，面赤，舌红，或苔腻，脉弦细有力。甚至突然昏倒，口眼㖞斜，半身不遂，舌强语謇。

（7）热极生风证：高热口渴，烦躁谵语或神昏，颈项强直，两目上视，手足抽搐，甚则角弓反张，牙关紧闭，舌红绛，苔黄燥，脉弦数。

（8）阴虚动风证：手足震颤、蠕动，或肢体抽搐，眩晕耳鸣，口燥咽干，形体消瘦，五心烦热，潮热颧红，舌红少津，脉弦细数。

（9）血虚生风证：眩晕，手足震颤、麻木，手足拘急，肌肉动，皮肤瘙痒，爪甲不荣，面色无华，舌淡白，脉细或弱。

5. 肾病辨证

（1）肾阳虚证

临床表现：头目眩晕，面色白或黧黑，腰膝酸冷疼痛，肢凉畏寒，下肢尤甚，精神萎靡，性欲减退，男子阳痿早泄、滑精精冷，女子宫寒不孕，或久泻不止，五更泄泻，完谷不化，或小便频数清长，夜尿频多，舌淡苔白，脉沉细无力，尺部尤甚。

辨证要点：本证以肾阳不足，温煦功能减弱为主要病机；以腰膝酸冷、性欲减退、夜尿多与阳虚证并见为主要表现。

（2）肾阴虚证

临床表现：腰膝酸软而痛，头晕，耳鸣，齿松，发脱，男子阳强易举，遗精，早泄，女子经少或经闭，或崩漏，失眠，健忘，口咽干燥，形体消瘦，五心烦热，潮热盗汗，或骨蒸发热，午后颧红，小便短黄，舌红少津，少苔或无苔，脉细数。

辨证要点：本证以肾阴不足，虚热内扰为主要病机；以腰酸而痛、头晕耳鸣、遗精或月经量少与阴虚证并见为主要表现。

（3）肾精不足证

临床表现：小儿生长发育迟缓，身体矮小，囟门迟闭，智力低下，骨骼痿软；成人早衰，腰膝酸软，耳鸣耳聋，发脱齿摇，健忘恍惚，神情呆钝，两足痿软，动作迟缓；男子精少不育，女子经闭不孕，性欲减退，舌淡，脉弱。

辨证要点：本证以肾精亏损，生长发育及性机能低下为主要病机；以小儿发育迟缓，成人生殖机能低下、早衰为主要表现。

（4）肾气不固证

临床表现：腰膝酸软，神疲乏力，耳鸣失聪；小便频数而清，或尿后余沥不尽，或遗尿，或夜尿频多，或小便失禁；男子滑精、早泄，女子带下清稀而量多，或胎动易滑。舌淡，苔白，脉弱。

辨证要点：本证以肾气不足，固摄无力为主要病机；以腰膝酸软，小便、精液、带下、胎气不固与气虚证并见为主要表现。

（5）肾虚水泛证

临床表现：腰膝酸冷，耳鸣，身体浮肿，腰以下尤甚，按之没指，小便短少，畏寒肢冷，腹部胀满，或心悸，气短，咳喘痰鸣，舌淡胖，苔白滑，脉沉迟无力。

辨证要点：本证以肾阳亏虚，水湿内停为主要病机；以水肿、腰以下为甚、尿少、腰膝酸冷、畏寒肢冷等虚寒之象为辨证依据。

（二）腑病辨证

1. 胃热炽盛证

胃脘灼痛、拒按，渴喜冷饮，或消谷善饥，或口臭，牙龈肿痛溃烂，齿衄，小便短黄，大便秘结，舌红苔黄，脉滑数。

2. 寒滞胃肠证

胃脘、腹部冷痛，痛势暴急，遇寒加剧，得温则减，恶心呕吐，吐后痛缓，口淡不渴，或口泛清水，腹泻清稀，或腹胀便秘，面白或青，恶寒肢冷，苔白润，脉弦紧或沉紧。

3. 食滞胃肠证

脘腹胀满疼痛、拒按，厌食，嗳腐吞酸，或呕吐酸馊食物，吐后胀痛得减，或腹痛，肠鸣，矢气臭如败卵，下泻不爽，大便酸腐臭秽，苔厚腻，脉滑或沉实。

4. 肠热腑实证

高热，或日晡潮热，汗多，口渴，脐腹胀满硬痛、拒按，大便秘结，或热结旁流，大便恶臭，小便短黄，甚则神昏谵语、狂乱，舌红，苔黄厚而燥，或焦黑起刺，脉沉数有力，或沉实有力。

5. 肠道津亏证

大便干燥如羊屎，艰涩难下，数日一行，腹胀作痛，左少腹或可触及包块，口干，或口臭，或头晕，舌红少津，苔黄燥，脉细涩。

6. 肠道湿热证

身热口渴，腹痛腹胀，下痢脓血，里急后重，或暴泻如水，或腹泻不爽，粪质黄稠秽臭，肛门灼热，小便短黄，舌红，苔黄腻，脉滑数。

7. 膀胱湿热证

小便频数、急迫、短黄，排尿灼热、涩痛，或小便混浊，尿血，有砂石，或小腹、腰部胀痛，发热，口渴，舌红，苔黄腻，脉滑数或濡数。

8. 胆郁痰扰证

胆怯易惊，惊悸不宁，失眠多梦，烦躁不安，胸胁闷胀，善太息，头晕目眩，口苦，呕恶，吐痰涎，舌淡红或红，苔白腻或黄滑，脉弦缓或弦数。

三、卫气营血辨证

卫气营血辨证是清代医家叶天士创立的一种辨治外感温热病的辨证方法。温热病是一类由温热病邪引起的热象偏重，并具有一定季节性和传染性的外感疾病。

（一）卫分证

临床表现：发热，微恶风寒，头痛，口干微渴，舌边尖红，苔薄黄，脉浮数；或伴有咳嗽，咽喉肿痛。

辨证要点：发热、微恶风寒、舌边尖红、脉浮数等为主要表现。

（二）气分证

临床表现：发热，不恶寒，反恶热，汗出，口渴，尿黄，舌红苔黄，脉数有力；或见咳喘，胸痛，咳痰黄稠；或见心中懊□，坐卧不安；或见日晡潮热，便秘腹胀，痛而拒按，甚或谵语、狂乱，苔黄干燥甚则焦黑起刺，脉沉实；或见口苦咽干，胸胁满痛，心烦，干呕，脉弦数。

辨证要点：发热、汗出、口渴、舌红苔黄、脉数有力等为温病气分证的主要表现。身热汗出、脘腹痞满、苔腻为气分湿热证的基本表现。再根据兼见症状之不同，进一步判断何脏、何腑受病。

（三）营分证

临床表现：身热夜甚，口不甚渴或不渴，心烦不寐，甚或神昏谵语，斑疹隐隐，舌质红绛无苔，脉细数。

辨证要点：身热夜甚、心烦、舌红绛、脉细数等为主要表现。

（四）血分证

1. 血分实热证

临床表现：身热夜甚，躁扰不宁，甚者神昏谵语，舌质深绛，脉弦数；或见斑疹显露、色紫黑，或吐血、衄血、便血、尿血；或见四肢抽搐，颈项强直，角弓反张，目睛上视，牙关紧闭。

辨证要点：身热夜甚、躁扰不宁、舌质深绛、脉弦数与出血或动风症状共见。

2. 血分虚热证

临床表现：持续低热，暮热早凉，五心烦热，或见口干咽燥，形体干瘦，神疲耳聋，舌干少苔，脉虚细，或见手足蠕动。

辨证要点：低热持续不退与形体干瘦，或手足蠕动、瘛疭等症状共见。

第十一节　治则与治法

一、治则

治则是用以指导治疗方法的总则，它是在整体观念和辨证论治精神指导下制定的，对临床治疗立法、处方、用药具有普遍的指导意义。治疗方法是治则的具体化，任何具体的治疗方法，总是从属于一定的治疗法则。

1. 正治与反治

在疾病过程中，病有本质与征象一致者，有本质与征象不一致者，故有正治与反治的不同。正治与反治，是指所用药物性质的寒热、补泻效用与疾病的本质、征象之间的从逆关系的概念。

2. 治标与治本

"本"和"标"是一个相对的概念，有多种含义，主要是用以说明病变过程中各种矛盾的主次关系。如从邪正双方来说，则正气是本，邪气是标；从病因与症状来说，则病因是本，症状是标；从疾病先后来说，则旧疾、原发病是本，新病、继发病是标。

3. 扶正与祛邪

疾病过程是正气与邪气矛盾双方互相斗争的过程。邪正斗争的胜负，决定着疾病的进退。故扶正祛邪是指导临床治疗的一个重要法则。

4. 调整阴阳

疾病发生的根本是阴阳的相对平衡遭到破坏，出现偏盛偏衰的结果。调整阴阳，使之恢复平衡，促进阴平阳秘，也是临床治疗的根本法则之一。

5. 调理气血调理气血，是根据气血的不足，或气血的功能失常，或相互之间关系失调等病理变化而采取的治则。针对气血失调病证，可按照"余者泻之，不足补之"的原则治疗，从而使气血关系恢复协调。

6. 三因制宜

三因制宜，即指因时、因地、因人制宜，而制订其适宜的治法和方药。

二、治法

疾病的诊疗过程应包括：症状→证候→病因病机→施治4个环节。病机为本，证候为象。掌握证机标本，才能把握疾病的主次，抓住治疗的关键，在复杂多变的疾病中分清轻重缓急。

第十二节　中药学知识

一、药性理论

药性又称中药的性能，是指中药具有的若干特性，又称为中药的偏性。其主要内容包括四气、五味、升降浮沉、归经、毒性。

（一）四气

四气，指药物的寒、热、温、凉四种不同药性，又称四性，它反映了药物对人体阴阳盛衰、寒热变化的作用倾向，是对药物治疗寒热病证作用的概括。"疗寒以热药，疗热以寒药。"一般而言，能够减轻或消除热证的药物属于寒性或凉性，如黄芩、板蓝根等有清热解毒作用；而能够减轻或消除寒证的药物属于温性或热性，如附子、干姜等有温中散寒作用。

一般来讲，寒凉药分别具有清热泻火、凉血解毒、滋阴除蒸、泻热通便、清热利尿、清化痰热、清心开窍、凉肝息风等作用；而温热药则分别具有温里散寒、暖肝散结、补火助阳、温阳利水、温经通络、引火归原、回阳救逆等作用。

（二）五味

五味是指药物有辛、甘、酸、苦、咸五种不同的味道，因而具有不同的治疗作用。有些还具有淡味或涩味，因而实际上不止五种。辛有发散、行气、行血等作用。甘有补益、和中、调和药性和缓急止痛的作用。酸有收敛、固涩的作用。苦有泄、燥湿、坚阴的作用。咸有软坚散结、泻下通便作用。淡有渗湿、利小便的作用。涩与酸味药的作用相似，有收敛固涩的作用。

（三）升降浮沉

升降浮沉是指药物对人体作用的不同趋向性。升，即上升提举，趋向于上；降，即下达降逆，趋向于下；浮，即向外发散，趋向于外；沉，即向内收敛，趋向于内。升降浮沉也就是指药物对机体有向上、向下、向外、向内四种不同的作用趋向。

（四）归经

归经指药物对于机体某部分的选择性作用，即某药对某些脏腑经络有特殊的亲和作用，因而对这些部位的病变起着主要的或特殊的治疗作用，药物归经不同，其治疗作用也不同。归经指明了药物治病的适应范围，也就是说明了药效的所在，包含了药物定性定位的概念。

（五）毒性

古代中药毒性的含义较广，既认为毒药是药物的总称，毒性是药物的偏性，又认为毒性是药物毒副作用大小的标志。而后世本草书籍中在药物性味下标明的"大毒""有毒""小毒"等记载，则大都指药物毒副作用的大小。

二、中药的配伍

按照病情的不同需要和中药药性的特点，有选择地将两种或两种以上的中药配合在一起应用，称为中药的配伍。前人将单味药的应用同药与药之间的配伍关系总结为七个方面，称为中药的"七情"，包括单行、相须、相使、相畏、相杀、相恶、相反。

1. 单行

就是单用一味药物治疗某种病情单一的疾病。对病情比较单纯的病证，往往选择一种针对性强的药物即可达到治疗目的，如独参汤。

2. 相须

就是两种功效相似的药物配合应用，可以增强原有药物的疗效。如麻黄配桂枝，能增强发汗解表、祛风散寒的作用。

3. 相使

就是以一种药物为主，另一种药物为辅，两种药物合用，辅药可以提高主药的功效。如黄芪补气利水，茯苓利水健脾，两药配合，茯苓能提高黄芪补气利水的治疗效果。

4. 相畏

就是一种药物的毒副作用能被另一种药物所抑制。如生半夏和生南星的毒性能被生姜减轻或消除，所以说生半夏和生南星畏生姜。

5. 相杀

就是一种药物能够减轻或消除另一种药物的毒副作用。如生姜能减轻或消除生半夏和生南星的毒性或副作用，所以说生姜杀生半夏和生南星的毒。相畏、相杀实际上是同一配伍关系从不同角度的两种提法。

6. 相恶

就是两药合用，一种药物能破坏另一种药物的功效。如人参恶莱菔子，莱菔子能削弱人参的补气作用。

7. 相反

就是两种药物同用能产生或增强毒性或副作用。如甘草反甘遂，贝母反乌头等，详见用药禁忌"十八反""十九畏"中的若干药物。

三、中药的用药禁忌

临床使用中药时，为了确保临床疗效、安全用药、避免毒副作用发生，必须注意中药的用药禁忌。中药的用药禁忌主要包括配伍禁忌、证候用药禁忌、妊娠用药禁忌和服药饮食禁忌四个方面。

1. 配伍禁忌

所谓配伍禁忌，就是指某些中药合用会产生或增强剧烈的毒副作用或降低、破坏药效，因而应该避免配合应用，即《神农本草经》所谓"勿用相恶，相反者"。

目前医药界共同认可的中药配伍禁忌有"十八反"和"十九畏"。十八反是指：乌头（包括川乌、草乌、附子）反浙贝母、川贝母、瓜蒌、天花粉、半夏、白及、白蔹；甘草反甘遂、京大戟、红大戟、海藻、芫花；藜芦反人参、西洋参、党参、丹参、玄参、南沙参、北沙参、苦参、细辛、白芍、赤芍。十九畏是指：硫黄畏朴硝（芒硝），水银畏砒霜，狼毒畏密陀僧，巴豆畏牵牛，丁香畏郁金，川乌、草乌畏犀角，牙硝（芒硝）畏三棱，官桂（肉桂）畏赤石脂，人参畏五灵脂。

2. 证候用药禁忌

由于药物的药性不同，其作用各有专长和一定的适应范围，因此对于某类或某种病证，应当避免使用某类或某种药物，称为证候用药禁忌，也称为病证用药禁忌。

3. 妊娠用药禁忌

妊娠用药禁忌是指妇女妊娠期间治疗用药的禁忌。妊娠禁忌药专指妇女妊娠期除中断妊娠、引产外，不能使用的药物。

妊娠禁用药是指毒性强的药、作用峻猛的药以及堕胎作用较强的药，如巴豆、牵牛子、大戟、商陆、麝香、三棱、莪术、水蛭、斑蝥、马钱子、川乌、雄黄、砒石等。妊娠慎用药主要包括活血化瘀药、行气药、攻下导滞药、药性辛热的温里药以及性质滑利之品，如桃仁、红花、牛膝、枳实、大黄、附子、肉桂、干姜、木通、冬葵子、瞿麦等。

4. 服药饮食禁忌

服药时的饮食禁忌是指服药期间对某些食物的禁忌，又简称食忌，也就是通常所说的忌口。

在服药期间，一般应忌食生冷、油腻、腥膻、有刺激性的食物。根据病情的不同，饮食禁忌也有区别。如热性病应忌食辛辣、油腻、煎炸性食物；寒性病应忌食生冷食物、清凉饮料等；胸痹患者应忌食肥肉、脂肪、动物内脏及烟、酒等；肝阳上亢头晕目眩、烦躁易怒等应忌食胡椒、辣椒、大蒜、白酒等辛热助阳之品；黄疸胁痛应忌食动物脂肪及辛辣、烟酒刺激物品；脾胃虚弱者应忌食油炸黏腻、寒冷固硬、不易消化的食物；肾病水肿应忌食盐、碱过多和酸辣太过的刺激食品；疮疡、皮肤病患者应忌食鱼、虾、蟹等腥膻发物及辛辣刺激性食品。

此外，古代文献记载甘草、黄连、桔梗、乌梅忌猪肉；鳖甲忌苋菜；常山忌葱，地黄、何首乌忌葱、蒜、萝卜；丹参、茯苓、茯神忌醋；土茯苓、使君子忌茶；薄荷忌蟹肉；蜜反生葱等，也应作为服药饮食禁忌的参考。

四、中药的剂量与用法

（一）中药的剂量

中药剂量是指临床应用时的分量，也称为用量。它主要是指每味中药的成人一日量。其次指放几种每味药之间的比较分量，即相对计量。

（二）中药的用法

中药的用法是指中药的应用方法，其内容较为广泛，现主要介绍中药的给药途径和服药方法。

1. 给药途径

中药的传统给药途径，除口服和皮肤给药两种主要途径外，还有吸入、舌下给药、黏膜表面给药、直肠给药等多种途径。20 世纪 30 年代后，中药的给药途径又增添了皮下注射、肌内注射、穴位注射和静脉注射等。

不同的途径给药各有其特点。临床用药时，具体应选择何种给药途径，除应考虑各种给药途径的特点以充分发挥其优势外，还需注意病证与药物双方对给药途径的选择。而病证与药物对给药途径的选择，则是通过对剂型的选择来体现。

2. 服药方法

（1）服药时间：汤剂一般每日 1 剂，煎 2 次分服，两次间隔时间为 4 ~ 6 小时。临床用药时根据病情增减，如急性病、热性病可一日 2 剂。至于饭前还是饭后服则主要取决于病变部位和性质。一般来讲，病在胸膈以上者，如眩晕、头痛、目疾、咽痛等宜饭后服；如病在胸膈以下，如胃、肝、肾等脏疾患，则宜饭前服。因饭前服用，有利于药物的消化吸收，故多数药都宜饭前服用。某些对胃肠有刺激性的药物及消食药宜饭后服；补益药多滋腻碍胃，宜空腹服；驱虫药、攻下药宜空腹服；峻下逐水药宜晨起空腹时服。一般药物，无论饭前或饭后服，服药与进食都应间隔 1 小时左右，以免影响食物的消化吸收与药效的发挥。

此外，为了使药物能充分发挥作用，有的药物还应在特定的时间服用。如截疟药宜在疟疾发作前的两小时服用；安神药治疗失眠多梦时宜在睡前服一次；涩精止遗药也应晚间服一次；缓泻通便药宜睡前服，以便于翌日清晨排便。慢性病定时服，急性病、呕吐、惊厥及石淋、咽喉病须煎汤代茶饮者，均可不定时服。

（2）服药方法

汤剂：一般宜温服。但解表药要偏热服，服后还须盖好衣被，或进热粥，以助汗出；寒证用热药宜热服，热证用寒药宜冷服。

丸剂：颗粒较小者，可直接用温开水送服；大蜜丸，可以分成小粒吞服；若水丸质硬者，可用开水溶化后服。

散剂、粉剂：可用蜂蜜加以调和送服，或装入胶囊中吞服，避免直接吞服，刺激咽喉。

膏剂：宜用开水冲服，避免直接倒入口中吞咽，粘喉而引起呕吐。

颗粒剂、糖浆剂：颗粒剂宜用开水冲服；糖浆剂可以直接吞服。

此外，危重患者宜少量频服；呕吐患者可以浓煎药汁，少量频服；对于神志不清或因其他原因不能口服的患者，可采用鼻饲给药法。在应用发汗、泻下、清热药时，若药力较强，要注意患者个体差异，一般得汗、泻下、热降即可停药，适可而止，不必尽剂，以免汗、下、清太过，损伤人体的正气。

第十三节　方剂学知识

一、方剂的组成与变化

（一）方剂的基本结构

方剂不是药物的随意堆砌，而是根据辨证与治法的需要，将药物有原则、有目的地配合在一起。方剂的组成原则是君、臣、佐、使四个部分。

1. 君药

针对主病或主证起主要治疗作用的药物，在方剂组成中不可缺少。

2. 臣药

（1）协助君药加强治疗主病或主证作用的药物。

（2）针对重要的兼病或兼证起主要治疗作用的药物。

3. 佐药

（1）佐助药，即配合君、臣药以加强治疗作用，或直接治疗次要兼症的药物。

（2）佐制药，即用以消除或减弱君、臣药的毒性，或能制约其峻烈之性的药物。

（3）反佐药，病重邪甚出现拒药，配用与君药性味相反而又能在治疗中起相成作用的药物，以防止药病格拒。

4. 使药

（1）引经药，即能引导方中诸药达到病所的药物。

（2）调和药，即能调和方中诸药作用的药物。

（二）方剂的变化形式

1. 药味增减的变化

药物是决定方剂功用的主要因素，当方剂中的药物增加或减少时，必然会使方剂组成的配伍关系发生变化，并由此导致方剂功用的改变。这种变化主要用于临床选用成方，其目的是使之更加适合变化了的病情需要。必须指出，在此所指的药味增减的变化，是指在主病、主证、基本病机以及君药不变的前提下，改变方中的次要药物，以适应变化了的病情需要，即我们常说的"随症加减"。

2. 药量增减的变化

药物的用量直接决定药力的大小，当方剂的药物组成相同，而用量不相同时，会发生药力变化，其结果可以是单纯的方剂药力大小的改变，也可以导致药物配伍关系及君臣佐使甚至是方剂的寒热、攻补性质的相应变化，从而改变方剂的功用和主治证候。

3. 剂型更换的变化

方剂的剂型较多，不同剂型各有特点。同一方剂，尽管用药及其剂量完全相同，但剂型不同，其作用亦有差异，但这种差异往往只是表现在药力大小和峻缓的区别上，在主治病证上也多有轻重缓急之分别。

（三）常用剂型及其特点

1. 汤剂

汤剂是中医临床最为传统与常用剂型。汤剂可以内服或外用，大部分汤剂为内服，外用汤剂多作洗浴、熏蒸及含漱等。汤剂吸收快，能迅速发挥药效，而且可以根据病情需要进行加减，能照顾每个患者或各具体病变的不同阶段，因而多适用于病证较重或病情不稳定的患者。

2. 丸剂

丸剂吸收较慢，药效持久，节省药材，便于患者服用与携带。常用的丸剂有蜜丸、水丸、糊丸、浓缩丸等。

（1）蜜丸：蜜丸是将药物细粉用炼制的蜂蜜赋型而制成的丸剂。蜜丸性质柔润，作用缓和持久，并有补益和矫味作用，常用于治疗慢性病和虚弱性疾病，需要长期服用。

（2）水丸：也称水泛丸，是将药物细粉用水（冷开水或蒸馏水）或酒、醋、蜜水、药汁等赋型制成的小丸。水丸易于崩解，溶散快，吸收起效快，易于吞服，适用于多种疾病。

（3）糊丸：糊丸是将药物细粉用米糊、面糊、曲糊等赋型制成的小丸。糊丸黏合力强，质地坚硬，崩解与溶散迟缓，内服可延长药效，减轻剧毒药的不良反应和对胃肠道的刺激。

（4）浓缩丸：浓缩丸是将药物或方中部分药物煎汁浓缩成膏，再与其他药物细粉混合干燥粉碎，用水或蜂蜜或药汁制成丸剂。浓缩丸体积小，有效成分含量高，服用剂量小，可用于治疗多种疾病。

3. 散剂

散剂制作简便，吸收较快，节省药材，便于服用及携带。散剂有内服和外用两类。

（1）内服散剂：又可以分为两种：①研成细粉，以温开水冲服，量小者亦可直接吞服。这类散剂吸收快，便于携带与服用。②制成粗末，以水煎取汁服用，称为煮散，这类散剂实际类似汤剂。

（2）外用散剂：研为极细粉末，直接作用于病变部位，对创面刺激小，可外敷、掺散疮面或患病部位，亦有作点眼、吹喉等用者。

4. 膏剂

膏剂有内服和外用两种。内服膏剂有流浸膏、浸膏、煎膏三种；外用膏剂分软膏、硬膏两种。其中流浸膏与浸膏多数用于调配其他制剂使用，如合剂、糖浆剂、冲剂、片剂等。

（1）煎膏：又称膏滋，是将药物加水反复煎煮，去渣浓缩后，加炼蜜或炼糖制成的半液体剂型。煎膏体积小，含量高，便于服用，口味甜美，有滋润补益作用，一般多用于慢性虚弱性患者，有利于较长时间用药。

（2）软膏：又称药膏，是将药物细粉与适宜的基质制成具有适当黏稠度的半固体外用制剂。其中用乳剂型基质的亦称乳膏剂，多用于皮肤、黏膜或疮面。软膏具有一定的黏稠性，外涂后渐渐软化或熔化，因而药物慢慢吸收，持久发挥疗效，适用于外科疮疡疖肿、烧烫伤等。

（3）硬膏：又称膏药，古称薄贴，是以植物油将药物煎至一定程度，去渣，煎至滴水成珠，加入黄丹等搅匀、冷却制成的硬膏。用时加温摊涂在布或纸上，软化后贴于患处或穴位上，可用于治疗局部疾病和全身性疾病，如疮疡肿毒、跌打损伤、风湿痹证以及腰痛、腹痛等。

5. 丹剂

丹剂的特点是用量小，疗效确切。但毒性较强，一般只能外用，不宜内服。

6. 酒剂

多用于身体虚弱、风湿痹痛、外伤瘀痛等病证。但酒性辛温行散，阴虚火旺者不宜使用酒剂。

（四）常用方剂

1. 解表剂

分为辛温解表剂，如麻黄汤、桂枝汤、小青龙汤；辛凉解表剂，如桑菊饮、银翘散、麻杏甘石汤；扶正解表剂，如（人参）败毒散。

（1）麻黄汤

组成：麻黄、桂枝、杏仁、甘草。

功效：发汗解表，宣肺平喘。

主治：外感风寒表实证。

（2）桂枝汤

组成：桂枝、芍药、甘草、生姜、大枣。

功效：解肌发表，调和营卫。

主治：外感风寒表虚证。

（3）小青龙汤

组成：麻黄、桂枝、干姜、细辛、五味子、芍药、半夏、甘草。

功效：解表散寒，温肺化饮。

主治：外寒里饮证。

（4）银翘散

组成：金银花、连翘、桔梗、薄荷、竹叶、甘草、荆芥穗、淡豆豉、牛蒡子、鲜苇根。

功效：辛凉透表，清热解毒。

主治：温病初起。

2. 泻下剂

分为寒下剂，如大承气汤；温下剂，如温脾汤；润下剂，如麻子仁丸；逐水剂，如十枣汤；攻补兼施剂，如黄龙汤。

（1）大承气汤

组成：大黄、芒硝、厚朴、枳实。

功效：峻下热结。

主治：阳明腑实证，热结旁流证，里热实证之热厥、痉病或发狂。

（2）麻子仁丸

组成：枳实、厚朴、大黄、火麻仁、杏仁、芍药。

功效：润肠泄热，行气通便。

主治：胃肠燥热，脾约便秘证。

（3）十枣汤

组成：芫花、甘遂、大戟、大枣。

功效：攻逐水饮。

主治：悬饮，水肿。

3. 和解剂

分为和解少阳剂，如小柴胡汤；调和肝脾剂，如四逆散、逍遥散；调和肠胃剂，如半夏泻心汤。

（1）小柴胡汤

组成：柴胡、黄芩、半夏、生姜、人参、大枣、甘草。

功效：和解少阳。

主治：伤寒少阳证，热入血室证，黄疸、疟疾等内伤杂病而见少阳证者。

（2）四逆散

组成：柴胡、枳实、甘草、芍药。

功效：透邪解郁，疏肝理脾。

主治：阳郁厥逆证，肝脾气郁证。

（3）逍遥散

组成：柴胡、当归、白芍、茯苓、白术、甘草、生姜炮、薄荷。

功效：疏肝解郁，养血健脾。

主治：肝郁血虚脾弱证。

4. 清热剂

分为清气分热剂，如白虎汤；清营凉血剂，如清营汤；清热解毒剂，如清热解毒汤、凉膈散、仙方活命饮；清脏腑热剂，如龙胆泻肝汤、清胃散、芍药汤；清虚热剂，如青蒿鳖甲汤。

（1）白虎汤

组成：石膏、知母、甘草、粳米。

功效：清热生津。

主治：气分热盛证。

（2）黄连解毒汤

组成：黄连、黄芩、黄柏、栀子。

功效：泻火解毒。

主治：三焦火毒证。

（3）龙胆泻肝汤

组成：龙胆草、黄芩、栀子、泽泻、木通、当归、生地黄、柴胡、甘草、车前子。

功效：清泻肝胆实火，清利胆经湿热。

主治：肝胆实火上炎证，肝经湿热下注证。

（4）青蒿鳖甲汤

组成：鳖甲、青蒿、生地黄、知母、丹皮。

功效：养阴透热。

主治：温病后期，邪伏阴分证。

5. 温里剂

分为温中散寒剂，如理中丸、小建中丸；回阳救逆剂，如四逆汤；温经散寒剂，如当归四逆汤。

（1）理中丸

组成：干姜、人参、甘草、白术。

功效：温中祛寒，补气健脾。

主治：脾胃虚寒证，阳虚失血证，脾胃虚寒所致的胸痹；或病后多涎唾；或小儿慢惊等。

（2）四逆汤

组成：附子、干姜、甘草。

功效：回阳救逆。

主治：心肾阳衰寒厥证。

6. 补益剂

分为补气剂，如四君子汤、参苓白术散、补中益气汤、生脉散、玉屏风散；补血剂，如四物汤、归脾汤；气血双补剂，如炙甘草汤；补阴剂，如六味地黄丸；补阳剂，如肾气丸；阴阳并补剂，如地黄饮子。

（1）四君子汤

组成：人参、白术、茯苓、甘草。

功效：益气健脾。

主治：脾胃气虚证。

（2）参苓白术散

组成：人参、白术、茯苓、扁豆、陈皮、山药、甘草、莲子、砂仁、薏苡仁、桔梗、大枣。

功效：益气健脾，渗湿止泻。

主治：脾虚湿盛证。

（3）补中益气汤

组成：人参、黄芪、白术、炙甘草、升麻、柴胡、当归、陈皮。

功效：补中益气，升阳举陷。

主治：脾虚气陷证，气虚发热证。

（4）生脉散

组成：人参、麦门冬、五味子。

功效：益气生津，敛阴止汗。

主治：温热、暑热，耗气伤阴证，久咳伤肺，气阴两伤证。

（5）四物汤

组成：熟地黄、当归、白芍、川芎。

功效：补血调血。

主治：营血虚滞证。

（6）六味地黄丸

组成：熟地黄、山萸肉、山药、泽泻、丹皮、茯苓。

功效：滋补肝肾。

主治：肝肾阴虚证。

7. 固涩剂

分为固表止汗剂，如牡蛎散；敛肺止咳剂，如九仙散；涩肠固脱剂，如真人养脏汤、四神丸；涩精止遗剂，如金锁固精丸；固崩止带剂，如固冲汤。

（1）牡蛎散

组成：煅牡蛎、生黄芪、麻黄根、小麦。

功效：敛阴止汗，益气固表。

主治：体虚自汗、盗汗证。

（2）四神丸

组成：补骨脂、肉豆蔻、五味子、生姜、大枣。

功效：温肾暖脾，固肠止泻。

主治：脾肾阳虚之肾泻证。

8. 安神剂

分为重镇安神剂，如朱砂安神丸；滋养安神剂，如天王补心丹、酸枣仁汤。

（1）朱砂安神丸

组成：朱砂、黄连、炙甘草、当归、生地黄。

功效：镇心安神，清热养血。

主治：心火亢盛，阴血不足证。

（2）酸枣仁汤

组成：酸枣仁、茯苓、知母、川芎、甘草。

功效：养血安神，清热除烦。

主治：肝血不足，虚热内扰证。

9. 理气剂

分为行气剂，如越鞠丸、半夏厚朴汤；降气剂，如苏子降气汤、定喘汤、旋覆代赭汤。

（1）越鞠丸

组成：香附、川芎、苍术、栀子、神曲。

功效：行气解郁。

主治：六郁证。

（2）半夏厚朴汤

组成：半夏、厚朴、茯苓、生姜、苏叶。

功效：行气散结，降逆化痰。

主治：梅核气。

10. 理血剂

分为活血祛瘀剂，如桃核承气汤、血府逐瘀汤、补阳还五汤、温经汤；止血剂，如小蓟饮子、槐花散、黄土汤、十灰散。

（1）桃核承气汤

组成：桃仁、大黄、桂枝、芒硝、甘草。

功效：逐瘀泄热。

功效：下焦蓄血证。

（2）血府逐瘀汤

组成：当归、生地黄、桃仁、红花、枳壳、甘草、柴胡、川芎、牛膝、桔梗、赤芍。

功效：活血化瘀，行气止痛。

主治：胸中血瘀证。

（3）补阳还五汤

组成：生黄芪、当归尾、桃仁、红花、赤芍、川芎、地龙。

功效；补气，活血，通络。

主治：中气之气虚血瘀证。

（4）温经汤

组成：桂枝、川芎、吴茱萸、当归、丹皮、生姜、半夏、麦冬、人参、甘草、阿胶。

功效：温经散寒，养血祛瘀。

主治：冲任虚寒，瘀血阻滞证。

11. 治风剂

分为疏散外风剂，如川芎茶调散、牵正散；平息内风剂，如羚角钩藤饮、镇肝息风汤、天麻钩藤饮。

（1）川芎茶调散

组成：川芎、薄荷、荆芥、羌活、白芷、细辛、防风、甘草、茶清。

功效：疏风止痛。

主治：外感风邪头痛。

（2）羚角钩藤汤

组成：羚角片、霜桑叶、川贝、鲜地黄、钩藤、菊花、茯神木、生白芍、生甘草、淡竹茹。

功效：凉肝息风，增液舒筋。

主治：肝热生风证。

（3）镇肝息风汤

组成：生杭芍、天冬、玄参、生龟板、生赭石、茵陈、生龙骨、生牡蛎、生麦芽、怀牛膝、甘草、川楝子。

功效：镇肝息风，滋阴潜阳。

主治：类中风。

（4）天麻钩藤饮

组成：天麻、钩藤、石决明、栀子、黄芩、川牛膝、杜仲、益母草、桑寄生、夜交藤、朱茯神。

功效：平肝息风，清热活血，补益肝肾。

主治：肝阳偏亢，肝风上扰证。

12. 治燥剂

分为轻宣外燥剂，如杏苏散、清燥救肺汤；滋阴润燥剂，如麦门冬汤、百合固金汤。

（1）杏苏散

组成：苏叶、半夏、茯苓、前胡、杏仁、苦桔梗、枳壳、橘皮、甘草、大枣。

功效：轻宣凉燥，理肺化痰。

主治：外感凉燥证。

（2）清燥救肺汤

组成：桑叶、石膏、麦冬、人参、胡麻仁、阿胶、杏仁、枇杷仁、甘草。

功效：清燥润肺，养阴益气。

主治：温燥伤肺，气阴两伤证。

（3）麦门冬汤

组成：麦冬、半夏、人参、甘草、粳米、大枣。

功效：清养肺胃，降逆下气。

主治：肺胃阴虚证。

（4）百合固金汤

组成：熟地黄、生地黄、当归、白芍、玄参、桔梗、贝母、麦冬、百合、甘草。

功效：滋养肺胃，止咳化痰。

主治：肺肾阴亏，虚火上炎证。

13. 祛湿剂

分为燥湿和胃剂，如平胃散、藿香正气散；清热祛湿剂，如茵陈蒿汤、三仁汤；利水渗湿剂，如五苓散；温化寒湿剂，如真武汤、实脾散；祛风胜湿剂，如羌活胜湿汤。

（1）平胃散

组成：苍术、厚朴、陈皮、甘草、生姜、大枣。

功效：燥湿运脾，行气和胃。

主治：湿滞脾胃证。

（2）藿香正气散

组成：大腹皮、白芷、紫苏、茯苓、半夏曲、白术、陈皮、厚朴、苦桔梗、藿香、甘草。

功效：解表化湿，理气和中。

主治：外感风寒，内伤湿滞证。

（3）茵陈蒿汤

组成：茵陈、栀子、大黄。

功效：清热，利湿，退黄。

主治：湿热黄疸证。

（4）五苓散

组成：猪苓、泽泻、白术、茯苓、桂枝。

功效：利水化湿，温阳化气。

主治：膀胱气化不利之蓄水证。

（5）苓桂术甘汤

组成：茯苓、桂枝、白术、甘草。

功效：温阳化饮，健脾利湿。

主治：中阳不足之痰饮。

（6）真武汤

组成：附子、茯苓、芍药、白术、生姜。

功效：温阳利水。

主治：阳虚水泛证。

（7）实脾散

组成：厚朴、白术、木瓜、木香、草果仁、大腹子、附子、白茯苓、干姜、甘草。

功效：温阳健脾，行气利水。

主治：脾肾阳虚，水气内停之阴水。

（8）羌活胜湿汤

组成：羌活、独活、藁本、防风、甘草、蔓荆子、川芎。

功效：祛风，胜湿，止痛。

主治：风湿在表之痹证。

14. 祛痰剂

分为燥湿化痰剂，如二陈汤、温胆汤；清热化痰剂，如清气化痰丸；润燥化痰剂，如贝母瓜蒌散；温化寒痰剂，如苓甘五味姜辛汤；化痰息风剂，如半夏白术天麻汤。

（1）二陈汤

组成：半夏、橘红、白茯苓、甘草、生姜、乌梅。

功效：燥湿化痰，理气和中。

主治：湿痰证。

（2）温胆汤

组成：半夏、竹茹、枳实、陈皮、甘草、茯苓、生姜、大枣。

功效：理气化痰，和胃利胆。

主治：胆郁痰扰证。

（3）半夏白术天麻汤

组成：半夏、天麻、茯苓、橘红、白术、甘草、生姜、大枣。

功效：化痰息风，健脾祛湿。

主治：风痰上扰证。

15. 消食剂

分为消食化滞剂，如保和丸；健脾消食剂，如健脾丸。

（1）保和丸

组成：山楂、神曲、半夏、茯苓、陈皮、连翘、莱菔子。

功效：消食和胃。

主治：食滞胃脘证。

（2）健脾丸

组成：白术、茯苓、人参、甘草、山药、山楂、神曲、麦芽、肉豆蔻、木香、砂仁、陈皮、黄连。

功效：健脾益气，和胃止泻。

主治：脾胃虚弱，食积内停证。

16. 驱虫剂

乌梅丸

组成：乌梅、细辛、干姜、黄连、当归、附子、蜀椒、桂枝、人参、黄柏。

功效：温脏安蛔。

主治：脏寒蛔厥证。

第二章 中医护理学基础

第一节 中医护理学发展概况

一、中医护理学的概念

中医护理学是以中医学理论为指导，运用整体观念对人体进行辨证，运用独特的传统护理技术，结合预防、保健、康复和医疗等措施，对护理对象施以辨证护理，以促进人民健康的一门应用学科。

二、中医护理学的发展概况

远古时代，人类用树叶和兽皮做衣服遮体可避寒邪，形成了早期的生活起居护理。《礼记·礼运》曰："昔者……未有麻丝，衣其羽皮……冬则居营窟，夏则居橧巢。"记载了衣、食、住、行等方面的内容。春秋时期，建立了最早的医学制度。《周礼·天官》中记述了医师下设有士、府、史、徒等专职人员，其中"徒"就兼有护理职能，负责看护患者。"喜、怒、哀、惧、爱、恶、欲之情，过则有伤"，说明对情志护理已有认识。

战国至东汉时期，《黄帝内经》《伤寒杂病论》《神农本草经》等医药典籍相继问世，标志着中医护理理论初步形成，为中医护理学确立了基本原则。《黄帝内经》奠定了中医护理学的理论基础，系统论述了人体的结构、生理、病理，以及疾病的诊断、防治，在护理方面涉及生活起居护理、饮食护理、情志护理、用药护理、病情观察及部分护理技术的内容。东汉末年张仲景所著的《伤寒杂病论》开创了辨证施护先河。《神农本草经》详细阐述了用药护理，明确了"治寒以热药，治热以寒药"的用药原则。华佗在古代气功导引的基础上，模仿虎、鹿、猿、熊、鸟五种动物的活动姿态，创编了"五禽戏"，在养生康复的发展史上有重大意义。

魏晋南北朝时期出现了众多名医名著，推动了中医护理学理论体系的发展。晋代葛洪所著的《肘后备急方》是集中医急救、传染病、内科、外科、妇科、五官科、精神科、伤科等中医护理各科大成。南北朝时期龚庆宣所著的《刘涓子鬼遗方》是我国现存最早的一部外科专著，书中记载了许多外科病证的护理知识，更强调饮食护理，如纳肠入腹后要"十日之内不可饮食，频食而宜少，勿使病人惊，惊则煞人"，为中医外科护理学的发展起到了很大推动作用。

隋唐五代时期临床医学专科化的发展，使中医护理学得到了进一步的充实和提高。隋代巢元方编撰的《诸病源候论》论述了各种疾病的护理。唐代孙思邈编撰的《千金要方》阐述了医德规范和所要达到的境界，更详细地论述了临床各科的护理、食疗及养生的内容，如书中载"以葱叶除尖头，纳阴茎孔中深三寸，微用口吹之，胞胀，津液大通即愈"，即用葱管导尿的案例，其出现标志着护理技术已渐臻成熟。唐代王焘的《外台秘要》对于临床护理中的病情观察很有创见，如对黄疸病的观察中曾指出"每夜小便里浸少许帛，各书记日，色渐退白则瘥"。这一记载，可谓是世界上最早的实验观察法，同时也说明我国早在唐代就开始有了简单的护理记录。

清代钱襄所著的《侍疾要语》是现存最早的、较全面论述中医护理的专书，叙述了对患者的情志、生活、饮食、疾病、用药等方面的护理要点，是中医护理学史上的一部佳作。

三、中医护理的基本特点

（一）整体观念

所谓整体观念，即认为事物是一个整体，也就是一个系统。组成事物整体的各个要素是互相联系不可分割的。事物与事物之间也是密切联系，相互影响的。中医护理学正是从这一观念出发，将其研究对象"人"看作一个有机的整体，重视人体五脏六腑之间的完整统一、人与自然环境的统一。

（二）辨证施护

辨证施护，就是通过望、闻、问、切四诊收集患者的有关疾病发生、发展的资料，运用整体观念辨证，辨明病因、病机和病位，判断为何种性质的证，从而制定相应的护理计划与护理措施的过程。

（三）独特的护理技术与方法

中医护理有一套不同于现代护理学的技术与方法，如针灸术、推拿术、刮痧术、拔罐术、热熨术、贴药术等。这是中医临床护理实践中的重要手段，也是中医护理学的重要组成部分。近年来，临床上开展的中药离子导入法、超声雾化吸入法、中药保留灌肠法等，既丰富了中医护理技术的内容，又扩大了护理范围，使中医护理发挥了更大的作用。

第二节　常见中医技术

一、针刺疗法

针刺疗法是指用针刺激人体的一定部位，从而疏通经络、行气活血、调节脏腑，起到扶正祛邪、防治疾病作用的一种治疗方法。常见的针刺法有毫针法、皮肤针法、皮内针法等。

（一）毫针法

1. 进针法

进针方法包括单手进针法、双手进针法等方法。

（1）单手进针法

操作要点：①消毒：腧穴皮肤、医生双手常规消毒。②持针：拇、食指指腹持针，中指指腹抵住针身下段，使中指指端比针尖略长出或齐平。③指抵皮肤：对准穴位，中指指端紧抵腧穴皮肤。④刺入：拇、食指向下用力按压刺入，中指随之屈曲，快速将针刺入。刺入时应保持针身直而不弯。

（2）双手进针法

1）指切进针法：又称爪切进针法。操作要点：①消毒：腧穴皮肤、医生双手常规消毒。②押手固定穴区皮肤：押手拇指或食指指甲切掐固定腧穴处皮肤。③持针：刺手拇、食、中指三指指腹持针。④刺入：将针身紧贴押手指甲缘快速刺入。本法适宜于短针的进针。

2）夹持进针法：又称骈指进针法。操作要点：①消毒：腧穴皮肤、医生双手常规消毒。②持针：押手拇、食指持消毒干棉球裹住针身下段，以针尖端露出 $0.3 \sim 0.5 \mathrm{cm}$ 为宜；刺手拇、食、中三指指腹夹持针柄，使针身垂直。③刺入：将针尖固定在腧穴皮肤表面，刺手捻转针柄，押手下压，双手配合，同时用力，迅速将针刺入腧穴皮下。本法适用于长针的进针。

3）提捏进针法：操作要点：①消毒：腧穴皮肤、医生双手常规消毒。②押手提捏穴旁皮肉：押手拇、食指轻轻提捏腧穴近旁的皮肉，提捏的力度大小要适当。③持针：刺手拇、食、中指三指指腹持针。④刺入：刺手持针快速刺入腧穴。刺入时常与平刺结合。本法适用于皮肉浅薄部位的腧穴进针。

4）舒张进针法：操作要点：①消毒：腧穴皮肤、医生双手常规消毒。②押手绷紧皮肤：以押手拇、食指或食、中指把腧穴处皮肤向两侧轻轻撑开，使之绷紧，两指间的距离要适当。③持针：刺手拇、食、中指三指指腹持针。④刺入：刺手持针，于押手两指间的腧穴处迅速刺入。本法适用于皮肤松弛部位的腧穴进针。

2. 针刺的角度、深度

（1）针刺的角度：是指进针时针身与皮肤表面所形成的夹角。一般分直刺、斜刺、平刺3种。

1）直刺：是指进针时针身与皮肤表面呈90°垂直刺入。此法适用于大部分的腧穴。

2）斜刺：是指进针时针身与皮肤表面呈45°左右倾斜刺入。此法适用于肌肉浅薄处或内有重要脏器，或不宜直刺、深刺的腧穴。

3）平刺：又称横刺、沿皮刺，是指进针时针身与皮肤表面呈15°左右沿皮刺入。此法适用于皮薄肉少部位的腧穴。

（2）针刺的深度：是指针身刺入腧穴的深浅度。决定针刺深度的基本原则是安全且取得针感。每一腧穴的针刺深度必须与病情、病位、腧穴所在部位、经络阴阳属性、体质、年龄、时令、得气与补泻的要求等相结合而灵活应用。眼部、颈项部、胸背部等重要脏器部位的腧穴，一定要准确掌握针刺的角度、方向与深度。

1）年龄：年老体弱，气血虚衰，小儿娇嫩，稚阴稚阳，均不宜深刺。中青年身强体壮者，可适当深刺。

2）体质：对形瘦体弱者，宜相应浅刺；形盛体强者，宜深刺。

3）病情：新病、阳证、热证、虚证宜浅刺；久病、阴证、寒证、实证宜深刺。

4）病位：在表、在肌肤宜浅刺；在里、在筋骨、在脏腑宜深刺。

5）腧穴所在部位：头面、胸腹及皮薄肉少处的腧穴宜浅刺。四肢、臂、腹及肌肉丰满处的腧穴可深刺。

6）季节：一般原则是春夏宜浅刺，秋冬宜深刺。针刺的角度和深度相互关联，一般来说，深刺多用直刺，浅刺多用斜刺、平刺。

3. 行针与得气

（1）行针：又名运针，是指进针后为了使患者产生针刺感觉而施行的各种针刺手法。行针的基本手法有提插法、捻转法两种，两种手法既可单独应用，又可配合应用。

（2）针感：又称"得气"，是指毫针刺入腧穴一定深度后，施以提插或捻转等行针手法，使针刺部位产生的酸、麻、重、胀等感觉，并从局部向一定方向传导。操作者可有针下的沉紧感。

4. 补泻手法

补法泛指能鼓舞人体正气，使低下的功能恢复旺盛的方法。泻法泛指能泻病邪，使亢进的功能恢复正常的方法。补泻效果的产生主要取决于机体的功能状态、腧穴的特性、针刺的手法。针刺手法是产生补泻作用的主要手段，一般轻刺激量为补，重刺激量为泻，中等刺激量为平补平泻。

（1）补法：进针慢而浅，提插、捻转幅度小，频率慢，用力轻，留针后不捻转，出针后多揉按针孔，多用于虚证。

（2）泻法：进针快而深，提插、捻转幅度大，频率快，用力重，留针时间长且反复捻转，出针后不揉按针孔，多用于实证。

（3）平补平泻：进针深度适中，施以均匀的提插、捻转手法，即每次提插的幅度、捻转的角度要基本一致，频率适中，节律和缓，针感强弱适当，多用于一般患者。

5. 留针与出针

（1）留针：使针留置于腧穴内一定时间，称为留针。目的是加强针刺作用和便于继续行针施术。一般留针时间为 10~20 分钟。对于一些顽固性、疼痛性、痉挛性疾病，需增加留针时间，可延长至 1 小时或数小时，并间歇予以行针，保持一定的刺激量，以增强疗效。

（2）出针：押手持无菌棉签轻压针刺部位，刺手拇、食指持针柄，将针退出皮肤后，立即用棉签按压针孔，以防出血。

6. 针刺意外的护理与预防

（1）晕针：在针刺过程中患者出现头晕目眩、面色苍白、胸闷心慌、恶心，甚至四肢冷、出冷汗、脉搏微弱或神志昏迷、血压下降、大便失禁等晕厥现象，称为晕针。

原因：多见于初次接受治疗的患者，可因精神紧张、体质虚弱、过度劳累、饥饿，或大汗、大泻、大失血后，或体位不适，或操作者手法过重、刺激量过大而引起。

护理：立即停止针刺，将针迅速取出。患者平卧，头部放低，松开衣带，注意保暖。清醒者予以温开水或糖水，即可恢复。如已发生晕针，予以指掐或针刺急救穴，如人中、内关、足三里等穴；或灸百会、关元、气海等穴。若症状仍不缓解，可配合其他急救措施。

预防：对初次接受针刺者，要做好解释工作，解除其恐惧、紧张心理；正确选取舒适、持久的体位，尽量采取卧位；选穴宜少，手法要轻；对劳累、饥饿、大汗的患者，应嘱其休息、进食、饮水后再予针刺；针刺过程中，应随时观察患者的神色，询问其感觉，有头晕心慌时应停止操作或起针，并让患者卧床休息。

（2）滞针：在针刺腧穴后，操作者感觉针下涩滞，提插、捻转、出针均感困难，而患者则感觉疼痛的现象。

原因：患者精神紧张，针刺后局部肌肉强烈挛缩，或因行针时捻转角度过大、过快和持续单向捻转等，致肌纤维缠绕针身所致。

护理：嘱患者消除紧张情绪，使局部肌肉放松，操作者揉按穴位四周，或弹动针柄。如仍不能放松，可在腧穴附近再刺一针，以宣散气血、缓解痉挛，然后将针起出。若因单向捻针而致者，需反向将针捻回后起针。

预防：对精神紧张及初诊患者，应先做好解释工作，消除顾虑；进针时应避开肌腱；行针手法宜轻巧；捻转角度不宜过大、过快；避免连续单向捻转。

（3）弯针：是指进针时或将针刺入腧穴后，针身在体内发生弯曲的现象。

原因：进针手法不熟练，用力过猛、过快，或针下碰到坚硬组织，或因患者在留针过程中改变体位，或因针柄受外力碰撞，或因滞针处理不当等。

护理：发生弯针后，切忌用力捻转、提插。应顺着针弯曲的方向将针慢慢退出；若患者体位改变，则应嘱患者恢复原来的体位，使局部肌肉放松，再行退针。

预防：操作者手法要熟练，指力要轻巧，避免进针过猛、过速。患者的体位要舒适，留针期间不得随意变动体位。针刺部位和针柄不得受外物碰压。

（4）断针：又称折针，是指针体折断在人体内的现象。

原因：多由于针具质量差，或针身、针柄有剥蚀损伤，术前疏于检查或针刺时将针身全部刺入，行针时强力提插、捻转；或留针时患者体位改变或遇弯针、滞针未及时正确处理，并强力抽拔；或因外物碰压。

护理：嘱患者不要惊慌，保持原有体位，以免断端向深层陷入。若断针尚有部分露于皮肤之外，可用镊子或血管钳拔出。若断端与皮肤相平，可轻轻下压周围组织，使针体显露后再拔。若断端全部深入皮下，须在 X 线下定位，手术取出。

预防：进针前仔细检查针具，不符合要求者剔除不用。针身不可全部刺入，避免过猛、过强地捻转、提插。针刺和留针时患者不能随意更换体位。发生弯针、滞针时应及时处理，不可强行硬拔。

（5）血肿：是指针刺部位出现皮下出血而引起肿痛的现象，表现为出针后皮肤青紫或肿起，局部疼痛。

原因：针尖弯曲带钩，使皮肉受损或损伤血管所致。

护理：若微量皮下出血而出现小块青紫时，一般不必处理，可自行消退。若局部肿胀疼痛较剧，青紫面积大而且影响活动功能时，可先做冷敷止血后，再做热敷，促使血肿消散吸收。

预防：仔细检查针具，熟悉人体解剖部位，针刺时避开血管。针刺手法不宜过重，切忌强力搅针，并嘱患者不可随便移动体位。出针时，立即用无菌棉签揉按、压迫针孔。容易出血的穴位有太阳穴、百会穴、合谷穴以及面部的腧穴等。

（6）气胸

原因：凡胸背部或锁骨上窝针刺过深或角度不当，均可能造成创伤性气胸，表现为胸闷、胸痛、咳嗽，甚则呼吸困难、面色苍白、发绀、晕厥等，处理不当可造成死亡。

护理：发现气胸后应立即报告医生，让患者卧床或半卧位休息，配合医生进行对症处理，如吸氧、输液、观察生命体征，必要时行胸腔穿刺抽气。

预防：凡是胸背部或锁骨上窝的腧穴均应浅刺或斜刺，切忌刺入过深。

（7）大出血

原因：由于腧穴定位不正确，刺入较大动脉，如颈动脉、腹主动脉、股动脉等，均可造成大出血。

护理：立即用消毒纱布压迫出血部位，同时报告医生进行抢救。观察患者生命体征，必要时输液、输血。

预防：进针时避开大血管处。

7. 评估要点

评估患者的主要症状、发病部位、体质、针刺部位皮肤情况、心理状态。

8. 注意事项

（1）患者在饥饿、疲劳、精神高度紧张时不宜进行针刺。体弱者（身形瘦弱、气血亏虚）不宜用强刺激。孕妇、经期妇女尽量不采用针刺法。

（2）针刺时尽量取卧位，进针后立即盖好衣被，以防感冒。

（3）针刺时严格按照无菌技术进行操作，一个穴位使用一枚针，防止交叉感染。

（4）针刺时应避开皮肤瘢痕、感染、溃疡、肿瘤部位，有自发出血倾向者不宜针刺。

（5）对胸、胁、腰、背部所居之验穴，以及眼区、项部、脊椎部的腧穴应严格掌握进针的深度、角度，以防止事故发生。

（6）针刺过程中应随时观察患者的全身状态。

（二）皮肤针法

皮肤针又称"梅花针""七星针"，是用多支短针组成的用来叩刺人体一定部位或穴位的一种针具。皮肤针由针盘和针柄组成，针盘下面散嵌着不锈钢短针。根据所嵌不锈钢短针的数目不同，可分别称为梅花针、七星针、罗汉针。

1. 适用范围

适用于痛证（头痛、胁痛、腰痛、背痛、肋间神经痛、痛经）、近视、视神经萎缩、失眠、高血压、感冒、咳嗽、急性扁桃体炎、慢性胃肠疾患、斑秃、顽痹等。

2. 评估要点

患者既往史、体质状况、主要症状、发病原因、局部皮肤情况、患者对疾病的认识、心理状况。

3. 注意事项

（1）皮肤针应严格消毒或使用一次性皮肤针。局部皮肤在叩刺前后都应用75%乙醇消毒。

（2）皮肤针必须平齐、无钩毛。

（3）叩刺时动作敏捷，针尖垂直向下，以免造成患者疼痛。

（4）局部有溃疡、破损、瘢痕者不宜使用本法。急性传染性疾病和急腹症患者不适用本法。

（5）叩刺局部如有出血，用75%乙醇消毒，并用无菌纱布包扎止血，防止感染。

（三）皮内针法

皮内针法是用特制的小型针具固定于腧穴部位的皮内，做较长时间留针的一种方法，又称"埋针法"。因为它能给皮肤以弱而长时间的刺激，可调整经络脏腑功能，达到防治疾病的目的。针刺部位多以不妨碍正常活动处腧穴为主，如背俞穴、四肢部腧穴和耳穴。

1. 适用范围

适用于某些需要久留针且经常发作的疼痛性疾病和久治不愈的顽固性疾病，如痛证（神经性头痛、牙痛、三叉神经痛、胃痛、胆绞痛、痛经）、神经衰弱、高血压、哮喘、痹证等。

2. 评估要点

患者既往史、主要症状、临床表现、局部皮肤情况、患者对疼痛的耐受程度、心理状况。

3. 注意事项

（1）关节附近不可埋针，因活动时会疼痛。胸腹部因呼吸时会活动，亦不宜埋针。

（2）埋针后，如患者感觉疼痛或妨碍肢体活动时，应将针取出。

（3）严格执行无菌技术，埋针处不可浸水。根据病情决定留针时间的长短，一般为 3～5 天，最长可达 7 天。夏季为防止感染，留针 1～2 天为宜。

二、推拿疗法

推拿，又称"按摩"，属中医外治法之一，是指在中医基础理论（尤其是经络腧穴学说）指导下，根据病情，运用各种手法作用于人体体表特定部位或腧穴上，以调节机体生理、病理状态，从而达到防治疾病目的的一种方法。推拿法具有疏通经络、滑利关节、舒筋整复、活血祛瘀、调整脏腑气血功能、增强人体抗病能力等作用。

（一）常用的推拿手法

用手或肢体其他部分，按各种特定的规范动作在体表操作的方法，称为推拿手法。手法是推拿治病的主要手段，其基本要求是持久、有力、均匀、柔和。根据手法的动作形态，推拿手法可分为以下几类。

1. 一指禅推法

用拇指指腹或指端着力于推拿部位，腕部放松、沉肩、垂肘、悬腕，肘关节略低于手腕，以肘部为支点，前臂做主动摆动，带动腕部摆动和拇指关节做屈伸运动。本法的操作频率为 120～160 次/分，压力、频率、摆动幅度要均匀，动作要灵活。操作时要求患者有透热感。本法接触面积较小，但深透度大，常用于头面部、胸腹部及四肢等处。

2. 滚法

以小指掌指关节背侧附着于一定部位，以肘部为支点，前臂做主动摆动，带动腕部做伸屈和前臂旋转的复合运动。注意压力、频率、摆动幅度要均匀，动作要协调而有节律。本法压力大，接触面也较大，适用于肩背、腰臀及四肢等肌肉较丰厚的部位。

3. 推法

用指、掌或肘部着力于一定部位上，进行单方向的直线摩擦。用指称指推法，用掌称掌推法,用肘称肘推法。操作时指、掌、肘要紧贴体表,用力要稳,速度缓慢而均匀,以能使肌肤深层透热而不擦伤皮肤为度。此法可在人体各部位使用。

4. 揉法

用手掌大鱼际或掌根或手指指腹吸定于一定部位或穴位上,腕部放松,以肘部为支点,前臂做主动摆动,带动腕部和手指做轻柔和缓的摆动。操作时压力要轻柔,动作要协调而有节律,一般操作频率120～160次/分。本法刺激量小,适用于全身各部位。

5. 摩法

用手掌掌面或食、中、无名指指腹附着于一定部位或穴位,以腕关节为中心,连同前臂或掌、指做有节律性的环旋运动。操作时肘关节自然弯曲,腕部放松,掌指自然伸直,动作要缓和而协调,频率约为120次/分。本法刺激轻柔和缓,常用于胸腹部、胁肋部。

6. 擦法

又称平推法,是用手掌大鱼际、掌根或小鱼际附着在一定部位,进行直线来回摩擦,使局部皮肤微红为度。操作时腕关节伸直,手指自然伸开,整个指掌要贴在患者体表的治疗部位,以肩关节为支点,上臂主动带动手掌做前后或上下往返移动。操作时掌下的压力不宜太大,但推动的幅度要大,动作要均匀连续,呼吸自然,不可屏气,操作频率为100～120次/分。其中以小鱼际及手掌尺侧着力者,称侧擦法;以大鱼际着力者,称鱼际擦法;以全掌着力者,称掌擦法。本法适用于胸腹部、肩背部、腰臀部及四肢部。

7. 拿法

捏提起谓之拿,即用拇指与食、中两指,或用拇指与其余四指相对用力,在一定部位或穴位上进行有节律性地提捏。操作时用力要由轻而重,不可突然用力,动作要和缓而有连续性。临床常配合其他手法使用于颈项、肩背、腹部和四肢等部位。

8. 搓法

用双手掌面夹住一定部位,相对用力做快速搓揉,同时做上下往返移动。操作时双手用力要对称,搓动要快,移动要慢。手法由轻到重,再由重到轻;由慢到快,再由快到慢。本法适用于腰背、胁肋及四肢部位,而以上肢部最为常用,一般常作为推拿治疗的结束手法。

9. 抹法

用单手或双手拇指指腹紧贴皮肤,做上下或左右往返移动。操作时用力要轻而不浮，重而不滞。本法适用于头面部及颈项部。

10. 抖法

用双手握住患者的上肢或下肢远端，用力做连续、小幅度的上下颤动。操作时颤动幅度要小，频率要快。本法适用于四肢部，而以上肢最为常用，临床上常与搓法配合，作为治疗的结束手法。

11. 振法

用手指或手掌着力于体表，前臂和手部的肌肉强力地静止性用力，产生颤动。用手指着力称指振法；用手掌着力称掌振法。操作时力量要集中在指端或手掌上，振动的频率越高，着力越重。此法多用单手操作，也可双手同时进行，适用于全身各部位。

12. 按法

用拇指端或指腹按压体表，称为指按法。用单掌或双掌，也可用双掌重叠按压体表，称掌按法。操作时着力部位要紧贴体表，不可移动，用力要由轻而重，不可用暴力猛然按压。按法在临床上常与揉法结合应用，组成揉按复合手法。指按法适用于全身各部位，掌按法适用于腰背部及腹部。

13. 点法

有拇指点法和屈指点法两种。拇指点是用拇指指端点压体表。屈指点又分为屈拇指点法，即用拇指指间关节桡侧点压体表；和屈食指点法，即用食指近侧指间关节点压体表。本法作用面积小、刺激量大，常用在肌肉较薄的骨缝处。

14. 捏法

用拇指与食、中两指或拇指与其余四指将患处皮肤、肌肉捏起，相对用力挤压。操作时要边捏边交替前进，均匀而有节律。此法适应于头部、颈项部、肩背部及四肢。

15. 拍法

用虚掌拍打体表，称拍法。操作时手指自然并拢，掌指关节微屈，平稳而有节奏地拍打患部。本法适用于肩背部、腰臀部及下肢部。

16. 弹法

用一手指指腹紧压另一手指指甲，受压手指端用力弹出，连续弹击治疗部位的方法。操作时弹击力要均匀，频率为 120～160 次/分。本法适用于全身各部，尤以头面部、颈项部最为常用。

（二）推拿疗法的应用

推拿疗法适用于临床各科疾病，如内科疾病中的感冒、哮喘、胃痛、腹泻、便秘，失眠、偏瘫等；外科手术后的粘连；妇科疾病中的痛经；儿科疾病中的消化不良、小儿麻痹后遗症、泄泻、遗尿等；五官科疾病中假性近视、慢性鼻炎、耳鸣等；骨伤科疾病中的腰椎间盘突出症、颈椎病、软组织急性扭挫伤、慢性劳损、骨质增生、骨折及关节脱位的恢复期等，尤其对骨伤科疾患及各种疼痛性疾病疗效显著。

第三节　生活起居护理原则

中医非常重视人的生活起居，认为良好的生活方式是"饮食有节，起居有常，不妄作劳"。健康的生活起居护理主要包括以下几方面内容。

一、起居有常

起居有常，是指生活作息规律，制定合理的作息时间，以顺应自然界的阴阳消长规律及人体的生理常规。其中最重要的是适应昼夜节律变化。

古人将一天划分为十二个时辰，根据子午流注法，如胆主子时（23～1时），胆经旺，胆汁推陈出新；肝主丑时（1～3时），肝经旺，肝血推陈出新；肺主寅时（3～5时），肺经旺，将肝贮藏的新鲜血液输送百脉，迎接新一天的到来。清晨卯时（5～7时）需静养，辰时（7～9时）、午时（11～13时）宜进餐，子（23～1时）、丑（1～3时）、寅（3～5时）、卯（5～7时）宜安眠。

二、安卧有方

安卧有方，是指良好的睡眠习惯，即日出而作，日落而息，不过夜生活，睡眠环境舒适、安静、无噪音、温度适宜等。睡眠也是人体调节阴阳平衡的需要，睡前必须情绪平稳、心思宁静。只有先定心静神方能入睡，喜怒不节、悲忧不解、思虑过度、烦躁不安都会扰乱心神而影响睡眠质量，有碍健康。

三、谨防劳伤

谨防劳伤包括慎房帷及防劳作伤。慎房帷包括两方面含义：一方面指要顺应天性，不宜禁欲；另一方面指要节制房事，保精养生。这是保肾固精、避免生理功能失调的重要措施。防劳作伤，是指劳作要适度，既不能使身体过于劳累，也不能过于安逸，要坚持循序渐进、量力而行的原则。这也是维护机体强壮，避免形伤的需要。

四、居处适宜

在居室环境中，房屋的大小、色彩、家具陈设、清洁卫生等都是非常重要的因素。

五、衣着宜忌

古今养生学家均认为，服装宜宽不宜紧，并提出："春穿纱，夏着绸，秋天穿呢绒，冬装是棉毛。"内衣应是质地柔软、吸水性好的棉织品，可根据不同年龄、性别和节气变化认真选择。同时，要特别强调"春不忙减衣，秋不忙增衣"的"春捂秋冻"养生措施。

第四节　情志护理

情志护理是以中医基础理论为指导，用科学的护理方法，以良好的护患关系为前提，通过护理人员的语言、表情、姿势、态度、行为及气质等来影响和改善患者的情绪，以减轻和解除其顾虑和烦恼，以及由此产生的躯体症状，使患者能在最佳的心理状态下接受治疗和护理，从而增强战胜疾病的信心，达到早期康复的目的。

一、以情胜情法

利用情志之间的互相制约关系，以一种情志抑制另一种情志，淡化甚至消除不良情绪，从而调节异常的情志变化，恢复正常心理状态的一种情志护理方法。正如《素问·阴阳应象大论》中指出"怒伤肝，悲胜怒"，"喜伤心，恐胜喜"，"思伤脾，怒胜思"，"忧伤肺，喜胜忧"，"恐伤肾，思胜恐"。

二、移情易性法

移情方法包括琴棋书画移情法及运动移情法。

三、言语开导法

通过正面的说理疏导，开导其消除不良心理因素，及时解除患者对病情的各种疑惑，帮助他们多了解一些医学知识，使患者认识到情志对人体健康的影响，从而能自觉地调畅情志，丢掉思想包袱，树立战胜疾病的信心。

四、劝说疏导法

《素问·移情变气论》指出："凡欲诊者，必问饮食居处，数问其情，以从其意。"护理人员要与患者达到"问者不觉烦，病者不觉厌"的境界。

五、顺情从欲法

顺情从欲法是指顺从患者的意愿、意志、情绪，满足患者身心需要的一种治疗方法。患者在患病过程中，情绪多有反常，先顺其情，从其意，积极鼓励并引导患者将郁闷的情绪诉说或发泄出来，以排除其心理障碍，恢复正常的情志活动，从而达到解除其心理负担的目的。

六、暗示法

暗示是以某种信息影响别人的心理活动的特殊方式。暗示有多种分类方法，其中按目的性可分为自然暗示和有意暗示；按效果可分为积极暗示和消极暗示；按方式可分为自我暗示和他人暗示。有人还分为情境暗示、权威暗示、催眠暗示、互动暗示等。

七、释疑解惑法

人患病以后容易产生各种各样的猜疑心理，尤其是久病不愈之人。对于这类患者，医护人员要耐心向他们解释病情，不可搪塞、敷衍，以免加重猜忌。要向患者宣传疾病的有关知识，解除患者不必要的疑虑。

第五节　饮食护理

饮食对人体生命活动和提高治疗效果、促进患者康复有重要功效。护理上应遵循中医理论体系，做好饮食调护。在进行饮食调养的过程中，还要根据具体情况做到辨证施食并注意一些饮食禁忌。

一、一般原则

（一）饮食有节，适时定量

所谓饮食有节，是指饮食要有节制，不能随心所欲，要讲究吃的科学和方法。一日三餐，食之有时，才可以保证消化、吸收正常地进行，脾胃活动能够协调配合，有张有弛，否则会扰乱胃肠消化的正常规律，使脾胃功能失调。

（二）合理膳食，不可偏嗜

合理膳食是指一日三餐所提供的营养必须满足人体的生长、发育和各种生理、体力活动的需要。日常饮食应多样化，粗细相宜，寒热相适，素荤搭配，比例适当，营养全面。

（三）重视脾胃，注意卫生

脾胃为后天之本，气血生化之源，是人体消化食物及生化气血的重要器官。脾胃功能的健全与否直接影响饮食的消化、吸收和输布。在饮食调护过程中，要重视脾胃功能的调理，不能片面追求营养摄入，强进荤腥油腻之品，以免脾胃负担加重，导致病邪滞留，加重病势。

（四）三因制宜

日常生活中也应按照因人、因地、因时的原则来进食食物，以达到补虚、泻实、调整阴阳的目的。

春季饮食可基本沿用冬季食谱，并且适当多摄入一些高能量、高蛋白的食物，如羊肉、鸡蛋、鱼、虾、桃仁、芝麻、大豆等。这些食品既可增强御寒能力，又可补养身体。晚春时期为春夏交换之时，气温偏热，饮食宜清淡。春季饮食忌生冷油腻的食物，可适当进食酸味食物以助肝气舒畅，但不可多食酸而损伤脾胃。

夏季气候炎热，食物应尽量以植物性高蛋白及其制品取代动物蛋白，如豆制品、时令瓜果、深色叶菜等。食用品种应经常变换，还可进食性寒的西瓜、丝瓜、苦瓜等降暑。

秋季气候干燥，最易引起肺气失调，应选择有生津补液、润肺除燥的食物进补，如莲藕、红萝卜、白萝卜、蘑菇、桃仁、芝麻等。

冬季的主食应采用粗细搭配的原则，可进食红薯、玉米、荞麦、红枣、牛羊肉、豆制品、大白菜、萝卜、桃仁、芝麻、枸杞子等。

二、辨证施食

辨证施食的作用在于调整人体体质某些方面的不足和过剩。根据人的不同体质选择相应的食物，才能起到调整阴阳、调理气血偏盛偏衰的作用。如温补食物适用于阳虚体质；清补食物适用于体型较胖、阴虚阳亢、肝气旺盛的患者；平补食物一般人都可食用，对于体质较差、阴阳两虚、气血两亏者也较适宜。

三、饮食特殊宜忌

中医所指的饮食宜忌包括广义和狭义两种概念。广义的饮食宜忌涉及食物与体质、地域、季节、年龄、病情以及饮食调配、用法、用量等方面。狭义的饮食宜忌是指饮食与病情方面的禁忌。

（一）疾病饮食宜忌

疾病的饮食宜忌是根据病证的寒热虚实、阴阳偏盛，结合食物的五味、四气、升降浮沉及归经等特性来加以确定的。食物的性味、功效等应与疾病的属性相适应，否则会影响治疗结果。如脾胃虚寒腹泻患者，忌食寒凉生冷食物；热证患者，宜食寒凉平性之品，忌辛辣、醇酒、炙烤等热性食物，如辣椒、姜、葱、蒜、烟、酒及油炸之品；阳虚者宜温补，忌用寒凉；阴虚者宜滋补、清淡，忌用温热；由于虚证患者多伴有脾胃虚弱、消化吸收功能减退，故应以清淡而富于营养的食物为宜，不宜吃耗气损津、腻滞难化的食物。另外，中医学将能引起旧疾复发、新病增重的食物，称为发物，如腥、膻、辛辣等食物，为风热证、痰热证、斑疹疮疡患者所禁忌。

（二）服药饮食宜忌

服药期间，忌食生冷、黏腻、肉、辛辣、酒酪、腥臭等不易消化及有特殊刺激性的食物。其次，某些药物有特殊禁忌，如甘草、黄连、桔梗、乌梅忌猪肉；薄荷忌鳖肉；茯苓忌醋；鳖甲忌苋菜；天冬忌鲤鱼；白术忌大蒜、桃子、李子；人参忌山楂、萝卜、茶叶；土茯苓忌茶；半夏忌羊肉、羊血、饴糖；厚朴忌豆类；丹皮忌蒜、胡荽。

（三）食物搭配宜忌

根据中医五行理论，有些食物相宜，可以搭配进食，如当归生姜羊肉汤中，温补气血的羊肉与补血止痛的当归和温中散寒的姜配伍，可增强补虚散寒止痛之功，同时还可以去掉羊肉的腥膻味。薏苡粥中添加红枣，可防止薏苡仁清热利湿过偏之性。若食物搭配不当则会削弱食疗效果，要尽量避免，如吃羊肉、狗肉之类温补气血的食物，不应同时吃绿豆、鲜萝卜、西瓜等，否则会减弱前者的温补作用。此外，两种食物合用还可能产生不良作用，如柿子忌茶、白薯忌鸡蛋、葱忌蜂蜜。但是，饮食宜忌不是绝对的，要针对具体病情具体分析，还要注意个体的差异。

03

第三篇

常见病证护理

第一章　心血管科

第一节　常见疾病

一、眩晕病（原发性高血压）

因风阳上扰、痰瘀内阻，使脑窍失养，脑髓不充所致。病位在清窍，与肝、脾、肾三脏关系密切，病性多虚实夹杂。以头晕目眩、视物旋转为主要临床表现。

（一）辨证分型与治法

1. 肾气亏虚证

临床表现：腰脊酸痛（外伤性除外），胫酸膝软，足跟痛，耳鸣或耳聋，心悸或气短，发脱或齿摇，夜尿频，尿后余沥或尿失禁，舌淡苔白。

治法：平补肾气，调和血脉。

2. 痰瘀互结证

临床表现：头重如裹，胸闷，呕吐痰涎，胸痛（刺痛、痛有定处或拒按），脉络瘀血，皮下注射后有瘀斑，肢体麻木或偏瘫，口淡食少，舌胖苔腻，脉滑；或舌质紫暗，有瘀斑瘀点。

治法：祛痰化浊，活血通络。

3. 肝火亢盛证

临床表现：眩晕，头痛，急躁易怒，面红，目赤，口干，口苦，便秘，溲赤，舌红苔黄。

治法：清肝泻火，疏肝凉肝。

4. 阴虚阳亢证

临床表现：腰酸，膝软，五心烦热，心悸，失眠，耳鸣，健忘，舌红少苔。

治法：滋阴补肾，平肝潜阳。

（二）中医护理方案

1. 常见症状/证候施护

（1）眩晕

1）眩晕发作时应卧床休息，改变体位时应动作缓慢，防止跌倒，避免深低头、旋转等动作。环境宜清静，避免声、光刺激。

2）观察眩晕发作的次数、持续时间、伴随症状及血压变化等。

3）进行血压监测并做好记录。若出现血压持续上升或伴有眩晕加重、头痛剧烈、呕吐、视物模糊、语言謇涩、肢体麻木或行动不便者，要立即报告医师，并做好抢救准备。

4）遵医嘱耳穴贴压，可选择神门、肝、脾、肾、降压沟、心、交感等穴位。

5）遵医嘱穴位按摩，可选择百会、风池、上星、头维、太阳、印堂等穴位，每次20分钟，每晚睡前1次。

6）遵医嘱中药泡足，可根据不同证型，选用相应中药制剂，每日1次。

7）遵医嘱穴位敷贴，可选择双足涌泉穴，每日1次。

（2）头痛

1）观察头痛的性质、持续时间、发作次数及伴随症状。

2）行血压监测并做好记录，若血压异常应及时报告医师并遵医嘱给予处理。

3）头痛时嘱患者卧床休息，抬高床头，改变体位时（如起、坐、下床）动作要缓慢，必要时需有人扶持。

4）避免劳累、情绪激动、精神紧张、环境嘈杂等不良因素。

5）遵医嘱穴位按摩，常用穴位有太阳、印堂、风池、百会等。

6）遵医嘱耳穴贴压，可选择内分泌、神门、皮质下、交感、降压沟等穴位，隔日更换1次，双耳交替贴压。

7）遵医嘱穴位敷贴，取双侧太阳穴，每日1次。

8）目赤、心烦、头痛者，可用菊花泡水代茶饮。

（3）心悸气短

1）观察心悸发作是否与情志、进食、体力活动等因素有关。

2）心悸发作时卧床休息，观察心率、心律、血压、呼吸、神色、汗出等变化。

3）心悸发作有恐惧感者，应有专人陪伴，并给予心理安慰。必要时遵医嘱给予镇静安神类药物。

4）遵医嘱耳穴贴压，可选择心、交感、神门、枕等穴位。

5）遵医嘱穴位按摩，主穴可取内关、通里，配穴为大陵、心俞、膻中、劳宫、照海等。

（4）呕吐痰涎

1）急性发作呕吐剧烈者应暂禁食，呕吐停止后可给予流质或半流质易消化饮食。

2）出现恶心呕吐者应及时清理呕吐物，并指导患者采取正确体位，以防止发生窒息。可按揉双侧内关、合谷、足三里等穴，以降血压止吐。

3）呕吐甚者，可予中药少量频服，并在服药前口含鲜生姜片或服少量姜汁。

4）呕吐停止后，协助患者用温开水或淡盐水漱口，以保持口腔清洁。

5）饮食宜细软、温热素食，如生姜枇杷叶粥或生姜陈皮饮。忌食生冷、肥甘、甜腻生痰之品。

2. 中医特色治疗护理

（1）药物治疗

1）内服中药：①中药与西药的服药时间应间隔 1～2 小时。肾气亏虚证中药宜温服，肝火亢盛证宜凉服。②眩晕伴有呕吐者，宜姜汁滴舌后服，并采用少量频服的方法。③遵医嘱服用调节血压的药物时，应密切观察患者血压变化情况。

2）注射给药：静脉滴注扩血管药应遵医嘱调整滴速，并监测血压、心电图、肝肾功能等变化；指导患者在改变体位时要动作缓慢，预防体位性低血压的发生，如出现头晕、眼花、恶心等症状应立即平卧。

（2）五音疗法：根据不同证型选择不同的音乐，如肝火亢盛者，可给予商调的音乐，有良好的制约愤怒和稳定血压的作用，如《江河水》《汉宫秋月》等；如阴虚阳亢者，可给予羽调的音乐，其柔和清润的特点可有助于滋阴潜阳，如《二泉映月》《寒江残雪》等。

（3）中药药枕：将夏枯草、菊花、草决明和晚蚕沙均量装入布袋制成枕芯，枕于头部，通过药物的发散作用达到清肝明目、息风化痰之功效。

3. 健康指导

（1）生活起居

1）病室保持安静、舒适、空气新鲜，光线不宜过强。

2）眩晕轻者可适当休息，不宜过度疲劳。眩晕急性发作时，应卧床休息，闭目养神，减少头部晃动，切勿摇动床架；症状缓解后方可下床活动，动作宜缓慢，防止跌倒。

3）为避免强光刺激，外出时应配戴变色眼镜；不宜从事高空作业。

4）指导患者自我监测血压，如实做好记录，以供临床治疗参考。

5）指导患者戒烟限酒。

（2）饮食指导

1）指导患者正确选择清淡、高维生素、高钙、低脂肪、低胆固醇、低盐饮食。

2）肾气亏虚者，饮食宜富含营养，如甲鱼、淡菜、银耳等，忌食煎炸炙烤及辛辣，忌烟酒。日常可用黑芝麻、核桃肉捣烂加适当蜂蜜调服。

3）痰瘀互结者，少食肥甘厚腻、生冷荤腥。素体肥胖者，应适当控制饮食；高血压患者饮食不宜过饱；急性发作呕吐剧烈者，应暂时禁食，呕吐停止后可给予半流质饮食。可配合食疗，如荷叶粥等。

4）肝火亢盛者，饮食以清淡为主，宜食山楂、淡菜、紫菜、芹菜等，禁食辛辣、油腻及过咸之品。

5）阴虚阳亢者，饮食宜清淡富于营养、低盐，多吃新鲜蔬菜水果，如芹菜、萝卜、海带、雪梨等，忌食辛辣、动物内脏等，忌烟酒。可配合菊花泡水代茶饮。

（3）情志调理

1）多与患者沟通，了解其心理状态，进行有效地疏导。

2）肝阳上亢、情绪易激动者，讲明情绪激动对疾病的不良影响，指导患者学会自我情绪控制。

3）眩晕较重、心烦焦虑者，减少探视人群，给患者提供安静的休养空间；鼓励患者听舒缓音乐，分散心烦焦虑感。

4）多与患者介绍有关疾病知识及治疗成功经验，增强患者信心，鼓励患者积极面对疾病。

（4）功能锻炼：根据患者病情，在医师指导下可适当选择舌操、降压操等进行功能锻炼；在眩晕缓解期，可在医师指导下进行眩晕康复操进行功能锻炼。

二、胸痹心痛病

因邪痹心络，气血不畅所致。以胸闷胸痛，甚则胸痛彻背、喘息不得卧为主要临床表现。病位在心。

（一）辨证分型与治法

1. 心痛发作期

（1）寒凝血瘀证

临床表现：遇冷则疼痛发作，或闷痛，舌淡暗，苔白腻。

治法：活血散寒止痛。

（2）气滞血瘀证

临床表现：疼痛剧烈，多与情绪因素有关，舌暗或紫暗，苔白。

治法：理气活血止痛。

2. 心痛缓解期

（1）气虚血瘀证

临床表现：胸闷胸痛，动则尤甚，休息时减轻，乏力气短，心悸汗出，舌体胖有齿痕，舌质暗有瘀斑或瘀点，苔薄白。

治法：益气活血化瘀。

（2）气阴两虚，心血瘀阻证

临床表现：胸闷隐痛，时作时止，心悸气短，倦怠懒言，面色少华，头晕目眩，遇劳则甚，舌暗红少津。

治法：益气养阴，活血通脉。

（3）痰阻血瘀证

临床表现：胸脘痞闷如窒而痛，或痛引肩背，气短，肢体沉重，形体肥胖，痰多，纳呆恶心，舌暗，苔浊腻。

治法：通阳泄浊，活血化瘀。

（4）气滞血瘀证

临床表现：胸闷胸痛，时痛时止，窜行左右，疼痛多与情绪因素有关，伴有胁胀，喜太息，舌暗或紫暗，舌苔白。

治法：行气活血。

（5）热毒血瘀证

临床表现：胸痛发作频繁或逐渐加重，口苦口干，口气浊臭，烦热，大便秘结，舌紫暗或暗红，苔黄厚腻。

治法：清热解毒，活血化瘀。

（二）中医护理方案

1. 常见症状/证候施护

（1）胸闷胸痛

1）密切观察胸痛的部位、性质、持续时间、诱发因素及伴随症状，遵医嘱监测心率、心律、脉搏、血压等的变化，若出现异常或胸痛加剧、汗出肢冷时，应立即汇报医师。

2）发作时应绝对卧床休息，必要时给予吸氧。

3）遵医嘱舌下含服麝香保心丸或速效救心丸，必要时舌下含服硝酸甘油，观察疗效。

4）遵医嘱穴位敷贴，取心俞、膈俞、脾俞、肾俞等穴。

5）遵医嘱耳穴贴压，取心、神门、交感、内分泌、肾等穴。

6）遵医嘱中药泡洗，常选用当归、红花等活血化瘀药物。

7）遵医嘱穴位按摩，取内关、神门、心俞等穴。

8）遵医嘱中药离子导入，可选择手少阴心经、手厥阴心包经、足太阳膀胱经的背俞穴等穴位。

9）寒凝血瘀、气虚血瘀者，用隔姜灸，取心俞、膈俞、膻中、气海等穴，每日交替施灸；也可选用艾条灸，取足三里、内关等穴。

（2）心悸气短

1）观察心率、心律、血压、脉搏、呼吸频率与节律、面唇色泽及有无头晕、黑矇等伴随症状。

2）遵医嘱穴位贴敷，取关元、气海、膻中、足三里、太溪、复溜等穴。

3）遵医嘱耳穴贴压，取心、肺、肾、神门、皮质下等穴，伴失眠者配伍交感、内分泌等穴。

4）遵医嘱穴位按摩，取神门、心俞、肾俞、三阴交、内关等穴，伴汗出者加合谷、复溜穴。

5）遵医嘱中药泡洗，选用红花、当归、川芎、薄荷、艾叶等药物，伴失眠者配合按摩涌泉穴。

（3）便秘

1）腹部按摩，顺时针按摩，每次15～20分钟，每日2～3次。

2）遵医嘱穴位贴敷，可用醋调大黄粉、吴茱萸粉或一捻金贴敷神阙穴。

3）遵医嘱穴位按摩，虚寒性便秘取天枢、上巨虚等穴位；实热性便秘取足三里、支沟、上髎、次髎等穴位。

4）晨起饮温水一杯200～300mL（消渴患者除外），15分钟内分次频饮。

5）虚秘者服用苁蓉通便口服液；热秘者口服黄连上清丸或麻仁丸；热毒血瘀者遵医嘱用大黄煎剂200mL灌肠。

2. 中医特色治疗护理

（1）内服中药

1）中药汤剂一般饭后温服。寒凝血瘀者偏热服；热毒血瘀者偏凉服。

2）速效救心丸舌下含服；麝香保心丸、丹参滴丸舌下含服或口服，以上均须密闭保存，置于阴凉干燥处。

3）三七粉用少量温水调服，或装胶囊服用。

4）活血化瘀类中成药宜饭后服用，如冠心丹参胶囊、通心络胶囊、血栓通胶囊、银杏叶片、血府逐瘀口服液等。

5）宁心安神类药宜睡前半小时服用，如枣仁宁心胶囊、琥珀粉等。

6）补益类药宜饭前服用，如滋心阴口服液、补心气口服液等。

（2）注射给药

1）中药注射剂应单独输注，须使用一次性精密输液器；与西药注射剂合用时，建议用生理盐水间隔，注意观察有无不良反应。

2）使用活血化瘀药时应注意观察患者有无出血倾向。其常用药物有丹参、丹红、红景天、血栓通、参芎、舒血宁、红花、灯盏细辛、苦碟子等注射液。

3. 健康指导

（1）生活起居

1）环境安静，空气新鲜，温湿度适宜。

2）避免劳累、饱餐、情绪激动、寒冷、便秘、感染等诱发因素，戒烟限酒。

3）起居有常，发作时休息，缓解期适当锻炼，如快步走、打太极拳等，以不感疲劳为度。

（2）饮食指导

1）寒凝血瘀者，宜食温阳散寒、活血通络的食品，如龙眼肉、羊肉、韭菜、荔枝、山楂、桃仁、薤白、干姜、大蒜等；少食苦瓜等生冷、寒凉之品。食疗方可用薤白粥等。

2）气滞血瘀者，宜食行气活血的食品，如山药、山楂、桃仁、木耳、白萝卜等；少食红薯、豆浆等壅阻气机之品。食疗方可用陈皮桃仁粥等。

3）气虚血瘀者，宜食益气活血的食品，如鸡肉、牛肉、蛇肉、山药、木耳、大枣、薏苡仁等。食疗方可用海蜇煲猪蹄等。

4）气阴两虚、心血瘀阻者，宜食益气养阴、活血通络的食品，如甲鱼、鸭肉、海参、木耳、香菇、山药、荸荠、甘蔗、百合、莲子、藕汁等。食疗方可用山药粥、百合莲子羹等。

5）痰阻血瘀者，宜食通阳泄浊、活血化瘀的食品，如海参、海蜇、薏苡仁、荸荠、冬瓜、海带、白萝卜、蘑菇、百合、扁豆、桃仁、柚子等。食疗方可用薏苡仁桃仁粥等。

6）热毒血瘀者，宜食清热解毒、活血化瘀的食品，如百合、芹菜、菊花、苦瓜、绿豆、莲子芯、黑木耳、荸荠、马齿苋等；忌食羊肉、荔枝、龙眼肉等温燥、动火之品。食疗方可用绿豆汤、菊花决明子粥等。

（3）情志调理

1）保持情绪稳定，避免不良刺激。

2）鼓励患者表达内心感受，针对性给予心理支持。

3）指导患者掌握自我排解不良情绪的方法，如音乐疗法、谈心释放法、转移法。

第二节 专科知识

一、专科检查（治疗）护理要点

（一）心导管检查术

1. 术前护理要点

（1）向患者和家属做好相关解释工作，消除思想顾虑，取得合作。

（2）指导患者练习床上排尿排便、咳嗽、深吸气、屏气等，术中有任何不适时应及时告知医生。

（3）询问患者有无过敏史，遵医嘱给予过敏试验。

（4）术前检查双侧桡动脉、足背动脉搏动情况并标记，术中、术后对照观察。

（5）术前晚指导患者进食少量流质易消化食物，勿过饱。

（6）术前半小时，提醒患者排空大小便。

2. 术后护理要点

（1）遵医嘱予心电监护，监测生命体征。

（2）拔除股动脉鞘管护理

1）穿刺处压迫15~20分钟彻底止血。

2）沙袋加压包扎6小时。

3）穿刺侧肢体制动12小时。

（3）拔除桡动脉鞘管护理

1）穿刺处压迫3~5分钟彻底止血。

2）加压止血器止血24小时。

3）患者可下床活动。

（4）使用血管缝合器患者，应卧床3~4小时后下床活动。

（5）密切观察患者穿刺侧肢体的颜色、温度、感觉，观察桡动脉、足背动脉搏动是否有力和对称，穿刺点有无瘀血、血肿等情况。若发现穿刺侧肢体疼痛、肤色苍白或发绀、肢体发凉、足背动脉搏动减弱或消失，应及时通知医生，给予相应处理。

（6）指导患者术后进食清淡、易消化的饮食，避免过饱；鼓励多饮水；心功能较差者，遵医嘱适当限制液体入量，并观察出入量变化。

（二）心脏起搏治疗术

1. 术前护理要点

（1）向患者和家属做好相关解释工作，消除思想顾虑，取得合作。

（2）指导患者练习床上排尿排便、咳嗽、深吸气、屏气等，术中有任何不适时应及时告知医生。

（3）询问患者有无过敏史，遵医嘱给予过敏试验。

（4）术区备皮，病情允许可洗澡更衣。植入临时起搏器患者于会阴部及双侧腹股沟处备皮；永久起搏器于颈部、左前胸、腋下备皮。

（5）术前 6 小时禁食，2 小时禁水。

（6）左侧肢体建立静脉留置针通道。

（7）术前半小时，提醒患者排空大小便。

2. 术后护理要点

（1）遵医嘱予心电监护，监测生命体征。

（2）局部伤口沙袋压迫 6 ~ 8 小时，观察伤口有无渗血、出血、血肿及皮肤温度、颜色的变化。

（3）保持伤口清洁干燥，术后 24 小时换药一次，第 7 日拆线。植入临时起搏器患者每日换药，防止感染。

（4）术侧肢体禁止输液。

（5）植入临时起搏器患者术后绝对卧床休息，注意保持术侧肢体平直，避免屈曲和过度活动，防止电极脱位。

（6）植入永久起搏器患者术后 8 ~ 12 小时平卧或左侧卧位，避免右侧卧位，可将床头抬高 30°左右；术肢勿过度活动，以防电极脱位。

（7）指导患者进流质、易消化饮食，勿用力咳嗽，如咳嗽应用手按压伤口，必要时给予止咳药。

（8）观察有无感染、出血、电极导线脱落、皮肤压迫性坏死等并发症。

（三）植入永久心脏起搏器术

术后护理要点

（1）每天安静时（特别是早上起床时）数脉搏，出现脉率改变或安装起搏器前的症状需及时就诊。

（2）植入起搏器2周内勿高举手臂；6周内勿游泳、打高尔夫球、网球、提重物；6周后可进行一般的活动，但应避免接触性运动（如篮球、足球等）和有剧烈震动的运动（如骑马、开碰碰车等），以免电极脱位。

（3）洗澡时勿用力揉搓起搏器及导管部位的皮肤，勿抚摸、移动、打击或撞击皮肤下的起搏器。

（4）避免接触、靠近强电磁场。

（5）妥善保存并随身携带起搏器植入卡。

（6）出院后半年内，应每1~2个月随访1次；情况稳定后可改为每半年随访1次；接近起搏器使用年限时，遵医嘱将随访时间缩短，并及时更换起搏器电池。

（四）射频消融术

1. 术前护理要点

（1）向患者和家属做好相关解释工作，消除思想顾虑，取得合作。

（2）指导患者练习床上排尿排便、咳嗽、深吸气、屏气等，术中有任何不适时应及时告知医生。

（3）询问患者有无过敏史，遵医嘱给予过敏试验。

（4）术前1日于会阴部、双侧腹股沟、胸部及颈部备皮。

（5）术前1日查双侧股动脉、足背动脉搏动情况并标记，术中/后对照观察。

（6）术前4小时禁食。

（7）术前半小时，提醒患者排空大小便。

2. 术后护理要点

（1）遵医嘱予心电监护，监测生命体征。

（2）术后卧床休息24小时，动脉穿刺侧肢体平伸8小时，静脉穿刺侧肢体平伸4小时。

（3）密切观察患者穿刺侧肢体的颜色、温度、感觉，足背动脉搏动是否有力和对称，穿刺点有无瘀血、血肿等情况。

（4）术后咳嗽或打喷嚏时应按压伤口和穿刺处皮肤。

（5）指导患者进食清淡、易消化的饮食，避免过饱；鼓励患者多饮水，心功能较差者遵医嘱适当限制液体的入量，并观察出入量的变化。

（6）观察患者有无急性心包填塞、肺动脉栓塞、感染等并发症。

（7）使用抗血小板聚集药物时观察患者有无出血倾向。

二、常见心律失常的心电图特点

（一）窦性心动过速

1. 窦性 P 波的频率 >100 次/分，规律出现。

2. P‑R 间期≥0.12 秒。

3. P 波在 aVR 导联倒置。

（二）心房颤动

1. P 波消失。

2. 出现大小不等、形态各异、间隔不均匀的 f 波。

3. 频率 350～600 次/分。

（三）心室颤动

1. P‑QRS‑T 波消失。

2. 出现大小、形态、间隔极不一致的低小波。

3. 频率 200～500 次/分。

三、常见急危重症急救配合要点

（一）急性左心衰竭

1. 患者出现以下症状时，可判断为急性左心衰竭：呼吸困难、咳粉红色泡沫痰、强迫体位、发绀发白、大汗烦躁、皮肤湿冷、脉搏细数、意识丧失等。

2. 协助患者取坐位，双腿下垂。呼叫医生及其他护士。

3. 高流量吸氧，密切观察患者生命体征，保持血氧饱和度在 95% 以上。

4. 建立静脉通路，控制液体入量，及时擦干汗液。

5. 遵医嘱使用急救药物。

6. 记录护理记录单。

（二）心搏骤停

1. 紧急评估患者意识情况、呼吸道是否通畅及生命体征。

2. 通知医生及其他护理人员，记录抢救时间。

3. 准备抢救车及除颤仪。

4. 遵医嘱进行 CPR、电除颤等急救措施。

5. 建立静脉通路，遵医嘱使用急救药物。

6. 记录护理记录单。

第三节　专科技术

一、心电监护技术

1. 遵医嘱为患者配戴心电监测仪器。

2. 按导联部位粘贴电极片，保持电极片和皮肤贴合完好，避免导线打折。

3. 定时记录监测数据，发现异常立即查看并通知医生。

4. 每周更换电极片位置，观察患者有无皮肤过敏。

二、除颤技术

1. 确定患者为室颤，遵医嘱准备除颤仪。

2. 观察胸前皮肤有无潮湿、破损。

3. 在电极板上均匀涂抹导电糊，或在患者除颤部位覆盖生理盐水纱布。

4. 将电极板放置于患者心底部及心尖部，避开内置起搏器及电极片的部位。两个电极板间隔大于 10cm。

5. 遵医嘱选择除颤强度，疏散人群，进行除颤。

6. 除颤后立即进行 CPR。

三、心电图机的使用方法

1. 检查床宽度应大于 80cm，以免患者肢体紧张而引起肌电干扰；当出现肌电干扰时，检查人员应协助患者放松。

2. 酒精消毒皮肤，正确连接电极。

3. 四肢电极连接：右手臂—R（红）；左手臂—L（黄）；右脚—RF（黑）；左脚—F（绿）。

4. 胸部电极连接：胸骨右缘第 4 肋间隙—V_1（红）；胸骨左缘第 4 肋间隙—V_2（黄）；V_2 与 V_4 之间—V_3（绿）；左第 5 肋间隙锁骨中线处—V_4（棕）；左腋前线与 V_4 同一平面—V_5（黑）；左腋中线与 V_4 同一平面—V_6（紫）。

5. 女性乳房下垂者应托起乳房，不应将导联安放在乳房下。

6. 撤除胸前导联时，不可强行拔下，以免损伤皮肤。

四、穴位敷贴技术

1. 评估敷贴部位的皮肤情况；女性患者妊娠期禁用。

2. 充分暴露贴敷部位，同时注意保暖并保护隐私。

3. 药膏薄厚要均匀，一般以 0.2 ~ 0.5cm 为宜，并保持一定的湿度。

4. 观察局部及全身情况，若出现红疹、瘙痒、水疱等过敏现象，应停止使用，立即报告医生，并遵医嘱予以处理。

5. 贴敷期间，应避免食用寒凉、过咸的食物，避免海味、辛辣及牛羊肉等食物，忌烟酒。

五、耳穴贴压技术

1. 评估耳部皮肤情况、患者对疼痛的耐受程度；女性患者妊娠期禁用。

2. 使用探针的力度应适宜，准确探寻敏感点。

3. 用75%酒精擦拭耳部皮肤并待干。

4. 一般留置3~7天，两耳交替使用，并正确按压。

5. 观察耳穴贴是否固定良好、症状是否缓解、耳部皮肤有无红、肿、破溃等，如有不适立即停止使用。

六、灸法

1. 评估施灸处皮肤情况、患者对艾灸气味的接受程度。颜面部、大血管部、孕妇腹部及腰骶部不宜施灸。

2. 告知患者施灸后局部皮肤出现微红、灼热，属正常现象；如灸后出现小水疱，无需处理，可自行吸收；水疱较大时，需立即报告医生，并配合处理。

3. 调节室内温度，保持室内空气流通。

4. 患者体位舒适，充分暴露施灸部位，注意保暖及保护隐私。

5. 不宜在饭前空腹或饭后立即施灸。施灸部位宜先上后下，先灸头顶、胸背部，后灸腹部、四肢。

6. 随时询问患者有无灼痛感，及时弹去艾灰。

7. 初次使用灸法时，以小剂量、短时间为宜，待患者能耐受后，再逐渐增加剂量。

第四节 专科用药

一、常用西药

（一）降压药

遵医嘱按时用药，勿随意增减用量。

1. 血管紧张素Ⅱ受体阻断剂 ARB（沙坦类）

适应证：左心室肥厚、心力衰竭。

禁忌证：妊娠、高血钾、双侧肾动脉狭窄。

不良反应：血钾升高。

2. 血管紧张素转换酶抑制剂 ACEI（普利类）

适应证：充血性心力衰竭、心梗后期。

禁忌证：妊娠、高血钾、双侧肾动脉狭窄。

不良反应：干咳、头痛、血钾升高。

3. β受体阻滞剂（洛尔类）

适应证：心肌梗死、快速型心律失常、心绞痛。

禁忌证：房室传导阻滞、哮喘、慢性阻塞性肺疾病。

不良反应：支气管痉挛、心功能抑制、四肢冰冷、无力、失眠。

4. 钙拮抗剂 CCB（地平类）

适应证：心绞痛、颈动脉粥样硬化、心动过速。

禁忌证：房室传导阻滞、充血性心力衰竭。

不良反应：头痛、面部潮红、足踝水肿。

（二）利尿药

适应证：充血性心力衰竭、老年高血压。

禁忌证：痛风、肾衰竭、高血钾。

不良反应：血钾和血钠减低、血尿酸升高。

（三）抗血小板聚集药/抗凝药

1. 观察患者有无牙龈及皮下注射出血倾向。

2. 关注患者凝血功能检验结果。

3. 嘱患者用软毛牙刷刷牙，以免刺激牙龈导致出血。

4. 嘱患者服用温软食物，以免划破胃黏膜导致出血。

（四）降脂药

1. 关注患者肝肾功能检验结果。

2. 嘱患者服用降脂药物期间，勿服用西柚汁，以免增加药物不良反应。

二、常用口服中成药

1. 速效救心丸

用法用量：含服，一次 4～6 粒，一日 3 次；急性发作时，一次 10～15 粒。

注意事项：平时喜食热饮、大便易稀溏的脾胃虚寒者，或遇寒受凉后易发心绞痛的患者不宜服用；舌红苔少、心烦、手足心热、失眠多梦的患者不宜服用。孕妇禁用。

2. 麝香保心丸

用法用量：口服，一次 1～2 丸，一日 3 次。

注意事项：孕妇及过敏体质者慎用。用药期间，心绞痛频繁发作或持续发作者，应及时就医。

3. 复方丹参滴丸

用法用量：口服或舌下含服，一次 10 丸，一日 3 次。

注意事项：孕妇慎用。

三、常用中药注射剂

1. 丹红注射液

（1）不宜与喹诺酮类药物合用，如伊诺沙星、左氧氟沙星、环丙沙星、氧氟沙星、洛美沙星等注射液。

（2）现用现配，单独使用，使用间隔液。

（3）配药注射器针头应全部浸入液体中推注药液，以减少气泡产生。

（4）本药具有活血化瘀的功效，孕妇、哺乳期妇女、有出血倾向者禁用；月经期妇女慎用。

（5）使用本药期间如需应用其他活血药及抗凝药时，应谨慎。

（6）控制输液速度，以≤60 滴/分为宜，心脏病患者输液速度应控制在 30～40 滴/分。

（7）密切观察用药反应，特别是首次用药及每次开始用药的 30 分钟内，及早发现不良反应，遵医嘱及早处理。个别病例在连续用药数次、数天后，也可出现严重的迟发型过敏反应。

（8）观察患者是否出现皮疹、瘙痒、头痛、头晕、心悸、寒战、发热、面部潮红、恶心呕吐、腹泻、胸闷、呼吸困难、喉头水肿、抽搐等不良反应，及时通知医生。

（9）指导患者用药期间宜清淡饮食，忌食鱼腥发物。

2. 丹参注射液

（1）不宜与止血类药物合用，如维生素 K、凝血酶等。丹参注射液会降低止血类药物的活性。

（2）不宜与阿托品合用。丹参的降压作用可被阿托品阻断，导致药效降低。不宜与抗肿瘤类药物合用。丹参具有活血作用，会促进肿瘤的转移。

（3）不宜与蛋白质和重金属盐类药物合用，易发生过敏反应。不宜与氯霉素、去甲万古霉素、注射用甲磺酸酚妥拉明、氨溴索、川芎嗪、细胞色素 C、胸腺肽、甘露醇、右旋糖酐等药物合用。

（4）现用现配，单独使用，使用间隔液。

（5）配药注射器针头应全部浸入液体中推注药液，以减少气泡产生。

（6）本药具有活血化瘀的功效，月经期及有出血倾向者禁用；孕妇、糖尿病患者慎用。

（7）严格控制输液速度，以 40～50 滴/分为宜；老年人以 20～40 滴/分为宜；心力衰竭患者输液速度应控制在 15～30 滴/分。

（8）密切观察用药反应，特别是首次用药及每次开始用药的 30 分钟内，及早发现不良反应，遵医嘱及早处理。个别病例在连续用药数次、数天后，也可出现严重的迟发型过敏反应。

（9）观察患者是否出现过敏性皮疹、热原反应、头部麻木、寒战、胸闷、打哈欠、流泪、打喷嚏、多系统损害、过敏性紫癜、静脉炎、过敏性休克、球结膜水肿、出血、心慌等不良反应，及时通知医生。

（10）指导患者用药期间宜清淡饮食，忌食鱼腥发物。

3. 注射用丹参多酚酸盐

（1）不宜与维生素 C 注射液、黄芪注射液、单硝酸异山梨酯注射液、盐酸川芎嗪注射液、地塞米松磷酸钠注射液合用，配伍后会影响注射用丹参多酚酸盐的稳定性。不宜与抗生素类药物合用，易变为绿色。

（2）不宜与质子泵抑制剂合用，如注射用泮托拉唑等，配伍后易变成黄绿色。

（3）不宜与喹诺酮类药物合用，如盐酸左氧氟沙星等，易出现白色混浊絮状物。

（4）不宜与盐酸普罗帕酮注射液、马来酸桂哌齐特注射液合用，同时使用会出现白色混浊或乳白色絮状物；与盐酸昂丹司琼合用，会立即出现絮状物；与长春西汀注射液合用，易出现白色混浊；与门冬氨酸钾镁注射剂合用，会使药物颜色加深。

（5）不宜与20%甘露醇注射液等合用，配伍后不溶性颗粒增加。

（6）现配现用，单独使用，使用间隔液。

（7）有出血倾向者慎用；孕妇、哺乳期妇女慎用。

（8）宜缓慢滴注，首次用药时滴速应为20～40滴/分。注射用丹参多酚酸盐稀释后，宜在2小时内滴注完毕。

（9）使用注射用丹参多酚酸盐的不良反应以过敏反应、消化系统症状等为主，主要表现为皮疹、口唇红肿麻木、心悸、暂时性腹胀恶心、丙氨酸转氨酶（ALT）升高、血清肌酐升高、头胀痛、持续性头晕等。

（10）指导患者用药期间宜清淡饮食，忌食鱼腥发物。

第五节　专科检验与检查

一、专科检验

（一）肌酸激酶（CK）

正常值：25～200U/L。

临床意义：急性心肌梗死，血清CK活力明显升高。发病4～6小时，CK升高，12～24小时达到高峰，2～4天恢复正常。对心肌缺血和心内膜下心肌梗死的诊断比其他酶灵敏。

（二）肌酸激酶同工酶（CK－MB）

正常值：0～25U/L。

临床意义：CK－MB的敏感性和特异性高于CK。急性心肌梗死胸痛发作后4～6小时，CK－MB开始升高，12～36小时达到高峰，72小时内恢复正常。如果梗死后3～4天，CK－MB仍持续不降，表明心肌梗死仍在持续进行。如果已下降的CK－MB再次升高，则提示原梗死部位扩大或有新的梗死病灶。

（三）肌钙蛋白 I（cTnI）

正常值：0～1ng/mL。

临床意义：当心肌损伤后 4～6 小时，肌钙蛋白开始升高，并在血液中保持 6～10 天。cTnI 具有高度的心肌特异性和灵敏度，已成为目前最理想的心肌梗死标志物。

（四）B 型脑钠肽（BNP）

正常值：0～125pg/mL。

临床意义：当心功能不全时，BNP 快速合成释放入血。BNP 是目前最好的评价心力衰竭的实验室检测指标。

（五）血清钾（K）

正常值：3.5～5.5mmol/L。

临床意义：调节水、电解质、渗透压与酸碱平衡，维持神经肌肉的应激性，维持心肌活动。血清钾过高或过低，均可引起心律失常。

（六）D－二聚体（DD）

正常值：0～0.5mg/L。

临床意义：D－二聚体升高，提示机体血管内有活化的血栓形成及纤维溶解活动，如心肌梗死、脑梗死、肺栓塞、静脉血栓形成等。

二、专科检查

（一）动态心电图

1. 是长时间连续记录，并编辑、分析心电图变化的一种检查方法。
2. 为临床心脏病的诊断提供可靠依据。

（二）动态血压

1. 是使用仪器间断记录 24 小时血压数值。
2. 为临床高血压病诊断提供可靠依据。

（三）超声心动图

超声心动图是利用超声的特殊物理学特性检查心脏和大血管的解剖结构及功能

状态的一种无创性技术。

（四）冠状动脉 CT

是使用 CT 仪器，通过重建图像，检查冠状动脉血管是否正常的一项检查。

第六节　健康指导

一、降压操

1. 预备动作

坐在椅子或沙发上，姿势自然端正，正视前方，两臂自然下垂，双手手掌放在大腿上，膝关节呈 90°角，两足分开与肩同宽，全身肌肉放松，呼吸均匀。

2. 按揉太阳穴

顺时针旋转一周为一拍，约做 32 拍。

3. 按摩百会穴

用手掌紧贴百会穴旋转，一周为一拍，共做 32 拍。

4. 按揉风池穴

用双手拇指按揉双侧风池穴，顺时针旋转，一周为一拍，共做 32 拍。

5. 摩头清脑

两手五指自然分开，用小鱼际从前额向耳后按摩，从前至后弧线行走一次为一拍，约做 32 拍。

6. 擦颈

用左手掌大鱼际擦抹右侧颈部胸锁乳突肌，再换右手擦左侧颈部胸锁乳突肌，一次为一拍，共做 32 拍。

7. 揉曲池穴

按揉曲池穴，先右手再左手，旋转一周为一拍，共做 32 拍。

8. 揉关宽胸

用大拇指按揉内关穴，先揉左手，后揉右手，顺时针方向按揉一周为一拍，共做 32 拍。

9. 引血下行

分别用左右手拇指按揉左右小腿的足三里穴，旋转一周为一拍，共做 32 拍。

10. 扩胸调气

两手放松下垂，然后握空拳，屈肘抬至肩高，向后扩胸，最后放松还原。

二、眩晕康复操

1. 姿势

两脚分开与肩同宽，两臂自然下垂，全身放松，两眼平视，均匀呼吸，站坐均可。

2. 双掌擦颈

十指交叉贴于后颈部，左右来回摩擦 100 次。

3. 左顾右盼

头先向左后向右，转动 30 次，幅度宜大，以自觉酸胀为宜。

4. 前后点头

头先前再后，前俯时颈项尽量前伸拉长，共做 30 次。

5. 旋臂舒颈

双手置于两侧肩部，掌心向下，两臂先由后向前旋转 20～30 次，再由前向后旋转 20～30 次。

6. 颈项争力

两手紧贴大腿两侧，两腿不动，头转向左侧时，上身旋向右侧，头转向右侧时，上身旋向左侧，共做 10 次。

7. 摇头晃脑

头向左一前一后旋转 5 次，再反方向旋转 5 次。

8. 头手相抗

双手交叉紧贴于后颈部，用力顶头颈，头颈应向后用力，相互抵抗 5 次。

9. 翘首望月

头用力左旋，并尽量后仰，眼看向左上方 5 秒钟，复原后，再旋向右，眼看向右上方 5 秒钟。

10. 双手托天

双手上举过头，掌心向上，仰视手背 5 秒钟。

11. 放眼观景

双手收回胸前，右手在外，劳宫穴相叠，虚按膻中，眼看前方 5 秒钟，收操。

第二章 脑病科

第一节 常见疾病

一、出血性中风（脑出血）

中风病以痰热内盛、阴虚阳亢或气血亏虚为病因。以饮食、情志、劳倦为诱因。病位在脑，涉及肝、肾。以口舌歪斜、半身不遂、言语謇涩、突然昏仆、不省人事等为主要临床表现。

（一）辨证分型与治法

1. 痰热内闭证

临床表现：神昏，半身不遂，鼻鼾痰鸣，项强身热，气粗口臭，躁扰不宁，甚则手足厥冷，频繁抽搐，偶见呕血，舌质红绛，苔黄腻或干腻。

治法：清热化痰，醒神开窍。

2. 元气败脱证

临床表现：神昏，肢体瘫软，目合口张，呼吸微弱，手撒肢冷，汗多，重则周身湿冷，二便失禁，舌痿不伸，舌质紫暗，苔白腻。

治法：益气回阳，扶正固脱。

3. 肝阳暴亢，风火上扰证

临床表现：半身不遂，口舌歪斜，言语謇涩或不语，偏身麻木，头晕头痛，面红目赤，口苦咽干，心烦易怒，尿赤便干，舌质红或红绛，苔黄腻。

治法：平肝潜阳，息风清热。

4. 痰热腑实，风痰上扰证

临床表现：半身不遂，口舌歪斜，言语謇涩或不语，偏身麻木，腹胀，便干便秘，头晕目眩，咳痰或痰多，舌质暗红或暗淡，苔黄或黄腻。

治法：清热化痰，息风通腑。

5. 气虚血瘀证

临床表现：半身不遂，口舌歪斜，言语謇涩或不语，偏身麻木，面色㿠白，气短乏力，口角流涎，自汗出，心悸便溏，手足肿胀，舌质暗淡，苔白腻或边有齿痕。

治法：补益元气，活血通络。

6. 阴虚风动证

临床表现：半身不遂，口舌歪斜，言语謇涩或不语，偏身麻木，烦躁失眠，头晕耳鸣，手足心热，咽干口燥，舌质红绛或暗红，或舌红瘦，少苔或无苔。

治法：滋养肝肾，潜阳息风。

（二）中医护理方案

1. 常见症状/证候施护

（1）神昏

1）密切观察神志、瞳孔、心率、血压、呼吸、汗出等生命体征的变化，及时报告医生，配合抢救。

2）保持病室空气流通，温湿度适宜，保持安静，避免人多惊扰。

3）取适宜体位，避免引起颅内压增高，如头颈部过度扭曲、用力，保持呼吸道通畅。

4）定时变换体位，用温水擦身，保持局部气血通畅，预防压疮发生。

5）眼睑不能闭合者，应覆盖生理盐水纱布或涂金霉素眼膏。遵医嘱取藿香、佩兰、金银花、荷叶等煎煮后做口腔护理。

6）遵医嘱鼻饲流质饮食，如肠外营养液、匀浆膳、混合奶、米汤等。

（2）半身不遂

1）观察患侧肢体的感觉、肌力、肌张力、关节活动度和肢体活动的变化。

2）加强对患者的安全保护，如床边上床挡，防止坠床摔伤；每日用温水擦拭全身1～2次，按摩骨隆突处和经常受压部位，促进血液循环，预防压疮发生等。

3）协助康复医师进行良肢位摆放，经常观察并及时予以纠正。指导并协助患者进行肢体功能锻炼，如伸屈、抬肢等被动运动，注意患肢保暖防寒。

4）遵医嘱穴位敷贴，患侧上肢取肩髃、曲池、外关等穴；患侧下肢取足三里、阳陵泉、三阴交等穴。

5）遵医嘱艾灸，患侧上肢取极泉、尺泽、肩髃、合谷等穴；患侧下肢取委中、阳陵泉、足三里等穴。

6）遵医嘱中药熏蒸，应用具有活血通络功效的中药熏洗患肢。

（3）言语謇涩

1）观察患者语言功能情况，建立护患交流板，与患者良好沟通。对家属进行健康宣教，共同参与语言康复训练。

2）鼓励患者开口说话，随时给予肯定，在此过程中，应尽量减少纠正，更不应责难，以增强患者的信心。对遗忘性患者应有意识地反复进行，以强化记忆。

3）配合康复治疗师进行语言康复训练，包括放松疗法、发音器官运动训练、呼吸训练、发音训练及语言矫治等，初期可用手势或书面笔谈加强沟通，进而从简单的字、音、词开始。鼓励患者读书看报，适当听收音机。

4）遵医嘱穴位按摩，取廉泉、哑门、承浆、大椎等穴。

（4）二便失禁

1）观察排便次数、量、质及有无里急后重感；观察尿液的色、质、量及有无尿频、尿急、尿痛感。

2）保持会阴部及肛周皮肤清洁干燥；使用便器时动作宜轻缓，避免拖、拉，以免擦伤患者的皮肤；每次便后将会阴部及肛周擦洗揩干。如留置导尿管，应做好留置导尿护理。

3）遵医嘱进行肠内营养补充，进食健脾、养胃、益肾的食物。

4）遵医嘱艾灸，适用于气虚及元气衰败所致的二便失禁患者，取神阙、气海、关元、百会、三阴交、足三里等穴。

5）遵医嘱穴位按摩，适用于气虚及元气衰败所致的二便失禁，取肾俞、八髎、足三里、天枢等穴。

（5）便秘

1）观察排便次数、大便性状、排便费力程度及伴随症状。

2）指导患者保持生活规律，适当运动，定时排便，忌努挣。习惯性便秘者，宜畅情志，克服对排便的恐惧与焦虑。

3）鼓励患者多饮水，建议每天饮水量在1500mL以上。饮食以粗纤维为主，多吃有利于通便的食物。

4）遵医嘱穴位按摩，取胃俞、脾俞、内关、足三里、中脘、关元等穴；腹胀者加涌泉，用揉法。

5）遵医嘱艾灸，取神阙、天枢、气海、关元等穴。

6）遵医嘱腹部按摩，取平卧位，以肚脐为中心，顺时针方向按揉腹部，以腹内有热感为宜，每次20~30周，每日2~3次。

2. 中医特色治疗护理

（1）内服中药宜少量多次温服。服药后应避受风寒，观察患者病情的逆顺变化。

（2）神志昏迷者，应采用鼻饲法，药物应研碎水调后灌服。

（3）服降压药、利尿药时，应观察血压变化，防止头晕，注意安全。

3. 健康指导

（1）生活起居

1）病室宜安静、整洁、光线柔和，避免噪声、强光等一切不良刺激。

2）指导患者起居有常，慎避外邪，保持大便通畅，养成定时排便的习惯，勿努挣。

3）注意安全，防呛咳窒息、跌倒坠床、烫伤等意外。做好健康宣教，增强患者及家属的防范意识。

（2）饮食指导：饮食以低盐、低脂、低胆固醇为主，多食新鲜蔬果。忌食肥甘甜腻、辛辣刺激等助火生痰之品，如公鸡肉、猪头肉等。

1）痰热内闭证：予清内热、化痰湿的素食，如西瓜、梨、黄瓜、竹茹等，饮食不宜过饱。食疗方用竹茹粥。

2）元气败脱证：宜食豆类和菌类食物，如黄豆等。忌食兴奋神经的食物，如酒、浓茶、咖啡及刺激性的调味品。食疗方用人参鸡肉汤。

3）肝阳暴亢，风火上扰证：宜食清淡而富有营养的食品，如莲子等。食疗方用莲子小米粥。

4）痰热腑实，风痰上扰证：清内热、化痰湿的食品，如黄瓜等，饮食不宜过饱。食疗方用西瓜雪梨饮。

5）气虚血瘀证：宜食益气活血的食品，如山楂等。食疗方用大枣滋补粥。

6）阴虚风动证：饮食以清淡为主，如水果、蔬菜以及汤、羹类食品。忌暴饮暴食，忌食温热食物，如羊肉、狗肉、韭菜、荔枝等。食疗方用地黄龟肉汤。

（3）情志调理

1）调摄情志，避免不良刺激，减轻患者恐惧、急躁、抑郁等情绪，鼓励患者建立信心。

2）运用语言疏导法、移情易志法、五行相胜法等情志疗法。

二、中风（脑梗死恢复期）

中风病以痰热内盛、阴虚阳亢或气血亏虚为病因。以饮食、情志、劳倦为诱因。病位在脑，涉及肝、肾。以口舌歪斜、半身不遂、言语謇涩、突然昏仆、不省人事等为主要临床表现。

（一）辨证分型与治法

1. 风痰瘀阻证

临床表现：口眼歪斜，舌强语謇或失语，半身不遂，肢体麻木，舌暗紫，苔滑腻。

治法：息风化痰，活血通络。

2. 气虚血瘀证

临床表现：肢体偏枯不用，肢软无力，面色萎黄，舌质淡紫或有瘀斑，苔薄白。

治法：益气活血。

3. 肝肾亏虚证

临床表现：半身不遂，患肢僵硬，拘挛变形，舌强不语，或偏瘫，肢体肌肉萎缩，舌红脉细，或舌淡红。

治法：补益肝肾。

（二）中医护理方案

1. 常见症状/证候施护

（1）半身不遂

1）观察四肢肌力、肌张力、关节活动度和肢体活动的变化。

2）根据疾病不同阶段，协助患者良肢位摆放、肌肉收缩及关节运动，减少或减轻肌肉挛缩及关节畸形。

3）尽早指导患者进行床上的主动性活动训练，包括翻身、床上移动、床边坐起、桥式运动等。如患者不能做主动活动，则应尽早进行各关节被动活动训练。

4）做好各项基础护理，满足患者生活所需。

5）遵医嘱选用以下中医护理特色技术1~2项：

①舒筋活络浴袋洗浴：先熏蒸，待温度适宜时，将患肢浸入药液中洗浴；或将毛巾浸入药液中同煮15分钟，煮沸后调至保温状态，用长镊子将毛巾捞起，拧至不滴药液为宜，待温度适宜后，再敷于患肢。

②中频、低频治疗仪：遵医嘱选取上肢肩井、曲池、合谷、外关等穴，下肢委

中、昆仑、悬钟、阳陵泉等穴，进行经络穴位电刺激，每日 1~2 次，每次 30 分钟。适用于肢体痿软乏力、麻木患者。严禁直接刺激痉挛肌肉。

③拔罐疗法：遵医嘱选穴，每日 1 次，留罐 5~10 分钟。适用于肢体萎缩、关节疼痛患者。

④艾灸治疗：遵医嘱取穴。中风病（脑梗死急性期）痰热腑实证和痰火闭窍证患者不宜使用。

⑤穴位拍打：遵医嘱用穴位拍打棒循患肢手阳明大肠经（上肢段）、足阳明胃经（下肢段）轻轻拍打，每日 2 次，每次 30 分钟。有下肢静脉血栓者禁用，以防血栓脱落，造成其他组织器官的血管栓塞。

⑥中药热熨：遵医嘱取穴。将中药装入药袋后混合均匀，微波加热至温度大于 70℃，放于患处相应的穴位上适时来回或旋转热熨 15~30 分钟，但不可长时间放置于同一部位，以免烫伤。每日 1~2 次，以达温经通络、消肿止痛的作用，有助于肢体功能恢复。

（2）舌强语謇

1）建立护患交流板，与患者达到良好沟通，从患者手势及表情中理解其需要，可与患者共同协调设定一种表达需求的方法。无法用手势及语言表达的患者可利用物品或自制卡片；对于无书写障碍的失语患者可借助文字书写的方式来表达患者及亲属双方的要求。

2）在言语治疗师指导下训练有关发音肌肉。先做简单的张口、伸舌、露齿、鼓腮动作，后进行软腭提高训练，再做舌部训练和唇部训练。指导患者反复进行抿嘴、撅嘴、叩齿等动作。采用吞咽言语治疗仪电刺激发音肌群，同时配合发音训练。

3）利用口形及声音训练。采用"示教－模仿方法"，即训练者先做好口形与发音示范，然后指导患者通过镜子观察自己发音的口形来纠正发音错误。

4）进行字、词、句训练。单音训练 1 周后逐步训练患者"单词－词组－短句"发音。从简单的单词开始，然后再说短句，经过 1~2 周的训练，患者掌握一般词组、短句后即能接受跟读或阅读短文的训练。

5）对家属进行健康宣教，使其共同参与患者的语言康复训练。

6）遵医嘱按摩廉泉、哑门、承浆、通里等穴，以促进语言功能的恢复。

（3）吞咽困难

1）对轻度吞咽障碍患者以摄食训练和体位训练为主。

2）对中度、重度吞咽障碍患者采用间接训练为主，主要包括增强口面部肌群运动、舌体运动和下颌骨的张合运动，咽部冷刺激，空吞咽训练，呼吸功能训练等。

3）有吸入性肺炎风险患者，给与鼻饲饮食。

（4）便秘

1）气虚血瘀证患者大多为慢传输型便秘，可教会患者或家属用双手沿脐周顺时针按摩，每次 20~30 周，每日 2~3 次，以促进肠蠕动。

2）鼓励患者多饮水，每天饮水量在 1500mL 以上；养成每日清晨定时排便的习惯，克服长时间如厕，忌努挣。

3）饮食以粗纤维为主，多食可增加胃肠蠕动的食物，如黑芝麻、蔬菜、瓜果等，多饮水，戒烟酒，禁食产气多及有刺激性的食物，如甜食、豆制品、圆葱等。热秘患者以清热、润肠、通便饮食为佳，可食用白萝卜、蜂蜜；气虚便秘患者以补气血、润肠通便饮食为佳，可食用核桃仁、松子仁。芝麻粥适用于各种类型的便秘。血糖异常或糖尿病患者应在医生指导下服用。

4）遵医嘱穴位按摩，取胃俞、脾俞、内关、足三里、中脘、关元等穴；腹胀者加涌泉，用揉法。

5）遵医嘱耳穴贴压，取大肠、直肠、三焦、脾、皮质下等穴。

6）遵医嘱艾灸（艾条温和灸），脾弱气虚者选脾俞、气海、太白、三阴交、足三里等穴；肠道气滞者选太冲、大敦、大都、支沟、天枢等穴；脾肾阳虚者选肾俞、大钟、关元、承山、太溪等穴。腹部施回旋灸，每次 20 分钟。

7）遵医嘱用葱白敷脐，取适量青葱洗净沥干，用葱白，加适量食盐，置于研钵内捣烂成糊状后敷于脐周，厚薄为 0.2~0.3cm，外用纱布固定，每日 1~2 次，每次 1~2 小时。

（5）二便失禁

1）观察排便次数、量、质及有无里急后重感；观察尿液的色、质、量及有无尿频、尿急、尿痛感。

2）保持会阴部皮肤清洁干燥；如留置导尿管，应做好留置导尿护理。

3）进食健脾养胃益肾食物，如山药、薏苡仁、小米、木瓜、南瓜、胡萝卜等。

4）遵医嘱艾灸，取神阙、气海、关元、百会、三阴交、足三里等穴，适用于气虚及元气衰败所致的二便失禁患者。

5）遵医嘱耳穴贴压，取大肠、小肠、胃、脾、交感、神门等穴。

6）遵医嘱穴位按摩，取肾俞、八髎、足三里、天枢等穴，适用于气虚及元气衰败所致的二便失禁患者。

7）遵医嘱穴位敷贴，将中药置于患者中脘或神阙穴，予红外线灯在距离相应穴位或病变部位 30~50cm 处直接照射，治疗 30 分钟，注意防烫伤。

2. 中医特色治疗护理

（1）内服中药

1）胶囊剂：如有活血化瘀功效的通心络胶囊、脑安胶囊、丹灯通脑胶囊等。脑出血急性期忌服。

2）丸剂：如华佗再造丸，服药期间可有燥热感，可用白菊花蜜糖水送服，或减半服用，必要时暂停服用 1~2 天。

3）颗粒剂：如服养血清脑颗粒患者忌烟、酒及辛辣、油腻食物。低血压患者慎服。

（2）注射给药：醒脑静注射液含芳香走窜药物，开启后应立即使用，防止挥发；生脉注射液，用药宜慢，滴速应小于 30 滴/分，并适当稀释；脑水肿患者静脉滴注中药制剂时不宜过快，一般不超过 30~40 滴/分。

（3）外用中药：紫草油外涂（清热凉血、收敛止痛），适用于二便失禁或便溏所致的肛周潮红、湿疹。涂药次数视病情而定，涂药后观察局部皮肤情况，如有皮疹、奇痒或局部肿胀等过敏现象，应立即停止用药，并将药物拭净或清洗，遵医嘱内服或外用抗过敏药物。

3. 健康指导

（1）生活起居

1）调摄情志，建立信心，起居有常，不妄作劳，戒烟酒，慎避外邪。

2）注意安全，防呛咳窒息、跌倒坠床、压疮、烫伤、走失等意外。

3）协助患者在仰卧位、侧卧位和健侧卧位时的良肢位摆放。

（2）饮食指导

1）风痰瘀阻证：宜食祛风化痰开窍的食品，如山楂、荸荠、黄瓜。忌食羊肉、牛肉、狗肉等。食疗方用鱼头汤。

2）气虚血瘀证：宜食益气活血的食品，如山楂。食疗方用大枣滋补粥（大枣、枸杞子、瘦猪肉）。

3）肝肾亏虚证：宜食滋养肝肾的食品，如芹菜黄瓜汁、清蒸鱼等。食疗方用百合莲子薏仁粥。

4）神志障碍或吞咽困难者，根据病情予禁食或鼻饲喂服富有营养的流质食物，如果汁、米汤、肉汤、菜汤、匀浆膳等。忌肥甘厚味等生湿助火之品。

5）注意饮食宜忌，如糖尿病患者应注意控制葡萄糖及碳水化合物的摄入；高血脂患者应注意控制总热量、脂肪、胆固醇的摄入等。

（3）情志调理

1）语言疏导法：鼓励病友间多沟通、多交流。鼓励家属多陪伴患者，家庭温暖是疏导患者情志的重要方法。

2）移情易志法：通过戏娱、音乐等手段或设法培养患者某种兴趣、爱好，以分散患者注意力，调节其心境情志。

3）五行相胜法：在情志调护中，护士要善于运用《内经》情志治疗中的五行制约法则，即"怒伤肝，悲胜怒；喜伤心，恐胜喜；思伤脾，怒胜思；忧伤肺，喜胜忧；恐伤肾，思胜恐"；同时，要注意掌握情绪刺激的程度，避免刺激过度带来新的身心问题。

第二节　专科知识

一、意识判断

意识障碍是由于不同原因的脑损伤导致患者对自身及外界环境认知功能的严重下降，常见于颅脑外伤、脑血管病等。

（一）以觉醒度改变为主的意识障碍

1. 嗜睡

可以被唤醒，能正确回答问题。

2. 昏睡

不易被唤醒，唤醒后答非所问。

3. 昏迷

（1）浅昏迷：呼之不应，对强烈疼痛刺激有反应，角膜及瞳孔反射存在，可有吞咽动作。生命体征基本平稳。

（2）中度昏迷：对各种刺激无反应，对强烈疼痛有防御反射，脑干反射明显减弱。大小便潴留或失禁，可有呼吸循环功能变化。

（3）深昏迷：对各种强弱刺激均无反应。

（二）以意识内容改变为主的意识障碍

1. 意识模糊

能保持简单的精神活动，定向力障碍通常不严重，时间定向障碍最明显，其次是地点定向障碍，可有注意力不集中，知觉和思维错误，对声、光、疼痛等外界刺激有反应，但低于正常水平。

2. 谵妄

是较意识模糊严重的一种急性脑高级功能障碍，可出现意识模糊、定向障碍、感觉错乱、躁动乱语、思维不连贯。常有错觉和幻觉产生，有激惹、紧张，甚至冲动攻击行为。

二、肌力分级

0级：完全瘫痪，肌肉无收缩。

1级：肌肉可收缩，但不能产生动作。

2级：肢体在床面上能移动，但不能抵抗自身重力，即不能抬起。

3级：肢体能抵抗重力离开床面，但不能抵抗阻力。

4级：肢体能做抗阻力动作，但不完全。

5级：正常肌力。

三、瞳孔评估

评估瞳孔大小、形态、对称性，比较双侧瞳孔等大等圆情况以及直接和间接对光反射情况。

正常瞳孔为圆形，边缘整齐，直径2～5mm，平均3.5mm，对光反射灵敏，双侧瞳孔等大等圆、对称，位于眼球中央。

一侧瞳孔散大固定，提示该侧动眼神经受损，常为脑疝所致；双侧瞳孔散大或对光反射消失提示脑外伤、脑缺氧和阿托品中毒等；双侧瞳孔针尖样缩小提示脑桥出血、有机磷中毒和吗啡中毒等。

四、腰椎穿刺术配合及护理要点

1. 向患者及家属做好解释工作，消除思想顾虑，取得合作。

2. 嘱患者侧卧，背部与床垂直，头向前胸部屈曲，两手抱膝紧贴腹部，使躯干呈弓形。

3. 穿刺点为第3～4腰椎棘突间隙。穿刺过程中注意观察患者的面色及生命体征变化。

4. 术后去枕平卧4～6小时，观察局部敷料有无渗出。禁沐浴3天。

五、常见急危重症急救配合要点

（一）急性脑梗死

1. 患者出现以下症状时，可判断为急性脑梗死：意识障碍、失语、失算、空间定向力障碍、同向偏盲、一侧肢体运动感觉障碍。

2. 床头抬高30°，保持呼吸道通畅，给予氧气吸入，减轻脑缺氧，维持氧饱和度超过95％。建立和保持静脉通路通畅，以保证药物及时应用。

3. 观察患者的意识、基本生命体征及瞳孔的变化。监测是否存在高颅压体征；评估肢体瘫痪的程度、是否存在二便失禁、吞咽障碍等病情加重的体征。

4. 连接多参数监护仪，清除口鼻腔分泌物，保持气道通畅。

5. 舌后坠患者给予留置口咽通气道，必要时监测血气分析，防止发生二氧化碳潴留。呼吸衰竭患者必要时给予气管插管、呼吸机辅助呼吸。

6. 遵医嘱给予溶栓药物，观察有无眼底、口腔黏膜及消化道出血。

7. 记录护理记录单。

（二）脑疝

1. 观察患者意识状态及瞳孔变化，监测生命体征。

2. 密切观察患者有无出现血压升高、脉搏加快、呼吸不规则、意识障碍加重、一侧瞳孔散大等脑疝前驱症状。嘱患者避免烦躁不安、剧烈咳嗽、用力排便、尿潴留、憋气等诱因。

3. 监测患者有无头痛恶心、喷射性呕吐及球结膜水肿等颅内压增高症状。

4. 抬高床头15°～30°，患者平卧位，头偏向一侧，防止误吸，保持气道通畅，遵医嘱给予氧气吸入；呼吸困难者应立即建立人工气道，并及时吸痰。

5. 建立静脉通路，遵医嘱予甘露醇等药物快速输入进行脱水、降颅压，做好血管保护，监测出入量。

6. 记录护理记录单。

第三节　专科技术

一、吸痰技术

1. 评估病情、意识状态、生命体征、合作程度、双肺呼吸音、口腔及鼻腔有无损伤。

2. 插入吸痰管时不可有负压，以免引起呼吸道黏膜损伤。负压应控制在 80 ~ 150mmHg，吸痰管管径不宜超过人工气道内径的 50%，应选择有侧孔的吸痰管吸痰。

3. 严格掌握吸痰时间，每次吸痰时间短于 15 秒，连续吸痰的总时间不得超过 3 分钟，以免造成患者缺氧。

4. 吸痰前后应加大吸氧浓度。吸痰过程中，注意观察气道是否通畅，患者的反应，如面色、呼吸、心率、血压等，吸出液的色、质、量。如发现血性分泌物，或患者出现呼吸异常、呛咳等症状，应及时与医生联系，同时检查气管套管位置有无不当等。

二、瞳孔观察

1. 检查手电电源是否充足、是否聚光。

2. 分开上下眼睑，观察瞳孔大小、形状，比较双侧瞳孔等大等圆情况。

3. 遮挡对侧瞳孔，将手电光源从侧面迅速移向瞳孔并立即离开。

4. 观察瞳孔受到光线刺激后的反应（灵敏、迟钝、消失）。

三、气道护理

1. 保持呼吸道通畅，注意气道湿化。

2. 有效拍背。五指并拢成空杯状，利用腕力从肺底由右下向上，由外向内，快速、有节奏地叩击胸背部。

四、约束法

1. 评估患者意识状态、肢体活动、依从性。躁动患者及危险等级评估为中危以上的患者应进行约束。

2. 约束带松紧度以可以伸进一根手指为宜，注意观察约束部分皮肤及肢体末梢的循环情况，并及时调整。

3. 腕部约束带使用时应将约束带置于患者手腕及踝关节处，然后对合尼龙搭扣，将带子系于床缘，约束四肢，防止患者坐起，出现磕碰伤。胸部约束带常用于固定双肩，限制患者坐起。手套约束可限制患者手指抓、揪、挠等小动作。

4. 患者意识状态、肢体肌力等发生改变时应及时评估患者约束的必要性，以便及时改变或者停止身体约束方式。

五、鼻胃管置入术

1. 评估患者口鼻腔情况及意识状态，清除口鼻腔分泌物，清洁一侧鼻腔，测量插管长度（从鼻尖经耳垂至胸骨剑突处的距离）。

2. 协助患者取仰卧位，昏迷患者去枕平卧，头向后仰。

3. 润滑胃管前端，沿一侧鼻孔轻轻插入到咽喉部（插入 14～15cm）嘱患者做吞咽动作，同时顺势将胃管置入直至预定长度；昏迷患者需将其头部托起，使下颌靠近胸骨柄，增加咽喉部空间。

4. 采用回抽胃内容物、听诊胃部气过水声等多种方法检查，并由两人进行胃管位置判断，然后进行固定并做好标记。

5. 置管过程中若患者出现剧烈咳嗽、发绀并呼吸困难时，应立即拔出胃管，休息后再重新置管。

六、偏瘫患者良肢位的摆放方法及意义

（一）摆放方法

1. 仰卧位

将患者的头部置于软枕上，保持面部朝向患侧，软枕的高度需患者感到舒适。原则是胸椎不能屈曲，颈部不能悬空。同时在患侧的臀部下面加垫软枕，这样可以让患侧的骨盆适当向前突。上肢肘关节伸展，放在软枕上，腕关节背伸，手指伸展，下肢的大腿和小腿中部都放置一个沙袋，可有效避免髋关节外展，起到保护作用。

2. 侧卧位（患侧在下方）

患侧肩胛向前伸展，肩关节保持屈曲状态。伸展肘关节，前臂后旋，腕关节背伸，手指伸展。伸展患侧下肢，膝关节保持轻度屈曲，健侧下肢髋关节及膝关节屈曲，下面垫一软枕，背部放置一软枕。

3. 侧卧位（患侧在上方）

患侧上肢向前伸出，肩关节屈曲约90°，在肩关节下方用软枕支撑。健侧上肢的姿势则可自由摆放。患侧下肢髋关节和膝关节屈曲放在软枕上。健侧下肢髋关节伸展，膝关节轻度屈曲，背后放置一软枕。

4. 床边坐位

床铺应尽量平整，患者下背部放枕头。不要固定头部，躯干伸直，将臀部90°屈曲，使重量均匀分布于臀部两侧。将上肢放在一张可调节桌上，上置一枕头。

5. 椅子坐位

选择有扶手的椅子，上身坐直，患侧上肢在椅子扶手上或大腿上，并用枕头撑垫。双脚分开，小腿放直，双脚平放在地板或轮椅的脚踏板上，脚趾向前。

（二）临床意义

1. 保持患者舒适、放松，改善末梢循环。

2. 维持关节活动度，防止其畸形、挛缩。

3. 抑制肌张力异常增高，使肌肉保持一定的长度，缓解肌肉痉挛。

4. 保持患肢关节的运动功能，减少甚至预防失用综合征。

5. 防止压疮、静脉血栓和肺功能障碍。

七、颅内压监测

1. 脑室内压力监测

无菌条件下，选右侧脑室前角穿刺，于发际后 2cm、中线旁 2.5cm 处颅骨钻孔，穿刺方向垂直于两外耳道连线，深度一般为 4~6cm，置入内径 1~1.5mm 的塑胶导管，将导管的颅外端与颅内压传感器及监护仪相连接。将传感器固定，并保持在室间孔水平。如选用光导纤维传感器则需预先调零，持续监测不会发生零点漂移。如选用液压传感器则监测过程中应定时调整零点。

2. 无创性颅内压监测

方法包括经颅多普勒、脑电图、诱发电位、鼓膜移位法等。

八、肌力测量

1. 嘱患者随意活动各关节，观察关节活动的速度、幅度和耐久度，并施以阻力与其对抗，测试肌力大小。

2. 让患者维持某种姿势，检查者施力使其改变，判断肌力强弱。

九、吞咽功能评定

目前常用的筛查方法包括颈部听诊、饮水试验等。实施方法是嘱患者饮温水约 30mL，根据有无呛咳及分饮次数进行评定。

饮水试验

评价方法	结果判断
A. 一次饮完，无呛咳停顿	正常：A，时间 <5 秒
B. 分两次或以上饮完，无呛咳停顿	可疑：①A，时间 >5 秒；②B
C. 能一次饮完，但有呛咳	异常：①C；②D；③E
D. 分两次或以上饮完，有呛咳	
E. 多次呛咳，难以饮完	

十、认知筛查

1. 定向力筛查

反复讲述所处的地点、时间、在场人物，并经常提问。将常用的生活用品放在固定的地方，建立条件反射。常去的地方用明显的标记标注。

2. 记忆力筛查

向患者讲述系列图片，让其复述。将较长的一串数字先分段记忆，然后连续记忆。通过回忆每日经历训练记忆力。将室内各种物品贴上名称，经常阅读，帮助记忆。

3. 逻辑思维筛查

包括复述性训练、听语指图训练、读写训练。可以设计一些游戏以提高患者的数字与数学计算能力。

十一、中药口腔护理

1. 评估患者口腔黏膜及牙齿情况。

2. 协助患者采取侧卧位，观察患者口腔情况，有义齿的患者取下妥善保存。下颌铺巾，协助患者漱口（昏迷患者除外），用棉签蘸温水润湿口唇及口角。打开口护包，倒入中药药液，浸湿棉球，拧干置于另一弯盘内，并将弯盘放于患者口角旁。先清洁口唇，再到两颊，自内向外擦拭。擦拭牙齿的外侧面、内侧面及咬合面，由内向外纵向擦拭。最后擦拭硬腭、舌面、舌下及舌的两侧。每换一个部位都应更换一个棉球。擦干患者面部后，清点棉球。

3. 擦洗时动作要轻，特别是有凝血功能障碍的患者，要防止碰伤其口腔黏膜及牙龈。昏迷患者忌漱口，棉球不宜过湿，以防止其误吸。

十二、中药泡洗技术

1. 适用于中风恢复期患者。首先评估患者泡洗部位的皮肤情况。

2. 根据患者的泡洗部位，协助患者取合理、舒适的体位，并注意保暖。

3. 将药浴袋套入泡洗装置内，泡洗装置内40℃左右的药液。协助患者先放健侧下肢后放患侧下肢，泡洗30分钟。观察患者面色、呼吸、汗出、下肢皮肤等情况，如出现头晕、心慌等异常症状应停止泡洗，并告知医生。因脑血管病患者常伴有一侧肢体感觉障碍，泡洗时应加强巡视，并特别关注患侧肢体的浸泡时间及水温控制。

4. 泡洗过程中应关闭门窗,避免患者受风寒,但应有通风设备。

第四节　专科用药

一、常用西药

（一）溶栓药物

1. 组织型纤维蛋白溶酶原激活剂 rt – PA（阿特普酶）

用法用量：0.9mg/kg。静脉推注 10% 后,其余剂量连续静滴 60 分钟。

注意事项：①遵医嘱用药,勿随意增减用量。②注射时每 15 分钟监测生命体征及神经系统功能一次,注射后每 30 分钟监测一次;密切观察注射部位、内脏、颅内有无出血症状。③近期大血管穿刺、凝血功能显著下降者慎用;严重内出血、严重创伤、未控制的高血压、坏死性胰腺炎患者禁用。

（二）抗血小板/抗凝/降纤药

1. 抗血小板药

（1）阿司匹林（乙酰水杨酸）

用法用量：每次 100~300mg,每日 1 次,口服。

注意事项：常见胃肠道不良反应,如腹痛、胃肠道轻微出血,少见恶心呕吐及腹泻。水杨酸过敏者禁用,消化道出血者禁用。

（2）硫酸氯吡格雷

用法用量：每次 75mg,每日 1 次,连续口服。

注意事项：不良反应有腹痛、腹泻、消化异常、紫癜、鼻衄,偶见头晕、感觉异常及血象异常。严重肝损害者、活动性出血者、哺乳期妇女禁用。

2. 抗凝药

低分子肝素

用法用量：4000~6000U,或遵医嘱,皮下注射。

注意事项：不良反应有皮肤黏膜、牙龈出血,偶见血小板减少。有出血倾向者、妊娠期妇女、产后妇女慎用。

3. 降纤药

（1）巴曲酶

用法用量：静脉滴注,首次剂量 10BU,以后维持剂量 5BU,1~1.5 小时滴完,隔日 1 次。

注意事项：不良反应有注射部位出血、创面出血、头痛头晕。有活动性出血、出血倾向者禁用。5℃以下避光保存，避免冻结。

（三）抗癫痫药

1. 苯妥英钠

用法用量：口服，每次 50~100mg，每日 2~3 次。

注意事项：不良反应常见行为改变、笨拙或步态不稳、思维混乱、发音不清及易怒，停药即可消失。另较常见唇齿肥厚、出血、面容粗糙、毛发增生。酗酒、贫血、心血管病、糖尿病、肝肾功损害患者慎用。

2. 卡马西平

用法用量：口服，每日 300~2000mg，分 2~4 次服用。

注意事项：常见中枢系统不良反应，如视物模糊、复视、眼球震颤及乏力、头晕恶心、呕吐等；少见皮疹瘙痒。心、肝、肾功能不全、房室传导阻滞、血象严重异常及骨髓抑制者禁用。

（四）脱水药

1. 呋塞米

用法用量：每次 20~40mg，每 6~8 小时静脉注射 1 次。

注意事项：用药期间需密切观察生命体征及尿量。

2. 甘露醇

用法用量：每次 125~250mL，静脉滴注 30 分钟。

注意事项：用药期间需密切观察患者体征及症状，监测水、电解质平衡、尿量及心功能。

二、常用口服中成药

1. 苏合香丸

用法用量：温水送服或鼻饲，每次 1 丸，每日 2~4 次。

功能主治：芳香开窍，行气温中。适用于痰湿蒙塞心窍之阴闭患者。

2. 安宫牛黄丸

用法用量：温水送服或鼻饲，每次 1 丸，每日 1~2 次。病重者可每 6~8 小时 1 丸，但不宜久服。

功能主治：清热开窍，豁痰解毒。适用于邪热内陷心包、痰热内闭清窍之阳闭患者。

三、常用中药注射剂

1. 舒血宁注射液

用法用量：每日 20mL，静脉滴注。

功能：扩张血管，改善微循环。

注意事项：与氨茶碱、阿昔洛韦、奥美拉唑存在配伍禁忌。即配即用，放置时间不宜过长，滴速不宜过快。

2. 血栓通注射液

用法用量：每日 150mg，静脉滴注。

功能：活血祛瘀，通脉活络。

注意事项：中风急性期及对三七、人参过敏者禁用。滴速不宜过快。

第五节　专科检验

一、脑脊液常规检查

1. 正常脑脊液外观呈无色透明，无红细胞，少量白细胞（多为淋巴细胞及大单核细胞，两者之比为 7∶3），偶见内皮细胞。

2. 脑脊液呈血性时，多为蛛网膜下腔出血或穿刺性损伤；呈黄色，多为陈旧性出血、黄疸；呈米汤样，多见于化脓性细菌引起的感染；呈绿色，多见于铜绿假单胞菌、肺炎链球菌等感染引起的脑膜炎；呈褐色或黑色，多见于侵犯脑膜的中枢神经系统黑色素瘤。

3. 细胞计数增多见于中枢神经系统病变。淋巴细胞增多，多见于病毒、结核及霉菌性脑膜炎；中性粒细胞增多，见于化脓性脑膜炎；嗜酸性粒细胞增多，见于寄生虫脑病；红细胞增多，见于脑室或蛛网膜下腔出血。

二、脑脊液生化检查

1. 脑脊液葡萄糖（CSF – GLU）

正常值：成人 2.5～4.5mmol/L；儿童 2.5～4.5mmol/L。

临床意义：脑脊液中葡萄糖含量减低常见于化脓性脑膜炎、脑肿瘤等，增高常见于血性标本、糖尿病等。

2. 脑脊液蛋白（CSF – Pro）

正常值：150～450mg/L。

临床意义：脑脊液蛋白含量增高常见于中枢神经系统炎症、脑或蛛网膜下腔出血、脑软化、脑肿瘤及多发性神经根炎等。

3. 脑脊液氯化物（CSF – Cl）

正常值：120 ~ 132mmol/L。

临床意义：脑脊液氯化物降低见于重症结核性脑膜炎；化脓性脑膜炎偶见减少。

4. 脑脊液腺苷脱氨酶（CSF-ADA）

正常值：0 ~ 5U/L（非结核性）。

临床意义：脑脊液腺苷脱氨酶活性大于5U，可诊断为结核性脑膜炎。

三、血凝四项 + D – 二聚体

1. 凝血酶原时间（PT）测定

正常值：凝血酶原时间10.5 ~ 14.5秒；凝血酶原时间比值（PTR）0.8 ~ 1.2。

临床意义：凝血酶原时间用于出血性疾病、DIC、纤溶亢进过筛试验和口服抗凝药治疗的监测。高于正常值见于凝血因子合成减少或消耗增多、循环抗凝物增加。低于正常值见于血液高凝状态，如DIC早期。

2. 活化部分凝血活酶时间（APTT）测定

正常值：25 ~ 36秒。

临床意义：活化部分凝血活酶时间测定用于内源性凝血和共同途径凝血异常的评价。APTT高于正常值多见于先天性凝血因子缺陷症、凝血因子缺陷症、循环抗凝物增多或肝素抗凝治疗。低于正常值多见于DIC早期高凝状态、血栓前状态等。

3. 纤维蛋白原（FIB）测定

正常值：成人2.0 ~ 4.0g/L；新生儿1.25 ~ 3.0g/L。

临床意义：可用于出血性疾病或血栓形成性疾病的诊断以及溶栓治疗的监测。高于正常值见于组织坏死和炎症、妊娠高血压、糖尿病和恶性肿瘤。低于正常值见于DIC、重症肝炎和肝硬化等。

4. 凝血酶时间（TT）

正常值：14 ~ 21秒。

临床意义：凝血酶时间高于正常值可见于肝素或类肝素物质增多、低纤维蛋白原血症、异常纤维蛋白原血症、血中纤维蛋白（原）降解产物（FDP）增多等。

5. D – 二聚体（DD）

正常值：0 ~ 0.55mg/L。

临床意义：本试验为鉴别原发性与继发性纤溶症的重要指标。DD阴性是排除深静脉血栓的重要试验；阳性又是诊断 DIC 和观察溶栓治疗的有用试验。

第六节　健康指导

一、安全管理教育

1. 注意安全，防止跌倒坠床等意外的发生，增强患者及家属的防范意识。剪刀、体温表、针等物品应放在安全、不易取的地方，禁止患者单独使用危险物品。

2. 中风、痫症及痴呆患者康复锻炼时必须有专人陪同。痫症患者应将垫牙垫或筷子、纱布、手绢等放于随时可取到的地方，以防癫痫发作时舌咬伤。痴呆患者制作写有姓名和联系方式的安全卡放于口袋内，或配戴有防止走失功能的感应器，以防迷路。

3. 中风患者需卧床休息 2～4 周，避免情绪激动及血压升高，注意良肢位摆放，早期进行语言及肢体功能康复训练，可进行适当的保健体操，以加强心血管的应激能力；痴呆患者可散步、打太极拳等。

二、康复护理方法

（一）循经拍背

1. 患者取侧卧位。施术者五指并拢，向掌心微弯曲，成空心掌，迅速而有规律地叩击胸背部。

2. 以脊柱为分界线，从下而上，从外向内叩击患者背部左侧及左侧腋中线。从肺外侧到内侧，每一肺叶叩击 1～3 分钟，叩击频率约为 60 次/分。

3. 叩击时间每次 15～20 分钟，每天 2～3 次，力度因人而异，手掌离胸壁不高于 12cm。

4. 注意骨质疏松、慢性阻塞性肺疾病、肺气肿等患者拍背时手法宜轻柔，并观察患者呼吸状态。

（二）穴位按摩

1. 按太阳穴

手掌擦热，贴于两侧太阳穴处按摩，顺时针转 9 次，逆时针转 9 次；也可用两手拇指指腹分别按在两侧太阳穴处，用力稍强，顺、逆各转相同次数。

2. 叩攒竹穴

将两手拇指第一骨节弯曲成 90°，余四指握拳，用拇指弯曲的突出部左右交替叩击攒竹穴（眉头凹陷处），每穴 15～20 次，用力适度。

3. 摩擦迎香穴

将两食指的第二指节屈曲，将二间穴放在患者的迎香穴位处，从上向下摩擦
36 次。

4. 按翳风、翳明穴

将两手中指放在翳风穴（耳垂与耳后高骨之间的凹陷处），先顺时针按 9 次，
再逆时针按 9 次。然后后移至翳明穴（在翳风穴后 1 寸处），先顺时针按 9 次，再
逆时针按 9 次。

5. 拿提肩井穴

先用右手拇指与其余四指对称相合放于左肩井穴位部（后正中线与肩峰连线的
中点处），着力向上拿提 12 次，然后再用左手按上法拿提右肩井穴 12 次。

6. 按肾俞穴

两手拇指分别揉按患者两侧肾俞穴（第 2 腰椎棘突下旁开 1.5 寸），先顺时针
按揉 36 次，再逆时针按揉 36 次。

（三）吞咽康复

1. 口、舌、下颚训练

练习张口、闭唇、鼓腮、伸缩舌头等动作。

2. 冰刺激法

用冰冻棉签刺激患者软腭、腭弓、咽后壁及舌后部等部位。

3. 呼吸控制训练

以鼻吸气或以口呼气，于呼气末用手按压其腹部给予辅助，并练习屏气。进食
吞咽时，呼吸与吞咽运动相互配合。

4. 咳嗽及发声训练

反复练习咳嗽，促进喉部闭锁。用力张口，并尽可能长时间发"奥"音。

5. 直接训练

有一定吞咽功能的患者，可通过改善食物形态、味道及进食体位训练吞咽
功能。

（四）认知康复

1. 应关注患者的注意力问题。在干预记忆语言、抽象思维等复杂功能前应尽量
保障患者注意力的可持续时间。

2. 注意力涣散会直接影响患者整体的康复效果。可通过视觉注意力训练，根据警觉水平安排时间，于警觉水平最高时安排高警觉要求的任务。

（五）功能锻炼

1. 防止肩关节僵硬

患者平卧于床上，两手相握，肘部保持伸直，以健侧手牵拉患侧肢体向上伸展，越过头顶，直至双手能触及床面。急性期迟缓状态时肌张力低，不宜将患肢伸展越过头顶。

2. 防止前臂伸肌挛缩

患者仰卧，屈膝，两手互握，环抱双膝，臂部稍用力伸展，使双肘受牵拉而伸直，臂也受牵拉伸展。重复上述动作，也可以只屈患侧腿，另一腿平置于床上。

3. 保持前臂旋转

患者坐在桌旁，两手掌心相对，手指互握，手臂伸直，身体略向患侧倾斜，以健侧手推动患侧手外旋，直至大拇指能触及桌面。反复锻炼，逐渐过渡到两手手指伸直对合，健侧手指能使患侧大拇指接触桌面。

4. 保持手腕背屈

患者双肘支撑于桌面上，双手互握，置于前方，健侧手用力按压患侧手，使患侧手腕充分背屈。

5. 防止腕、指、肘屈肌挛缩

患者站立于桌前，双手掌对合，手指交叉互握，将掌心向下支撑于桌面，然后伸直手臂，将体重施加于上，使手腕充分背屈，屈肌群受到牵拉伸展；或坐于椅上，用健侧手帮助患侧手腕背屈，掌心置于椅面，并将蜷曲的患指逐一伸直，然后以健侧手保持患肢伸直，稍倾斜身体，将体重施加于患肢上。

6. 楔形板站立

患足踩在楔形板上，呈轻度外展外旋位，站稳后保持膝关节伸展，待肌力增加，可逐渐向患肢转移负重，直至可以抬起健侧脚，并反复屈曲膝关节。

7. 保持患臂水平外展

患者平卧，两手相握，向上举过头顶，然后由助手抓住患臂，保持伸直并慢慢水平移动，直至手臂平置于床面上，掌心向上，患肢与身体成90°角。再将其大拇指拉直、外展，并将其余患指伸展。在锻炼时，患者背部垫枕头，可增强锻炼的效果，同时还可以使胸椎保持伸直。

第三章　呼吸科

第一节　常见疾病

一、肺胀病（慢性阻塞性肺疾病稳定期）

因反复发作、迁延不愈，使肺气胀满，不能敛降所致。病位在肺，涉及心、脾、肾。以胸中胀满、痰涎壅盛、喘咳上气、动后尤显，甚者面色、唇舌发绀，心慌、浮肿为主要临床表现。

（一）辨证分型与治法

1. 肺脾气虚证

临床表现：咳嗽，喘息，气短，动则加重，神疲乏力或自汗，恶风，易感冒，纳呆或食少，胃脘胀满或腹胀便溏，舌体胖大或有齿痕，苔薄白或腻。

治法：补肺健脾，降气化痰。

2. 肺肾气虚证

临床表现：喘息，气短，动则加重，乏力或自汗，易感冒，恶风，腰膝酸软，耳鸣，头昏或面目虚浮，小便频数或夜尿多，或咳而遗尿，舌质淡，苔白。

治法：补肾益肺，纳气定喘。

3. 肺肾气阴两虚证

临床表现：喘息，气短，动则加重，自汗或乏力，易感冒，腰膝酸软，耳鸣，头昏或头晕，干咳或少痰，咳嗽不爽，盗汗，手足心热，舌质淡或红，苔薄少或花剥。

治法：益气养阴滋肾，纳气定喘。

（二）中医护理方案

1. 常见症状/证候施护

（1）咳嗽、咳痰

1）取舒适体位，指导患者有效咳嗽、咳痰、深呼吸的方法。卧床患者定时翻身拍背。痰液无力咳出者，予胸部叩击或振动排痰。

2）遵医嘱耳穴贴压，取肺、气管、神门、皮质下等穴。

3）遵医嘱拔火罐，取大椎、定喘、肺俞、风门、膏肓等穴。

4）遵医嘱中药离子导入，离子导入的部位为背部湿啰音最明显处。

5）遵医嘱足部中药泡洗。

6）遵医嘱中药雾化吸入。

（2）喘息、气短

1）观察喘息气短的程度及有无发绀。遵医嘱给予氧疗，并观察吸氧效果。

2）取合适体位，如高枕卧位、半卧位或端坐位。指导患者采用放松术，如缓慢呼吸、全身肌肉放松、听音乐等。

3）指导患者进行呼吸功能锻炼，常用的锻炼方式有缩唇呼吸、腹式呼吸等。

4）遵医嘱穴位敷贴，取大椎、定喘、肺俞、脾俞、天突等穴。

5）遵医嘱耳穴贴压，取交感、心、胸、肺、皮质下等穴。

6）遵医嘱穴位按摩，取列缺、内关、气海、关元、足三里等穴。

7）遵医嘱艾灸，取大椎、肺俞、命门、足三里、三阴交、气海等穴，用补法。

（3）自汗、盗汗

1）衣着应柔软、透气，便于穿脱；汗出时及时擦干汗液、更衣，避免汗出当风。

2）遵医嘱耳穴贴压，取交感、肺、内分泌、肾上腺等穴。

3）遵医嘱穴位敷贴，取神阙等穴。

（4）腹胀、纳呆

1）病室整洁，避免刺激性气味，咳痰后及时用温水漱口。

2）顺时针按摩腹部 10～20 分钟，鼓励患者适当运动，以促进肠蠕动，减轻腹胀。

3）遵医嘱穴位敷贴，取中脘、气海、关元、神阙等穴。

4）遵医嘱耳穴贴压，取脾、胃、三焦、胰、交感、神门等穴。

5）遵医嘱穴位按摩，取中脘、足三里等穴。

6）遵医嘱艾灸，取中脘、足三里等穴。

2. 中医特色治疗护理

（1）内服中药膏方：宜早晨和晚上睡前空腹温水调服，服药期间忌食油腻、海鲜、辛辣之品，戒烟、限酒，忌食萝卜，忌饮浓茶。感冒、咳嗽痰多或有其他急性疾病时应暂停服用。膏方开启后应冷藏保存。

（2）五音疗法：宜选用商调、羽调的音乐，于 15～19 时欣赏《阳春白雪》

《黄河》《金蛇狂舞》等曲目，可助长肺气；于 7 ~ 11 时欣赏《梅花三弄》《船歌》《梁祝》等曲目，可促使肾气隆盛。

（3）物理治疗

1）胸部叩击：患者取侧卧位或在他人协助下取坐位，叩击者两手手指弯曲并拢，使掌侧呈杯状，以手腕力量，从肺底自下而上、由外向内、迅速而有节律地叩击胸壁。每一肺叶叩击 1 ~ 3 分钟，每分钟叩击 120 ~ 180 次，叩击时发出一种空而深的拍击音则表明叩击手法正确。

注意事项：①叩击前听诊评估。②用单层薄布覆盖叩击部位。③叩击时避开乳房、心脏、骨突部位及衣服拉链、纽扣等处。④叩击力量应适中，宜在餐后 2 小时或餐前 30 分钟完成。

2）振动排痰：可采用振动排痰机，每日治疗 2 ~ 4 次，每次 15 ~ 20 分钟。

注意事项：①不宜在饱餐时进行，以在餐前或餐后 1 ~ 2 小时为宜。②叩击时应避开胃肠、心脏、脊柱等部位。③建议使用一次性纸制叩击头罩，避免交叉感染。

（4）呼吸功能锻炼：全身呼吸操练习以缩唇呼气配合肢体动作为主，吸气用鼻，呼气用嘴。

第一节：双手上举吸气，放下呼气，10 ~ 20 次。

第二节：双手放于身体侧面，交替沿体侧上移下滑，10 ~ 20 次。

第三节：双肘屈曲握拳，交替向斜前方击拳，出拳吸气，还原呼气，10 ~ 20 次。

第四节：双腿交替抬起，屈曲 90°，抬起吸气，放下呼气。

第五节：吹悬挂的小纸球训练。

3. 健康指导

（1）生活起居

1）保持室内空气清新，温湿度适宜。室内勿摆放鲜花。

2）顺应四时，根据气温变化及时增减衣物，勿汗出当风。呼吸道传染病流行期间，避免去公共场所，防止感受外邪诱发或加重病情。

（2）饮食指导

1）肺脾气虚证：宜食健脾补肺的食品，如山药、百合、薏苡仁、核桃、胡萝卜、鸡肉等。

2）肺肾气虚证：宜食补益肺气、肾气的食品，如枸杞子、黑芝麻、核桃、木耳、山药、杏仁、桂圆、牛肉、猪心、羊肉等。

3）肺肾气阴两虚证：宜食益气养阴的食品，如莲子、牛乳、蛋类、百合、荸荠、鲜藕、雪梨、银耳、老鸭等。

4）汗出较多者，可多饮淡盐水，进食含钾丰富的食物，如橘子、香蕉等；腹胀纳呆者，可用山楂、炒麦芽少许代茶饮。

5）饮食宜少量多餐，每餐不宜过饱；以高热量、高蛋白、高维生素、易消化的食物为主；烹调方式以炖、蒸、煮为宜；忌食辛辣、煎炸或过甜、过咸之品。

（3）情志调理

1）经常与患者沟通，了解其心理问题，及时予以心理疏导。

2）采取说理开导、顺情解郁、移情易性等方法对患者进行情志护理，并注意充分发挥患者社会支持系统的作用。

（4）康复指导

1）呼吸功能锻炼：采取腹式呼吸、缩唇呼吸和全身呼吸操锻炼，以提高肺活量，改善呼吸功能。

2）病情较轻者，鼓励下床活动，可每日散步20～30分钟或打太极拳等。病情较重者，指导其在床上进行翻身、四肢活动等主动运动，或进行四肢被动运动。

3）自我按摩印堂、迎香、合谷、内关、足三里、三阴交、涌泉等穴，以促进气血运行，增强体质。

4）鼓励患者进行耐寒训练，如入秋后开始用凉水洗脸等。

二、哮病（支气管哮喘）

因外邪、饮食、情志、劳倦等因素，使气滞痰阻，气道挛急、狭窄所致。以发作性喉中哮鸣有声、呼吸困难，甚则喘息不得平卧为主要临床表现。病位在肺、脾、肾。

（一）辨证分型与治法

1. 发作期（病期诊断中属急性发作期和部分慢性持续期患者）

（1）风哮

临床表现：时发时止，发时喉中哮鸣有声，反复发作，止时又如常人，发病前多有鼻痒、咽痒、喷嚏、咳嗽等症状，舌淡苔白。

治法：祛风涤痰，降气平喘。

（2）寒哮

临床表现：喉中哮鸣如水鸡声，呼吸急促，喘憋气逆，痰多、色白、多泡沫，易咳，口不渴或渴喜热饮，恶寒，天冷或受寒易发，肢冷，面色青晦，舌苔白滑。

治法：宣肺散寒，化痰平喘。

（3）热哮

临床表现：喉中哮鸣如吼，咳痰黄稠，胸闷，气喘息粗，甚则鼻翼扇动，烦躁不安，发热口渴，或咳吐脓血腥臭痰，胸痛，大便秘结，小便短赤，舌红苔黄腻。

治法：清热宣肺，化痰定喘。

（4）虚哮

临床表现：喉中哮鸣如鼾，声低，气短息促，动则喘甚，发作频繁，甚至持续喘哮，咳痰无力，舌质淡或偏红或紫暗。

治法：补肺纳肾，降气化痰。

2. 缓解期（病期诊断中属缓解期和部分慢性持续期患者）

（1）肺脾气虚证

临床表现：气短声低，喉中时有轻度哮鸣，痰多质稀，色白，自汗，怕风，常易感冒，倦怠乏力，食少便溏，舌质淡，苔白。

治法：健脾补肺益气。

（2）肺肾两虚证

临床表现：气短息促，动则尤甚，吸气不利，咳痰质黏起沫，脑转耳鸣，腰膝酸软，心慌，不耐劳累；或五心烦热，颧红，口干，舌质红，少苔，脉细数；或畏寒肢冷，面色苍白，舌胖苔淡白。

治法：补益肺肾，纳气平喘。

（二）中医护理方案

1. 常见症状/证候施护

（1）喘息哮鸣

1）观察患者的呼吸频率、节律、深浅及哮喘发作持续时间，发现异常应及时报告医师。

2）协助患者取适宜体位，可取高枕卧位、半卧位或端坐位。

3）遵医嘱耳穴贴压，取平喘、肺、肾上腺、交感等穴。

4）遵医嘱穴位按摩，取中府、云门、孔最、膻中等穴。

5）遵医嘱拔火罐，取肺俞、膏肓、定喘等穴。

6）遵医嘱穴位敷贴，取肺俞、天突、天枢、定喘等穴，"三伏贴"效果尤甚。

7）遵医嘱中药泡洗。

8）遵医嘱中药离子导入。

（2）咳嗽、咳痰

1）观察咳嗽的性质、程度、持续时间、规律以及咳痰的量、颜色、性状。

2）咳嗽胸闷者取半卧位。

3）持续性咳嗽时，可频饮温开水。

4）做深呼吸训练，采用有效咳嗽、翻身拍背、胸背部叩击或设备等进行排痰。

5）保持口腔清洁。

6）遵医嘱耳穴贴压，取肺、气管、神门、皮质下、大肠等穴。

7）遵医嘱拔火罐，取肺俞、膏肓、定喘、脾俞、肾俞等穴。

8）遵医嘱穴位敷贴，取肺俞、膏肓、定喘、天突等穴。

9）遵医嘱穴位按摩，取肺俞、膻中、中府、云门、孔最等穴。

（3）胸闷

1）观察胸闷的性质、持续时间、诱发因素及伴随症状等。

2）协助患者变换舒适体位。

3）遵医嘱穴位按摩，取膻中等穴。

4）遵医嘱耳穴贴压，取心、胸、神门、小肠、皮质下等穴。

2. 中医特色治疗护理

（1）内服中药：寒哮患者中药汤剂宜热服，热哮患者中药汤剂宜偏凉服；补虚药宜温服；服用含麻黄的汤剂时，注意观察患者汗出及生命体征的变化情况。

（2）注射给药：中药注射剂应单独输注，须使用一次性精密输液器；与西药注射剂合用时，建议用生理盐水间隔，并注意观察有无不良反应。

3. 健康指导

（1）生活起居

1）寒哮患者病室宜阳光充足，温度宜偏暖，避风寒；热哮患者病室应凉爽通风。

2）在心肺康复锻炼的基础上增加太极拳、八段锦等运动；可做腹式呼吸、缩唇呼吸和呼吸吐纳功，以提高肺活量，改善呼吸功能。

3）注意加强过敏原的识别与规避。及时检测过敏原的类别，在日常生活中规避防范。

4）自我保健锻炼：穴位按摩，如取迎香、风池、三阴交、膻中等穴；足底按摩，如取涌泉穴；叩齿保健。

（2）饮食指导

避免摄入易引起过敏的食品，如蛋白质、海鲜类，忌食辛辣、油腻、刺激之品。

1）风哮证：宜食祛风涤痰、降气平喘的食品，如杏仁、萝卜等。食疗方用杏仁粥等。

2）寒哮证：宜食温肺散寒、豁痰利窍的食品，如葱、姜、胡椒等。食疗方用椒目粉配菜或制成胶囊。

3）热哮证：宜食清热宣肺、化痰定喘的食品，如梨汁、杏仁等。食疗方用雪梨川贝冰糖饮等。

4）虚哮证：宜食补肺纳肾、降气化痰的食品，如木耳、核桃、胡桃等。食疗方用核桃粥等。

5）肺脾气虚证：宜食健脾补肺益气的食品，如南瓜、银耳、山药等。食疗方用莲子银耳汤等。

6）肺肾两虚证：宜食补肺益肾的食品，如杏仁、黑豆、百合等。食疗方用白果核桃粥等。

（3）情志调理

1）给患者进行心理疏导，耐心倾听患者的诉求，避免其受到不良情绪的刺激。

2）鼓励家属多陪伴患者，给予其心理支持。

3）介绍疾病相关知识，使患者积极配合治疗。

4）告知患者情志因素对疾病的影响。

第二节　专科知识

一、肺康复基础知识

肺康复是对有症状、日常生活能力下降的慢性呼吸系统疾病患者采取的多学科综合干预措施。其内容包括：

1. 宣教和日常生活指导。

2. 呼吸锻炼。

3. 呼吸道清洁及体位排痰。

4. 运动疗法（有氧运动、步行训练）。

5. 氧疗。

6. 药物应用和营养。

二、专科检查（治疗）护理要点

（一）气管切开术

1. 术前护理

（1）对于清醒患者给予简要的术前指导和安慰。

（2）做好气管切开配合准备，包括备床旁抢救车、吸氧装置、吸痰装置、气管切开护理盘及相应物品。

2. 术后护理

（1）取半卧位，更换体位时保持头部及上身在同一水平线上。

（2）密切观察患者生命体征及病情变化。观察伤口有无出血、切口周围有无皮下注射气肿、纵隔气肿、气胸等并发症，一旦发现应做好标记，及时报告医生并配合处理。

（3）正确护理气管套管

1）保持气管套管系带牢固和松紧适宜。系带应打死结，其松紧度以能放入一指为宜，经常检查系带的牢固度。

2）保持内套管及呼吸道通畅，防止窒息：①及时吸净呼吸道分泌物。②保持室内空气新鲜、温度及湿度适宜。③套管口覆盖双层湿纱布，防止异物落入。④遵医嘱定时经套管滴入药液、雾化吸入等，稀释痰液以便吸出。⑤不淋浴、不游泳，防止水溢入气管套管内。

3）预防感染：每 6~8 小时清洗、消毒内套管 1 次。

4）正确实施拔内套管的操作：拔内套管时固定好外套管，以防将外套管一并拔出；内套管取出时间不得超过 30 分钟；套管周围垫无菌纱布，减少套管与伤口皮肤的摩擦。

5）外套管不可随意取出，以防发生窒息。

（4）患者病情稳定后，遵医嘱给予高蛋白、高热量、丰富维生素、无刺激、易消化的半流质饮食。

（5）随时做好应急处理准备。如再度出现呼吸困难、烦躁不安，经吸痰不能缓解时，提示可能为套管管腔堵塞或脱管。一旦发生以上情况，应迅速取出内套管，吸净气管内分泌物，检查内套管是否通畅。如套管通畅则可能是脱管，应迅速通知医生并及时处理。

（6）遵医嘱用药及注意药物的不良反应。注意禁用吗啡、可卡因、哌替啶等抑制呼吸的药物。

（7）鼓励患者用笔或手势表达情感与要求；病情允许时可堵住气管套管口说话，克服交流障碍。

（8）做好堵管前准备。如果病情好转，符合拔管指征，拔管前应试行堵管24～48小时。堵管期间密切观察患者的呼吸及发音情况，如出现呼吸困难应立即拔除塞子，无呼吸困难者可拔管。拔管后以蝶形胶布固定拉紧皮肤。

（二）无创呼吸机护理配合

1. 机械通气前

（1）仪器准备：根据患者病情需要选择呼吸机，备好消毒完好、功能完好的呼吸机并连接好电源、空气和氧气接头，备好吸引装置，检查负压。

（2）心理沟通：做好必要的解释、沟通，使患者了解无创呼吸机治疗的重要性，向患者讲解呼吸机治疗时的不适及配合方法。

2. 床旁监测

（1）是否与呼吸同步：呼吸频率、节律、幅度、类型及两侧呼吸运动的对称性，有无啰音。

（2）心率、血压：心律失常提示有通气不足或通气过度。机械通气开始20～30分钟可出现轻度血压下降，如血压明显下降或持续下降伴心率增快，应及时通知医生。

（3）意识：观察患者意识障碍程度有无减轻，若出现烦躁不安、自主呼吸与呼吸机不同步，多为通气不足。

（4）体温：每天测体温4次，发热常提示存在感染。

（5）皮肤、黏膜及周围循环情况：观察患者皮肤的色泽、弹性、温度以及完整性的变化，每1～2小时更换体位，及时发现压疮，并给予处理。禁饮食者每日行口腔护理。

（6）出入量：准确记录患者每日出入量，尤其是每小时尿量的变化。

（7）仔细观察痰液的色、质、量，及时留取标本送检，为治疗提供依据。

3. 实验室监测

遵医嘱每日监测血气分析，掌握异常化验指标。

4. 气道护理

（1）加强呼吸道的湿化：使用加湿器经气道湿化，及时加入灭菌注射用水，保证水位并及时倾倒积水，以免影响通气治疗。

（2）适当补充水分：根据病情适当补充水分。

（3）环境：维持适宜的室温（18～20℃）与湿度（50%～60%），以便充分发挥呼吸道的自然防御功能。

（4）保证气道通畅：在停用呼吸机间歇期加强雾化吸入；指导患者适量饮水，进行有效咳嗽、咳痰，必要时给予机械吸引，保证气道通畅。

（5）管路护理：妥善固定面罩，防止面罩与呼吸机管路滑脱。使用面罩时，选择减压贴等措施防止头面部皮肤压迫与受损。定期消毒面罩和管路。

（6）体位：保证床头抬高30°，防止呼吸机相关性肺炎（VAP）的发生。

5. 用药护理

准确按时给药，治疗原发病，观察药物作用以及不良反应。

6. 基础护理

观察患者饮食情况；协助患者大小便；给予每日温水擦浴、泡脚以及会阴部冲（擦）洗，使患者舒适。留置尿管的患者要保持尿管的通畅，病情好转后及时拔管。

7. 心理护理

尊重、关心患者，耐心解释，给予其精神安慰，增强患者的自信心，防止其自行拔除面罩而影响通气治疗。

（三）胸腔穿刺护理配合

1. 严格执行无菌操作。

2. 穿刺前遵医嘱给予利多卡因皮试。

3. 协助患者反坐于靠背椅上，双臂平放于椅背上缘。病情危重者可取半卧位，患者上臂支撑头颈部，使肋间隙增宽。

4. 术中，如患者连续咳嗽或出现头晕、胸闷、面色苍白、出汗、晕厥等症状，应协助医生停止抽液，拔除穿刺针，并使患者平卧，遵医嘱吸氧及对症处理。

5. 抽液或抽气速度不宜过快，量不宜过多，一般第一次抽液不超过800mL，以后每次不超过1200mL。

6. 需要向胸腔内注入药物者，抽液后连接备有药物的注射器，然后将药液注入。

二、常见急危重症急救配合要点

（一）呼吸衰竭

1. 评估病情变化。监测患者生命体征，注意呼吸困难、心悸、意识状态等的变化，检查瞳孔、呼吸音、心音、肠鸣音等的改变，了解血气分析的结果，记录24

小时出入量。

2. 保持呼吸道通畅，协助患者取半卧位，鼓励其有效的咳嗽、咳痰，可予物理疗法协助排痰或吸痰。做好氧疗和机械通气患者的护理。

3. 建立静脉通道，做好药物治疗及护理，如应用呼吸兴奋剂，滴速不宜过快，注意用药后患者呼吸频率、幅度、神志的变化。

4. 心理护理。

（二）窒息

1. 经口腔、鼻腔机械吸痰，清除口腔内异物，同时刺激咽部进行咳嗽反射，有利于异物清除；如患者呼吸突然停止，应用环甲膜穿刺建立紧急人工气道

2. 必要时行气管插管或切开导入纤维支气管镜，有利于堵塞物得到迅速彻底的清除，建立有效的呼吸道。

3. 抢救时应高流量给氧，直到缺氧状态缓解后方可调节氧流量。

（三）哮喘大发作

1. 取坐位并予以背部支持，保持病室安静及通风良好，解除患者的焦虑及紧张情绪。

2. 清除痰液并协助患者排痰。

3. 吸痰前后应给患者吸氧 $4 \sim 6L/min$，并适当湿化。

4. 必要时行人工或机械辅助呼吸。

5. 保持患者呼吸道通畅，痰液黏稠造成痰栓而加重呼吸困难，出现明显发绀、神志不清者，可行气管切开或气管插管。

6. 肾上腺皮质激素的尽早/足量使用是治疗成功的关键。

7. 纠正脱水及酸碱失衡。

（四）咯血

1. 大咯血患者应绝对卧床，取患侧卧位，头偏向一侧。

2. 及时清理患者口、鼻腔的血液，并安慰患者。

3. 吸氧。

4. 建立静脉通道，及时补充血容量及遵医嘱应用止血药物，并注意观察疗效及副作用。

5. 观察、记录患者咯血的量及性状。

6. 床旁备好气管插管、吸痰器等抢救用物。

7. 保持大便通畅，避免用力排便。

第三节　专科技术

一、心电监护技术

1. 遵医嘱为患者配戴心电监测仪。

2. 按导联部位粘贴电极片，保持电极片和皮肤贴合完好，避免导线打折。

3. 定时记录监测数据，发现异常立即查看并通知医生。

4. 每周更换电极片位置，观察患者有无皮肤过敏。

二、雾化吸入

1. 遵医嘱准备药物和雾化装置，并检查装置性能。

2. 协助患者取舒适体位，接通电源，调节适宜的雾量，将口含嘴放入患者口中，或将面罩置于患者口鼻部。指导患者深呼吸，以使药液到达呼吸道深部，能更好地发挥药效。气管切开的患者，可直接将面罩置于气管切开造口处。

3. 观察患者吸入药物后的反应及效果。

4. 雾化吸入后指导患者漱口、洗脸。

三、氧疗

1. 遵医嘱熟练安装、使用氧气表及各附件。

2. 湿化液配制及氧流量调节符合病情需要。

3. 插入鼻塞时注意询问患者无不适，检查鼻塞是否固定良好。

4. 观察患者氧疗效果，评估其各缺氧症状是否有所改善。

四、体位引流

1. 于餐前 1～2 小时或餐后 2 小时进行。

2. 根据患者病灶部位和患者的耐受程度选择合适的体位。

3. 引流顺序为先上叶，后下叶；若有两个以上炎性部位，应引流痰液较多的部位。

4. 引流过程中密切观察患者病情变化，若出现心律失常、血压异常等并发症时，应立即停止引流，及时处理。

5. 体位引流的次数取决于引流分泌物的量以及患者主观症状的改善程度，通常为每日 2 ~ 4 次，一个引流部位每次 5 ~ 10 分钟。

6. 整个引流时间不少于 30 分钟。

五、吸痰

1. 了解患者的意识状态、生命体征、吸氧流量。

2. 观察患者呼吸道分泌物的量、黏稠度、部位。

3. 对清醒患者进行解释，取得患者配合。

4. 按照无菌技术操作原则，插管动作轻柔、敏捷。

5. 吸痰前后应当给予高流量吸氧，吸痰时间不宜超过 15 秒，如痰液较多或需要再次吸入时，应间隔 3 ~ 5 分钟，待患者可耐受后再进行。一根吸痰管只能使用一次。

6. 如患者痰稠，可以配合翻身扣背、雾化吸入；如患者发生缺氧症状，如发绀、心率下降等症状时，应当立即停止吸痰，休息后再吸。

7. 观察患者痰液性状、颜色、量。

六、胸部物理治疗

1. 胸部叩击

患者取侧卧位或坐位，叩击者两手手指弯曲并拢，使掌侧呈杯状，以手腕力量，从肺底自下而上、由外向内、迅速而有节律地叩击胸壁。每一肺叶叩击 1 ~ 3 分钟，每分钟叩击 120 ~ 180 次。

注意事项：①叩击前听诊评估。②用单层薄布覆盖叩击部位。③叩击时避开乳房、心脏、骨突部位及衣服拉链、纽扣等处。④叩击力量应适中，宜在餐后 2 小时或餐前 30 分钟完成。

2. 振动排痰

可采用振动排痰机，每日治疗 2 ~ 4 次，每次 15 ~ 20 分钟。

注意事项：①不宜在饱餐时进行，以在餐前或餐后 1 ~ 2 小时为宜。②叩击时应避开胃肠、心脏、脊柱等部位。③建议使用一次性纸制叩击头罩，避免交叉感染。

七、缩唇呼吸

患者闭嘴经鼻吸气，然后通过缩唇（吹口哨样）缓慢呼气，同时收缩腹部。吸气和呼气的时间比为 1∶2 或 1∶3，尽量深吸慢呼，每分钟呼吸 7～8 次，每次 10～20 分钟，每日锻炼 2 次。

八、腹式呼吸

1. 患者取立位、坐位或平卧位，两膝半屈或在膝下垫小枕，使腹肌放松。

2. 一手放于腹部，一手放于胸部，用鼻缓慢吸气时膈肌最大幅度下降，腹肌松弛，腹部手感向上抬起，胸部手在原位不动，抑制胸廓运动；呼气时腹肌收缩帮助膈肌松弛，膈肌随腹腔内压增加而上抬，增加呼气潮气量。

3. 可同时配合缩唇呼气法，每天进行锻炼，时间由短到长，逐渐习惯平稳而缓慢的腹式呼吸。

九、无创呼吸机使用

1. 将呼吸机推至床旁，核对患者基本信息。

2. 连接呼吸机管道，将灭菌注射用水加至湿化器中，连接电源备用。

3. 调节氧流量，接患者面罩并正确配戴，调节模式，嘱患者配合呼吸机进行呼吸。

4. 半小时后测生命体征、血氧饱和度、血气分析，观察人机配合情况，根据结果调节呼吸机参数。

十、痰标本的采集

1. 要采集来自下呼吸道的分泌物，防止外来污染。

2. 痰标本采集应尽可能在抗生素使用前。

3. 采集方法为晨起清水漱口 3 次，然后用力咳嗽，将来自深部的痰液直接咳入无菌容器中，加盖后送检。

4. 如无痰，可用生理盐水超声雾化吸入导痰，然后咳痰送检。

十一、咽拭子标本的采集

1. 采集标本的方法应正确，注意消毒培养瓶口，保持容器无菌，以免影响检验结果。

2. 采集动作应轻柔，以免刺激患者咽部引起呕吐或不适。

3. 标本用于真菌培养时，应在口腔溃疡面上取分泌物。

4. 最好在使用抗菌药物治疗前采集标本。

十二、穴位敷贴

1. 评估敷贴部位的皮肤情况。女性患者妊娠期禁用。

2. 充分暴露敷贴部位，注意保暖并保护隐私。

3. 药膏薄厚要均匀，一般以 0.2 ~ 0.5cm 为宜，并保持一定的湿度。

4. 观察局部及全身情况，若出现红疹、瘙痒、水疱等过敏现象，应立即停止使用，并报告医生，遵医嘱予以处理。

5. 敷贴期间，应避免食用寒凉、过咸的食物，避免海味、辛辣及牛羊肉等食物，忌烟酒。

十三、耳穴贴压

1. 评估患者耳部的皮肤情况及对疼痛的耐受程度；女性患者妊娠期禁用。

2. 使用探针力度适宜，准确探寻敏感点。

3. 用 75% 酒精擦拭耳部皮肤并待干。

4. 一般留置 3 ~ 7 天，两耳交替使用，并正确按压。

5. 观察耳穴贴是否固定良好，症状是否缓解，耳部皮肤有无红、肿、破溃等，如有不适应立即停止使用。

第四节　专科用药

一、常用西药

(一) 止咳药

1. 中枢性镇咳药（右美沙芬）

适应证：适用于感冒、急性或慢性支气管炎、支气管哮喘、咽喉炎、肺结核以及其他上呼吸道感染时的咳嗽。

注意事项：①偶有头晕、轻度嗜睡、口干、便秘等。②妊娠 3 个月内妇女及有精神病史者禁用。

2. 外周性镇咳药（苯佐那脂）

适应证：常用于急性支气管炎、支气管哮喘、肺炎、肺癌引起的刺激性干咳、阵咳等；做纤维支气管镜检及喉镜检查时，可用其预防咳嗽。

注意事项：有时可引起嗜睡、恶心、眩晕、胸部紧迫感和麻木感、皮疹等不良反应。

（二）化痰药

1. 痰液稀释药（氯化铵）

适应证：常用于黏痰不易咳出者。

注意事项：①可引起恶心、呕吐、胃痛等刺激症状。②肝肾功能严重损害，尤其是肝昏迷、肾功能衰竭、尿毒症患者禁用。镰状细胞贫血患者及代谢性酸中毒患者禁用。

2. 黏痰溶解药（溴己新）

适应证：适用于慢性支气管炎、哮喘等痰液黏稠不易咳出的患者。

注意事项：①偶有恶心、胃部不适，减量或停药后可消失。②对药物过敏者禁用。

（三）平喘药

1. 茶碱类（喘定、氨茶碱、多索茶碱）

适应证：适用于支气管哮喘、喘息性支气管炎、阻塞性肺气肿患者。

注意事项：①急性患者不首选喘定。②氨茶碱不宜用予心律失常患者。③给药速度不宜过快，滴注时间应在 30 ~ 60 分钟。④易发生恶心呕吐、易激动、失眠、心动过速等不良反应。

2. β_2 受体激动剂（舒利迭、普米克令舒）

适应证：适用于支气管哮喘患者。

注意事项：①每次使用后应常规漱口，以减少口部不适、声嘶等不良反应并防止口腔念珠菌感染。②妊娠、哺乳期妇女、甲状腺功能亢进症、高血压、冠心病、心力衰竭患者慎用。

3. 糖皮质激素（甲泼尼龙）

适应证：适用于非激素类药治疗无效的慢性支气管哮喘患者。

注意事项：①逐渐减量。②易出现体重增加、满月脸、创口愈合不良、骨质疏松、消化性溃疡、低钾综合征等不良反应。

（四）抗菌药

1. 抗生素类

用法：肌肉注射和静脉滴注。

过敏症状：面部发麻、胸闷、心率加快、喉头水肿、过敏性休克。

处理原则：①肌内注射 0.1% 肾上腺素 0.5 ~ 1mL，若临床症状无好转，半小时后重复使用一次。②氧气吸入。③应用升压药，如多巴胺。④应用抗组胺药以减轻荨麻疹。⑤补充血容量。⑥喉头水肿严重者，做好气管切开准备。

2. 喹诺酮类药物（左克、可乐必妥、拜复乐）

（1）严禁 18 岁以下及妊娠、哺乳期妇女使用。

（2）可有中枢神经系统反应，如头痛、头晕、失眠；诱发畸形，影响身高发育。

（3）使用期间如发生静脉炎、皮疹、水肿等过敏反应，应减慢滴速或停药。

（4）可引起少见的光毒性反应，用药期间应避免阳光暴晒。

（五）急救药物

1. 肾上腺素（1mg/mL）

用法用量：①过敏性休克：皮下注射或肌内注射 0.5 ~ 1mg，必要时每隔 5 ~ 10 分钟重复给药一次，或将 4mg 加入 500mL 5% 葡萄糖溶液中静脉滴注。②心脏骤停：静脉或心内注射 0.1 ~ 0.2mg，必要时每隔 5 分钟重复一次。③支气管哮喘：皮下注射 0.2 ~ 0.5mg，必要时每隔 20 分钟 ~ 4 小时重复一次。

不良反应：心悸、头痛、血压升高、严重心律失常（如室颤）。

2. 多巴胺（20mg/2mL）

适应证：①用于各种休克，特别是伴有心肌收缩力减弱，尿量减少，而血容量已补足的休克患者。②与利尿剂合用有增强排钠利尿的作用。③因有强心利尿作用而用于顽固性心力衰竭。

不良反应：胸痛、呼吸困难、心悸、心率缓慢、头痛、恶心等，或因外周血管收缩导致局部坏死或坏疽，过量时可致血压升高。

3. 尼可刹米（0.375g/1.5mL）

适应证：用于中枢性呼吸及循环衰竭、麻醉药及其他中枢抑制药中毒等。

不良反应：大剂量可致血压升高、心悸、出汗、心律失常、震颤、肌强直，甚至惊厥。

二、常用口服中成药

1. 复方鲜竹沥液

用法用量：口服，每次 20mL，每日 2 ~ 3 次。

注意事项：①忌烟、酒及辛辣油腻食物。②孕妇、寒嗽及脾虚便溏者慎用。

③不宜在服药期间同时服用滋补性中药。④支气管扩张、肺脓肿、肺心病、肺结核患者出现咳嗽时应去医院就诊。⑤糖尿病患者及有高血压、心脏病、肝病、肾病等慢性病者应在医生指导下服用。

2. 止嗽定喘丸

用法用量：口服，每次 10 粒，每日 2 ~ 3 次。

注意事项：①忌烟、酒及辛辣食物。②虚喘者忌用。③有支气管扩张、肺脓肿、肺结核、肺心病、高血压的患者，应在医生指导下服用。④按照用法用量服用，小儿、年老体虚者应在医生指导下服用。⑤对本品过敏者禁用，过敏体质者慎用。⑥儿童必须在成人监护下使用。

3. 苏黄止咳胶囊

用法用量：口服，每次 3 粒，每日 3 次。

注意事项：①运动员慎用。②尚无研究数据表明本品对外感发热、咽炎、慢性阻塞性肺疾病、肺癌、肺结核等有效。③尚无研究数据支持本品可用于 65 岁以上和 18 岁以下患者，以及妊娠期或哺乳期妇女。④尚无研究数据支持本品可用于儿童咳嗽变异型哮喘。⑤高血压、心脏病患者慎服。

三、常用中药注射剂

1. 痰热清

（1）本品不良反应包括极其罕见过敏性休克，用药过程中应密切观察用药反应，特别是开始 5 ~ 30 分钟；一旦出现过敏反应或其他严重不良反应，应立即停药并及时救治；同时应妥善保留相关药品、患者使用后残存药液及输液用所有器具，采集患者血样并冷藏，以备追溯不良反应产生的原因。

（2）本品用于风温肺热病属痰热阻肺证及风热感冒等，对寒痰阻肺证和风寒感冒属不对症治疗范畴，故而在临床使用过程中要注意寒热辨证的合理应用。

（3）稀释溶媒的温度要适宜，确保在输液时药液为室温，一般在 20 ~ 30℃为宜。

（4）药液稀释倍数不低于 1 ∶ 10（药液∶溶媒），稀释后药液必须在 4 小时内使用。

（5）用药前应认真检查药品以及配制后的滴注液，发现药液出现浑浊、沉淀、变色、结晶等药物性状改变以及瓶盖、瓶身细微破裂者，均不得使用。

（6）不得和其他药物混合滴注。

（7）如需联合用药，在换药时需先用 5% 葡萄糖注射液或 0.9% 氯化钠注射液（50mL 以上）冲洗输液管或更换新的输液器，并应保持一定的时间间隔，以免药物相互作用产生不良反应。

（8）该药在输液过程中，液体应经过过滤器，若发现有气泡，应减慢滴速。严格控制输液速度，儿童以 30～40 滴/分为宜，成年人以 30～60 滴/分为宜，滴速过快或有渗漏可引起头晕、胸闷或局部疼痛。

（9）对老年人、肝肾功能异常患者等特殊人群应慎重使用，加强监测。

2. 喜炎平

（1）本品严禁与其他药物在同一容器内混合使用。如需联合使用其他静脉用药，在换药时建议冲洗输液管，以免药物相互作用产生不良反应。

（2）有药物过敏史者慎用。给药前应先询问患者是否为过敏体质，是否有药物过敏史。针对这类用药患者应特别加强观察，以便出现药品不良反应时及时进行处理。

（3）药物性状改变时禁用。

（4）严格控制输液速度，儿童以 30～40 滴/分为宜，成人以 30～60 滴/分为宜。滴速过快可能导致头晕、胸闷、局部疼痛。

（5）稀释溶媒的温度要适宜，输液时药液为室温，一般在 20～30℃为宜。

（6）老人、婴儿等特殊人群应慎重使用；初次使用的患者应加强监测。

（7）加强用药监护。用药过程中，应密切观察患者的用药反应，特别是开始 30 分钟，如发现异常，应立即停药，并采用积极的救治措施。

第五节 专科检验与检查

一、专科检验

（一）血常规

1. 白细胞计数（WBC）

正常值：男性（3.97～9.15）×10⁹/L；女性（3.69～9.16）×10⁹/L。

临床意义：①增高：发热、各种炎症、类白血病反应、出血、溶血、肿瘤等；如超过 30×10⁹/L 有白血病的可能。②减少：病毒感染、伤寒、粒细胞减少、脾功能亢进、再生障碍性贫血、长期 X 线照射等。

2. 中性粒细胞（NE）

正常值：绝对值（2.0～7.0）×10⁹/L；百分比 51%～75%。

临床意义：①增高：急性细菌性感染、组织损伤、溶血、急性大出血、中毒、恶性肿瘤等；严重时或白血病可出现幼稚粒细胞等。②减少：某些传染病，如伤寒、流感、造血功能障碍、脾功能亢进、自身免疫性疾病、某些药物反应、慢性理化损伤等。

3. 红细胞计数（RBC）

正常值：男性（4.09 ~ 5.74）×10^{12}/L；女性（3.68 ~ 5.13）×10^{12}/L。

临床意义：①增高：大量失水、慢性肺心病、肺气肿、真性红细胞增多症等。②减少：妊娠、营养不良、骨髓造血功能低下、红细胞破坏增加或丢失过多、炎症、内分泌疾病等。

（二）血生化

1. B 型脑钠肽（BNP）

正常值：0 ~ 125pg/mL。

临床意义：当心功能不全时，BNP 快速合成释放入血。BNP 是目前最好的评价心衰的实验室检测指标。

2. 血清钾（K）

正常值：3.5 ~ 5.5mmol/L。

临床意义：调节水、电解质、渗透压与酸碱平衡，维持神经肌肉的应激性，维持心肌活动。血清钾过高或过低，均可引起心律失常。

3. D - 二聚体（DD）

正常值：0 ~ 0.55mg/L。

临床意义：本试验为鉴别原发性与继发性纤溶症的重要指标。DD 阴性是排除深静脉血栓的重要试验；阳性又是诊断 DIC 和观察溶栓治疗的有用试验。

（三）血气分析

1. 血液酸碱度（pH 值）

正常值：7.35 ~ 7.45。

临床意义：pH > 7.45 为失代偿性碱中毒，pH < 7.35 为失代偿性酸中毒。

2. 动脉血氧分压（PaO_2）

正常值：新生儿 8.0 ~ 12.0kPa（60 ~ 90mmHg）；成人 10.6 ~ 13.3kPa（80 ~ 100mmHg）。

临床意义：①PaO_2是指溶解在血中的氧所产生的张力。氧分压降低见于各种肺部疾病，如慢性支气管炎、肺气肿、肺心病等。②$PaO_2 < 7.98$kPa（60mmHg）为缺氧；$PaO_2 < 6.65$kPa（50mmHg）为呼吸衰竭，可严重影响生理及代谢功能；

$PaO_2 < 3.9kPa$（30mmHg）将危及生命。

3. 动脉血二氧化碳分压（$PaCO_2$）

正常值：婴儿 3.5～5.5kPa（27～41mmHg）；成人 4.65～5.98kPa（35～45mmHg）。

临床意义：①$PaCO_2$增高，常见于慢性支气管炎、肺气肿、肺心病等。肺通气量减少，常造成呼吸性酸中毒。$PaCO_2 > 6.65kPa$（50mmHg）为呼吸衰竭；9.31～10.64kPa（70～80mmHg）可引起肺性脑病。②$PaCO_2$降低，常见于哮喘、代谢性酸中毒所致的通气过度产生的呼吸性碱中毒。

4. 动脉血氧饱和度（SaO_2）

正常值：0.92～0.99（92%～99%）（血气酸碱分析仪）。

临床意义：SaO_2反映 Hb 结合氧的能力，主要取决于氧分压，故间接反映 PaO_2 的大小。$SaO_2 < 90\%$ 表示呼吸衰竭；$SaO_2 < 80\%$（相当于 $PaO_2 < 6.65kPa$）表示严重缺氧。贫血时 SaO_2 正常并不表示不缺氧，应予以注意。

（四）痰液检查

1. 颜色

正常：呈无色或灰白色。

临床意义：①咖啡色多见于肺吸虫病、阿米巴肺脓肿。②黄色或黄绿色见于呼吸系统化脓感染。③绿色多见于铜绿假单胞菌感染、肺癌等。④红色多见于肺结核等。

2. 性状

正常：呈稍黏稠状。

临床意义：①浆液脓性：肺组织坏死、支气管哮喘、肺脓肿。②黏液性：支气管哮喘、大叶性肺炎等。③血性：肺结核、肺吸虫、支气管扩张、肺梗死、肺癌。④脓性：肺脓肿、穿透性脓胸、支气管扩张。

二、专科检查

（一）肺功能检查

1. 保持检查室内空气新鲜，环境整洁、舒适，室温适宜（22～24℃）。

2. 消除患者恐惧、紧张心理；根据病情向患者解释肺功能检查的目的和意义。

3. 现场准备好抢救措施及急救药品，包括注射用肾上腺素、氧气、输液设备等。

4. 检查后若患者出现疲乏无力，需扶患者回病房休息，必要时吸氧。

5. 支气管激发检查可出现咳嗽、咽痛、头痛、面红等轻微不适，告知患者休息 30 分钟左右可自行缓解，同时密切观察患者病情变化。

6. 严格消毒传感器和肺功能仪。

7. 检查室内紫外线照射 30 分钟后开窗通风。

（二）纤维支气管镜检查

纤维支气管镜是一种导光器械，能将图像从一端传至另一端，可直接看清气管的第三甚至第四级分支，并且可以直接吸痰、钳夹咬取组织做病理检查或用毛刷刷出细胞行细胞学检查，为目前早期诊断肺癌的重要手段之一。

第六节　健康指导

一、吸入剂使用注意事项

1. 舒利迭（沙美特罗替卡松准纳器）

（1）向外推动准纳器的滑动杆，听到发出"咔哒"声后，一个标准剂量的药物已备好以供吸入。患者不要随意拨动滑动杆以免造成药物的浪费。

（2）先握住准纳器并使之远离口，尽量呼气，切记不要将气呼入准纳器中。

（3）将吸嘴放入口中，深深平稳地吸入药物，切勿从鼻吸入。

（4）将准纳器从口中拿出，继续屏气 10 秒钟。

（5）吸药后及时漱口。

2. 思力华（噻托溴铵粉吸入剂）

（1）在吸入后有可能立即发生过敏反应。

（2）像其他抗胆碱药一样，本品对于窄角型青光眼、前列腺增生或膀胱颈梗阻患者应谨慎使用。

（3）吸入药物后可能会引起吸入性痉挛。

（4）胶囊应密封保存，仅在用药时取出，取出后应尽快使用，否则药效会降低。若药物不下心暴露于空气中则应丢弃。

（5）用后会口干，长期使用可能会导致龋齿。

（6）每天使用一次。

二、纤维支气管镜检查患者配合要点及健康教育

1. 检查前须禁食禁饮 4 小时以上，避免因呕吐造成窒息。

2. 术前半小时雾化吸入 2% 利多卡因（请用口吸气，鼻呼气，尽量深呼吸）。

3. 检查中尽量放松身体，做深呼吸，尽可能忍住咳嗽、吞咽等动作。

4. 术后半小时内减少说话，使声带得到充分休息。

5. 术后 2 小时内禁食、水（可漱口）。

6. 术后第一餐进温凉流质或半流质食物。避免辛辣、多刺食物，以免引起黏膜损伤。

7. 术后痰中带血为正常现象，不必害怕。如出现呼吸困难、不断咳血、胸痛、发热，应立即通知医护人员。

三、胸腔穿刺术患者配合要点及健康教育

1. 告知患者胸腔穿刺抽液可以缓解呼吸困难并帮助确诊。

2. 咳嗽患者遵医嘱术前口服止咳药。

3. 术中应避免咳嗽、深呼吸及转动身体。

4. 进食高热量、高蛋白及富含维生素的食物，加强营养。

5. 指导患者患侧卧位，以减少胸廓活动，减轻疼痛。

四、八段锦

1. 两脚平行与肩宽，双手侧摆抱腹前。屈膝身正心平静，调整呼吸守丹田。

2. 叉指上托抬头看，平视上撑意通天。两臂下落沉肩肘，松腕舒指捧腹前。

3. 跨步直立搭手腕，马步下蹲拉弓弦。变掌外推臂伸展，并步起身往前看。

4. 外旋上穿经面前，一掌上撑一掌按。掌根用力肘微屈，舒胸拔脊全身展。

5. 起身松腕臂外旋，转头双目往后看。身体调正膝微屈，掌指向前往下按。

6. 马步下蹲臀收敛，先倾后旋向足看。颈尾伸拉头上顶，头摇尾摆对称转。

7. 以臂带身上抻展，转掌下按膻中前。指顺腋下向后插，摩运脊背将足攀。

8. 马步下蹲握固拳，单臂前冲瞪双眼。拧腰顺肩趾抓地，旋腕握拳收腰间。

9. 两脚并拢要沉肩，呼吸均匀把足踮。脚跟抬起稍停顿，下落震地全身安。

五、六字诀养生法

1. 预备式

两足开立，与肩同宽，头正颈直，含胸拔背，松腰松胯，双膝微屈，全身放松，呼吸自然。

2. 呼气念"嘘"字

足大趾轻轻点地，两手自小腹前缓缓抬起，手背相对，经胁肋至与肩平，两臂

如鸟张翼向上、向左右分开，手心斜向上。

3. 呼气念"呵"字

足大趾轻轻点地，两手掌心向里由小腹前抬起，经体前至胸部两乳中间位置向外翻掌，上托至眼部。

4. 呼气念"呬"字

两手从小腹前抬起，逐渐转掌心向上，至两乳平，两臂外旋，翻转手心向外成立掌，指尖对喉，然后左右展臂宽胸推掌如鸟张翼。

5. 呼气读"吹"字

足五趾抓地，足心空起，两臂自体侧提起，绕长强、肾俞向前划弧并经体前抬至锁骨平，两臂撑圆如抱球，两手指尖相对，身体下蹲，两臂随之下落，呼气尽时两手落于膝盖上部。

6. 呼气念"嘻"字

足四、五趾点地，两手自体侧抬起如捧物状，过腹至两乳平，两臂外旋翻转手心向外，并向头部托举，两手心转向上，指尖相对。吸气时五指分开，由头部循身体两侧缓缓落下并用意念引气至足四趾端。

第四章　脾胃病科

第一节　常见疾病

一、胃疡（消化性溃疡）

胃疡常因情志抑郁、饮食不节，或外邪侵扰、药物刺激等，使脾胃失健、胃络受损而出现溃疡。病位在胃，亦涉及肝、脾。以经常性胃脘疼痛为主要临床表现。

（一）辨证分型与治法

1. 肝胃不和证

临床表现：胃脘胀痛，窜及两胁，善太息，遇情志不遂则胃痛加重，嗳气频繁，口苦，性急易怒，嘈杂吞酸，舌质淡红，苔薄白或薄黄。

治法：疏肝理气。

2. 脾胃气虚证

临床表现：胃脘隐痛，腹胀纳少，食后尤甚，大便溏薄，肢体倦怠，少气懒言，面色萎黄，消瘦，舌淡苔白。

治法：健脾益气。

3. 脾胃虚寒证

临床表现：胃脘隐痛，喜暖喜按，空腹痛重，得食痛减，纳呆食少，畏寒肢冷，头晕或肢倦，泛吐清水，腹泻便溏，舌体胖，边有齿痕，苔薄白。

治法：温中健脾。

4. 肝胃郁热证

临床表现：胃脘痛势急迫，有灼热感，口干口苦，吞酸嘈杂，烦躁易怒，便秘，喜冷饮，舌质红，苔黄或腐或腻。

治法：疏肝泄热。

5. 胃阴不足证

临床表现：胃脘隐痛或灼痛，似饥而不欲食，口干而不欲饮，纳呆干呕，失眠多梦，手足心热，大便干燥，舌红少津，有裂纹，少苔、无苔或剥脱苔。

治法：养阴益胃。

（二）中医护理方案

1．常见症状/证候施护

（1）胃脘疼痛

1）观察疼痛部位、性质、程度、持续时间、诱发因素及伴随症状，做好疼痛评分，可应用疼痛自评工具"数字评分法（NRS）"评分，并记录具体分值。

2）指导患者卧床休息，避免活动及精神紧张；如出现呕吐或便血时应立即报告医生，并协助处理。

3）遵医嘱穴位敷贴，隐痛取中脘、建里、神阙、关元等穴；胀痛取气海、天枢等穴。

4）遵医嘱穴位按摩，取中脘、气海、胃俞、合谷、足三里等穴。

5）遵医嘱艾灸，取中脘、神阙、气海、关元等穴。

6）遵医嘱药熨胃脘部。

7）遵医嘱耳穴贴压，取脾、胃、交感、神门、肝、胆等穴。

8）遵医嘱拔火罐，取脾俞、胃俞、肾俞、肝俞等穴。

（2）嗳气、反酸

1）观察嗳气、反酸的频率、程度、伴随症状及与饮食的关系。

2）指导患者饭后不宜立即平卧，发作时宜取坐位，可饮温开水；若空腹时出现嗳气、反酸，应立即进食以缓解不适。

3）遵医嘱穴位敷贴，取足三里、天突、中脘、内关等穴。

4）遵医嘱艾灸，取肝俞、胃俞、足三里、中脘、神阙等穴。

5）遵医嘱穴位注射，取足三里、内关等穴。

6）遵医嘱穴位按摩，取足三里、合谷、天突、中脘、内关等穴。

（3）纳呆

1）观察饮食情况、口腔气味、伴随症状及舌质、舌苔的变化，保持口腔清洁。

2）定期测量体重，并做好记录。

3）遵医嘱耳穴贴压，取脾、胃、肝、小肠、心、交感等穴。

4）遵医嘱穴位按摩，取足三里、内关、丰隆、合谷、中脘等穴。

2．中医特色治疗护理

内服中药时，脾胃虚寒证患者汤剂宜热服；有特殊治疗需要的药物应遵医嘱服用。

3. 健康指导

（1）生活起居

1）病室安静、整洁，空气清新、无异味。

2）生活规律，劳逸结合。

3）急性发作时宜卧床休息。

4）指导患者注意保暖，避免腹部受凉，根据气候变化及时增减衣服。

5）避免服用止痛药，尤其是非甾体类抗炎药物，以免掩盖病情及加重对胃黏膜的损害。避免服用对胃肠有刺激的药物，如解热镇痛药、强的松等。

6）观察患者大便颜色、性状及有无出血情况。

（2）饮食指导

忌油炸、辛辣、酒类等助火之品。避免过饥过饱。

1）肝胃不和证：宜食疏肝理气的食品，如佛手、山楂、山药、萝卜、生姜等。忌食壅阻气机的食物，如豆类、红薯、南瓜等。食疗方用山药粥、萝卜汤。

2）脾胃气虚证：宜食补中健胃的食品，如大枣、白扁豆、山药。食疗方用大枣山药粥。

3）脾胃虚寒证：宜食温中健脾的食品，如桂圆、大枣、生姜、羊肉等。食疗方用姜汁羊肉汤。

4）肝胃郁热证：宜食疏肝清热的食品，如薏苡仁、莲子、菊花等。食疗方用苡仁莲子粥。

5）胃阴不足证：宜食健脾和胃的食品，如蛋类、莲子、山药、白扁豆、百合、大枣、薏苡仁、枸杞子等。食疗方用山药百合大枣粥。

（3）情志调理

1）应多与患者沟通，了解其心理状态，指导其保持乐观情绪，规律生活，避免过度紧张与劳累。

2）针对患者忧思恼怒、恐惧紧张等不良情绪，应指导其采用移情相制疗法，转移其注意力，淡化甚至消除不良情绪。针对患者焦虑或抑郁的情绪变化，可采用暗示疗法或顺情从欲法，如精神放松、呼吸控制训练等，提高患者的自我调控能力及心理应急能力。

3）鼓励家属多陪伴患者，给予患者心理支持。

4）鼓励病友间多沟通交流疾病的防治经验，提高认识，增强信心。

5）指导患者掌握控制疼痛的简单方法，减轻身体痛苦和精神压力。

二、积聚（肝硬化）

积聚是因情志失调、饮食伤脾、感受外邪、病后体虚，或黄疸、疟疾等经久不愈，脏腑失和，以致气滞、血瘀、痰凝于腹内，日久结为积块而成。病位在肝、脾。以腹腔内有可触及、有形之包块为主要临床表现。

（一）辨证分型与治法

1. 湿热内阻证

临床表现：皮目黄染，黄色鲜明，恶心或呕吐，口干苦或口臭，胁肋灼痛，或纳呆，或腹胀，小便黄赤，大便秘结或黏滞不畅，舌苔黄腻。

治法：清热利湿。

2. 肝脾血瘀证

临床表现：胁痛如刺，痛处不移，朱砂掌或蜘蛛痣，或毛细血管扩张，胁下积块，胁肋久痛，面色晦暗，舌质紫暗或有瘀斑、瘀点。

治法：活血软坚。

3. 肝郁脾虚证

临床表现：胁肋胀痛或窜痛，急躁易怒，喜太息，口干口苦，或咽部有异物感，纳差或食后胃脘胀满，腹胀，嗳气，乳房胀痛或有结块，便溏，舌质淡红，苔薄黄或薄白。

治法：疏肝理气健脾。

4. 脾虚湿盛证

临床表现：纳差或食后胃脘胀满，便溏或黏滞不爽，腹胀，气短，乏力，恶心或呕吐，自汗，口淡不欲饮，面色萎黄，舌质淡或齿痕多，苔薄白或腻。

治法：健脾利湿。

5. 肝肾阴虚证

临床表现：腰痛或腰酸膝软，眼干涩，五心烦热或低热，耳鸣，耳聋，头晕，眼花，胁肋隐痛，劳累加重，口干咽燥，小便短赤，大便干结，舌红少苔。

治法：滋养肝肾。

6. 脾肾阳虚证

临床表现：五更泄泻，腰痛或腰酸腿软，阳痿，早泄，耳鸣，耳聋，形寒肢冷，小便清长或夜尿频数，舌质淡胖，苔润。

治法：健脾温肾。

（二）中医护理方案

1. 常见症状/证候施护

（1）胁痛

1）观察疼痛的部位、性质、程度、发作时间、伴随症状以及与气候、饮食、情志、劳倦的关系。避免疼痛的诱发因素。

2）病室宜安静，减少外界不良刺激，疼痛发作时应卧床休息。

3）遵医嘱局部中药离子导入。

4）遵医嘱药熨疼痛部位。湿热内阻证不宜此法。

5）遵医嘱穴位敷贴，取肝俞、章门、阳陵泉等穴。

6）遵医嘱用肝病治疗仪治疗。

（2）腹胀

1）观察腹胀的部位、性质、程度、时间、诱发因素及伴随症状。观察腹胀发作的规律。定期测量腹围及体重。避免腹胀发作的诱因，如饮食过饱、低血钾等。

2）保持大便通畅。给予患者腹部按摩，按顺时针方向环形按摩，每次 15～20 分钟，每日 2～3 次。便秘者遵医嘱保留灌肠。

3）遵医嘱穴位敷贴，取神阙穴。

4）遵医嘱药熨腹部。湿热内阻证不宜此法。

5）遵医嘱艾灸，取足三里、中脘、天枢等穴。湿热内阻证、肝肾阴虚证忌用此法。

6）遵医嘱耳穴贴压，取肝、胃、大肠等穴。

（3）黄疸

1）密切观察黄疸伴随症状，加强巡视。如果患者出现黄疸迅速加深，伴高热、腹水、神志恍惚、烦躁等急黄证，应及时报告医生，并积极配合抢救。

2）保持大便通畅，便秘者遵医嘱口服通便药物。禁止使用碱性液体灌肠。

3）并发皮肤瘙痒时，指导患者着棉质宽松透气衣裤；保持个人卫生；避免用力抓挠，防止皮肤破溃；洗澡时禁用肥皂或浴液等碱性用品。

4）遵医嘱中药保留灌肠。

5）遵医嘱中药全结肠灌洗。

6）遵医嘱中药熏洗。

（4）纳呆

1）观察患者饮食情况、口腔气味、口中感觉、伴随症状及舌质、舌苔的变化，保持口腔清洁。

2）保持病室空气新鲜，及时清除呕吐物、排泄物，避免不良气味刺激。

3）遵医嘱穴位按摩，取足三里、脾俞、中脘等穴。

4）遵医嘱艾灸，取脾俞、中脘、足三里等穴。

2. 中医特色治疗护理

内服中药时，合并食管－胃底静脉曲张者中药汤剂宜温服；脾虚湿盛者中药汤剂宜浓煎，少量频服；湿热内阻者中药汤剂宜温服。

3. 健康指导

（1）生活起居

1）保持病室整洁、空气清新，起居有常，避免劳累，保证充足睡眠。

2）积极治疗原发疾病，戒酒，纠正不良生活习惯。

3）在医生指导下用药，避免加重肝脏负担或造成肝功能损害。

（2）饮食指导：宜食清淡、易消化、低脂、半流质饮食，忌食山芋、土豆等易胀气食物，勿暴饮暴食，忌食生冷、辛辣、煎炸油腻、粗硬之品，禁烟酒；并发肝性脑病者予低蛋白饮食，禁食动物蛋白；长期使用利尿剂者，宜摄入含钾高的食物，如柑橘、蘑菇等。

1）湿热内阻证：饮食宜偏凉，宜食清热利湿的食品，如西瓜、梨、番茄、藕、冬瓜、苦瓜、黄瓜、薏苡仁、绿豆、赤小豆、鲤鱼等。

2）肝脾血瘀证：饮食宜稀软，宜食理气活血化瘀的食品，如金橘、柚子、橙子、扁豆、萝卜、山楂等。

3）肝郁脾虚证：宜食疏肝健脾的食品，如山楂、山药、扁豆、黑鱼、黑豆、藕等。

4）脾虚湿盛证：宜食健脾利湿的食品，如红枣、山药、莲子、薏苡仁、甘薯、鲤鱼、鲫鱼、赤小豆等。

5）肝肾阴虚证：宜食滋补肝肾的食品，如百合、枸杞子、栗子、木耳、鸭肉、甲鱼、瘦肉等。

6）脾肾阳虚证：宜食温补脾肾的食品，如韭菜、胡桃、山药、羊肉、牛肉、鸡肉等。

（3）情志调理

1）对于焦虑的患者，宜加强健康教育，针对病情恰当解释，使患者和家属对疾病有正确的认识，不思少虑，防止思多伤脾。

2）对于恐惧或急躁易怒的患者，应加强沟通，介绍成功病例，增强患者治疗的信心；同时向患者说明疾病和情志的关系，鼓励患者积极面对疾病，提高其治疗的依从性；还可采用移情易性、宁心静志的疗法，以疏导情志、稳定情绪。

3）对于情绪低落或悲观失望的患者，应鼓励患者积极参与社会活动，多与家人、同事、朋友沟通，建立良好的人际关系，争取社会支持，以利于康复。

4）病情稳定时，鼓励患者进行适当的体育锻炼，如练气功、打太极拳等。

第二节　专科知识

一、消化道出血量的估计方法

呕血者提示出血量在 250～300mL；出现黑便提示出血量在 50～70mL；大便潜血试验阳性则提示出血量在 5mL 以上；出血量超过 1000mL 就会出现急性循环衰竭的表现。

二、三腔二囊管的原理

三腔二囊管用于一般止血措施难于控制的门静脉高压症合并食管－胃底静脉曲张静脉破裂出血。一腔是通往胃内的通道，可经此抽吸胃内容物或给药；另一腔通向食管囊，可注入空气压迫食管黏膜起到止血的作用；第三腔通向胃囊，可注入气体固定三腔管，同时压迫出血的胃底静脉，起到止血的作用。

三、常见急危重症急救配合要点

消化道大出血

1. 紧急评估患者的意识状态及出血情况，记录颜色、量。

2. 通知医生及其他护理人员；给予心电监护及吸氧。

3. 取平卧位，呕血患者头偏向一侧，必要时准备胃管及负压吸引装置。

4. 开放两条以上的静脉通路，遵医嘱使用止血和急救药物。

5. 必要时进行三腔二囊管止血或配合医生进行镜下止血。

6. 嘱患者禁食水，绝对卧床休息；安慰患者消除其紧张恐惧心理。

7. 及时清理床单位，保护患者皮肤。

8. 密切观察生命体征，监测出血严重程度及止血效果。

9. 记录护理记录单。

第三节 专科技术

一、胃肠减压技术

1. 检查胃管是否通畅、减压装置是否密闭。

2. 患者取舒适卧位，清洁鼻腔，测量插入深度（从鼻尖经耳垂至胸骨剑突处的距离）。

3. 润滑胃管前端，沿一侧鼻孔轻轻插入，到咽喉部时（插入 14~15cm），嘱患者做吞咽动作，随后迅速将胃管插入。

4. 证实胃管在胃内后，固定并做好标记。

5. 正确连接负压吸引装置，负压吸引力不可过强。

6. 保持胃管通畅，定时回抽胃液或向胃管内注入 10~20mL 生理盐水冲管。

7. 固定管路，防止其牵拉与折叠。保证管路通畅。

8. 记录 24 小时引流量。

9. 口服给药时，将药片碾碎溶解后注入，并用温水冲洗胃管，夹管 30 分钟。

10. 给予口腔护理。

11. 必要时雾化吸入，保持呼吸道的湿润及通畅。

12. 定时更换引流装置。

13. 拔管时，先将吸引装置与胃管分离，捏紧胃管末端，嘱患者吸气并屏气，然后迅速拔出。

二、三腔二囊管操作

1. 协助患者取坐位或半卧位。休克患者取去枕仰卧位，头后仰。

2. 检查三腔二囊管无漏气，标记管道后测量置管深度，充分润滑三腔二囊管，置入 55~65cm。先充胃囊，充气 150~200mL，充好后向上提，遇弹性阻力固定，必要时可再充食管囊（充气约 100mL）。

3. 三腔二囊管牵引方向应顺身体纵轴与患者鼻唇成 45°角持续牵引，重力为 0.5kg。牵引物距地面 30cm。牵引完毕后在靠近鼻腔端的管腔上做好定位标识。

4. 放置三腔二囊管 12~24 小时后应放气 15~30 分钟再注气加压，以免食管胃底黏膜因受压过久而缺血坏死。

5. 口腔护理，每日 2~4 次；鼻腔液体石蜡滴注，每日 2 次；气垫床预防压疮。保持有效牵引角度，若过度牵引造成气囊堵塞引发呼吸困难，应立即放松牵引，抽出气囊内气体；若发生严重呼吸困难或窒息，应立即剪断三腔二囊管。

三、灌肠技术

（一）大量不保留灌肠

1. 评估肛周皮肤情况。肛门、直肠、结肠术后及大便失禁、孕妇、急腹症、消化道出血和严重心脏病患者不宜灌肠。

2. 配置灌肠液，温度 39～41℃，夹闭排液管。

3. 患者取左侧卧位，垫中单于臀下，屈膝。

4. 灌肠袋挂于输液架上，液面距肛门 40～60cm。

5. 排出灌肠袋管道气体，润滑前端后缓慢插入肛门 7～10cm。

6. 松开排液管，观察液体流入及患者耐受情况。根据患者耐受程度，适当调整灌肠袋高度。

7. 灌毕，夹闭并反折排液管，拔出后擦净肛门。

8. 嘱患者尽量于 5～10 分钟后排便。

（二）甘油灌肠

1. 评估肛周皮肤情况。肛门、直肠、结肠术后及大便失禁、孕妇、急腹症、消化道出血和严重心脏病患者慎用。

2. 患者取左侧卧位，充分暴露肛门，抬高臀部 10cm。

3. 打开甘油灌肠剂，挤出少许液体润滑管口，将灌肠剂管缓缓插入肛门 7～10cm。

4. 固定灌肠剂，轻轻挤压，观察液体流入及患者耐受情况。

5. 灌毕，反折灌肠剂管口同时拔出，擦净肛门。

6. 嘱患者尽量 10 分钟后排便。

四、腹围测量方法

1. 患者取平卧位，解开上衣露出腹部，松开腰带。

2. 取皮尺平脐环绕腰部 1 周，待呼气末读数。

3. 以厘米为单位，记录到小数点后一位。

4. 每日固定时间测量，有病情变化随时通知医生。

五、营养泵使用方法

1. 协助患者取半卧位，检查胃管或鼻肠管是否通畅、胃潴留情况，观察胃液颜色，冲洗鼻胃管或鼻肠管。

2. 检查营养泵性能，营养泵管连接营养液。

3. 安装营养泵管，在近胃管端安装输液恒温器，设置营养输注速度、输注总量，排气，连接鼻胃管或鼻肠管，启动营养泵。

4. 定时巡视观察，输注完毕后关闭营养泵，冲洗鼻胃管或鼻肠管。

六、中药灌肠技术

1. 评估肛周皮肤情况。肛门、直肠、结肠术后及大便失禁、孕妇、急腹症和下消化道出血患者禁用。

2. 患者取侧卧位，充分暴露肛门，垫中单于臀下，置垫枕以抬高臀部10cm。

3. 测量药液温度（39～41℃），液面距离肛门不超过30cm，用液体石蜡润滑肛管前端后缓慢插入10～15cm，滴入药液（滴入的速度视病情而定），滴注时间为15～20分钟。溃疡性结肠炎患者的病变多在乙状结肠或降结肠，插入深度为18～25cm。中药灌肠的药量不宜超过200mL。

4. 滴入过程中应随时观察并询问患者的耐受情况，如有不适或便意，及时调节滴入速度。当患者出现脉搏细速、面色苍白、出冷汗、剧烈腹痛、心慌等症状时，应立即停止灌肠并报告医生。

5. 药液滴完后协助患者取舒适卧位，并抬高臀部。

七、穴位敷贴技术

1. 评估敷贴部位皮肤情况并询问过敏史。女性患者妊娠期禁用。

2. 充分暴露敷贴部位，同时注意保暖并保护隐私。

3. 药膏薄厚要均匀，一般以0.2～0.5cm为宜，并保持一定的湿度。

4. 正确取穴并定位，清洁皮肤，将药物敷贴于穴位或患处。

5. 敷贴期间，应避免食用寒凉、过咸的食物，忌海味、辛辣及牛羊肉等食物，忌烟酒。

6. 观察局部及全身情况，若出现红疹、水疱等过敏现象，应立即停止使用，并报告医生，然后遵医嘱予以处理。

第四节　专科用药

一、常用西药

（一）抑酸药物

1. H₂受体拮抗药（替丁类）

适应证：胃及十二指肠溃疡、胃－食管反流、急性上消化道出血、急性胃黏膜出血。

禁忌证：孕妇、哺乳期妇女、小儿、肝肾功能损害者。

不良反应：头痛、头晕、乏力、恶心呕吐、腹泻。

2. 质子泵抑制药（拉唑类）

适应证：胃及十二指肠溃疡、反流性食管炎、吻合口溃疡。

禁忌证：孕妇、哺乳期妇女、小儿、肝肾功能损害者。

不良反应：头痛、失眠、嗜睡、恶心、腹泻。

3. 抗 M 胆碱药（西平类）

适应证：胃及十二指肠溃疡、急性胃黏膜出血、胃－食管反流。

禁忌证：孕妇禁用；青光眼、前列腺增生、心血管疾病患者及儿童和哺乳期妇女慎用。

不良反应：口干、心悸、面部潮红、恶心、呕吐、便秘、腹泻、排尿减少。

（二）止血药物

1. 促进凝血功能药物

适应证：各种原因导致的维生素 K 缺乏所致的出血、口服抗凝药引起的急性出血。

禁忌证：严重肝脏疾患或肝功能不良者禁用

不良反应：血压下降、恶心、呕吐。

2. 抗纤维蛋白溶解药物

适应证：各种原因引起的纤溶活性过高所致的出血。

禁忌证：有血栓形成倾向及有心肌梗死倾向者慎用。

不良反应：骨关节痛、皮疹、低热、乏力。

3. 凝血因子制剂

适应证：凝血因子不足所致的出血。

禁忌证：有明显活动性出血患者、严重血小板计数减少者、妊娠及哺乳期妇女。

不良反应：大出血、贫血、疲乏、口干。

（三）生长抑素

适应证：严重急性消化道出血、急性胰腺炎及胰腺手术后并发症的预防和治疗。

禁忌证：孕妇、哺乳期妇女及儿童禁用。

不良反应：恶心、呕吐、面部潮红、腹痛、腹泻、血糖轻微变化。

（四）急救药物

1. 呼吸兴奋剂

适应证：呼吸抑制或暂停、慢性阻塞性肺疾病伴有高碳酸血症。

禁忌证：高血压患者、幼儿、孕妇及哺乳期妇女、胃及十二指肠溃疡患者、急性心肌梗死患者。

不良反应：头痛、恶心、呕吐、烦躁不安、心率增快。

2. 抗休克药物

适应证：急性心肌梗死、过敏性休克的抢救及严重过敏性疾病。

禁忌证：严重高血压患者、妊娠晚期及分娩期妇女。

不良反应：血压升高、心律失常、心脏停搏、口咽发干。

二、常用口服中成药

1. 气滞胃痛颗粒

用法用量：开水冲服，一次 5g，一日 3 次。

注意事项：饮食宜清淡，忌酒及辛辣、生冷、油腻食物，糖尿病患者及有高血压、心脏病、肝病、肾病等慢性疾病严重者应在医生指导下服用，孕妇慎用。

2. 安胃疡胶囊

用法用量：口服，一次 2 粒，一日 4 次（三餐后和睡前）。

注意事项：饮食宜清淡，忌酒及辛辣、生冷、油腻食物。

3. 复方鳖甲软肝片

用法用量：口服，一次 4 片，一日 3 次。

注意事项：孕妇禁用。

第五节　专科检验与检查

一、专科检验

1. 血小板计数（PLT）

正常值：（100～300）×10^9/L。

临床意义：增多见于急性大出血和溶血后急性感染、原发性血小板增多症等。

2. 血红蛋白（Hb）

正常值：成年男性120～160g/L；成年女性110～150g/L。

临床意义：减少见于各种贫血、大量失血、白血病等。

3. 谷草转氨酶（AST）

正常值：10～40U/L。

临床意义：增高常见于急性病毒性肝炎、酒精性或药物性肝损害、各种肝病如肝癌、慢性肝炎、肝硬化等。

4. 谷丙转氨酶（ALT）

正常值：4～43U/L。

临床意义：增高常见于各类急慢性病毒性肝炎、肝硬化、肝癌、胆道疾病如胆囊炎、胆石症等。

5. 碱性磷酸酶（ALP）

正常值：40～150U/L。

临床意义：增高常见于梗阻性黄疸、原发性肝癌、继发性肝癌、胆汁淤积性肝炎等。

6. γ-谷氨酰转移酶（γ-GT）

正常值：30～50U/L。

临床意义：增高常见于原发性或者转移性肝癌、胆汁淤积性黄疸、急性肝炎、慢性肝炎活动期、肝硬化、胆道感染、急性胰腺炎，还见于脂肪肝、血吸虫病等。

7. 血氨

正常值：0～45μmol/L。

临床意义：增高见于肝脏严重病变、门静脉高压、消化道出血等。

8. 总胆红素（STB）

正常值：3.4～17.1μmol/L。

临床意义：①肝脏疾患：总胆红素增高常见于急性黄疸型肝炎、慢性活动性肝炎、肝硬化等。②肝外疾患：溶血性黄疸、血型不合的输血反应、胆石症、肝癌、胰头癌等。

9. 大便潜血试验（FOB）

正常值：阴性。

临床意义：阳性常见于消化道溃疡、急性胃黏膜损伤、肠结核、溃疡性结肠炎、消化道恶性肿瘤等。

二、专科检查

（一）胃镜

1. 目的

（1）是诊断食管、胃、十二指肠疾病的一种检查方法。

（2）有消化系统症状或病变时可发现早期肿瘤。

（3）可起到治疗作用，如取异物、烧灼息肉、胃镜下止血等。

2. 方法

（1）检查前一日晚 12 时后禁食水，禁止吸烟（高血压患者检查当日早上 5～6 点须服用降压药）。幽门梗阻患者应禁食 2～3 天，必要时检查前洗胃。

（2）患者取左侧卧位，两腿微曲，放松腹肌，松解裤带及衣领，头稍后仰；全身放松，轻轻咬住口垫，用鼻做平稳呼吸，切忌屏气或频繁打嗝；胃镜进入咽部时，配合医生做吞咽动作，胃镜即可通过咽喉进入食管，感到恶心时注意用鼻子吸气，用嘴大口呼气，好转后医生再进行插管。

（3）检查完毕，未取活检者待咽部麻醉作用消失后可先饮温水，若无呛咳，可进食温凉半流质饮食；取活检者禁食 24 小时后方可先进食半流质饮食。注意观察有无黑便（便中带血），如有应及时处理。

（二）结肠镜

1. 目的

（1）明确下消化道病变性质、范围的一种检查方法。

（2）可在镜下摘除肠息肉、取活检、止血等。

2. 方法

（1）检查前 1 日进食少渣半流质饮食，如粥、面食（避免食用瓜果、蔬菜、肉类等），检查当日晨空腹。严重便秘者，建议进行肠道准备前几天在医生指导下进行必要的通便治疗。静脉麻醉（无痛）者，术前禁食 6 小时，需有家属陪同，当日禁止驾驶各种车辆。

（2）做好肠道准备，检查当日，一般在术前 5 小时服用肠道清洁药物，未排干净者可行灌肠，至排泄物为水样即可。

（3）患者取左侧卧位，腹部放松，并屈膝。背部尽量向后靠近床边，双膝前屈尽量贴紧肚子。在肛门涂润滑油，嘱患者放松，医生手托蘸有润滑油的纱布持镜。插镜过程中根据需要让患者随时变换体位。

（4）检查完毕，部分患者会有腹胀等不适感，属正常现象。普通结肠镜及无痛结肠镜麻醉清醒后，均可进食温凉半流质食物。结肠镜下行治疗者，禁食 24 小时，方可进清流食，3 天之内不要进行剧烈活动。注意观察有无剧烈腹痛、黑便（便中带血），如有及时就医。

第六节　健康指导

一、胃镜、结肠镜检查配合要点

按照胃镜或结肠镜检查方法，告知患者胃或肠道准备内容、家属配合事项、检查过程中的患者体位配合方法、检查后的饮食注意及自我观察要点。

二、留置胃肠减压患者配合要点

胃肠减压是利用负压吸引原理，将胃肠道积聚的气体和液体吸出，以降低胃肠道内压力，改善胃肠壁血液循环，有利于炎症的局限，促进伤口愈合和胃肠功能恢复的一种治疗方法。

1. 讲解保持管路安全与通畅的重要性，避免管路脱出与折叠，保持有效负压，注意观察引流液的色、质、量。

2. 减压期间加强口腔清洁，口干时可用漱口水漱口，以保持口唇湿润，但不能将漱口水咽下。

3. 胃肠减压期间应禁食水，停止口服药物，如需经胃管注药时，片剂应研碎溶解后注入，注药后夹闭胃管 30 分钟，以免药物吸出。

4. 根据病情可进行床边活动，以促进肠蠕动。

5. 注意情绪的自我调节，保持乐观积极的心态。

第五章　肾病科

第一节　常见疾病

一、肾风（IgA 肾病）

IgA 肾病是以 IgA 为主的免疫复合物沉积在肾小球系膜区为特征的原发性肾小球疾病。中医称之为"肾风"，是因风湿之邪侵袭，损伤肾主水、主封藏、司开阖等气化功能所导致的一组疾病。病位在肾，涉及脾、肝、肺。以血尿（肉眼血尿、镜下血尿）、泡沫尿（蛋白尿）、水肿、头晕（血压增高）、尿量异常、腰酸腰痛为主要临床表现。

（一）辨证分型与治法

1. 气阴两虚证

临床表现：微量泡沫尿（尿蛋白定量小于 1.0g/24h）或兼有少量异形红细胞尿，腰酸乏力，口干目涩，手足心热，眼睑或足跗浮肿，夜尿多，舌红苔薄，舌体胖，边有齿痕。

治法：益气养阴。

2. 脉络瘀阻证

临床表现：持续性镜下异形红细胞尿，腰部刺痛，或久病（反复迁延不愈，病程 1 年以上），皮肤赤红缕，蟹爪纹路，肌肤甲错，舌有瘀点、瘀斑，或舌下脉络瘀滞。

治法：活血通络。

3. 风湿内扰证

临床表现：尿多泡沫（尿蛋白定量超过 1.0g/24h）或兼有异形红细胞尿，水肿，腰痛困重，头身、肌肉、肢节酸楚，皮肤瘙痒，恶风，苔薄腻。

治法：祛风除湿。

（二）中医护理方案

1. 常见症状/证候施护

（1）血尿（肉眼血尿和镜下血尿）

1）辨尿色、性状。肾风病血尿具有无凝血块、无血丝、一般无疼痛、全程血尿等临床特征。尿检红细胞形态为异形红细胞，要排除药物（如大黄、利福平、口服避孕药等）和女性月经污染所致的红色尿、假性血尿和外科范围的血尿。

2）肾风病肉眼血尿，初发时可伴发热、咽痛等外感风热证候，或与乳蛾（扁桃体炎）急性发作同步出现，应注意观察咽部及体温情况。鼓励患者饮水，也可用金银花煎液漱口清洁口腔，或遵医嘱用中药雾化治疗。

3）肉眼血尿严重者需卧床休息，尚需监测血压、血液分析、评估出血量。

4）镜下血尿病程多数较长，且症状隐匿，应定期检查尿液，观察尿红细胞量增减及其反复与日常生活的相关性，如活动、睡眠、疲劳等，以及有无感染灶等的影响。

5）镜下血尿辨证多属于或兼有肾络瘀痹证，若医嘱予丹参、三七总苷等养血活血、敛阴宁络药物治疗时，护理中应注意观察尿红细胞的增减，及皮肤、口腔、牙龈有无出血等。

6）日常应避风寒，防感染，动静相宜，以不感疲劳为度。

（2）泡沫尿（蛋白尿）

1）观察尿泡沫的多少及消散时间。检测尿常规、24 小时尿蛋白定量及尿微量蛋白等。标本留取应正确、及时，避免尿液过度稀释或浓缩，防止标本污染或变性。

2）注意观察发热、剧烈运动以及体位改变等因素对患者泡沫尿（蛋白尿）的影响。

3）少许泡沫尿多属肾气阴两虚证，医嘱常予补肾气、益肾阴等中药，应观察有无外感、伤食、气滞、湿困等征象，以防补益药滋腻助邪。而泡沫尿持续明显增多是风湿扰肾证的表现，常用祛风除湿中药，护理需重点观察药物的毒副反应。

4）饮食上应注意优质蛋白的摄入，并观察蛋白质摄入与尿蛋白定量的相关性。

5）重视防止六淫邪气的侵袭，尤其是使用激素及免疫抑制剂的患者；亦可根据医嘱予玉屏风散内服，或温灸足三里、气海等穴，以补益正气、强肾固本。

（3）水肿

1）及时评估水肿程度，监测体重、腹围、出入量等。重症水肿患者宜卧床休息，记录24 小时出入量，重点观察血压、心率、呼吸及肾功能等的变化。

2）保持皮肤清洁、干燥，定时翻身，防止皮肤破损、感染的发生。头、面、眼睑水肿者应将枕头垫高；下肢水肿明显者可抬高足部；阴囊水肿者可用阴囊托托起。严重胸水、腹水时宜取半卧位。

3）使用攻下逐水剂或利尿剂时，应重视血压监测，观察尿量及大便的次数和量，防止有效血容量减少导致的休克及电解质紊乱。

4）肾风水肿呈"三高一低"的肾病综合征患者，蛋白质摄入量宜按 $1.45 \times P+1.0 g/(kg \cdot d)$（P代表24小时尿蛋白排出量）计算。其中优质蛋白摄入量应占50%以上。

5）可根据水肿程度，予无盐或低盐饮食。出入量保持适当平衡。

6）遵医嘱选择荞麦包外敷、中药药浴、中药熏蒸、中药泡洗等特色疗法，以改善局部或全身性水肿。

（4）头晕、血压增高

1）头晕、脉弦、血压增高是肝风内扰的表现，但早期症状隐匿，应加强巡视和监测血压。眩晕发生时，尽量使患者卧床休息。若出现头痛剧烈、呕吐、脉弦滑数、血压明显升高、视物模糊，应立即报告医生，并做好抢救准备。

2）肾风病患者出现郁怒、躁动等肝阳亢盛表现，应避免言语、行为、环境因素等不良刺激。应用降压药物时，还应重点观察服药后的血压动态变化及对肾功能的影响。

3）饮食宜清淡，少食肥甘厚味，用盐量需遵医嘱。

4）取神门、肝、降压沟、心、交感等穴位耳穴贴压（耳穴埋豆），可改善睡眠、降低血压；也可取风池、百会、太阳等穴位，按摩 5 ~ 10 分钟，可缓解头晕头痛的症状。

（5）尿量异常（少尿、无尿、多尿、夜尿）

1）对少尿、无尿患者必须关注舌象、脉象、血压、心率、呼吸、神志、24 小时出入量等的变化，尤其应重视有无高血钾、高血容量、酸中毒及其对心肺功能的影响。

2）少尿、无尿是急进、危重的风湿扰肾症状，应根据医嘱做好祛风湿、利尿、逐水药物的临床用药护理。

3）出现水气凌心射肺危象时，应帮助患者取半卧位，吸氧，并做好各种抢救准备。

4）对多尿、夜尿患者应观察尿量、尿比重、尿渗透压、排尿次数等。

5）多尿、夜尿是肾气（阳）虚弱，下元不固，摄纳无权所致，应注意休息，适度运动，如打太极拳等，以增强体质、固护肾气。

6）肾俞、关元、足三里与命门、气海、三阴交，两组穴位交替、间歇温灸，能益肾气、补精气，改善多尿、夜尿症状。

（6）腰痛、腰酸

1）对肾风病有腰痛主诉者，应详细询问病史，并观察疼痛性质、部位、伴发症状，注意区别肾外因素导致的腰痛。

2）行肾穿刺术者，术后应注意观察尿色、尿量及血压等。一般术后 3 日内避免在腰部行各项物理治疗。

3）遵医嘱耳穴贴压，取肾、腰骶等穴。

4）遵医嘱艾灸（艾条温和灸），取肾俞、气海、关元等穴。

2. 中医特色治疗护理

（1）中药药浴：适用于肾风病皮肤瘙痒患者。药浴水温宜 40～42℃；患者除头颈部外，全部浸没于浴液中，每次 30～45 分钟，其间不断揉搓全身。

（2）中药全结肠灌洗：适用于肾风病（慢性肾脏病 3～4 期）患者，药液温度为 37～39℃，置管深度为 50cm。

3. 健康指导

（1）生活起居

1）保持病室静谧清爽，起居有时，避风寒，防感冒。

2）保持口腔、皮肤、会阴部清洁，防止感染。

3）避免肾损害加重因素，如扁桃体症状明显且反复发作者，可于急性炎症控制后，择期手术摘除；慎用肾损害药物等。

4）适当运动有利于增强体质。

5）教会患者自我保健方法，如按摩足三里、肾俞等穴，可补益肾气。

（2）饮食指导

1）肾气阴两虚证：宜食益气养阴的食品，忌辛辣、生冷、油腻之品。可选用莲子、红枣、山药、木耳等食物。

2）肾络瘀痹证：宜食活血散结、补气行气的食品，如山楂、香菇、大蒜、葱、姜等。

3）风湿内扰证：宜食祛风除湿的食品，少食肥甘厚味，忌过饱。可选用薏苡仁、冬瓜、茯苓、丝瓜、苦瓜等。肾风病出现肝风内扰时，更应重视低盐饮食。饮食中也可适当补充增强机体免疫力的食物。

4）针对肾风病（慢性肾脏病 3 期以上）患者，宜选择优质低蛋白饮食，如鱼、肉、蛋、奶等。

（3）情志调理

1）顺情从欲：本病病程长、易反复，患者常常抑郁善忧、情绪不宁，护士应积极疏导患者的不良情绪，化郁为畅，疏泄情志。

2）说理开导：使用激素、免疫抑制剂的患者担心副作用，心理压力大，护士应多与患者沟通，了解其心理状况，做好针对性解释工作，给予心理支持。

3）自我放松：鼓励患者采用一些自我放松的方法，如听音乐、做放松操等，达到怡养心神、舒畅情志的效果。

4）分心移情：生活中培养自己的兴趣爱好，鼓励患者参与力所能及的家务和社会活动，如种花植草、烹饪、棋艺等。

二、慢性肾衰（慢性肾功能衰竭）

慢性肾衰是各种病因引起肾脏损害和肾功能进行性恶化的结果。主要因感受风湿等外邪及饮食不节、劳倦太过，或失治误治，使原有的肾脏疾病反复发作，迁延不愈，导致瘀血阻络、脾肾衰惫、瘀浊毒邪停滞体内所致。病位在肾，涉及脾、肝、心、肺、脑。以食欲不振、恶心呕吐、头痛、倦怠、乏力、嗜睡等为主要临床表现。

（一）辨证分型与治法

1. 虚证

（1）脾肾气虚证

临床表现：倦怠乏力，气短懒言，食少纳呆，腰酸膝软，脘腹胀满，大便溏，口淡不渴，舌淡有齿痕。

治法：益气健脾补肾。

（2）脾肾阳虚证

临床表现：畏寒肢冷，倦怠乏力，气短懒言，食少纳呆，腰酸膝软，腰部冷痛，脘腹胀满，大便溏，夜尿清长，舌淡有齿痕。

治法：温补脾肾。

（3）气阴两虚证

临床表现：倦怠乏力，腰酸膝软，口干咽燥，五心烦热，夜尿清长，舌淡有齿痕。

治法：益气养阴。

（4）肝肾阴虚证

临床表现：头晕，头痛，腰酸膝软，口干咽燥，五心烦热，大便干结，尿少色黄，舌淡红少苔。

治法：滋补肝肾。

（5）阴阳两虚证

临床表现：畏寒肢冷，五心烦热，口干咽燥，腰酸膝软，夜尿清长，大便干结，舌淡有齿痕。

治法：阴阳双补。

2. 实证

（1）湿浊证

临床表现：恶心呕吐，肢体困重，食少纳呆，脘腹胀满，口中黏腻，舌苔厚腻。

治法：祛湿化浊。

（2）湿热证

临床表现：恶心呕吐，身重困倦，食少纳呆，口干口苦，脘腹胀满，口中黏腻，舌苔黄腻。

治法：清热利湿。

（3）水气证

临床表现：全身浮肿，尿量少，心悸气促，甚则不能平卧。

治法：行气利水。

（4）血瘀证

临床表现：面色晦暗，腰痛，肌肤甲错，肢体麻木，舌质紫暗或有瘀点瘀斑。

治法：活血化瘀。

（5）浊毒证

临床表现：恶心呕吐，口有氨味，纳呆，皮肤瘙痒，尿量少，身重困倦，嗜睡，气促不能平卧。

治法：泄浊排毒。

（二）中医护理方案

1. 常见症状/证候施护

（1）倦怠乏力

1）加强安全宣教，嘱患者采取相关的安全措施。

2）遵医嘱艾灸，取关元、足三里等穴。

3）遵医嘱穴位按摩，取足三里、三阴交等穴。

（2）腰酸膝软

1）指导患者起卧时动作宜缓。

2）遵医嘱穴位按摩，取气海、足三里、三阴交等穴。

3）遵医嘱艾灸，取肾俞、气海、关元等穴，行温和灸。

4）遵医嘱耳穴贴压，取肾、神门等穴。

5）遵医嘱低频脉冲治疗，取中极、三阴交、阴陵泉等穴。

6）遵医嘱药熨，每日治疗 2 次（或遵医嘱加减），每次治疗 40～60 分钟。

（3）恶心呕吐

1）观察并记录呕吐物的色、质、量，及时报告医生。

2）遵医嘱穴位按摩，取合谷、内关等穴。

（4）皮肤瘙痒

1）协助患者剪指甲，指导患者避免用力搔抓皮肤。

2）遵医嘱穴位按摩，取曲池、合谷、血海、足三里等穴。水肿明显者不宜采用。

3）遵医嘱中药保留灌肠。

4）遵医嘱中药药浴。

（5）水肿

1）监测体重、腹围、出入量等指标。

2）重度水肿者宜卧床休息；头、面、眼睑水肿者应将头部垫高；下肢水肿明显者可抬高足部；阴囊水肿者可用阴囊托托起。

3）遵医嘱药熨。

4）遵医嘱中药泡洗。重度水肿者禁用。

2. 中医特色治疗护理

（1）内服中药

1）恶心呕吐严重者，可将 1～2mL 生姜汁与中药混匀后同服。

2）服用通腑降浊类中成药，若服药期间有便溏加重，应立即通知医师。

（2）中医特色技术

1）中药泡洗：遵医嘱动静脉内瘘泡洗，先将术肢放置于 70～80℃ 药液上进行熏蒸 15 分钟，再将术肢浸泡于药液中 15 分钟。

2）中药全结肠灌洗：适用于慢性肾衰非透析治疗患者。药液温度为 37～39℃；

置管深度为50cm。

3. 健康指导

（1）生活起居

1）指导患者晨起做深呼吸屏气运动，并在家属或医护人员的陪同下散步、练习八段锦等。

2）协助患者进行自我保健，如按摩足三里、肾俞等穴，早晚各1次，每次15分钟。

3）遵循运动的个体化原则，协助患者制定运动计划，鼓励患者长期坚持，持之以恒。

4）做好皮肤护理，涂抹润肤品，减轻皮肤瘙痒。

（2）饮食指导

实施持续性饮食营养管理，记录出入量，增加优质蛋白摄入。

1）脾肾气虚证：宜食健脾补肾益气的食品，如炖服红枣、桂圆等。食疗方用红枣煲鸡粥。服食期间不宜食萝卜。

2）脾肾阳虚证：宜食温阳的食品，如肉桂、羊肉等。食疗方用羊骨粥等。

3）气阴两虚证：宜食滋阴补气的食品，如玉竹、桑椹等。

4）肝肾阴虚证：宜食补益肝肾、滋阴清热的食品，如红枣、枸杞子、山药、白扁豆、薏苡仁等。食疗方用红枣山药粥。

5）阴阳两虚证：宜食阴阳双补的食品，如牛肉、羊肉、韭菜、山药等。

6）湿浊证：宜食健脾化浊的食品，如薏苡仁、白扁豆、山药等。食疗方用苡仁煲瘦肉。

7）湿热证：宜食清热化湿的食品，如赤小豆、薏苡仁、冬瓜等。食疗方用苡仁煲鲫鱼。

8）水气证：宜食化气利水的食品，如冬瓜、丝瓜等。食疗方用冬瓜煲瘦肉。

9）血瘀证：宜食活血化瘀的食品，如葡萄、山慈菇、桃子等。食疗方用桃仁粉冲服。

10）浊毒证：宜食解毒化浊的食品，如绿豆、赤小豆、薏苡仁等。食疗方用绿豆苡仁粥。

（3）情志调理

1）语言疏导法：运用语言与患者沟通，引导患者化郁为畅，疏泄情志。

2）移情易志法：鼓励患者采用一些自我放松的方法，如听音乐、做放松操等。

3）鼓励病友间相互交流体会。

4）加强肾脏替代治疗的宣教，缓解患者心理压力。

第二节　专科知识

一、专科检查（治疗）护理要点

（一）肾穿刺活检术

1. 术前护理要点

（1）向患者和家属解释检查的目的和意义，消除其恐惧心理。

（2）训练患者俯卧位呼吸末屏气（大于 15 秒），并练习卧床排尿。

（3）了解患者血压，术前血压应控制在不超过 140/90mmHg。

（4）女性患者需了解月经周期，检查避开月经期。

（5）检查血常规、出血与凝血功能及肾功能，以了解有无贫血、出血倾向及肾功能水平。

2. 术后护理要点

（1）穿刺点加压 3~5 分钟，必要时用腹带加压包扎。

（2）平车送患者回病房，并小心平移到病床上。

（3）术后卧床 24 小时，其中前 4~6 小时必须仰卧，腰部严格制动，四肢可缓慢小幅度活动，严禁翻身和扭转腰部。

（4）术后 6 小时内严密监测血压、脉搏，观察尿色、有无腹痛和腰痛等。

（5）若病情允许，嘱患者多饮水，以免血块堵塞尿路。

（6）避免或及时处理便秘、腹泻和剧烈咳嗽。

（7）术后 3 周内禁止剧烈运动或重体力劳动。

（8）必要时使用止血药及抗生素，以防出血和感染。

（二）特殊尿标本留取

1. 尿渗透压测定

检查前一天晚上 8 点开始禁食水，直至次日晨 8 时。次日晨 7 时排尿弃去，8 时再排尿留于干净容器内，及时送检。

2. 内生肌酐清除率测定

（1）试验前 3 天至试验日摄入低蛋白饮食，禁食肉类（无肌酐饮食），避免剧烈运动。

（2）试验前 24 小时禁服利尿剂，避免过度饮水。

（3）试验日晨 7 时排空膀胱弃去尿液，此后至次日晨 7 时的 24 小时尿液均收集于干净、干燥的容器内，必要时加防腐剂。

（4）准确记录 24 小时总尿量。

（5）内生肌酐清除率测定需同时抽取血标本，将血、尿标本同时送检，并测量身高、体重，以计算体表面积。

3. 尿细菌学培养

需用无菌试管留取清晨第 1 次清洁中段尿，并注意以下几点：

（1）在应用抗菌药之前或停用抗菌药 7 天之后留取尿标本。

（2）应确保尿液在膀胱内已停留至少 4 小时。

（3）留取尿液时要严格执行无菌操作，先充分清洁外阴，消毒尿道口，再留取中段尿液。

（4）尿标本必须在 1 小时内做细菌培养，否则需冷藏保存。

（三）血液透析动静脉内瘘术

1. 内瘘成形术前护理

慢性肾衰的患者在保守治疗期间，就应有意识地保护一侧上肢（多选择非惯用侧上肢）的静脉，避免在该侧静脉穿刺、静脉置管、锁骨下静脉置管或外周中心静脉导管（PICC）置管，以备日后用作动静脉内瘘。

2. 内瘘成形术后护理

抬高术侧上肢至 30°以上，以促进静脉回流，减轻肢体肿胀。密切监测血管杂音以判断内瘘血管是否通畅。观察手术部位有无渗血或血肿、吻合口远端的肢端有无苍白、发凉以及全身情况。

3. 内瘘成形术后早期功能锻炼

内瘘成形术后早期功能锻炼的目的是促进内瘘早日成熟。具体方法：术后 1 周，且伤口无感染、无渗血、愈合良好的情况下，每天用术侧手捏握皮球或橡皮圈数次，每次 3~5 分钟。术后 2 周可在上臂捆扎止血带或血压计袖套，术侧手做握拳或握球锻炼，每次 1 分钟，每天可重复 10~20 次。

4. 内瘘的保护

禁止在内瘘侧肢体测血压、抽血、静脉注射、输血或输液。透析结束后按压内瘘穿刺部位 10 分钟以上，以彻底止血，也可用弹力绷带加压包扎止血。注意维持内瘘通畅。

（四）血液透析中心静脉置管术

1. 保持局部皮肤清洁干燥，沐浴时避免导管出口处皮肤淋湿。

2. 注意观察有无感染征象，如发热及置管部位红、肿、热、痛。

3. 妥善固定导管，避免剧烈活动、牵拉等致导管脱出。

4. 此血管通路供透析专用，不可用于输液、输血、抽血等。

（五）腹膜透析置管术

1. 术前护理要点

（1）向患者和家属做好相关解释工作，消除思想顾虑，取得合作。

（2）手术区皮肤准备：术前1日，清洗皮肤。手术区域若毛发细小，可不必剃毛；若毛发影响手术操作，手术前应予剃除。备皮范围上至剑突，下至大腿上1/3前内侧及会阴部，两侧至腋后线，剃除阴毛。

（3）协助患者完成出凝血功能检查，如血小板计数、凝血酶原时间、凝血酶原时间国际标准化比值、活化部分凝血酶原时间、纤维蛋白原等。

（4）根据麻醉方式，如用普鲁卡因作为手术麻醉药则要预先做皮试。

（5）置管前嘱患者排尽大、小便，便秘者须做灌肠等通便处理。如采用全麻或硬膜外麻醉，术前需禁食8小时。

2. 术后护理

（1）测量生命体征。根据手术麻醉方式，选择合适体位。

（2）注意患者切口的疼痛情况，观察手术切口有无渗血、渗液，腹腔内有无不适。

（3）注意管路的连接情况，尤其是钛接头与短管的连接，确保连接紧密，并妥善固定短管。

（4）冲洗腹腔：用1.5%葡萄糖腹膜透析液500mL冲洗腹腔，直至引流液清亮。注意灌入的速度，引出液体的速度、颜色、出量等情况。

（5）建议在植管2周后进行腹膜透析。若需立即进行透析，建议取卧位或半卧位，或用腹膜透析机进行，每次灌入量为500~1000mL，根据患者耐受情况逐步加至2000mL。

（6）饮食：进食易消化食物，保持大小便通畅。

（7）活动：术后第2天应鼓励患者起床活动，但前3天活动不宜太多。3天后根据腹部切口情况逐渐增加活动量。

（六）血液透析/腹膜透析适应证

1. 血液透析适应证

一般在患者肌酐清除率（Ccr）降至 10mL/min 左右时即应开始血液透析。糖尿病患者宜适当提早，当其 Ccr 小于 15mL/min 时开始透析。

2. 腹膜透析适应证

（1）老年人、婴幼儿和儿童血管条件较差，与血液透析相比，腹膜透析不需要建立血管通路，还可避免反复血管穿刺给儿童带来的疼痛以及恐惧心理；同时腹膜透析对心血管功能影响少，老年人多有心血管并发症；腹膜透析简便易行，可在家里进行，容易被老人和儿童接受。

（2）有心脑血管疾病史，或心血管不稳定，如心绞痛、心肌梗死、心肌病、严重心律失常、脑血管意外、反复低血压和顽固性高血压等患者。

（3）血管条件不佳或动静脉造瘘反复失败的患者。

（4）有明显出血或出血倾向或凝血功能障碍者，尤其是重要器官出血，如颅内出血、胃肠道出血、颅内血管瘤等患者。

（5）残存肾功能较好者，腹膜透析对残存肾功能的保护作用较好。

（6）偏好在家里进行治疗，或需要白天工作或上学者。偏远地区或远离城市的农村地区患者应优先选择腹膜透析。

二、常见急危重症急救配合要点

（一）急性左心衰竭

1. 患者出现以下症状时，可判断为急性左心衰竭：呼吸困难、咳粉红色泡沫痰、强迫体位、发绀发白、大汗烦躁、皮肤湿冷、脉搏细数、意识丧失等。

2. 协助患者取坐位，双腿下垂，呼叫医生及其他护士。

3. 高流量吸氧，密切观察患者生命体征，保持血氧饱和度在 95% 以上。

4. 建立静脉通路，控制液体入量，及时擦干汗液。

5. 遵医嘱使用急救药物，如扩血管、减轻后负荷的药物等。

6. 必要时行血液透析，做好透析准备。

7. 记录护理记录单。

（二）高钾血症

1. 急、慢性肾衰竭患者因肾排钾减少、代谢性酸中毒等因素，可引起严重高钾血症；严重者可发生房室传导阻滞、室内传导阻滞、心室颤动或心脏骤停等危象。

2. 密切监测血钾的浓度，增设床边心电图、心电监护。

3. 立即停止一切含钾药物和高钾食物的摄入。

4. 当血钾超过 6.5mmol/L、心电图表现为 QRS 波群增宽等异常变化时，应遵医嘱予以紧急处理：①10% 葡萄糖酸钙 10 ~ 20mL 稀释后缓慢静脉注射（不少于 5 分钟），以拮抗钾离子对心肌的毒性作用。②5% 碳酸氢钠 100 ~ 200mL 静脉滴注，以纠正酸中毒并促使钾离子向细胞内转移。③50% 葡萄糖溶液 50 ~ 100mL 加普通胰岛素 6 ~ 12U 缓慢静滴，以促进糖原合成，使钾离子向细胞内转移。④必要时行血液透析，做好透析准备。

5. 降低血钾可用离子交换树脂 15 ~ 30g，口服，每天 3 次，但起效慢，不作为高钾血症的急救措施。

6. 记录护理记录单。

第三节　专科技术

一、腹膜透析

1. 腹膜透析换液的场所应清洁、相对独立、光线充足，并定期进行紫外线消毒。

2. 分离和连接各种管道时要严格执行无菌操作。

3. 掌握各种管道连接系统，如双联系统的应用。

4. 透析液输入腹腔前要使用恒温箱干加热至 37℃。

5. 每天测量和记录体重、血压、尿量、饮水量；准确记录透析液每次进出腹腔的时间和液量；观察透出液的颜色、性状以及有无浑浊；定期送透出液做各种检查。

6. 观察透析管皮肤出口处有无渗血、漏液、红肿。

7. 保持导管和出口处清洁、干燥。

二、血液透析

1. 向患者介绍透析的有关知识，消除患者的恐惧心理，取得其配合。

2. 评估患者一般情况，包括生命体征、有无水肿、体重增长情况、全身健康状况、有无出血倾向。评估患者的干体重。干体重指患者感觉舒适，身体没有多余水分潴留也没有脱水时的体重，是一个相对的数值。干体重的确定需要结合患者的食欲、营养状况、症状及实验室检查结果综合评价，一般指患者无不适症状、血压正常、无水肿和体腔积液、X线胸片心胸比例<50%、无肺淤血表现时的体重。

3. 了解患者的透析方式、透析次数、透析时间及抗凝血药应用情况。检查患者的血管通路是否通畅，局部有无感染、渗血、渗液等，中心静脉留置导管患者的导管是否固定完好。

4. 如有血液检查项目，一般在透析前取血标本送检。

三、中药全结肠灌洗

1. 操作前做好患者的心理护理，详细介绍治疗目的、疗效、方法、不良反应及需要配合的内容。

2. 详细了解和检查患者有无痔疮、肠道疾病、肠道手术史、药物过敏史等。

3. 患者宜取左侧卧位，注意保暖及保护患者隐私。

4. 灌洗前做好肠道准备。先清洁灌肠，后结肠灌洗。

5. 灌洗置管深度为50cm。置管时动作宜轻柔，避免损伤肠腔。

6. 药液温度以37~39℃为宜。

7. 治疗过程中注意观察患者生命体征、面色及感受；治疗结束后观察患者排便、肠功能情况。

8. 指导患者加强肛周卫生，防止出现破溃或湿疹。

9. 操作完毕后，记录灌肠时间、置管深度、药量、排便情况及患者感受等。

四、中药保留灌肠

1. 操作前评估患者肛周皮肤有无红肿、破溃，有无痔疮及肠道疾病，近期有无实施肛门、直肠、结肠手术，有无药物过敏史等。

2. 操作前嘱患者排空大便，必要时先行清洁灌肠。

3. 药液温度应保持在39~40℃。

4. 抬高臀部10cm，肛管插入肛门10~15cm。采用直肠滴注法时，药液液面距肛门30~40cm，滴速为60~80滴/分，每次灌注量不超过200mL。

5. 操作时保护患者隐私，注意保暖，随时询问患者的感受。嘱患者深呼吸，以减轻便意，延长药液的保留时间。。

6. 操作后，协助患者取舒适卧位，并尽量保留药液1小时以上，以提高疗效。

7. 操作完毕后，记录灌肠时间、保留时间及患者排便的情况。

第四节　专科用药

一、常用西药

（一）糖皮质激素

1. 应遵医嘱按时用药，勿随意增减用量或停止使用。长期大量使用糖皮质激素的患者，若突然停药，可以出现肾上腺皮质功能不全的表现，甚至危象。

2. 糖皮质激素的副作用与使用剂量和时间密切相关。大剂量或长期使用糖皮质激素，可引起感染、高血压、类肾上腺皮质功能亢进（满月脸、水牛背、多毛、痤疮、水肿等）、骨质疏松、消化性溃疡、血糖升高、精神异常、月经不调、男性或女性生育能力下降等。

3. 患有全身性真菌感染、结核、白内障、青光眼的患者不宜使用糖皮质激素。

（二）免疫抑制剂

1. 环磷酰胺

本药的毒副作用与使用剂量相关。常见较轻的副作用有脱发、恶心和呕吐，但其引起的骨髓抑制、膀胱毒性、性腺毒性和致癌危险则较为严重。用药时应鼓励患者多饮水，特别是口服环磷酰胺需充分水化，预防出血性膀胱炎；定期监测尿常规，出现肉眼血尿或非肾小球源性血尿时应及时进行膀胱镜检查；每 2～4 周监测血常规、肝功能等，并根据化验结果调整药物剂量。

2. 吗替麦考酚酯

不良反应：①以胃肠道的副作用最为常见，包括便秘、腹泻等。②继发感染，包括细菌感染、病毒感染。③血液系统改变如白细胞、血小板减少。④肝功能损害等。用药过程中应定期检查血常规、肝功能等指标。

（三）利尿剂

利尿剂（主要是袢利尿剂及噻嗪类利尿剂）的不良反应包括代谢异常、过敏反应等。其中以容量消耗、低钠血症、低钾血症最为常见且重要。用药过程中应重视血压监测，观察尿量，询问患者有无口渴，防止有效血容量减少导致休克；还应定期监测血电解质变化等。

（四）血管紧张素转换酶抑制剂（ACEI）/血管紧张素Ⅱ受体拮抗剂（ARB）

1. 观察血压动态变化，防止血压过低和发生体位性低血压。

2. 若患者服药后发生咽痒、干咳的症状，应予以解释；对于剧咳难忍的明显反应，应告知医生并及时调整药物。

3. 观察服药过程中的血钾变化，如有增高，嘱患者少食含钾多的食物，如水果、坚果等；增高明显时，应遵医嘱紧急处理。

4. 注意观察ACEI/ARB对肾功能的影响，尤其在初始应用时，应关注用药前后血肌酐（Scr）水平。若用药后Scr较基线增高不超过30%为正常反应，但用药过程中Scr上升增高，升幅超过30%，则应遵医嘱及时停药。主要见于肾缺血时，如脱水、肾病综合征有效血容量不足、左心衰竭心搏出量减少、肾动脉狭窄。因此，合并上述病情的患者应慎用或禁用ACEI/ARB。

5. 慢性肾脏病（CKD）患者肾功能损害至Scr > 265μmol/L时即不能应用ACEI及ARB，或在严格监测肾功能、血钾的条件下方可实施。

二、常用口服中成药

1. 雷公藤多苷片

用法用量：口服，一日1～1.5mg/kg，分3次饭后服用。

注意事项：①胃肠道反应为最常见的副作用。长期服药可引起月经紊乱、精子活力降低及数目减少、白细胞和血小板减少等。②遵医嘱按规定剂量用药，不可超量使用。③用药期间应注意定期随诊并检查血、尿常规及心电图和肝肾功能，必要时停药并给予相应处理。④有严重心血管疾病和老年患者慎用，孕妇禁用。⑤避免与碱性药物同时服用。

2. 尿毒清颗粒

用法用量：温开水冲服，一日4次，6时、12时、18时各服1袋，22时服2袋，每日最大服用量为8袋；也可另定服药时间，但两次服药间隔勿超过8小时。

注意事项：①应在医生指导下按主治证候按时按量服用。②按肾功能衰竭程度，采用相应的肾衰饮食。③服药后大便呈半糊状为正常现象，如呈水样需减量使用。④本品可与对肾功能无损害的抗生素、化学降压药、利尿药、抗酸药、降尿酸药并用。⑤忌与氧化淀粉等化学吸附剂合用。

3. 六味地黄丸

用法用量：口服，一次8丸，一日3次。

注意事项：①忌辛辣食物。②不宜在服药期间服感冒药。③服药期间出现食欲不振、胃脘不适、大便稀、腹痛等症状时，应去医院就诊。④对本品过敏者禁用，过敏体质者慎用。

4. 百令胶囊

用法用量：口服，一次 2~6 粒，一日 3 次。慢性肾功能不全患者一次 4 粒，一日 3 次，8 周为一疗程。

注意事项：忌辛辣、生冷、油腻食物。

三、常用中药注射剂

1. 川芎嗪注射液

（1）对本品过敏、脑出血及有出血倾向者禁用。哮喘、脑水肿、低血压、孕妇、哺乳期妇女慎用。

（2）不宜与碱性药物合用，如与碳酸氢钠、青霉素钠、氨茶碱、磺胺嘧啶等配伍，易产生生物碱游离沉淀。

（3）不宜与部分抗生素合用，如头孢哌酮钠、头孢唑林钠、诺氟沙星、林可霉素、卡那霉素等。

（4）不宜与部分中药注射剂合用，如穿琥宁、丹参、复方丹参、清开灵、灯盏花素等，易产生沉淀。

（5）不宜与部分酶制剂和金属盐类合用，如胃蛋白酶、乳酶生、多酶片、淀粉酶、硫酸亚铁、碘化物、氯化钙、碘化钠等，易产生沉淀。

（6）不宜与维生素 B_6、维生素 C、小檗碱、复方氯化钠、葡萄糖酸钙、普萘洛尔、甲苯丙胺等药物合用。

（7）现用现配，单独使用，使用间隔液。

（8）配药注射器针头应全部浸入液体中推注药液，以减少气泡产生。

（9）控制输液速度，以不超过 30~40 滴/分为宜。药液配置后，宜在 3~4 小时输注完成。禁止使用静脉推注方法给药。

（10）密切观察用药反应，特别是首次用药及每次开始用药的 30 分钟内，及早发现不良反应，遵医嘱及早处理。个别病例在连续用药数次、数天后，也可出现严重的不良反应。

（11）使用川芎嗪注射液引起的不良反应主要以变态反应为主，循环系统损害为其特点。观察患者是否出现皮疹、皮肤潮红、口干、恶心、呕吐、腹泻、嗜睡、胸闷、呼吸困难、喉头水肿、剧烈头痛、抽搐等不良反应，及时通知医生。

（12）指导患者用药期间宜清淡饮食，忌食辛辣、刺激食物等。

2. 丹参注射液

（1）不宜与止血类药物合用，如维生素 K、凝血酶等。丹参注射液会降低止血类药物的活性。

（2）不宜与阿托品合用。丹参的降压作用易被阿托品阻断，使药效降低。不宜与抗肿瘤类药物合用。丹参具有活血作用，可促进肿瘤的转移。

（3）不宜与蛋白质和重金属盐类药物合用，易发生过敏反应。不宜与氯霉素、去甲万古霉素、注射用甲磺酸酚妥拉明、氨溴索、川芎嗪、细胞色素 C、胸腺肽、甘露醇、右旋糖酐等药物合用。

（4）现用现配，单独使用，使用间隔液。

（5）配药注射器针头应全部浸入液体中推注药液，以减少气泡产生。

（6）本药具有活血化瘀的功效，月经期及有出血倾向者禁用，孕妇、糖尿病患者慎用。

（7）严格控制输液速度，以 40~50 滴/分为宜。老年人以 20~40 滴/分为宜；心力衰竭患者输液速度应控制在 15~30 滴/分。

（8）密切观察用药反应，特别是首次用药及每次开始用药的 30 分钟内，及早发现不良反应，遵医嘱及早处理。个别病例在连续用药数次、数天后，也可出现严重的迟发型过敏反应。

（9）观察患者是否出现过敏性皮疹、热原反应、头部麻木、寒战、胸闷、打哈欠、流泪、打喷嚏、多系统损害、过敏性紫癜、静脉炎、过敏性休克、球结膜水肿、出血、心慌等不良反应，如发现应及时通知医生。

（10）指导患者用药期间宜清淡饮食，忌食鱼腥发物。

第五节　专科检验与检查

一、专科检验

1. 尿比重与渗透压

正常值：尿比重 1.015~1.02；尿渗透压 >700mOsm/$(kg \cdot H_2O)$。

临床意义：比重和渗透压测定用来评估肾脏的浓缩-稀释功能。尿比重或渗透压过低，反映远端肾小管浓缩功能减退，见于多种肾小管间质病变，如慢性肾盂肾炎、重金属和氨基苷类抗生素肾毒损害、高血压动脉硬化、慢性肾功能衰竭等。

2. 尿蛋白质

正常值：定性为阴性；定量 <150mg/24h。

临床意义：正常人尿液蛋白含量甚微，仅 30～130mg/24h，常规定性呈现阴性反应。蛋白定量超过 150mg/24h 称为蛋白尿。持续蛋白尿阳性，应视为病理现象。常见于原发及继发性肾脏病、泌尿系感染等。

3. 尿红细胞形态及计数

正常值：<3 个/高倍视野。

临床意义：健康成人尿红细胞应 <3 个/高倍视野。采用相差显微镜观察红细胞形态，可将尿红细胞分为肾小球源性（形态呈多形性）和非肾小球源性（正常形态）两大类，有助于血尿来源的确定。

4. 肾小球滤过率（GFR）

正常值：(100 ± 10) mL/$(\mathrm{min} \cdot 1.73\mathrm{m}^2)$。

临床意义：GFR 是指单位时间（分钟）内从双肾滤过的血浆的毫升数，为测定肾小球滤过功能的重要指标。临床上准确评估 GFR 对于正确判断慢性肾脏病（CKD）的分期、评价肾功能进展速度、评价干预治疗的效果、调整原形或代谢产物经肾脏排泄的药物剂量及判断开始肾脏替代治疗时机等方面均有重要意义。

5. 血肌酐（Scr）

正常值：男性 59～104μmol/L，女性 45～84μmol/L。

临床意义：肌酐是人体肌肉组织中肌酸的代谢终末产物。血肌酐浓度主要用于肾功能评价，是反映肾小球滤过功能的较好指标，受食物因素影响较小。血肌酐升高意味肾着功能的损害，实验研究证实只有当 GFR 下降到正常人的 1/3 以上时，血肌酐才明显上升。

6. 血尿素氮（BUN）

正常值：2.1～7.9mmol/L。

临床意义：尿素氮和血肌酐同是评价肾功能的两个最重要指标。血中尿素氮（BUN）是人体蛋白质代谢的终末产物。尿素的生成量取决于饮食中蛋白质的摄入量、组织蛋白质的分解代谢以及肝功能情况。血中尿素氮的测定虽可反映肾小球的滤过功能，但肾小球滤过功能必须下降到正常的 1/2 以上时，BUN 才会升高。另感染、高热、脱水、消化道出血、进食高蛋白饮食均可致 BUN 水平升高。

7. 血红蛋白（Hb）

正常值：男性 130～175g/L，女性 115～150g/L。

临床意义：慢性肾功能衰竭（CRF）发展到终末期可并发血液系统的多种异

常，其中以贫血最为常见。肾性贫血是由于各种因素造成肾脏红细胞生成素（EPO）产生不足或尿毒症血浆中一些毒性物质干扰红细胞的生成和代谢而导致的贫血。单纯肾性贫血多为正细胞、正色素性，但如果铁、叶酸缺乏则可出现小细胞或大细胞性贫血。

二、专科检查

（一）B超

肾脏由于它本身的解剖结构形成了很好的声学界面，构成肾脏固定的超声形态，使其成为超声检查显示较好的脏器之一。B超不仅能显示肾脏的位置、大小、形态和内部结构，还能观察肾脏及其周围的各种病变，因而广泛应用于泌尿系统疾病的筛查、诊断、随访及介入治疗。B超检查方便、无创伤，不需要用造影剂，不影响肾功能，可用于肾衰竭患者。

（二）放射性核素检查

通过体内器官对放射性示踪剂的吸收、分泌和排泄过程而显示其形态和功能。虽然显示的图像不如CT和超声清晰，但可提供功能方面的定量数据，有助于疾病的诊断、治疗评价和随访。如肾图、有效肾血浆流量和肾小球滤过率测定等。

第六节　健康指导

研究证明太极拳、八段锦等有氧运动能增强慢性肾病患者肌肉力量，改善心肺功能，有助于血压、血脂、血糖的控制，提高活动耐力，调节心情，缓解精神压力，提高生活质量等。

运动前，医护人员要对患者病情、体能等进行评估，做好运动强度、运动频率、运动时间等相关指导。运动中，要注意遵循量力而行、循序渐进的原则。养成良好的运动习惯，避免空腹、饭后立即运动；避免高温、寒冷时运动；每次运动前应做足够的热身动作。运动结束后，询问患者感受，及时擦干汗液，防止受凉。保证良好的睡眠与休息。

急性肾小球肾炎或慢性肾病急性期应加强休息，避免运动、锻炼。

一、八段锦

具体动作要领参照"本篇第三章第六节八段锦"内容。

二、太极拳

24 式杨氏太极拳的拳谱名称：（第一式）起势；（第二式）左右野马分鬃；（第三式）白鹤亮翅；（第四式）左右搂膝拗步；（第五式）手挥琵琶；（第六式）左右倒卷肱；（第七式）左揽雀尾；（第八式）右揽雀尾；（第九式）单鞭；（第十式）云手；（第十一式）单鞭；（第十二式）高探马；（第十三式）右蹬脚；（第十四式）双峰贯耳；（第十五式）转身左蹬脚；（第十六式）左下势独立；（第十七式）右下势独立；（第十八式）左右穿梭；（第十九式）海底针；（第二十式）闪通臂；（第二十一式）转身搬拦捶；（第二十二式）如封似闭；（第二十三式）十字手；（第二十四式）收势。

建议：每周 3 次的运动频度最为合适，每两次运动间隔的时间应不超过 2 天，初始运动者可以从每周 1 次做起，逐渐达到预定频率。每次太极拳运动前，先进行伸展动作或者是关节的旋转运动，使身体"暖和"起来，避免心律失常、肌肉拉伤等，然后进行运动的主要部分。每次运动时间通常为 30 ~ 45 分钟，初次练习者可以从 15 分钟开始，逐渐增加至 30 分钟；在可耐受的情况下，也可增加至 60 分钟。运动结束时，宜采取慢步、放松按摩等方式，逐渐停下来，目的是使骨骼、肌肉的兴奋性逐渐降低。

第六章　内分泌科

第一节　常见疾病

一、消渴病（2 型糖尿病）

消渴病常因禀赋不足，阴虚燥热所致。病位在肺、胃、肾。以口渴多饮、善食易饥、饮一溲一为主要临床表现。

（一）辨证分型与治法

1. 肝胃郁热证

临床表现：脘腹痞满，胸胁胀闷，面色红赤，形体偏胖，腹部胀大，心烦易怒，口干口苦，大便干，小便色黄，舌质红，苔黄。

治法：开郁清热。

2. 胃肠实热证

临床表现：脘腹胀满，痞塞不适，大便秘结，口干口苦，或有口臭，或咽痛，或牙龈出血，口渴喜冷饮，饮水量多，多食易饥，舌红，边有瘀斑，舌下络脉青紫，苔黄。

治法：通腑泄热。

3. 脾虚胃热证

临床表现：心下痞满，胀闷呕恶，呃逆，纳呆，便溏，或肠鸣下利，或虚烦不眠，或头眩心悸，或痰多，舌淡胖，舌下络脉瘀阻，苔白腻。

治法：辛开苦降。

4. 上热下寒证

临床表现：心烦口苦，胃脘灼热，痞满不痛，或干呕呕吐，肠鸣下利，手足及下肢冷甚，舌红，苔黄根部腐腻，舌下络脉瘀阻。

治法：清上温下。

5. 阴虚火旺证

临床表现：五心烦热，急躁易怒，口干口渴，渴喜冷饮，易饥多食，时时汗出，少寐多梦，溲赤便秘，舌红赤，少苔。

治法：滋阴降火。

6. 气阴两虚证

临床表现：消瘦，倦怠乏力，气短懒言，易汗出，胸闷憋气，脘腹胀满，腰膝酸软，便溏，口干口苦，舌淡体胖，苔薄白干或少苔。

治法：益气养阴。

7. 阴阳两虚证

临床表现：小便频数，夜尿增多，浑浊如膏脂，五心烦热，口干咽燥，耳轮干枯，畏寒肢冷，面色苍白，神疲乏力，腰膝酸软，脘腹胀满，食纳不香，五更泄泻，舌淡体胖，舌苔苍白而干。

治法：养阴温阳。

（二）中医护理方案

1. 常见症状/证候施护

（1）尿量增多

1）观察排尿次数、尿量及尿色。

2）嘱患者睡前少饮水。

3）指导患者饮食调理，适当进食芡实、枸杞等补肾之品。食疗方用芡实瘦肉汤。

（2）口干多饮

1）保持病室空气温湿度适宜。

2）观察患者口干、口渴情况及每日饮水量。

3）多食生津润燥类食物，如百合、西葫芦等；还可选用鲜芦根煎水代茶饮；或口含乌梅，饮用菊花玉竹茶、苦丁茶以缓解口干口渴。食疗方用凉拌黄瓜、蓝莓山药、葛根鱼汤。

4）遵医嘱耳穴贴压，根据病情需要可选择皮质下、内分泌、糖尿病点、脾、胰、三焦等穴。

（3）多食易饥

1）询问患者饮食习惯及饮食量。宜选择混合餐，每餐进食种类包含主食、蔬菜、肉蛋类等；粗细粮合理搭配，少食多餐，细嚼慢咽。

2）适当增加膳食纤维的摄入，如燕麦、芹菜、韭菜等，以增加饱腹感，延缓食物吸收，稳定血糖。

3）观察记录患者身高、体重、腰围、臀围。

4）遵医嘱耳穴贴压，根据病情需要可选择皮质下、内分泌、糖尿病点、脾、胰、饥点等穴。

（4）倦怠乏力

1）起居有时，避免劳累。

2）进食补中益气类食物，如山药、鱼肉、香菇等。食疗方用香菇木耳汤、山药炖排骨。

3）病情稳定者宜适量运动，注意循序渐进。

4）遵医嘱艾灸，取足三里、关元、气海等穴；或穴位敷贴肾俞、脾俞、足三里，以调节脏腑气血功能。

（5）肢体麻木、发凉、疼痛

1）宜进食活血化瘀的食物，如黄鳝、木耳等。食疗方用洋葱烧黄鳝。

2）遵医嘱予足部中药泡洗，以祛风通络、活血通脉。

3）遵医嘱双下肢穴位按摩，取足三里、阳陵泉、三阴交、涌泉等穴。

4）遵医嘱穴位敷贴，取涌泉穴。

5）遵医嘱耳穴贴压，根据病情需要可选择皮质下、内分泌、糖尿病点、脾、足等穴。

（6）视物模糊

1）注意视力变化，定期检查眼底，减少阅读、看电视及使用电脑，宜闭目养神，饮用菊花茶或银杞明目汤等。

2）按摩睛明、四白、丝竹空等穴以辅助通络明目。

3）遵医嘱予珍珠明目滴眼液或中药眼部雾化，以改善症状。

4）评估跌倒高危因素，落实防跌倒措施。

（7）皮肤瘙痒

1）指导患者洗澡忌用刺激性强的皂液，洗后皮肤涂抹润肤露，穿棉质内衣，避免搔抓、热水烫洗，定时修剪指（趾）甲。瘙痒甚者，遵医嘱予以清热燥湿洗剂，如苦参、苍术、黄柏、白花蛇舌草、连翘等煎汤外洗，亦可涂尿素软膏防止皮肤干燥。

2）饮食宜清淡，少食辛辣、油腻及发物。

（8）腰膝酸软

1）适当食用枸杞子、黑豆等固肾之品。食疗方用韭菜炒虾仁、山药芡实瘦肉粥等。

2）练习八段锦"两手攀足固肾腰"动作。

3）指导患者按摩腰背部及气海、关元、涌泉等穴。艾灸肾俞、关元、气海、三阴交等穴。

4）遵医嘱耳穴贴压，根据病情需要可选择皮质下、内分泌、糖尿病点、肾、胰等穴。

5）遵医嘱中药保留灌肠。

2. 中医特色治疗护理

（1）内服中药：肝胃郁热证、胃肠实热证、气阴两虚证、阴虚火旺证者宜温凉服；阴阳两虚证者宜温服。

（2）中药药枕：遵医嘱将菊花、决明子、荞麦皮、绿豆皮、葛根碎片、白术等装成药枕，通过药物的发散作用达到清肝明目之功效。

3. 健康指导

（1）饮食指导：根据患者的身高、体重、年龄、活动强度计算每日的总热量，合理分配餐次。碳水化合物占总能量的50%～60%，蛋白质占总能量的15%～20%，脂肪占总能量的20%～30%，饱和脂肪酸的摄入量不超过饮食总能量的10%。每日胆固醇摄入量小于300mg；食盐摄入量小于6g，伴有高血压、水肿者每日盐摄入量不宜超过2g；少食坚果类、油炸类食物及甜食。平衡膳食，定时定量进餐。

1）肝胃郁热证：宜食开郁清热的食品，如苦瓜、黄瓜、丝瓜、芹菜、莲子、银耳等。食疗方用苦瓜山药烧豆腐、凉拌黄瓜、丝瓜炒蘑菇等。

2）胃肠实热证：宜食清利胃肠实热的食品，如芦荟、马齿苋、苦瓜、冬瓜、荞麦、燕麦片等。食疗方用凉拌马齿苋、冬瓜炒竹笋、苦丁茶等。

3）脾虚胃热证：宜食补脾清胃热的食品，如山药、粟米、高粱、菠菜、赤小豆、鱼肉等。食疗方用山药芡实瘦肉粥等。

4）上热下寒证：宜食清上温下的食品，如白萝卜、狗肉、党参、鲜芦根等。食疗方用白萝卜汁等。

5）阴虚火旺证：宜食滋阴降火的食品，如甲鱼、老鸭、莲子、百合、银耳、茼蒿、枸杞子、桑椹等。食疗方用菊花茶、枸杞茶、银耳莲子百合饮等。

6）气阴两虚证：宜食益气养阴的食品，如瘦肉、蛋类、鱼肉、山药等。食疗方用皮蛋瘦肉粥等。

7）阴阳两虚证：宜食温益肾阳、补肾滋阴的食品，如牛肉、羊肉、虾仁、韭菜、猪胰、干姜、黑豆、黑芝麻等。食疗方用韭菜炒虾仁、香菇木耳汤等。

（2）运动指导

1）根据病情选择合适的有氧运动方式，如太极拳、气功、八段锦、五禽戏、散步、快走、慢跑、游泳等。运动项目的选择要与患者的年龄、病情、经济状况、文化背景及体质相适应。每周进行 2 次轻度或中度阻力性肌肉运动。

2）运动选择在饭后 1 小时（第一口饭计时）左右，运动频率和时间为每周至少 150 分钟，如每周运动 5 天，每次 30 分钟，运动后脉搏宜控制在（170 – 年龄）次/分左右，以周身发热、微微出汗、精神愉悦为宜。

3）血糖高于 16.7mmol/L，且合并糖尿病急性代谢并发症及各种心、肾等器官严重慢性并发症者，暂不宜运动。

4）血糖低于 5.5mmol/L 的患者，运动前需适量补充含糖食物，如饼干、面包等。

（3）生活起居

1）环境温湿度适宜，顺应四时及时增减衣物。

2）起居有常，戒烟限酒。

3）保持眼、口腔、会阴部、皮肤等清洁卫生。

4）建立较完善的糖尿病教育管理体系，通过糖尿病健康大讲堂、小组式教育或个体化的饮食和运动指导，为患者提供生活方式干预和药物治疗的个体化指导。

（4）情志调理

1）多与患者沟通，了解其心理状态，增强其与慢性疾病做斗争的信心，以保持乐观心态。

2）鼓励家属理解支持患者，避免不良情绪的影响。

3）组织形式多样、寓教于乐的病友活动，开展同伴支持教育，介绍成功的病例，鼓励其参与社会活动。

4）应用中医七情归属，了解患者情志状态，指导其采用移情易性的方法，分散患者对疾病的注意力，改变其不良习性。

（5）自我监测

1）学会自我规范监测血糖、血压、体重、腰围、臀围等，养成良好的记录习惯。

2）每 3 个月检查 1 次糖化血红蛋白、心电图；每 6 个月检查 1 次肝肾功能、血脂、尿微量蛋白等。

3）每年至少筛查 1 次眼底及外周血管、周围神经病变等。

二、瘿病（甲状腺功能亢进症）

瘿病常因情志内伤、饮食不节、水土失宜、体质等因素所致。气滞、痰凝、血瘀壅结颈前为其基本病机。病位主要在肝、脾，与心有关。以颈前喉结两旁结块肿大为主要临床表现。

（一）辨证分型与治法

1. 痰结血瘀证

临床表现：颈前出现肿块，按之较硬或有结节，肿块经久未消，胸闷，纳差，舌质暗或紫，苔薄白或白腻。

治法：理气活血，化痰消瘿。

2. 肝火炽盛证

临床表现：颈前轻度或中度肿大，一般柔软光滑，心烦，怕热，容易出汗，性情急躁易怒，眼球突出，手指颤抖，面部烘热，口苦，舌质红，苔薄黄。

治法：清肝泻火，消瘿散结。

3. 气郁痰阻证

临床表现：颈前肿胀，质软不痛，胸闷，喜太息，或兼胸胁窜痛，病情波动常与情志因素有关，苔薄白。

治法：理气舒郁，化痰软坚。

4. 心肝阴虚证

临床表现：瘿肿或大或小，质软，心悸，心烦少寐，易出汗，手指颤动，眼干，目眩，倦怠乏力，舌质红，苔少或无苔，舌体颤动。

治法：滋养阴精，宁心柔肝。

（二）中医护理方案

1. 中医特色治疗护理

（1）中药汤剂宜温凉服，饭后半小时服用为宜。

（2）指导患者定时定量服药，勿擅自增减药物或停服药物。

2. 健康指导

（1）生活起居

1）正确对待自身疾病，积极治疗，养成良好的生活习惯，劳逸结合。注意根据病情选择合适的运动，如太极拳、八段锦等。

2）调畅情志，教会患者释放不良情绪，培养愉悦心情，保持精神愉快。

3）指导患者避免感染、严重精神刺激、创伤等易诱发甲状腺危象的因素，如有不适或病情加重应及时就医。

4）指导患者加强自检，如晨起测脉搏，每周称体重，观察肿块大小、硬度、质地有无变化等，如有变化应及时就诊；指导患者颈前肿块勿按压。

5）指导患者定期复查血常规、肝功能、甲状腺功能及甲状腺超声等。

（2）饮食指导：宜高热量、高蛋白、高维生素及含矿物质的饮食。避免进食易引起甲状腺肿的食物，如甘蓝菜等。对于甲状腺功能亢进者，忌食含碘丰富的食物，如紫菜、海带等。每日饮水 2000～3000mL（心脏病患者除外），忌辛辣刺激的食物和饮料，如浓茶、烈酒、咖啡等。

1）气郁痰阻证：宜食理气化痰的食品，如荔枝、佛手、柑橘等。

2）心肝阴虚证：宜食滋阴的食品，如枸杞子、百合等。

3）肝火炽盛证：宜食清热凉血的食品，如银耳、莲子等。

（3）情志调理

1）本病多为情志内伤所致，应开导患者尽量避免愤怒、思虑过度等不良情绪。

2）宣教本病的相关知识，消除患者的恐惧、忧虑心理。

3）采用顺情从欲、移情易性等方法，避免对患者的精神刺激，保持其情绪稳定。

第二节　专科知识

一、糖尿病足的护理要点

1. 每年至少进行 1 次足部的专科检查，包括足部有无畸形、胼胝、溃疡、皮肤颜色变化、足背动脉和胫后动脉搏动情况、皮肤温度以及有无感觉异常等。

2. 识别是否存在糖尿病足的危险因素；教育患者及其家属重视足的保护；水平修剪趾甲，有视力障碍者，请他人帮助修剪；穿合适鞋袜，鞋底较厚而鞋内较柔软，透气良好。

3. 注意足部卫生，温水泡足后擦干，尤其注意擦干趾间；不宜用热水袋、电热器等直接暖足；避免赤足；勿自行修剪或用化学制剂处理胼胝；穿鞋前先检查鞋内有无异物或异常；干燥的皮肤可使用油膏类护肤品。

4. 如足部有伤口，观察测量伤口的大小及深度，选择合适的换药方法、次数、敷料。

二、常见急危重症急救配合要点

(一) 低血糖

1. 严密观察患者有无心慌、头晕、大汗、手抖、面色苍白、饥饿等低血糖症状。非糖尿病患者，低血糖的诊断标准为血糖≤2.8mmol/L。接受药物治疗的糖尿病患者，血糖水平≤3.9mmol/L 就属于低血糖范畴。

2. 意识清楚者口服含糖 15～20g 的食物（葡萄糖为佳）。意识障碍者予 50% 葡萄糖溶液 20～40mL，静脉推注。

3. 15 分钟后复测血糖。若血糖≥3.9mmol/L，但距下次进餐时间 1 小时以上，神志清醒后进食含淀粉或蛋白质的食物。

4. 对于有低血糖诱发因素的患者或老年糖尿病患者应该加强巡视。

5. 为防止低血糖发生后患者出现跌倒等意外，卧床者应加床挡保护，以防坠床的发生；烦躁者予以约束带保护。

(二) 甲状腺危象

1. 立即吸氧，绝对卧床休息，呼吸困难时取半卧位。

2. 迅速建立静脉通路。遵医嘱使用丙硫氧嘧啶（PTU）、复方碘溶液、β受体阻断药、氢化可的松等药物。准备好抢救药物，如镇静药、血管活性药、强心药等。

3. 密切观察病情变化，定时测量生命体征，准确记录 24 小时出入量，观察神志变化。

4. 体温过高者，给予冰敷或酒精擦浴降温；躁动不安者，使用床挡保护患者安全；昏迷者，加强皮肤、口腔护理，定时翻身，防止压疮、肺炎的发生；腹泻严重者，应注意肛周护理，预防肛周感染。

(三) 糖尿病酮症酸中毒

1. 补液，先快后慢，先盐后糖。小剂量胰岛素静脉治疗，使用 0.1U/（kg·h）的短效胰岛素加入生理盐水中持续静脉滴入或泵入。每 1～2 小时复查血糖，根据血糖情况调节胰岛素剂量。当血糖降至 13.9mmol/L 时，改输 5% 葡萄糖溶液并加入短效胰岛素（按每 2～4g 葡萄糖加 1U 胰岛素计算），此时仍需每 4～6 小时复查血糖一次，调节液体中的胰岛素比例。

2. 纠正电解质及酸碱平衡紊乱。

3. 密切观察病情变化，监测生命体征、血糖、血酮、尿量等。

（四）高渗性昏迷

1. 评估患者脱水程度。根据血清钠及血浆渗透压决定补液种类：①一般补充生理盐水，注意补液速度和量，防止过多过快引起肺水肿等。②补充胰岛素。

2. 在应用胰岛素 2 小时内补钾，若患者尿量排出充分可静脉补钾。注意监测血钾情况、尿量、补钾速度及浓度等。

3. 密切观察患者病情变化、生命体征、血糖、血清电解质、血浆渗透压等。

第三节　专科技术

一、便携式血糖仪监测技术

1. 遵医嘱为患者进行末梢血糖检测。

2. 检查和消毒手指，待干。

3. 开机，调整血糖仪的代码使其与使用的试纸代码相同。将血糖试纸插入试纸孔。

4. 用采血针刺破手指，血糖试纸吸血端取适量血样后用干棉签轻压针眼。

5. 记录血糖值和监测时间。

6. 告知患者血糖值及注意事项。

二、胰岛素注射技术

1. 遵医嘱为患者进行胰岛素皮下注射。

2. 评估患者注射部位皮肤的颜色，有无感染、皮下注射硬结等。患者食物是否准备妥当，能否按时进餐。

3. 安装胰岛素笔，协助患者取合适的体位，选择注射部位，皮肤消毒待干。

4. 摘去针头保护帽，排气，根据胰岛素种类需要摇匀药液。

5. 选择合适的注射手法，根据患者胖瘦不同及针头长短决定是否捏皮及选择合适的进针角度。

6. 快速进针，右拇指按压旋钮缓慢匀速推注药液，注射完毕后针头在皮下停留至少 10 秒后再顺着进针方向拔出针头。

7. 用保护套取下针头弃于锐器盒内，告知患者注意事项。

三、胰岛素泵使用技术

1. 遵医嘱使用胰岛素泵。

2. 评估注射部位皮肤颜色等。注射前评估患者食物是否准备妥当。

3. 将胰岛素灌装入储药器，接上输注导管，手动排气。装电池，开机泵自检，设置泵。

4. 协助患者平卧或半卧，暴露腹部，确定置针点。

5. 消毒皮肤，待干。将针头刺入皮下，贴上透明贴，固定针头，标明时间。

6. 告知患者配合血糖监测，安装胰岛素泵后前 3 天每日监测血糖 5～7 次，观察有无不适。

7. 每次交接班需检查患者输注部位皮肤有无红肿、出血，有无针管脱出和胶布松脱，药液及电池剩余量，有无报警等。每 5～7 天更换一次注射部位和输注装置。

四、中药泡洗技术

1. 病室环境、温度适宜。

2. 询问主要症状、既往史、过敏史、是否妊娠或处于月经期。

3. 了解患者体质、对温度的耐受程度。

4. 了解泡洗部位皮肤情况。

5. 操作者应修剪指甲，调节药液温度至 37～40℃ 为宜。

6. 操作前协助患者取舒适体位，注意为患者保暖及保护隐私。

7. 操作时要密切观察患者的反应。泡洗时间为 20～30 分钟，严防烫伤。如有不适，应停止泡洗并做好相应的处理。

8. 操作完毕后，清洁局部皮肤，协助着衣，安置舒适体位，记录泡洗时间及患者感受等。

五、穴位按摩技术

1. 定期按摩足部穴位，如涌泉、三阴交、足三里、阳陵泉等穴。眼部穴位，如睛明穴、四白穴、太阳穴等。

2. 评估按摩部位皮肤情况及对疼痛的耐受程度。

3. 女性患者月经期或妊娠期禁用。

4. 操作者应修剪指甲，以防损伤患者皮肤。

5. 操作时用力要均匀、柔和，注意为患者保暖及保护隐私。

6. 操作时要密切观察患者的反应，如有不适应停止按摩并做好相应的处理。

7. 操作完毕后，记录按摩穴位、手法、按摩时间及患者感受等。

第四节　专科用药

一、常用西药

（一）口服降糖药

1. 磺酰脲类

适应证：2 型糖尿病，特别是非肥胖型血糖升高者。

禁忌证：1 型糖尿病患者、孕妇、对该类药物中某种成分过敏者、肝肾功能障碍者、白细胞减少者。

不良反应：低血糖反应、皮肤过敏反应。

2. 格列奈类

适应证：饮食、运动及控制体重均不能满意控制的 2 型糖尿病患者。

禁忌证：1 型糖尿病患者、妊娠或哺乳期妇女、严重肝功能不全者。

不良反应：轻度低血糖。

3. 双胍类

适应证：IGT 患者、肥胖的 2 型糖尿病患者。

禁忌证：孕妇，用碘化造影剂者，重症糖尿病伴有严重并发症者，肝、肾、心、肺功能障碍及休克、低氧血症者。

不良反应：胃肠道反应、乳酸性酸中毒。

4. 噻唑烷二酮类

适应证：2 型糖尿病患者、伴有胰岛素抵抗的患者、代谢综合征及多囊卵巢综合征患者。

禁忌证：有活动性肝病或转氨酶升高超过正常上限 2.5 倍的患者、有心衰或潜在心衰危险的患者、哺乳期女性、1 型糖尿病或糖尿病酮症酸中毒的患者。

不良反应：转氨酶升高；容易引起水钠潴留；可能增加女性患者骨折的风险；可能增加心脏病的风险。

5. α 葡萄糖苷酶抑制剂

适应证：餐后血糖升高的 2 型糖尿病患者。

禁忌证：糖尿病酮症酸中毒患者、炎症性肠道疾病患者、消化性溃疡患者、孕妇或哺乳期妇女。

不良反应：肠胀气，肛门排气增多；腹痛或腹泻。

（二）神经营养药物

甲钴胺片

用法用量：口服，成人一次一片（0.5mg），一日3次。可根据年龄、症状酌情增减。

注意事项：从事汞及其化合物的工作人员不宜长期大量服用本品。

（三）激素

氢化可的松片

用法用量：口服。治疗成人肾上腺皮质功能减退症，每日20～30mg，清晨服2/3，午餐后服1/3。有应激情况时，应适当加量，可增至每日80mg，分次服用。小儿的治疗剂量按体表面积每日20～25mg，分3次，每小时服1次。

注意事项：①诱发感染：在某些感染时应用激素可减轻组织的破坏，减少渗出，减轻感染中毒症状，但必须同时用有效的抗生素治疗，密切观察病情变化，在短期用药后，即应迅速减量、停药。②对诊断的干扰：可使血糖、血胆固醇和血脂肪酸、血钠水平升高，使血钙、血钾下降等。③糖尿病、心脏病或急性心力衰竭、情绪不稳定和有精神病倾向、全身性真菌感染、青光眼、肝功能损害、高脂蛋白血症、高血压、骨质疏松、胃溃疡、结核病等患者慎用。④长期应用者，应定期检查血糖、尿糖；小儿应定期检测生成长和发育情况。还应定期检查血清电解质和大便潜血，并注意高血压和骨质疏松的检查。⑤用药过程中减量宜缓慢，不可突然停药。

（四）急救药物

丙硫氧嘧啶（PTU）

用法用量：用于治疗成人甲状腺功能亢进症，开始剂量一般为每天300mg（6片），视病情轻重药量介于150～400mg（3～8片），分次口服，一日最大量为600mg（12片）。病情控制后逐渐减量，维持量为每天50～150mg（1～3片），视病情调整。小儿开始剂量每日按体重4mg/kg，分次口服，维持量酌减。

注意事项：①应定期检查血象及肝功能。②对诊断的干扰：可使凝血酶原时间延长，使AST、ALT、ALP、Bil升高。③外周血白细胞偏低、肝功能异常患者慎用。

二、常用中成药

1. 金匮肾气丸

用法用量：口服，一次 20（4g）~25 粒（5g），一日 2 次。

注意事项：忌房欲、气恼，忌食生冷食物。

2. 知柏地黄丸

用法用量：口服，一次 9g，一日 2 次。

注意事项：①忌食不易消化食物。②感冒发热患者不宜服用。③有高血压、心脏病、肝病、糖尿病、肾病等慢性病严重者应在医生指导下服用。④儿童、孕妇、哺乳期妇女应在医生指导下服用。⑤服药 4 周症状无改善，应去医院就诊。⑥儿童必须在成人监护下使用。⑦对本品过敏者禁用，过敏体质者慎用。⑧本品性状发生改变时禁止使用。⑨如正在使用其他药品，使用本品前请咨询医师或药师。

三、常用中药注射剂

血栓通注射液

（1）用药过程中，应密切观察患者的用药反应，特别是开始 30 分钟内，发现异常，立即停药，并采取积极救治措施。

（2）大剂量使用时，需观察血压变化，低血压者慎用。

（3）个别患者在使用中可能会出现局部皮肤轻度红肿，可采取冷敷患处的处理方法，不必终止使用。

（4）输注过快可致个别患者出现胸闷、恶心的症状，调慢滴速即可缓解。

（5）与降纤酶联合应用时，患者可能出现皮下注射出血点，且对凝血时间、纤维蛋白原、血小板均有显著影响。

（6）若发现浑浊、沉淀、变色、漏气或瓶身细微破裂，均不能使用。

（7）选用中药注射剂应严格掌握适应证，合理选择给药途径。

（8）临床使用应辨证用药，严格按照药品说明书规定的功能主治使用，禁止超功能主治用药。

（9）严格掌握用法用量及疗程。按照药品说明书推荐剂量、调配要求、给药速度、疗程使用药品。禁止超剂量、过快滴注和长期连续用药。

（10）本品应单独使用，严禁与其他药品混合配伍。谨慎联合用药，如确需联合使用其他药品时，应谨慎考虑用药间隔以及药物相互作用等问题。

（11）对老人、儿童、过敏体质者、肝肾功能异常患者等特殊人群和初次使用中药注射剂的患者应谨慎使用，加强监测。有出血倾向者慎用；孕妇、月经期妇女慎用。长期使用者每疗程间要有一定的时间间隔。

第五节 专科检验与检查

一、血糖监测的意义及方法

血糖监测是糖尿病管理中的重要组成部分，其结果有助于评估糖尿病患者糖代谢紊乱的程度，制定合理的降糖方案，同时反映降糖治疗的效果并指导治疗方案的调整。目前常用的院内血糖监测方法主要包括毛细血管血糖监测、静脉血浆/血清葡萄糖检测、糖化血红蛋白检测、动态血糖监测等。

二、口服葡萄糖耐量试验的观察及护理要点

口服葡萄糖耐量试验是一种葡萄糖负荷试验，用以了解胰岛 β 细胞功能和机体对血糖的调节能力，主要用于糖尿病前期的筛查以及糖尿病的诊断。

1. 饮食与运动

试验前 3 天，每日碳水化合物摄入量至少为 150g，但不宜超过 300g，保持正常活动。试验前空腹 8～10 小时。

2. 用药

试验前 3～7 天遵医嘱停用避孕药、利尿剂等影响血糖的药物。试验当天清晨禁止注射胰岛素。

3. 试验过程

清晨（7：00—9：00）进行，受试者空腹口服溶于 300mL 水内的葡萄糖粉 75g（儿童每千克体重 1.75g，总量不超过 75g），糖水在 5 分钟之内服完。自进糖水第一口开始计时，在空腹和进糖水 30 分钟、1 小时、2 小时、3 小时取静脉血测血糖。

4. 试验过程中，禁烟、茶及咖啡，不做剧烈运动，保持情绪稳定。

5. 试验过程中，不得进食，但不绝对限制饮水，口渴时可以适量喝少量白开水。

6. 试验后遵医嘱服药和进食。

第六节 健康指导

八段锦

具体动作要领参照"本篇第三章第六节八段锦"内容。

第七章　风湿病科

第一节　常见疾病

一、尪痹（类风湿关节炎）

因风、寒、湿、热等外邪入侵，闭阻经络，客于关节，气血运行不畅所致。病位在关节、经络。以全身关节和（或）肌肉呈游走性红、肿、重着、酸楚、疼痛或晨僵为主要临床表现。

（一）辨证分型与治法

1. 风湿痹阻证

临床表现：肢体关节疼痛、重着，或有肿胀，痛处游走不定，关节屈伸不利，舌淡红，苔白腻。

治法：祛风除湿，宣痹通络。

2. 寒湿痹阻证

临床表现：肢体关节冷痛、肿胀、屈伸不利，局部畏寒，得寒痛剧，得热痛减，舌胖，质淡暗，苔白腻或白滑。

治法：疏风散寒，祛湿宣痹。

3. 湿热痹阻证

临床表现：关节肿痛，触之灼热或有热感，口渴不欲饮，烦闷不安，或有发热，舌质红，苔黄腻。

治法：清热除湿，通络除痹。

4. 痰瘀痹阻证

临床表现：关节肿痛日久不消，晨僵，屈伸不利，关节周围或皮下结节，舌暗紫，苔白厚或厚腻。

治法：活血化瘀，祛痰通络。

5. 气血两虚证

临床表现：关节肌肉酸痛无力，活动后加剧，或肢体麻木，肌肉萎缩，关节变形，少气乏力，自汗，心悸，头晕目眩，面黄少华，舌淡苔薄白。

治法：益气补血，通络除痹。

6. 肝肾不足证

临床表现：关节肌肉疼痛，肿大或僵硬变形，屈伸不利，腰膝酸软无力，关节发凉，畏寒喜暖，舌红苔薄白。

治法：培补肝肾，舒筋止痛。

（二）中医护理方案

1. 常见症状/证候施护

（1）晨僵

1）观察晨僵持续的时间、程度及受累关节。

2）注意防寒保暖，必要时配戴手套、护膝、袜套、护腕等。

3）晨起用力握拳再松开，交替进行 50～100 次（手关节锻炼前先用温水浸）；在床上行膝关节屈伸练习 30 次。

4）遵医嘱穴位按摩，取双膝眼、曲池、肩髃、阿是穴等穴。

5）遵医嘱艾灸，悬灸取阿是穴。

6）遵医嘱予活血通络中药泡洗或熏洗。

7）遵医嘱中药离子导入。

（2）关节肿痛

1）观察疼痛的性质、部位、程度、持续时间及伴随症状。

2）疼痛剧烈的患者，以卧床休息为主，受损关节保持功能位。

3）局部保暖并在关节处加护套。

4）勿持重物，可使用辅助工具，减轻对受累关节的负重。

5）遵医嘱穴位敷贴，取阿是穴。局部皮肤色红，禁止穴位敷贴。

6）遵医嘱中药离子导入。

7）遵医嘱中药药浴。

（3）关节畸形

1）做好安全评估，如日常生活能力、跌倒/坠床等，防止意外事件发生。

2）遵医嘱艾灸，取阿是穴。

3）遵医嘱中药泡洗。

4）遵医嘱穴位敷贴，取阿是穴。

5）遵医嘱中药离子导入。

（4）疲乏无力

1）急性期多卧床休息。恢复期适量活动，防止劳累，减少弯腰、爬高、下蹲等。

2）遵医嘱艾灸，取足三里、关元、气海等穴。

3）遵医嘱穴位敷贴，取肾俞、脾俞、足三里等穴。

2. 中医特色治疗护理

（1）药物治疗

1）内服中药：风寒湿痹者宜温服；热痹者宜偏凉服。

2）注射给药：①用药前认真询问患者药物过敏史。②按照药品说明书推荐的调配要求、给药速度予以配置及给药。③中药注射剂应单独使用，现配现用。严禁混合配伍。④中西注射剂联用时，应将中西药分开使用，前后使用间隔液。⑤除有特殊说明，不宜两个或两个以上品种同时共用一条静脉通路。⑥密切观察用药反应，尤其对老人、儿童、肝肾功能异常者等特殊人群和初次使用中药注射剂的患者尤应加强巡视和监测，出现异常，立即停药，报告医生并协助处理。

3. 健康指导

（1）生活起居

1）居室环境宜温暖向阳、通风、干燥，避免寒冷刺激。

2）避免小关节长时间负重；避免不良姿势；减少弯腰、爬高、蹲起等动作。

3）每日适当晒太阳，用温水洗漱，坚持热水泡足。

4）卧床时保持关节功能位，行关节屈伸运动。

（2）饮食指导

1）风湿痹阻证：宜食祛风除湿、通络止痛的食品，如薏苡仁、木瓜、樱桃等。食疗方用薏仁粥、葱豉汤。

2）寒湿痹阻证：宜食温经散寒、祛湿通络的食品，如牛肉、山药、红枣等。食疗方用红枣山药粥、黄酒烧牛肉等。

3）湿热痹阻证：宜食清热祛湿的食品，如薏苡仁、绿豆等。食疗方用丝瓜绿豆汤、冬瓜薏仁汤。

4）痰瘀痹阻证：宜食活血化瘀的食品，如桃仁、陈皮、薏苡仁等。食疗方用薏仁桃仁汤、山芋薏仁粥等。

5）气血两虚证：宜食补益气血的食品，如山药、阿胶、乌鸡、黑芝麻、龙眼肉等。食疗方用大枣山药粥、乌鸡汤。

6）肝肾不足证：宜食补益肝肾的食品，如甲鱼、山药、枸杞子、芝麻等。食疗方用山药芝麻糊、枸杞鸭汤等。

（3）情志调理

1）多与患者沟通，了解其心理状态。鼓励其与他人多交流，及时给予心理疏导。

2）鼓励家属多陪伴患者，给予情感支持。

（4）康复指导

1）保持关节的功能位，在医护人员指导下做康复运动，活动量应循序渐进地增加，避免突然剧烈活动。

2）病情缓解期，可进行各关节功能锻炼（手、肘、髋、膝、踝关节），如手关节的鹰爪操、剪刀操和握拳操等，然后逐步进行太极拳、八段锦、气功等锻炼。

3）康复锻炼后，若有出汗不要立即用凉水冲洗或吹凉风，避免寒湿邪入侵。

二、阴阳毒（系统性红斑狼疮）

因先天禀赋不足，肝肾亏损所致。阴阳失调、阴虚内热是基本病机。病位在血脉。以发热、蝶形红斑、关节痛及水肿为主要临床表现。

（一）辨证分型与治法

1. 热毒炽盛证（多见于急性活动期）

临床表现：面部蝶形红斑鲜艳，皮肤紫斑，伴有高热，烦躁口渴，神昏谵语，抽搐，关节肌肉疼痛，大便干结，小便短赤，舌红绛，苔黄腻。

治法：清热凉血，化斑解毒。

2. 阴虚内热证（多见于轻、中度活动期或稳定期）

临床表现：斑疹暗红，伴有不规则发热或持续低热，五心烦热，自汗盗汗，面浮红，关节痛，足跟痛，月经量少或闭经，舌红，苔薄。

治法：滋阴降火。

3. 脾肾阳虚证（多见于素体阳虚或 SLE 晚期合并心肾损害时）

临床表现：面色无华，眼睑、下肢浮肿，胸胁胀满，腰膝酸软，面热肢冷，口干不渴，小便清长，尿少或尿闭，舌淡胖，苔少。

治法：温肾壮阳，健脾利水。

4. 脾虚肝旺证

临床表现：皮肤紫斑，胸胁胀满，腹胀纳呆，头昏头痛，耳鸣失眠，月经不调或闭经，舌紫暗或有瘀斑。

治法：健脾清肝。

5. 气滞血瘀证

临床表现：红斑暗滞，角栓形成，皮肤萎缩，伴倦怠乏力，舌暗红，苔白或光面舌。

治法：疏肝理气，活血化瘀。

（二）中医护理方案

1. 常见症状/证候施护

（1）发热

1）观察患者体温变化，准确监测、记录体温。

2）勤换病服，增加皮肤舒适感。

3）多饮水，必要时补液。

4）遵医嘱物理降温。

5）遵医嘱耳穴贴压，取耳尖、屏尖、肾上腺、神门、内分泌、脑干等穴。

6）伴有关节肿痛者，遵医嘱局部中药熏洗或中药湿敷。

（2）皮肤受损

1）嘱患者避免日光照射，如避免在上午 10 点至下午 3 点阳光较强的时间外出，夏日外出穿长袖、长裤，撑伞，戴遮阳镜及遮阳帽，禁止日光浴等，以免引起光过敏。

2）不烫发，不使用碱性或其他有刺激性的物品清洁皮肤。宜用偏酸性或中性的肥皂，最好用温水洗脸。勿用各类化妆品。

3）剪指甲不要过短，防止损伤指甲周围皮肤。

4）预防各种感染，注意个人卫生，特别是口腔、女性会阴部的清洁。顽固腹泻患者肛周皮肤保持干燥清洁。

5）红斑护理：注意观察红斑形态、数量、部位、色泽，是否反复出现，是否渗出溢脓，逐日记录红斑变化情况；保持皮肤清洁，避免搔抓，遵医嘱对症处理。

6）皮疹护理：局部忌用碱性肥皂、化妆品或其他化学药品，遵医嘱使用皮质类固醇激素涂擦；遵医嘱中药熏洗，洗净后熏蒸皮损处。

7）口腔溃疡护理：晨起、睡前及每次进食后用 4% 碳酸氢钠或清热解毒中药液漱口或擦洗口腔，防止感染；有感染者遵医嘱使用漱口液，局部涂碘甘油、中药冰硼散、锡类散等；如有霉菌感染，可口含制霉菌素漱口液。

8）脱发护理：每天按摩头部穴位；遵医嘱用生地黄、何首乌、枸杞子等中药煎汁，熏洗头部。

（3）雷诺现象的护理

1）病室内应有窗帘，室温适宜，空气流通。

2）夏季外出做好遮光防晒；冬季指、趾、鼻尖、耳垂合并广泛小动脉炎等部位注意保暖，避免长时间暴露在寒冷环境中。

3）平时避免接触冷水，寒冷季节应保持肢体末梢温暖。

4）注意观察皮肤发生病变的范围和弹性的变化。

5）遵医嘱盐包灸或艾灸，取曲池、外关、合谷、中渚、足三里、三阴交、行间、足临泣等穴。

6）遵医嘱用活血通络中药泡洗。

7）遵医嘱穴位按摩，取合谷、内关、外关、大陵、阳池、气海、血海等穴，手法以轻柔、缓、补为主。

2. 中医特色治疗护理

（1）内服中药：血热者中药汤剂宜凉服；气虚脾虚者一般以温服为宜，要少量多次频服。

（2）注射给药：静脉滴注活血通络的中成药时应单独使用，严禁与其他药物混合配伍。遵医嘱调节滴速。注意观察患者的反应，个别患者容易出现轻微面部潮红和头部胀痛。

3. 健康指导

（1）生活起居

1）急性期宜卧床休息，减少活动；缓解期可参加社会活动和日常工作，但避免过度疲劳，劳逸结合，坚持身体锻炼。

2）学会自我认识疾病活动的征象，同时注意药物的副作用。

3）避免一切可能诱发或加重病情的因素，如日晒、妊娠、分娩、口服避孕药及手术等。

4）遵医嘱服药，不可擅自停药、减量、加量，明白规律用药的意义。

5）定期复查，监测血常规和肝肾功能，懂得长期随访的必要性。

6）女性患者要做好避孕措施，在医生指导下怀孕。

（2）饮食指导：宜高维生素、优质蛋白、低脂肪、低糖、低盐饮食，禁烟、酒、咖啡，忌烟熏、辛辣食物及芹菜、香菜、苜蓿、无花果、菌菇等光敏性食物。

1）热毒炽盛证：宜食清热凉血、养阴消斑的食物，如藕、梨、冬瓜、苦瓜等。

2）阴虚内热证：宜食补阴的食品，如龟甲胶、银耳、百合、玉竹、枸杞子等。忌油腻、厚味、辛辣食物，以防燥热伤阴。

3）脾肾阳虚证：宜食补益脾肾的食品，如山药、红枣、龙眼等。忌食生冷或寒凉食物。

4）脾虚肝旺证：宜食养肝补脾的食品，如燕麦、糯米、薏苡仁、荸荠等。

5）气滞血瘀证：宜食通络活血的食品，如大蒜、桃仁、玫瑰花茶等。忌食易胀气的食物。

（3）情志调理

1）保持情绪稳定，避免不良刺激。

2）鼓励患者家属多探视、多关心，给予其精神、情感的支持。

3）指导患者掌握自我排解不良情绪的方法，如音乐疗法、谈心释放法、转移法。

第二节　专科知识

一、关节腔穿刺术护理

1. 术前护理要点

（1）评估患者的意识状态、生命体征、关节腔积液的部位、穿刺点皮肤情况。

（2）检查血常规、血沉、出凝血时间、类风湿因子的情况。

（3）做好解释工作，讲解注射中患者须注意的事项，解除患者的恐惧心理。

2. 术中护理要点

（1）核对床号、姓名。患者取平卧位，膝关节伸直或略弯曲，可将腘窝略微垫起。

（2）观察患者面色、神志、呼吸、脉搏及血压的变化，谨防过敏反应发生。

3. 术后护理要点

（1）指导患者反复屈伸膝关节数次，以利药液均匀分布在关节间隙中。

（2）观察穿刺处有无渗血、渗液，注射部位是否出现疼痛、皮疹、瘙痒等症状。

（3）嘱患者术后2天勿用水冲洗注射部位。

（4）评估患者膝关节的疼痛肿胀情况。

三、常见急危重症急救配合要点

狼疮性脑病

1. 重症狼疮性脑病，特别是当患者出现癫痫大发作、严重角弓反张、昏迷等危重症状时，需多人参与配合抢救。

2. 立即安置患者平躺，吸氧。

3. 使用床栏，保护抽搐肢体，不可用力按压，以免造成骨折或关节脱位。

4. 保持呼吸道通畅，应用开口器和舌钳，防止舌咬伤及舌后坠。

5. 吸痰。

6. 建立静脉通路，遵医嘱使用脱水剂和镇静剂。

7. 对躁动者进行必要的约束固定。

8. 做好病情观察和护理记录。

第三节　专科技术

一、动脉采血

1. 携用物至患者床旁，核对，解释。

2. 穿刺桡动脉、肱动脉，患者取坐位或平卧位；穿刺股动脉，患者取平卧位。

3. 洗手，消毒穿刺部位（以动脉搏动最强点为圆心，直径大于5cm）。

4. 将血气针预抽至1mL，二次消毒。

5. 左手食指和中指触摸桡动脉搏动最明显处，右手持注射器与皮肤呈45°～60°角穿刺（若取股动脉穿刺采血则垂直进针），见有回血，右手固定穿刺针的方向，血液自动吸满1mL。

6. 快速拔针，用无菌棉签压迫穿刺点5～10分钟。

7. 穿刺针头刺入橡皮塞，抽血针筒套上隔绝空气塞，将针筒上下摇动数次并用双手搓动数次防止凝血，在化验单上备注患者体温及是否氧疗，及时送检。

8. 告知患者穿刺部位禁止热敷，不要沾水，当日尽量不洗澡，以免引起局部感染；穿刺部位同侧肢体避免提重物或剧烈运动，以免引起局部肿胀、疼痛，如果出现肿胀、疼痛等症状要及时通知医护人员。

9. 协助患者取舒适体位，整理床单位。

二、中药泡洗

1. 评估患者。有心肺功能障碍、出血性疾病者禁用；糖尿病、心脑血管病患者及妇女月经期间慎用。

2. 患者取舒适体位，关闭门窗，注意保暖。

3. 将一次性泡洗袋套入泡洗装置内。

4. 将 40℃ 的药液注入盛药容器内，将浸洗部位浸泡于药液中，浸泡 30 分钟。

5. 泡洗过程中护士应加强巡视，注意观察患者的面色、呼吸、汗出等情况。若患者感到不适，应立即停止，并协助患者卧位休息。

6. 告知患者饮用温开水 300~500mL，小儿及老年人酌减。有严重心肺及肝肾疾病患者，饮水量不宜超过 150mL。

7. 操作完毕后，清洁局部皮肤，协助患者着衣，安置舒适体位。

三、中药熏蒸

1. 评估患者，包括主要症状、既往史及过敏史、是否妊娠或处于经期、体质及局部皮肤情况、进餐时间。有心脏病、严重高血压病、妇女妊娠和月经期间慎用。有肢体动脉闭塞性疾病、糖尿病足、肢体干性坏疽者，熏蒸时药液温度不可超过 38℃。

2. 告知患者熏蒸时间为 20~30 分钟；熏蒸过程中如出现不适，及时告知护士；熏蒸前要饮淡盐水或温开水 200mL，避免出汗过多引起脱水；餐前餐后 30 分钟内，不宜熏蒸；熏蒸完毕，注意保暖，避免直接吹风。

3. 核对医嘱，做好解释，调节室内温度。

4. 备齐用物，携至床旁。协助患者取合理、舒适体位，暴露熏蒸部位。注意避风，冬季注意保暖，暴露部位尽量加盖衣被。

5. 将 43~46℃ 药液倒入容器内，对准熏蒸部位，防止烫伤；包扎部位熏蒸时，应去除敷料。

6. 随时观察患者病情及局部皮肤变化情况，询问患者感受并及时调整药液温度。

7. 治疗结束，观察并清洁患者皮肤，及时擦干药液和汗液，协助患者整理着衣，取舒适体位。

第四节　专科用药

一、常用西药

（一）非甾体类抗炎药

主要作用：抗炎、解热、镇痛。

不良反应：胃肠道症状；肝肾功能损害；可能增加心血管不良事件。

注意事项：①宜饭后服药。②避免与其他非甾体类药合用。③定期检查血、尿常规和肝肾功能。

（二）糖皮质激素

主要作用：抗炎、免疫抑制。

不良反应：库欣综合征，激发感染、高血压、高血糖、电解质紊乱、精神异常、胃肠道出血等。

注意事项：①遵医嘱服药，不可随意减药、停药。②若静脉用药，输液时间要求长于1小时。

（三）免疫抑制剂（慢作用抗风湿药物）

1. 甲氨蝶呤

不良反应：胃肠道反应、肝肾功能损害、骨髓抑制、脱发、致畸等；长期用药可引起咳嗽、气短、肺炎或肺纤维化；白细胞低下时可并发感染。

2. 来氟米特

不良反应：胃肠道反应、肝功能损害、骨髓抑制、脱发等；白细胞低下时可并发感染。

3. 环磷酰胺

不良反应：白细胞减少、肝功能损害、性腺抑制、恶心、呕吐、胃痛、腹泻以及骨髓抑制、脱发等，严重者可见出血性膀胱炎、膀胱纤维化和膀胱癌等；白细胞低下时可并发感染。

二、常用口服中成药

1. 雷公藤多苷片

用法用量：口服，按体重一日 1～1.5mg/kg，分3次饭后服用。

注意事项：服药期间可引起月经紊乱、精子活力及数目减少、白细胞和血小板减少，停药后可恢复。

2. 新癀片

用法用量：口服，一次 2～4 片，一日 3 次，小儿酌减。外用，冷开水调化敷患处。

注意事项：①宜饭后服用，或与食物或制酸剂同服。②应避免与吲哚美辛等非甾体类抗炎药物同时服用。③对非甾体类抗炎、镇痛药过敏者，也可能对本品过敏。④用药期间应定期随访检查血象、肝肾功能和眼科检查。

第五节　专科检验

一、炎性标志物

1. 红细胞沉降率

其升高程度与炎症、组织损伤程度相关，并且是测定各种风湿性疾病或炎症性疾病活动程度简单又重要的监测手段。严重贫血、高丙种球蛋白血症、月经期、妊娠期等非炎症或组织损伤也可导致血沉升高。

2. C 反应蛋白

一般组织损伤后 4 小时内开始上升，病变消退或缓解后又可迅速下降直至正常。其上升的速度和幅度及持续时间与病情和组织损伤的严重程度密切相关。系统性红斑狼疮合并细菌感染或有急性浆膜炎或慢性滑膜炎时，其浓度可显著升高。C 反应蛋白也可作为判断类风湿关节炎活动性、治疗效果的客观指标。

二、自身抗体

1. 抗核抗体（ANA）及 ANA 谱

阳性对诊断自身免疫性疾病有较高的特异性。

2. 抗中性粒细胞胞质抗体（ANCA）

阳性对 ANCA 相关性血管炎的诊断及其活动性的判定有帮助。

3. 类风湿因子（RF）

阳性主要见于类风湿关节炎，且其滴度与类风湿关节炎的严重性成正比。但其特异性较差，对类风湿关节炎的诊断有一定局限性。

4. 抗磷脂抗体（APL）

阳性可见于系统性红斑狼疮、抗磷脂综合征，也可见于其他风湿病，如干燥综合征、混合结缔组织病等。

5. 抗环瓜氨酸肽抗体（CCP）

CCP 为类风湿关节炎早期诊断的一个高度特异性指标，且其高滴度者易发展为更严重的关节骨质破坏。

三、关节液检查

本检查用于鉴别炎症性或非炎症性关节病变以及导致炎症性反应的可能原因。

对类风湿关节炎的诊断有一定价值。若发现尿酸盐结晶或病原体，则有助于痛风或感染性关节炎的确诊。

第六节　健康指导

关节功能锻炼

适用于关节炎缓解期。关节炎急性期禁用。

（一）手关节锻炼

1. 鹰爪操

（1）双手五指保持伸直。

（2）除拇指外四指屈曲，保持手指最内关节（与手掌相接的关节）平直不弯，适度用力，保持5秒钟。

（3）重复20次，早晚各1组，有条件者可以在中午再加1组。

（4）可双手同时锻炼，也可单手交替锻炼。

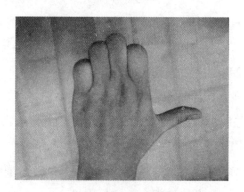

2. 剪刀操

（1）五指张开伸直。

（2）中指、无名指、小指依次向食指方向并拢。

（3）尽可能保持食指笔直，手心伸展，不弯曲。

（4）单手不能自行完成者，可以用另一只手辅助完成。

（5）共做10次，早晚各1组，有条件者可以在中午再加1组。单手交替锻炼。

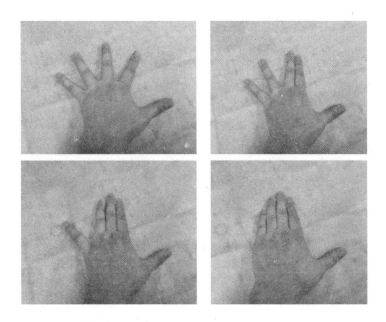

3. 对指运动

（1）碰指根，五指伸直，拇指指尖碰小指指根。

（2）碰指尖，拇指指尖依次碰其他手指指尖。

（3）共做 10 次，早晚各 1 组，有条件者可以在中午再加 1 组。单手交替锻炼。

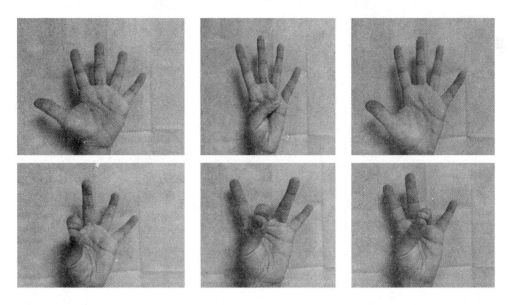

4. 握拳操

（1）用力伸展 5 个手指，尽量让手掌和手指扩张，保持 3～5 秒。

（2）用力握拳，保持 3～5 秒。

（3）共做 20 次，早晚各 1 组，有条件者可以中午再加 1 组。用力适度。

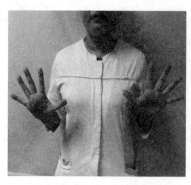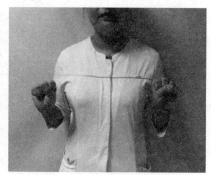

（二）肘关节锻炼

1. 手掌向上，两臂向前平举，迅速握拳并屈曲肘部，努力使拳达肩，再迅速伸拳和伸肘。

2. 两臂向两侧平举，握拳和屈肘运动如前。

3. 共做10次，早晚各1组，有条件者可以在中午再加1组。

（三）髋、膝关节锻炼

取立位或坐位，做下蹲运动与向前抬腿运动。每天早晚各1次，每次10～15分钟。

（四）踝关节锻炼

取坐位或仰卧位，踝关节分别做屈伸及两侧旋转运动。

第八章 感染性疾病科

第一节 常见疾病

一、时行感冒（甲型 H1N1 流感）

本病是风热疫邪自口鼻而入，首先犯肺，多表现为卫→气→营→血的传变规律。

（一）辨证分型与治法

1. 风热犯卫证

临床表现：发病初期，发热或未发热，咽红不适，轻咳少痰，无汗，舌质红，苔薄或薄腻。

治法：疏风清热。

2. 热毒侵肺证

临床表现：高热，咳嗽，痰黏，咳痰不爽，口渴喜饮，咽痛，目赤，舌质红，苔黄或腻。

治法：清肺解毒。

（二）中医护理方案

1. 常见症状/证候施护

（1）高热

1）观察体温变化及汗出情况。

2）汗出较甚者切忌当风，并及时更衣；风寒束表者注意保暖。

3）保持口腔清洁，鼓励多饮温开水。

4）遵医嘱物理降温。

5）遵医嘱刮痧，取合谷、曲池、大椎、太阳、风池等穴。

6）遵医嘱中药泡洗。

（2）鼻塞、流涕

1）观察鼻塞情况及涕液颜色、性质等。

2）掌握正确的擤涕方法。

3）遵医嘱穴位按摩，鼻塞时按摩迎香、鼻通等穴。

（3）干咳

1）保持病室内空气清新，温湿度适宜，定时通风换气，温度保持在 18～22℃，湿度控制在 50%～60%。减少环境的不良刺激，避免寒冷或干燥空气等。

2）取舒适体位，卧床患者应定时翻身。

3）观察咳嗽的性质、程度、持续时间、规律。

4）遵医嘱穴位敷贴，取肺俞、膏肓、定喘、天突等穴。

5）遵医嘱拔火罐，取肺俞、膏肓、定喘、脾俞、肾俞等穴。

2. 中医特色治疗护理

内服中药与西药的服药时间应间隔 1～2 小时；中药注射剂应单独输注，使用一次性精密输液器，注意观察有无不良反应。

3. 健康指导

（1）生活起居

1）保持室内空气清新，温湿度适宜。

2）顺应四时，根据气温变化，及时增减衣物。呼吸道传染病流行期间，避免去公共场所，防止感受外邪诱发或加重病情。

（2）饮食指导

1）风热犯卫证：宜食疏风清热的食品，如枇杷、薄荷茶、荸荠汁等。

2）热毒侵肺证：宜食疏风清热、清肺解毒的食品，如雪梨银耳百合汤、冬瓜粥、枇杷等。

3）汗出较多者，可多饮淡盐水，进食含钾丰富的食品，如橘子、香蕉等；腹胀纳呆者，可用山楂、炒麦芽少许代茶饮。

4）饮食以高热量、高蛋白质和高维生素为宜，并补充适量无机盐，同时避免摄入过多碳水化合物及易产气食物。多吃绿叶蔬菜及水果。食物烹饪以蒸、煮为宜，以利于消化吸收。忌辛辣、肥腻、过甜、过咸及煎炸之品。

（3）情志调理：应经常与患者沟通，了解其心理问题，及时予以心理疏导。主动介绍疾病知识，使患者了解引起时行感冒的原因和转归，指导其功能锻炼。鼓励患者积极防治，消除消极悲观态度及焦虑情绪，克服对疾病的恐惧心理，改善其治疗的依从性。

二、痢疾（细菌性痢疾）

因感受疫毒，积滞肠腑，脂膜血络受伤所致。病位在肠，涉及脾、胃。以腹痛、里急后重、下痢赤白脓血为主要临床表现。

（一）辨证分型与治法

1. 湿热痢

临床表现：腹泻，腹痛，里急后重，痢下赤白脓血，黏稠如胶冻，腥臭，肛门灼热，小便短赤，舌质红，苔黄腻。

治法：清热化湿，调气行血。

2. 疫毒痢

临床表现：起病急骤，壮热烦渴，呕吐腹泻，甚则大便失禁，痢下紫红色脓血，腹痛剧烈，里急后重，舌质红绛，苔黄燥；病情危重者，迅速出现面色苍白，四肢厥冷，呼吸微弱，神昏惊厥。

治法：清热解毒，凉血开窍。

3. 寒湿痢

临床表现：腹痛，腹泻，痢下赤白黏冻，白多赤少，或纯为白冻，里急后重，腹胀满，头身困重，舌苔白腻。

治法：温化寒湿，行气导滞。

4. 虚寒痢

临床表现：久痢不愈，腹部隐痛，缠绵不已，喜按喜温，遇寒加重，痢下赤白清稀，无腥臭，或为白冻，甚则滑脱不禁，肛门坠胀，便后更甚，形寒肢冷，食少神疲，腰膝酸软，舌淡苔白滑。

治法：温补脾肾，收涩固脱。

5. 阴虚痢

临床表现：痢下赤白脓血，或下鲜血黏稠，日久不愈，腹部灼痛，虚坐努责，食少，心烦口干，体倦乏力，舌质红绛少苔，或舌光红乏津。

治法：养阴清肠。

6. 休息痢

临床表现：下痢时发时止，日久难愈，发则下脓血，腹痛，里急后重，饮食减少，神疲乏力，舌淡苔腻。

治法：温中清肠，调气化滞。

（二）中医护理方案

1. 常见症状/证候施护

（1）腹泻、里急后重

1）观察大便次数、量、质、气味、颜色及有无发热、腹痛、里急后重等症状，必要时留取大便送检。

2）加强肛周护理。痢下频多、肛周红肿糜烂者，遵医嘱予氧化锌软膏涂敷。

3）遵医嘱艾灸，取足三里、中脘、关元等穴。

4）遵医嘱穴位敷贴。久泻者用五倍子与醋调成糊状于神阙穴敷贴。

（2）腹痛

1）观察疼痛的部位、性质、程度、持续时间、诱发因素及伴随症状。若出现疼痛加剧，伴呕吐、寒热，或出现厥脱先兆症状时，应立即报告医生并协助处理。

2）急性发作时宜卧床休息，给予精神安慰；伴有呕吐或便血时立即报告医生，指导患者暂禁饮食，避免活动及精神紧张。

3）遵医嘱穴位敷贴，取中极、天枢、足三里、下脘等穴。

4）遵医嘱耳穴贴压，取脾、胃、大肠、小肠、交感、神门等穴。

5）遵医嘱艾灸，取中极、天枢、关元、足三里等穴。

（3）脓血便

1）观察大便次数、量、质、气味、颜色及有无发热、腹痛、里急后重等症状，必要时留取大便送检。

2）严格执行隔离制度，对患者的排泄物、便器、餐具要消毒处理，专人使用，防止交叉感染。临床症状消失后，大便培养连续 3 次阴性，方可解除隔离。

3）加强肛周护理。

2. 中医特色治疗护理

中药汤剂一般宜温服；湿热痢者宜凉服；虚寒痢和寒湿痢者宜热服。中药注射剂应单独输注，使用一次性精密输液器，并注意观察有无不良反应。

3. 健康指导

（1）生活起居

1）病室整洁，环境安静，以利患者休息。

2）具有传染性的疫毒痢应严格执行消化道隔离制度，对患者的排泄物、便器、餐具要消毒处理，专人使用，防止交叉感染。待临床症状消失，大便培养连续 3 次阴性，方可解除隔离。

3）遵医嘱按时、按量、按疗程坚持服药。

4）避免进食生冷食物、暴饮暴食、过度紧张和劳累、受凉、情绪波动等。

5）养成良好的个人卫生习惯，餐前便后洗手，不饮生水，不摄入不洁的食物。

（2）饮食指导

1）湿热痢疾者，宜食清热化湿的食品，如绿豆、苦瓜、冬瓜、马齿苋、白茯苓、山药、薏苡仁、赤小豆等。

2）疫毒痢疾者，宜食清热解毒、凉血开窍的食品，如苦瓜蒲公英汤、绿豆汤等。

3）寒湿痢疾者，宜食温化寒湿、行气导滞的食品，如葱、生姜、芥菜、大枣、桂花、玫瑰花茶等。

4）虚寒痢疾者，宜食温补脾肾的食品，如小米、山药、黑豆、芝麻、莲子、南瓜。食疗方用益智仁粥等。

5）阴虚痢疾者，宜食养阴清肠的食品，如百合、银耳、麦冬、萝卜、冬瓜等。

6）休息痢疾者，宜食温中清肠、调气化滞的食品，如桂皮、干姜、大枣、萝卜、葱白等。

7）饮食宜清淡、易消化、富有营养，忌辛辣、生冷、肥甘厚腻、油炸、刺激之品。

（3）情志调理

1）积极疏导患者，消除抑郁心理，保持肝气条达、心情舒畅，避免忧郁、悲伤、焦虑、紧张和激动等负面情绪。培养乐观的心态，正确对待疾病，避免急躁。

2）病情稳定时，可适当进行体育锻炼，如练气功、打太极拳、练八段锦、练五禽戏等。

第二节 专科知识

一、医院感染的控制

医院感染的控制指清除传染源，切断传播途径，保护易感人群，最终控制和清除感染链的过程。

二、职业防护

职业防护指在护理工作中针对各种职业性有害因素采取有效措施，以保护护士免受职业性有害因素的损伤，或将损伤降至最低程度。

三、传染病的法定类别

法定传染病的种类分甲、乙、丙类，共 39 种，其中时行感冒（甲型 H1N1 流感）和细菌性痢疾为乙类传染病。

四、传染病的上报流程和时间限制

1. 医院感染散发病例诊断后，应填写"医院感染病例报告卡"，并在确诊后的 24 小时内报告感染控制科。出现医院感染暴发或流行趋势时，应立即报告医院感染办公室。

2. 如果医院感染同时属于法定管理传染病的，还应进行传染病报告。

五、标准预防的定义和措施

（一）定义

标准预防是指认为患者的血液、体液、分泌物、排泄物均具有传染性，需进行隔离，不论是否有明显的血迹、污染，是否接触非完整的皮肤与黏膜。接触上述物质者，必须采取预防措施。

（二）具体措施

1. 洗手与手消毒。

2. 在预期可能接触到血液、体液、分泌物、排泄物或其他有潜在传染性物质时，需正确使用个人防护用品，包括手套、口罩、防护面罩、护目镜、隔离衣、防护服、帽子、鞋套等。

3. 正确安置及运送患者，防止感染源传播。

4. 及时、正确地处理污染的医疗器械、器具、织物和环境，防止其成为感染源的传播媒介。

5. 安全注射，包括对接受注射者无害、实施注射操作的医护人员不暴露于可避免的危险中、注射的废弃物不对他人造成危害。

六、传染病隔离的种类及措施

（一）种类

传染病隔离的种类有接触隔离、飞沫隔离、空气隔离。针对病毒性肝炎和细菌性痢疾的隔离为接触隔离。

（二）主要措施

1. 隔离标志

挂"接触隔离"标志，并限制人员出入。

2. 患者的隔离预防

（1）同种病原体感染者可同室隔离，必要时单人隔离。

（2）应限制患者的活动范围。尽量限制探视人群，并嘱探视者执行严格的洗手或手消毒制度。

（3）应减少转运，如需要转运时，应采取有效措施，减少对其他患者、医务人员和环境表面的污染。如去其他部门检查，应有工作人员陪同，并向接收方说明须使用接触传播预防措施，用后的器械设备需清洁消毒。

（4）一般医疗器械，如听诊器、体温计或血压计等应专用；不能专用的物品如轮椅，在每次使用后须消毒；该患者周围物品、环境和医疗器械，须每天清洁消毒。

3. 医务人员的防护

（1）接触隔离患者的血液、体液、分泌物、排泄物等时，应戴手套；离开隔离病室前、接触污染物品后应摘除手套，洗手和（或）手消毒。

（2）进入隔离病室，从事可能污染工作服的操作时，应穿隔离衣；离开病室前，脱下隔离衣，按要求悬挂，或使用一次性隔离衣，用后按医疗废物管理要求进行处置。

七、手卫生知识

1. 直接接触患者前后。

2. 穿脱隔离衣前后、摘除手套后。

3. 进行无菌操作，接触清洁、无菌物品之前。

4. 接触患者黏膜、破损的皮肤或伤口前后；接触患者的血液、体液、分泌液、排泄物、伤口敷料后。

5. 从同一患者身体污染部位移动到清洁部位。

6. 接触患者周围环境及物品后。

7. 处理药物及配餐前。

以上情况均为医务人员需注意手卫生的关键时刻。

八、肝穿刺术的护理要点

1. 术前护理要点

（1）根据医嘱测定患者肝功能、出凝血时间、凝血酶原时间及血小板计数，发现异常应遵医嘱肌内注射维生素 K_1，连续 3 天后复查，正常后方可实施肝穿刺术。

（2）术前行胸片、心电图及腹部 B 超检查，以进一步了解心肺功能、肝脏及腹水情况；验血型以备必要时输血。

（3）向患者讲解穿刺的目的、意义、方法，消除其顾虑及紧张情绪，并训练其屏气呼吸方法（深吸气、呼气、憋住气片刻）以利于术中配合。情绪紧张者可遵医嘱术前 1 小时口服地西泮 5mg。

（4）穿刺前测量血压、呼吸、脉搏，并做记录。

2. 术后护理要点

（1）术后患者应卧床 24 小时。

（2）密切观察患者生命体征，如有脉速、血压下降、烦躁不安、面色苍白、出冷汗等内出血现象，应立即通知医生。

（3）注意观察穿刺部位有无渗血、皮下血肿、疼痛；若腹痛剧烈、腹肌紧张明显，有胆汁性腹膜炎征象者，应立即通知医生进行紧急处理。局部疼痛为术后最常见的并发症。由于局部和肝包膜受到刺激，伤口和肝区甚至右肩部会出现轻度疼痛，一般可忍受，12~24 小时内可自行缓解；疼痛剧烈者，排除及其他创伤后可遵医嘱给予解痉、镇痛的药物。

（4）遵医嘱给予止血药物。

（5）做好患者的基础护理，协助患者进食，进行大小便护理。

九、腹水浓缩回输术护理要点

1. 术前护理要点

（1）对初次接受此治疗的患者应耐心解释，消除其心理恐惧，以良好的状况接受治疗。

（2）完善各项辅助检查，如肝功能、血常规、腹水常规、腹部 B 超、心电图等，准备抢救药物等。

（3）术前限制氯化钠摄入量（<2g/d）。术日晨嘱患者停服利尿剂，排空膀胱，并为患者测量体重、腹围和体温等。

（4）备好纤维滤过器及血液透析管路，确认装置性能良好。

2. 术后护理要点

（1）留取腹水标本，按常规覆盖、包扎穿刺部位。

（2）每 30 分钟检查一次腹腔穿刺处有无渗液，必要时用无菌纱布包扎。按要求腹带加压包扎。

（3）监测治疗后体重、腹围、心率、血压、体温等，记录 24 小时尿量，观察生命体征及病情变化。

（4）腹水回输治疗后食欲有时可显著改善，但此时肝脏功能及胃肠道水肿充血远未完全恢复，突然进食过量尤其是食入过多蛋白，可引起血氨升高、肝昏迷及消化道出血。因此，应及时调整其饮食习惯及结构，治疗后 24～72 小时内严格控制蛋白质的摄入。

（5）帮助患者合理膳食，原则上以清淡饮食为主，每日盐摄入量不超过 2g。

十、Reye's 综合征的急救配合

1. 评估患者意识情况、呼吸道是否通畅及生命体征。

2. 纠正代谢紊乱。

3. 控制脑水肿，降低颅内压。

4. 纠正血氨。

5. 防治出血。

第三节　专科技术

一、隔离防护技术

（一）六步洗手法（揉搓时间超过 15 秒）

1. 掌心相对，手指并拢，相互揉搓。

2. 手心对手背，手指交叉，沿指缝相互揉搓，交换进行。

3. 掌心相对，双手交叉，沿指缝相互揉搓。

4. 双手轻合成空拳，相互揉搓，交换进行。

5. 一手握住另一手大拇指，旋转揉搓，交换进行。

6. 将一手五指指尖并拢，放在另一手掌心旋转揉搓，交换进行。

7. 必要时增加对手腕的清洗。

（二）穿、脱隔离衣

1. 穿隔离衣

（1）评估：患者的病情、治疗与护理、隔离的种类及措施、穿隔离衣的环境。

（2）取衣：查对隔离衣，手持衣领取衣，将隔离衣清洁面朝向自己，污染面向外，衣领两端向外折齐，对齐肩缝，露出肩袖内口。

（3）穿袖：一手持衣领，另一手伸入一侧袖内，持衣领的手向上拉衣领，将衣袖穿好后换手持衣领，依上法穿好另一袖。

（4）系领：两手持衣领，由领子中央顺着边缘由前向后系好衣领。

（5）系袖口：扣好袖口或系上袖带，需要时用橡皮圈束紧袖口。

（6）系腰带：将隔离衣一边（约在腰下5cm处）逐渐向前拉，见到衣边捏住，同法捏住另一侧衣边。两手在背后将衣边边缘对齐，向一侧折叠，一手按住折叠处，另一手将腰带拉至背后折叠处，腰带在背后交叉，回到前面打一活结系好。

2. 脱隔离衣

（1）解腰带：解开腰带，在前面打一活结。

（2）解袖口：解开袖口，在肘部将部分衣袖塞入工作衣袖内，充分暴露双手。

（3）消毒双手。

（4）解衣领：解开领带（或领扣）。

（5）脱衣袖：一手伸入另一侧袖口内，拉下衣袖过手（遮住手），再用衣袖遮住的手在外面握住另一衣袖的外面并拉下袖子，两手在袖内使袖子对齐，双臂逐渐退出。

（6）挂衣钩：双手持领，将隔离衣两边对齐，挂在衣钩上；不再穿的隔离衣，脱下后清洁面向外卷好投入医疗污物袋中或回收袋内。

二、腹围测量

1. 评估患者病情、年龄、自理能力、心理反应和理解程度。

2. 同一卧位、部位、姿势，同一时间测量。

3. 协助患者取平卧位，指导患者缓慢呼吸，注意保暖、保护隐私。

4. 将皮尺沿脐部绕一周，松紧适宜，记录呼吸末的腹围数值。

5. 测量后，协助患者整理好衣被，告知相关事项。

6. 如果数值相差太大或是太小均应及时报告医生。

三、耳穴贴压技术

1. 评估患者耳部皮肤情况及对疼痛的耐受程度。

2. 使用探针力度适宜，准确探寻敏感点。

3. 用75%酒精擦拭耳部皮肤并待干。

4. 一般留置3~7天，两耳交替使用，并正确按压。

5. 观察耳穴贴是否固定良好，症状是否缓解，耳部皮肤有无红、肿、破溃等，如有不适立即停止使用。

四、穴位敷贴技术

1. 评估敷贴部位皮肤情况。

2. 充分暴露敷贴部位，同时注意保暖并保护隐私。

3. 药膏薄厚要均匀，一般以0.2~0.5cm为宜，并保持一定的湿度。

4. 观察局部及全身情况，若出现红疹、瘙痒、水疱等过敏现象，停止使用，立即报告医生，遵医嘱予以处理。

5. 敷贴期间，应避免食用寒凉、过咸的食物，避免海味、辛辣及牛羊肉等食物，忌烟酒。

第四节　专科用药

一、常用西药

（一）抗病毒药

1. 金刚烷胺

适应证：用于预防或治疗亚洲甲型流感病毒引起的呼吸道感染。

禁忌证：哺乳期妇女禁用。

不良反应：眼花、口干、失眠、嗜睡及皮疹。

2. 帕拉米韦

适应证：用于甲型或乙型流行性感冒，应在首次出现症状的48小时以内使用。

不良反应：恶心、呕吐、腹泻、腹痛、头痛、头晕、失眠、疲乏、咳嗽、鼻塞、咽痛等。

（二）抗菌药

1. 左氧氟沙星注射液

适应证：适用于敏感细菌引起的肠道感染，呼吸系统感染，泌尿生殖系统的中、重度感染。

禁忌证：对喹诺酮类药物过敏者、妊娠及哺乳期妇女、18岁以下患者禁用。

不良反应：恶心、呕吐、腹泻、腹胀、失眠、头晕、头痛、皮疹、瘙痒、红斑及注射部位发红、发痒或静脉炎等症状。

（三）护肝降酶药

1. 水飞蓟宾胶囊

适应证：用于急慢性肝炎、脂肪肝的肝功能异常的恢复。

禁忌证：尚不明确。

不良反应：主要表现为轻微的胃肠道症状（恶心、呃逆）和胸闷等。

2. 复方甘草酸苷片

适应证：治疗慢性肝病，改善肝功能异常。

禁忌证：醛固酮症患者、肌病患者、低钾血症患者、有血氨升高倾向的末期肝硬化患者不宜使用。

不良反应：可以出现低钾血症、血压上升、水钠潴留、浮肿、尿量减少、体重增加等假性醛固酮增多症状，还可出现脱力感、肌力低下、肌肉痛、四肢痉挛、麻痹等横纹肌溶解综合征的症状。

二、常用口服中成药

1. 连花清瘟胶囊

用法用量：口服，一次 4 粒，一日 3 次。

注意事项：孕妇及过敏体质者慎用。用药期间忌烟、酒及辛辣、生冷、油腻食物。不宜在服药期间同时服用滋补性中药。

2. 疏风解毒胶囊

用法用量：口服，一次 4 粒，一日 3 次。

注意事项：过敏体质及对本品过敏者禁用。

三、常用中药注射剂

1. 柴胡注射液

（1）用药前仔细询问患者过敏史。过敏体质者及孕妇慎用。

（2）注射前严密观察药液性状，如有浑浊、沉淀、絮状物或瓶身细微破裂时严禁使用。

（3）严禁与其他药物混合配伍使用，否则可能出现不溶性微粒等变化，增加出现不良反应的风险。

（4）特殊人群，如过敏体质者、老年人、体弱者、儿童、危重症患者等应慎重使用，加强监测。

（5）用药过程中，应密切观察用药反应，尤其在用药开始的 30 分钟内，如出现异常应及时停药并采取相应的处理措施。

（6）严格按规定用药，现用现配，配药注射器针头应全部浸入液体中推注，以减少气泡产生。

（7）肌内注射，一次 2～4mL，一日 1～2 次。

2. 羚羊角注射液

（1）用药前应仔细询问患者过敏史，过敏体质者及孕妇慎用。

（2）注射前严密观察药液性状，如有浑浊、沉淀、絮状物或瓶身细微破裂时严禁使用。

（3）严禁与其他药物混合配伍使用，否则可能出现不溶性微粒等变化，增加出现不良反应的风险。

（4）特殊人群，如过敏体质者、老年人、体弱者、儿童、危重症患者等应慎重使用，加强监测。

（5）用药过程中，应密切观察用药反应，尤其在用药开始的 30 分钟内，如出现异常应及时停药并采取相应的处理措施。

（6）严格按规定用法用量用药，现用现配，配药注射器针头应全部浸入液体中推注，以减少气泡产生。

（7）肌内注射，一次 2～4mL，一日 2 次，小儿酌减。

第五节　专科检验

一、血常规

1. 白细胞

正常值：$(4.0～10.0)×10^9/L$。

临床意义：白细胞增多见于原发性疾病或急性感染、慢性感染等；减少见于白细胞生成障碍、白细胞破坏过多、粒细胞分布异常等。

2. 中性粒细胞

正常值：比例 0.5～0.7。绝对值 $(1.8～6.3)×10^9/L$。

临床意义：增多见于急性化脓性细菌感染、粒细胞白血病、急性出血等；减低见于伤寒、副伤寒、病毒感染、疟疾、粒细胞缺乏症等。

3. 红细胞

正常值：男性（4.0~5.5）×10^{12}/L；女性（3.5~5.0）×10^{12}/L；新生儿（6.0~7.0）×10^{12}/L。

临床意义：红细胞减少见于白血病、急性大出血、严重的组织损伤及血细胞的破坏、合成障碍等；红细胞增多常见于身体缺氧、血液浓缩、真性红细胞增多症、肺气肿等。

4. 淋巴细胞

正常值：比例0.2~0.5。绝对值（1.1~3.2）×10^{9}/L。

临床意义：淋巴细胞增高见于百日咳、传染性单核细胞增多症、病毒感染、急性传染性淋巴细胞增多症等。

二、免疫荧光或酶联免疫法检测抗原

取患者鼻洗液中黏膜上皮细胞的涂片标本，用荧光或酶标记的流感病毒免疫血清染色检出抗原。本法快速且灵敏度高，有助于早期诊断。如应用单克隆抗体检测抗原则能鉴别甲、乙、丙型流感病毒。

三、多重聚合酶链反应（PCR）测定流感病毒 RNA

本法可直接从患者分泌物中检测病毒 RNA，直接、快速、敏感，是甲型 H1N1 流感的主要确诊手段。

四、病毒分离

将急性期患者的含漱液或上呼吸道分泌物接种于鸡胚羊膜囊或尿囊腔中进行病毒分离。

第六节　健康指导

一、疾病教育

（一）时行感冒（甲型 H1N1 流感）

以空气飞沫传播为主；其次可通过病毒污染的茶具、食具、毛巾等间接传播；密切接触也是传播流感的途径之一。传播速度和广度与人口密度有关。

（二）痢疾（细菌性痢疾）

细菌性痢疾是由痢疾杆菌引起的小儿常见肠道传染病。由患者或带菌者的粪便及由粪便污染的食物、用品、玩具等通过手、食物、水或饮料进入胃肠道而传播。被苍蝇污染过的食具及食物是常见的传播媒介。本病好发于夏秋季节，以幼儿及学龄儿童多见。

二、预防

（一）时行感冒（甲型 H1N1 流感）

1. 流感疫苗最好在秋季接种，因为秋冬季节气温变化较大，是流感的高发期。

2. 注意保持个人卫生，养成良好的个人卫生习惯，勤洗手，勤洗澡，不要共用毛巾、口杯等日常用品，做到不随地吐痰，以防接触传播流感病毒。

3. 居室和办公室都要经常通风，减少室内聚集的细菌和病毒数，保持室内空气清新。

4. 疾病流行期应尽量避免到公共场所，如商场、电影院等人群密集的地方；与打喷嚏的人要保持 1 米以上的距离。

5. 及时报告、隔离和治疗患者。遇以下情况，应疑有本病流行，需及时上报疫情：①门诊上呼吸道感染患者连续 3 日持续增加，并有直线上升趋势。②连续出现临床典型流感病例。③有发热感冒患者 2 例以上的家庭连续增多。

遇上述情况，应采取措施，早期就地隔离，采集急性期患者标本进行病毒分离和抗原检测，以早期确诊和早期治疗，减少传播，降低发病率，控制流行。

6. 在流行期间，应减少大型集会和集体活动，接触者应戴口罩。

（二）痢疾（细菌性痢疾）

做好饮水、食品、粪便的卫生管理及防蝇灭蝇工作，改善环境卫生条件。严格执行《餐饮业食品卫生管理办法》及有关制度，凡从事炊事、加工或生产食品以及饮食服务的人员，在工作时必须勤洗手。从事服务性行业（尤其饮食业）者应定期健康检查，发现慢性带菌者应暂时调换工种，接受治疗。在痢疾流行期间，易感者可口服多价痢疾减毒活菌苗，提高机体免疫力。

第九章　肿瘤科

第一节　常见疾病

一、肺癌

因正气内虚，邪毒外侵，痰浊内聚，气滞血瘀阻结于肺，肺失肃降所致。以咳嗽、咯血、胸痛、发热、气急为主要临床表现。

（一）辨证分型与治法

1. 肺脾气虚证

临床表现：久咳痰稀，胸闷气短，神疲乏力，腹胀纳呆，浮肿便溏，舌质淡，苔薄，边有齿痕。

治法：补益肺气、脾气。

2. 肺阴虚证

临床表现：咳嗽气短，干咳少痰，潮热盗汗，五心烦热，口干口渴，舌赤少苔，或舌体瘦小，苔薄。

治法：滋阴润肺。

3. 气滞血瘀证

临床表现：咳嗽气短而不爽，气促胸闷，心胸刺痛或胀痛，痞块疼痛拒按，唇暗，舌紫暗或有瘀斑，苔薄。

治法：行气活血，化瘀解毒。

4. 痰热阻肺证

临床表现：痰多咳重，痰黄黏稠，气憋胸闷，发热，舌质红，苔黄腻或黄。

治法：清肺化痰。

5. 气阴两虚证

临床表现：咳嗽有痰或无痰，神疲乏力，汗出气短，午后潮热，手足心热，时有心悸，舌红苔薄，或舌胖有齿痕。

治法：益气养阴。

（二）中医护理方案

1. 常见症状/证候施护

（1）咳嗽、咳痰

1）观察呼吸、咳嗽状况，有无咳痰，痰液的性质、颜色、量；遵医嘱雾化吸入后观察有无咳痰以及痰液的性质、颜色、量。

2）保持病室空气新鲜，温湿度适宜，避免灰尘及刺激性气味。

3）咳嗽胸闷者取半卧位或半卧位，少说话；痰液黏稠难咳者，可变换体位。

4）协助患者翻身拍背（咯血及胸腔积液者禁翻身拍背），教会患者有效咳嗽、咳痰、深呼吸的方法。

5）保持口腔清洁，咳痰后用淡盐水或漱口液漱口。

6）遵医嘱耳穴贴压，取肺、气管、神门、皮质下等穴。

7）进食健脾益气补肺止咳食物，如山药、白果等。持续咳嗽时，可频饮温开水，或用薄荷叶泡水代茶饮，减轻咽喉部的刺激。

（2）咯血

1）密切观察咯血的性质、颜色、量及伴随症状，监测生命体征、尿量、皮肤弹性等，准确及时记录。

2）保持病室空气新鲜，温湿度适宜。

3）指导患者不用力吸气、屏气、剧咳，喉间有痰时轻轻咳出。

4）少量咯血应静卧休息；大量咯血应绝对卧床，头低脚高位，头偏向健侧，尽量少语、少翻身。

5）及时清除口腔积血，用淡盐水擦拭口腔。

6）消除恐惧、焦虑不安的情绪，禁恼怒，戒忧愁，宁心神。

7）少量出血者，可进食凉血养血、甘凉滋养之品，如黑木耳、茄子等；大量咯血者，遵医嘱禁食。

（3）发热

1）注意观察体温变化及出汗情况。

2）病室凉爽，光线明亮，空气保持湿润。

3）卧床休息，限制活动量，避免劳累。

4）协助患者擦干汗液，用温水清洗皮肤，及时更换内衣。切忌汗出当风。

5）遵医嘱穴位按摩，取合谷、曲池等穴；或取耳尖、大椎放血（视营养状况）。

6）进食清热生津之品，如苦瓜、冬瓜、猕猴桃、荸荠等。忌辛辣、香燥、助热动火之品。阴虚内热者，多进食滋阴润肺之品，如蜂蜜、莲藕、杏仁、银耳、梨等。

7）协助患者多饮温开水，用漱口液漱口。

（4）胸痛

1）观察疼痛的性质、部位、程度、持续时间及伴随症状；遵医嘱予止痛剂后观察用药反应。

2）保持病室环境安静，光线柔和，色调淡雅，避免噪音及不必要的人员走动。

3）协助患者取舒适体位，避免体位突然改变。胸痛严重者，宜患侧卧位。

4）避免剧烈咳嗽，必要时用手按住胸部疼痛处，以减轻胸痛。

5）指导患者采用放松术，如缓慢呼吸、全身肌肉放松、听舒缓音乐等。

6）遵医嘱耳穴贴压，取神门、皮质下、交感、肺等穴。

7）遵医嘱使用理气活血通络的中药外敷。

（5）气促、胸闷

1）密切观察生命体征变化，遵医嘱给予吸氧。

2）保持病室安静、空气新鲜、温湿度适宜，避免灰尘、刺激性气味。

3）取半卧位或半坐卧位，减少说话等活动，避免不必要的体力消耗。

4）与患者有效沟通，帮助其保持情绪稳定，消除紧张、焦虑等不良情绪。

5）教会患者进行缓慢的腹式呼吸。

6）在病情允许的情况下，鼓励患者下床适量活动，以增加肺活量。

7）遵医嘱协助医生进行胸腔穿刺抽水或胸腔药物灌注，治疗后观察症状、生命体征变化，指导患者进高热量、高营养及富含蛋白质的食物。

8）遵医嘱耳穴贴压，取肺、气管、神门、皮质下、脾、肾等穴。

（6）便溏

1）观察排便次数、量、性质及有无里急后重感。

2）保持肛周皮肤清洁。

3）遵医嘱耳穴贴压，取大肠、小肠、胃、脾、交感、神门等穴。

4）遵医嘱穴位按摩，取足三里、天枢、中脘、关元等穴。

5）遵医嘱艾灸，回旋灸腹部，范围以肚脐为中心，上、下、左、右各旁开1～1.5寸，时间为5～10分钟。

6）进食健脾养胃利湿的食物，如胡萝卜、薏苡仁、赤小豆、栗子等。严重便溏者适量饮淡盐水。

（7）纳呆

1）病室空气流通、新鲜。

2）做好心理疏导，化解不良情绪。

3）遵医嘱耳穴贴压，取脾、胃、交感等穴。

4）遵医嘱穴位按摩，取足三里、阳陵泉、内关、肺俞、胃俞等穴。

5）进食增加肠动力的食物，如苹果、番茄、白萝卜、菠萝等。忌肥甘厚味、甜腻之品，少食多餐。

（8）便秘

1）指导患者规律排便，适度增加运动量。

2）餐后1~2小时，以肚脐为中心顺时针腹部按摩，促进肠蠕动。

3）指导患者正确使用缓泻剂。

4）遵医嘱耳穴贴压，取大肠、胃、脾、交感、皮质下、便秘点等穴。

5）遵医嘱穴位按摩，取天枢、肺俞、盲俞、大肠俞等穴，寒证可加灸。

6）遵医嘱给予中药泡洗。

7）进食富含膳食纤维的食物，如蔬菜、莲藕、粗粮等，适当增加液体的摄入。

（9）恶心呕吐

1）保持病室整洁，光线色调柔和，无异味刺激。

2）遵医嘱及时、准确给予止吐药物，必要时记录出入量。

3）保持口腔及床单位清洁，协助患者用淡盐水或漱口水漱口。

4）体质虚弱或神志不清者呕吐时应将头偏向一侧，以免呕吐物误入气管，引起窒息。

5）选择易消化的食物，如蔬菜、水果、山药、小米、百合等；少食多餐，每天4~6餐；避免进食易产气、油腻或辛辣的食物；呕吐后不要立即进食，休息片刻后进清淡的流食或半流食；频繁呕吐时，宜进食水果和富含电解质的饮料，以补充水分和钾离子。

6）因呕吐不能进食或服药者，可在进食或服药前先滴姜汁数滴于舌面，稍等片刻再进食，以缓解呕吐。

7）指导患者采用放松术，如聆听舒缓音乐、做渐进式的肌肉放松等。

8）遵医嘱耳穴贴压，取脾、胃、神门等穴。

9）遵医嘱穴位按摩，取合谷、内关等穴。

2. 中医特色治疗护理

（1）内服中药

1）止咳糖浆：不要用水稀释；避免污染瓶口；存放在阴凉避光处。

2）益肺清化膏：饭后半小时口服；忌辛辣、油腻食物。

3）肺瘤平膏：饭后半小时用温水冲服；腹泻、咳血者忌用。

（2）注射给药

1）康莱特注射液：对薏苡仁油、大豆磷脂、甘油过敏者慎用；建议使用中心静脉置管给药；使用带终端滤器的一次性输液器。

2）复方苦参注射液：严格控制输液速度，不宜超过40滴/分。

3）榄香烯注射液：稀释后宜在4小时内输注完成；建议使用中心静脉置管给药。

3. 健康指导

（1）生活起居

1）避免受凉，勿汗出当风。

2）保证充分的休息，咯血者绝对卧床。

3）经常做深呼吸，尽量把呼吸放慢。

4）戒烟酒，注意避免被动吸烟。

（2）饮食指导

1）肺脾气虚证：宜进食补益肺气、脾气的食品，如糯米、山药、鹌鹑、乳鸽、牛肉、鱼肉、鸡肉、大麦、白扁豆、南瓜、蘑菇等。食疗方用糯米山药粥。

2）肺阴虚证：宜进食滋阴补肺的食品，如蜂蜜、核桃、百合、银耳、梨、葡萄、萝卜、莲子、芝麻等。食疗方用核桃雪梨汤。

3）气滞血瘀证：宜进食行气活血、化瘀解毒的食品，如山楂、桃仁、大白菜、芹菜、白萝卜、生姜、大蒜等。食疗方用白萝卜丝汤。

4）痰热阻肺证：宜进食清肺化痰的食品，如梨、白萝卜、荸荠等；咯血者可吃海带、荠菜、菠菜等。食疗方用炝拌荸荠海带丝。

5）气阴两虚证：宜进食益气养阴的食品，如莲子、桂圆、瘦肉、蛋类、鱼肉、山药、海参等。食疗方用皮蛋瘦肉粥、桂圆山药羹。

（3）情志调理

1）采用暗示疗法、认知疗法、移情调志法，帮助患者建立积极的情志状态。

2）指导患者倾听五音中的商调音乐，抒发情感，缓解紧张焦虑的心态，起到调理气血阴阳的作用。

3）指导患者进行八段锦、简化太极拳的锻炼。

4）责任护士多与患者沟通，了解其心理状态，及时予以心理疏导。

5）鼓励家属多陪伴患者，亲朋好友给予其情感支持。

6）鼓励病友间相互交流治疗体会，提高认知，增强治疗信心。

二、乳腺癌

因情志失调、饮食失节、冲任不调及外感风寒之气所致。病位在乳房。以乳房部结块、质地坚硬、高低不平，病久肿块溃烂、脓血污秽恶臭、疼痛日增为主要临床表现。

（一）辨证分型与治法

1. 气滞痰凝证

临床表现：乳房肿块胀痛，两胁作胀，心烦易怒；或口苦，头晕目眩，舌苔薄白或薄黄。

治法：疏肝理气，化痰散结。

2. 冲任失调证

临床表现：乳房肿块胀痛，两胁作胀，头晕目眩；或月经失调，腰腿酸软，五心烦热，目涩，口干，舌质红，苔少有裂纹。

治法：调理冲任，补益肝肾。

3. 毒热蕴结证

临床表现：乳房肿块迅速增大，疼痛或红肿，甚至溃烂翻花、分泌物臭秽；或发热，心烦，口干，便秘，舌质暗红，舌苔黄白或黄厚腻。

治法：清热解毒，活血化瘀。

4. 气血两虚证

临床表现：疲倦乏力，精神不振，食欲不振，失眠多梦，口干少津，二便失调，舌淡，苔薄白。

治法：益气养血，健脾补肾。

5. 气阴两虚证

临床表现：乏力，口干苦，喜饮，纳差，乏力，腰腿酸软，五心烦热，舌质干红，少苔或苔薄。

治法：益气养阴。

6. 瘀毒互结证

临床表现：肿瘤增长迅速，神疲乏力，纳差消瘦，面色晦暗；或伴有疼痛，多为刺痛或胀痛，痛有定处；或伴有乳房肿物坚韧，若溃破则腐肉色败不鲜，舌淡或淡暗，苔白。

治法：解毒化瘀。

（二）中医护理方案

1. 常见症状/证候施护

（1）肢体肿胀

1）评估患侧肢体水肿程度，如出现肿胀加重，及时报告医生。

2）平卧时抬高患肢，使其与心脏保持同一水平；患肢不宜进行静脉输液及测血压。

3）指导患者做患肢握拳活动，每次5～10分钟，每日2～3次。

4）遵医嘱给予气压式血液循环驱动仪治疗，每次30分钟，每日1次。

5）遵医嘱中药外敷。

6）遵医嘱中药湿敷。

（2）疼痛

1）采用《疼痛评估量表》进行评估。

2）指导患者使用转移注意力的方法，如读书、看报、与人交流等。

3）教会患者使用放松术，如全身肌肉放松、缓慢的深呼吸、听舒缓音乐等。

4）遵医嘱耳穴贴压，取乳腺、腋下、肝、交感、内分泌等穴。

5）遵医嘱中药外敷。

（3）心烦易怒

1）多与患者及其家属交流，及时了解患者存在的心理问题，帮助其排忧解难。

2）帮助患者取得家属的理解和关爱。

3）推荐患者听轻音乐，舒缓情绪。焦虑患者宜听安静、柔和、婉约的乐曲，如高山流水、古筝等；抑郁患者宜听冥想式的乐曲，如沉思、古琴等。

4）遵医嘱耳穴贴压，取心俞、肝俞、神门、脑、皮质下等穴。

（4）恶心呕吐（化疗期间）

1）观察呕吐物的量、色、质，及时记录并报告医生。

2）呕吐后，遵医嘱以温开水或中药漱口液漱口。

3）遵医嘱耳穴贴压，取脾、胃、交感、膈等穴位。

4）遵医嘱艾灸，取中脘、关元、足三里、神阙等穴。

5）遵医嘱穴位按摩，取足三里、合谷、内关及夹脊穴等穴。

（5）四肢麻木（化疗期间）

1）保证居室环境安全，避免烫伤、灼伤、磕碰等。

2）注意四肢保暖，穿棉袜，带棉质手套，防止受凉。

3）遵医嘱用气压式血液循环驱动仪治疗，每次 30 分钟，每日 1 次。

4）遵医嘱穴位按摩，取足三里、手三里、太冲、阳陵泉、曲池、内关等穴。

5）遵医嘱中药泡洗。

2. 中医特色治疗护理

（1）药物治疗

1）内服中药

①以清热解毒为主的中药，宜餐后半小时服用，以减少其对胃黏膜的刺激。

②气血两虚证，汤药宜在三餐后温热服。

2）注射给药

①华蟾素注射液：建议使用中心静脉导管给药。

②艾迪注射液：使用前后应以 0.9% 氯化钠溶液冲洗；关注患者的肝肾功能变化。

（2）特色技术：应用中药泡洗技术时，毒热蕴结证患者的泡洗液温度为 30℃；气滞痰凝证、冲任失调证、气血两虚证、气阴两虚证及瘀毒互结证患者的泡洗液温度为 37～40℃。

3. 健康指导

（1）生活起居

1）定期对健侧乳房进行自我检查；乳房切除的患者建议配戴义乳。

2）适当锻炼，如打太极拳、练习气功、做伸展运动等。

（2）饮食指导

1）气滞痰凝证：宜食疏肝理气、化痰散结的食品，如陈皮、丝瓜、李子、海带、紫菜等。食疗方用海带汤。

2）冲任失调证：宜食调理冲任、补益肝肾的食品，如红枣、甲鱼、桑椹、黑木耳等。食疗方用红杞鲫鱼汤。

3）毒热蕴结证：宜食清热解毒、活血化瘀的食品，如莲藕、苦瓜、葡萄、柠檬、大白菜、茄子、香菇等。食疗方用菱角汤或菱角薏米粥。

4）气血两虚证：宜食益气养血、健脾补肾的食品，如龙眼肉、大枣、茯苓、山药、黑芝麻等，多食瘦肉、牛奶及蛋类等。食疗方用小米大枣粥。

5）气阴两虚证：宜食益气养阴的食品，如黑木耳、银耳、鸭肉等。食疗方用莲藕小米粥。

6）瘀毒互结证：宜食解毒化瘀的食品，如苦瓜、丝瓜、海带、海蜇、马蹄等。食疗方用绿豆粥。

7）恶心者，宜食促进消化、增加胃肠蠕动的食品，如生白萝卜捣汁饮用；呕吐者，宜食止呕和胃的食品，如频服姜汤（生姜汁 1 汤匙，蜂蜜 2 汤匙，加开水 3 汤匙调匀）。

8）化疗期间，宜食促进消化、健脾开胃、补益气血的食品，如萝卜、香菇、陈皮、菠菜、桂圆、金针菇等。禁食辛辣及油炸食品。

9）放疗期间，宜食生津养阴、清凉甘润的食品，如藕汁、雪梨汁、萝卜汁、绿豆汤、冬瓜汤、竹笋、西瓜、橙子、蜂蜜、甲鱼等。

（3）情志调理

1）鼓励患者主动抒发心中的不良情绪，保持心态稳定。

2）鼓励病友间相互交流，增强战胜疾病的信心。

3）指导患者使用转移注意力的方法，如阅读、听音乐、写作、绘画、练书法等。

4）鼓励家属多与患者交谈，多陪伴患者。

第二节　专科知识

一、化疗药物常见不良反应及护理

（一）骨髓抑制

1. 观察要点

（1）血常规检查结果。

（2）有无发热、疼痛、咳嗽、腹泻等症状。

（3）口腔、腋下、会阴部、肛门有无感染灶。

（4）全身皮肤有无瘀点或瘀斑，有无牙龈出血、鼻衄、阴道出血、胃肠道出血、血尿、黑便等。

（5）抽血或注射后观察穿刺点有无渗血。

2. 护理要点

（1）化疗前、化疗后监测血常规情况。

（2）遵医嘱正确应用升血药物。

（3）中、重度骨髓抑制时应采取保护性隔离，减少探视，严密监测体温。

（4）血小板降低时应预防出血，避免磕碰，密切观察出血症状，如消化道出血、颅内出血等。

（5）贫血严重时，应严格卧床休息，遵医嘱给予吸氧，必要时输血。

（6）指导患者多食补血益气之品，如红枣、花生、枸杞子、桂圆、山药等。食疗方用红枣桂圆羹。

（7）遵医嘱艾灸，取足三里、关元、气海等穴。

（二）恶心呕吐

1. 观察要点

（1）呕吐次数、呕吐物的量、性状、持续时间。

（2）呕吐的方式、缓急及伴随症状。

（3）呕吐后的生命体征、食欲及体重的变化。

（4）对症处理后的效果。

2. 护理要点

（1）做好化疗前宣教，减轻顾虑。

（2）保持病房整洁、空气清新，无异味。

（3）遵医嘱正确应用止吐药，必要时记录出入量。

（4）呕吐后协助患者漱口，更换脏衣被，开窗通风。

（5）指导患者进食清淡易消化食品，少食多餐，宜食陈皮、山楂等健脾和胃之品。

（6）遵医嘱耳穴贴压，取脾、胃、交感、膈等穴。

（7）遵医嘱艾灸，取中脘、关元、足三里、神阙等穴。

（8）遵医嘱穴位按摩，取足三里、合谷、内关及夹脊穴等穴。

（9）遵医嘱中药热熨敷，取中脘、天枢、气海等穴。

（三）局部皮肤毒性

1. 观察要点

（1）输注化疗药物过程中观察静脉通路有无回血、是否通畅。

（2）观察注射部位有无肿胀、疼痛。

（3）输注结束后观察注射部位有无颜色变化、局部红肿、溃疡。

2. 护理要点

（1）以预防为主，发疱类及刺激性药物建议使用中心静脉导管输注。外周静脉输注时加强输液观察。

（2）如发生外渗，应立即停止输液，抽出渗出液，遵医嘱注射解毒剂。

（3）根据药物性质给予冷敷或热敷。

（4）抬高病变肢体至少48小时。

（5）遵医嘱给予中药二黄煎冷敷、如意金黄散外敷等。

二、放疗药物常见不良反应及护理

（一）急性放射性皮炎

1. 保持照射野皮肤清洁、干燥，避免理化刺激。

2. 放疗治疗中禁用湿敷、热敷、化妆品及有刺激性的药膏。

3. 干反应时忌搔抓；湿反应时充分暴露照射野皮肤。

（二）放射性喉炎

1. 遵医嘱予雾化吸入。

2. 指导患者进食富含营养的柔软、半流质食物；宜食滋阴生津的饮料，如梨汁、荸荠汁、藕汁、西瓜汁等。

3. 遵医嘱予清热解毒的中药含漱。

三、化疗药物外渗的预防和处理

（一）预防

1. 首选中心静脉通路，禁忌钢针输注。

2. 选择留置针穿刺外周静脉时，宜选择前臂静脉；在药液输注后用生理盐水充分冲封管并拔除导管，且避免24小时内在同一静脉反复穿刺。

3. 输注化疗药前需双人确定回血。

4. 化疗药液前后应用相溶性溶液充分冲洗管路，再按管路性质应用盐水或肝素盐水冲洗管路。

（二）处理

1. 输注部位出现疼痛、烧灼感、肿胀应立即停止输液。

2. 用空针尽量回抽漏于皮下注射的药液后拔出导管。

3. 抬高患肢48小时，根据药物性质局部冷敷。

4. 根据药物性质，遵医嘱进行局部环形封闭，或注射相应解毒剂。

四、经外周静脉穿刺中心静脉（PICC）置管的目的和护理要点

（一）置管目的

1. 建立中长期安全静脉通路。
2. 保护外周静脉，减少患者反复静脉穿刺的痛苦。
3. 减少经外周静脉输液导致的各种并发症的发生。

（二）护理要点

1. 观察要点

穿刺点及周围皮肤、穿刺点上行静脉、敷料粘贴、输液接头衔接情况。

2. 冲/封管

静脉输液、给药、输血或输注 TPN 后立即冲管。治疗间歇期每 7 天冲管一次。使用大于 10mL 的注射器脉冲式正压封管。

3. 置管维护

按照 PICC 维护技术操作流程进行维护。置管后 24 小时更换第一次敷料，以后每 7 天更换一次，或在敷料松动、潮湿时立即更换。每 7 天更换可来福接头一次，如有移除、输血等情况随时更换。

4. 置管教育

进行 PICC 置管前、中、后健康教育，教会患者进行自我观察及功能锻炼。

5. 并发症处理

如出现出血、静脉炎、感染、血栓、导管堵塞、断裂等情况，立即通知 PICC 专科护士进行处理。

五、癌痛评估和护理要点

（一）癌痛评估

1. 评估原则

评估疼痛强度以患者的主诉为依据并如实记录。

2. 评估工具

数字疼痛强度评估量表（NRS）、目测模拟疼痛评估量表（VAS）、面容表情疼痛评估表（Face Pain Scale-Revised，FPS-R）、主诉疼痛程度分级法（VDS）。

3. 评估内容

部位、强度、性质、持续时间、加重疼痛及缓解疼痛的因素、目前治疗情况、

对日常生活的影响。

（二）护理要点

1. 癌症疼痛给药遵循三阶梯治疗原则。

2. 止痛药物应用的要点，包括尽量选择口服给药、按时给药、按阶梯给药、剂量个体化、注意细节。

3. 对患者进行正确的疼痛教育。

4. 观察阿片类药物的不良反应，如出现便秘、恶心呕吐、谵妄、尿潴留、嗜睡、呼吸抑制、身体及精神依赖等情况，及时通知医生。

六、常见急危重症急救配合要点

（一）呕血

1. 保持呼吸道通畅，头偏向一侧，防止窒息。

2. 使用负压吸引清除口腔内血块，必要时气管插管。

3. 高浓度吸氧，流量控制在 6~8L/min，备好抢救用物。

4. 迅速建立静脉通道，遵医嘱给予镇静及止血药。

5. 观察生命体征变化，评估出血量，遵医嘱输血。

（二）过敏性休克

1. 停用一切可疑的致敏物质，取头低位。

2. 遵医嘱紧急复苏时注射肾上腺素及抗组胺类药物。

3. 保持呼吸道通畅，遵医嘱予吸氧。

4. 发生呼吸或心搏骤停时立即进行心肺复苏。

5. 遵医嘱静脉补液，维持电解质平衡。

第三节　专科技术

一、化疗药物配置

1. 操作前生物安全柜内紫外线消毒 30 分钟，提前启动风机 10 分钟。

2. 配药前洗手，戴双层口罩、帽子，穿防渗透防护服，必要时戴眼罩或护目镜。配药时带双层手套，即在聚氯乙烯手套外戴一副乳胶手套。

3. 柜内操作台面应覆一次性防渗透防护垫，减少药液污染。配药完毕应立即更换。

4. 掰安瓿时应垫以纱布，可避免药粉、药液、玻璃碎片四处飞溅，并防止划破手套。

5. 稀释及抽吸药液时，防止药瓶及注射器压力过大造成药液外溢。

6. 配药后所用一切污染物应统一放医疗垃圾专用容器中，明确标识，集中封闭处理。

二、中心静脉置管维护技术

1. PICC 置管维护

（1）查阅 PICC 置管维护手册，观察导管置入体内长度、敷料情况，测量臂围。

（2）用酒精棉片螺旋消毒导管接口，更换输液接头，使用大于 10mL 的注射器，脉冲式正压封管。

（3）由导管远心端向近心端 0° 摘除敷料。

（4）首选 2% 氯己定乙醇消毒，以穿刺点为中心向外按照顺时针→逆时针→顺时针方向消毒 3 遍，范围至少达到直径 20cm（上下 10cm，左右至臂缘）。

（5）无张力手法粘贴无菌透明敷料，在敷料上注明置管及维护日期、维护人姓名。填写 PICC 置管维护手册。

2. CVC 置管维护

（1）观察导管置入体内长度、敷料情况、置管及维护时间。

（2）用酒精棉片螺旋消毒导管接口，更换输液接头，使用大于 10mL 的注射器，脉冲式正压封管。

（3）由导管远心端向近心端 0° 摘除敷料。

（4）首选 2% 氯己定乙醇消毒，以穿刺点为中心向外按照顺时针→逆时针→顺时针方向消毒 3 遍，范围至少达到直径 20cm。

（5）无张力手法粘贴透明敷料，在敷料上注明置管及维护日期、操作人姓名。

三、化疗泵

1. 取下加药口保护帽，加药前去除注射器针头，排空注射器空气。

2. 用稳定的压力推注射器活塞，灌注储药囊。

3. 打开开关进行排气。

4. 保持静脉通路通畅。

5. 储药囊与输液接头处于同一高度。

6. 流量限速器贴紧皮肤。

7. 记录配液、输液开始的时间。

四、镇痛泵

1. 保持静脉管路通畅。

2. 在使用前将所用药物的名称、浓度、剂量、配置的容量标记在泵上。

3. 注药前将注药囊管路内的气体排出。

4. 注药后检查接口和管路是否有渗漏。

5. 使用前评估患者的疼痛强度并记录。治疗期间应连续评估患者的疼痛强度，及时评价止痛效果。

6. 注意观察、预防和处理止痛药物的不良反应，如恶心呕吐、嗜睡、肠蠕动的情况并记录。

五、静脉输液港维护

1. 静脉输液港维护需由经过专门培训的医护人员完成。根据治疗要求选择最小规格的无损伤针。

2. 观察穿刺部位皮肤情况，轻触输液港，判断穿刺座有无移位、翻转。

3. 抽吸无回血时，应立即停止输液治疗，寻找原因，必要时进行胸部 X 线检查，确认输液港的位置。

4. 敷料、无损伤针至少每 7 天更换一次。治疗间歇应每 4 周冲、封管 1 次。

5. 不应在连接有置入式输液港的一侧肢体上进行血流动力学监测和静脉穿刺。

6. 冲、封导管和静脉注射给药时必须使用 10mL 以上注射器，防止小注射器的压强过大，损伤导管、瓣膜或导管与注射座连接处。

7. 禁止在高压注射泵推注造影剂。

六、中药冷敷技术

1. 评估冷敷部位的皮肤情况；阴寒证及皮肤感觉减退的患者不宜冷敷。

2. 冷敷时间为 20～30 分钟。

3. 测试中药汤剂温度（8～15℃），用敷料浸取药液，外敷患处，并及时更换（每隔 5 分钟重新操作一次，持续 20～30 分钟），保持患处低温。

4. 操作过程中观察皮肤变化，特别是创伤靠近关节、皮下脂肪少的患者，注意观察患肢末梢血运，定时询问患者局部感受。如发现皮肤苍白、青紫，应停止冷敷。冰袋不能与皮肤直接接触。

5. 告知中药可致皮肤着色，数日后可自行消退。

七、中药热熨敷技术

1. 评估热熨部位的皮肤情况、患者对热和疼痛的耐受程度。孕妇腹部及腰骶部、大血管处、皮肤有破损及炎症、局部感觉障碍处忌用。

2. 药熨温度适宜，一般保持 50~60℃，不宜超过 70℃。老年人、婴幼儿及感觉障碍者，药熨温度不宜超过 50℃。

3. 操作时间为每次 15~30 分钟，每日 1~2 次。

4. 感觉局部温度过高或出现红肿、丘疹、瘙痒、水疱等情况，应及时告知护士。

5. 药熨过程中应随时听取患者对温度的感受，观察皮肤颜色变化，一旦出现水疱或烫伤时应立即停止，并给予适当处理。

6. 嘱患者避风保暖，多饮温开水。

八、穴位敷贴技术

1. 评估敷贴部位皮肤情况。女性患者妊娠期禁用。

2. 充分暴露敷贴部位，同时注意保暖并保护隐私。

3. 药膏薄厚要均匀，一般以 0.2~0.5cm 为宜，并保持一定的湿度。

4. 观察局部及全身情况，若出现红疹、瘙痒、水疱等过敏现象，应停止使用，立即报告医生，并遵医嘱予以处理。

5. 敷贴期间，避免食用寒凉、过咸食物，忌食海味、辛辣及牛羊肉等食物，忌烟酒。

第四节 专科用药

一、常用西药

（一）化疗药

1. 顺铂注射液

适应证：骨肉瘤、卵巢癌、乳腺癌、肺癌、食管癌等。

注意事项：①加入生理盐水 250mL 中，避光静滴，其后输注 500~1000mL 液体水化。②遵医嘱记录出入量，监测肾功能。③预防胃肠道反应，根据反应情况及时处理。④询问有无耳鸣，及时发现。⑤有慢性肾脏病史者禁用。

2. 紫杉醇注射液

适应证：卵巢癌、乳腺癌、肺癌、头颈部癌等。

注意事项：①加入生理盐水或5%葡萄糖注射液中静滴3小时。②治疗前遵医嘱予地塞米松、苯海拉明、西咪替丁或雷尼替丁。③应用非聚氯乙烯输液器输注。④给药期间严密观察有无过敏症状及生命体征变化。

（二）靶向药

1. 曲妥珠单抗（赫赛汀）

适应证：晚期复发转移乳腺癌。

注意事项：①应用专用溶媒，溶解后可在2~8℃冰箱中稳定保存28天。②输注前后用生理盐水冲管，静脉输注90分钟以上。③输注过程中如出现呼吸困难、发热、寒战、气促等症状立即通知医生。

2. 利妥西单抗（美罗华）

适应证：淋巴瘤、淋巴细胞白血病、多发性骨髓瘤。

注意事项：①用药前30~60分钟予解热止痛药和抗过敏药。②稀释后输注，先慢后快，首次输注速度为50mg/h，每0.5~1小时增加50mg，直至400mg。③输注过程中如出现低血压、发热、畏寒、寒战、支气管痉挛等症状立即通知医生。

（三）止血药

血凝酶

适应证：止血和预防出血。

禁忌证：有血栓病史者禁用；DIC和血液病所致的出血不宜使用。

二、常用口服中成药

（一）贞芪扶正颗粒

用法用量：冲服，一次1袋，一日2次。

注意事项：孕妇及过敏体质者慎用。

（二）华蟾素片

用法用量：口服，一次3~4片，一日3~4次。

注意事项：口服初期偶有腹痛、腹泻等胃肠道刺激反应；避免与剧烈兴奋心脏药物配伍。

三、常用中药注射剂

(一) 艾迪注射液

成分：斑蝥、人参、黄芪、刺五加。

适应证：清热解毒，消瘀散结。用于原发性肝癌、肺癌、直肠癌、恶性淋巴瘤、妇科恶性肿瘤等。

注意事项：①现用现配，单独使用，使用间隔液。配药注射器针头应全部浸入液体中推注药液，以减少气泡产生。②孕妇、哺乳期妇女、有出血倾向者禁用；有心脏疾病史者禁用。③首次给药速度宜15滴/分，30分钟后如无不良反应，给药速度调节可至50滴/分以内。④密切观察用药反应，特别是首次用药及每次开始用药的30分钟内，及早发现不良反应，遵医嘱及早处理。⑤个别病例在连续用药数次、数天后，也可出现严重的迟发型过敏反应。⑥输液过程中若出现循环系统、呼吸系统不良反应及全身皮痒或发痒、舌头发麻、呼吸困难、面色绯红、胸闷时应及时给予对症处理。⑦指导患者用药期间宜清淡饮食，禁食鱼腥发物。⑧使用艾迪注射液时，要力求最大限度地保护静脉，尽量选择粗、直、弹性好的血管，一般由远端向近端，由背侧向内侧，左右手交替顺序进行，不宜采用下肢静脉给药，易形成血栓。

(二) 康莱特注射液

成分：注射用薏苡仁油。

适应证：益气养阴，消肿散结。适用于不宜手术的气阴两虚、脾虚湿困型原发性非小细胞肺癌及原发性肺癌；配合放化疗有一定的增效作用；对中晚期肿瘤患者有一定的抗恶病质和止痛作用。

禁忌证：孕妇禁用；在脂肪代谢严重失调时（急性休克、急性胰腺炎、病理性高脂血症、脂性肾病等患者）禁用；肝功能严重异常者慎用。

注意事项：①首次使用，滴注速度应缓慢，开始10分钟调节至20滴/分，20分钟后如无不良反应可持续增加，30分钟后滴速可控制在40~60滴/分。②输液过程中，如液体出现油水分层（乳析现象）或瓶身有漏气、裂纹等与说明书外观不符的情况，不能使用。③密切观察用药反应，特别是首次用药及每次开始用药的30分钟内，及早发现不良反应，遵医嘱及早处理。个别病例在连续用药数次、数天后，也可出现严重的迟发型过敏反应。④本药对血管刺激性较大，建议使用中心静脉输注。治疗过程中使用带终端滤器的一次性输液器。⑤使用外周静脉输入时应小心，防止液体渗漏至血管外引起刺激性疼痛。⑥使用康莱特注射液时可能会出现消化道症状，故应避免空腹用药。⑦指导患者用药期间宜清淡饮食，忌食鱼腥发物。

第五节　专科检验

一、血常规

（一）白细胞（WBC）

正常值：$(4 \sim 10) \times 10^9/L$。

临床意义：是机体防御系统的重要组成部分。增多可见于急性感染、白血病等；减少可见于急性粒细胞白血病、再生障碍性贫血、应用抗癌药物后骨髓抑制。

（二）血小板（PLT）

正常值：$(100 \sim 300) \times 10^9/L$。

临床意义：增多可见于慢性粒细胞白血病、肿瘤骨髓转移等，应警惕血栓的发生；减少可见于肿瘤骨髓转移引起骨髓纤维化、造血系统疾患。

（三）血红蛋白（Hb）

正常值：$115 \sim 165g/L$。

临床意义：与氧结合，运输氧和二氧化碳。增多可见于肾癌、肝细胞癌等；减少可见于造血物质缺乏、骨髓造血功能障碍、其他贫血等。

二、血生化

（一）谷丙转氨酶（ALT）

正常值：$7 \sim 40U/L$。

临床意义：ALT升高常见于急慢性肝炎、药物性肝损害、脂肪肝、肝硬化及胆道疾病等。

（二）谷草转氨酶（AST）

正常值：$13 \sim 35U/L$。

临床意义：AST升高常见于急慢性肝炎、中毒性肝炎、心肌梗死发病期。

（三）肌酐（Cr）

正常值：$45 \sim 84 \mu mol/L$。

临床意义：Cr 升高常见于严重肾功能不全、各种肾功能障碍。

（四）尿素氮（BUN）

正常值：$2.9 \sim 8.2 mmol/L$。

临床意义：BUN 升高常见于严重肾功能障碍。

三、肿瘤标志物

（一）CEA

正常值：$0 \sim 5 ng/mL$。

临床意义：用于结肠癌的治疗及追踪；亦可用于辅助肺癌、子宫癌、乳腺癌、消化系肿瘤、肝转移癌等的诊断和治疗、复发监测、判断预后。

（二）CA125

正常值：$0 \sim 35 U/mL$。

临床意义：血清 CA125 明显升高，是辅助诊断卵巢癌的首选标志物；其他如子宫内膜癌、乳腺癌、胃肠道肿瘤和支气管癌等亦可以引起 CA125 的升高。

（三）CA15 - 3

正常值：$0 \sim 28 U/mL$。

临床意义：用于乳腺癌的辅助诊断和治疗监测；其他腺癌如转移性卵巢癌、结肠癌、肝癌、胆管癌、胰腺癌、肺癌等 CA15 - 3 也有不同程度的增高。

（四）CA19 - 9

正常值：$0 \sim 37 U/mL$。

临床意义：血清 CA19 - 9 水平升高有助于胰腺良、恶性肿瘤的判断，可作为患者预后、术后是否复发和观察放、化疗临床疗效的重要指标；其他腺癌，如胆囊癌、胃癌、结直肠癌和肺癌亦可出现 CA19 - 9 升高。

（五）AFP

正常值：$0 \sim 11.3 U/mL$。

临床意义：AFP 显著升高一般提示原发性肝细胞癌。AFP 升高还可见于胃癌、胰腺癌、结肠癌、胆管细胞癌、畸胎瘤、卵巢癌、睾丸肿瘤等。

第六节　健康指导

一、呼吸操

1. 坐于椅上或床边，双手握拳，肘关节屈伸 4~8 次，屈吸伸呼。

2. 平静深呼吸 4~8 次。

3. 展臂吸气，抱胸呼气，做 4~8 次。

4. 双膝交替屈伸 4~8 次，伸吸屈呼。

5. 双手抱膝时吸气，压胸时呼气，左右交替做 4~8 次。

6. 双手分别搭同侧肩，上身左右旋转 4~8 次，旋吸复呼。

二、情志护理要点

1. 通过言语开导患者。

2. 通过导引移情转移注意力。

3. 提供优美、安静、整洁的环境。

4. 倾听五行音乐调节情志。

5. 情志的自我调护。

三、放射性皮炎的健康教育

1. 穿柔软宽松、吸湿性强的纯棉内衣；颈部有照射野时穿质地柔软或低领开衫；避免阳光直射。

2. 照射野皮肤可用温水软毛巾温和清洗，禁用碱性肥皂搓洗，不可涂酒精、碘酒及其他对皮肤有刺激性的药物；局部保持清洁干燥，特别是多汗区如腋窝、腹股沟、外阴等处。

3. 照射野皮肤局部禁贴胶布，禁用冰袋和暖具，禁止剃毛发，宜用电剃须刀，禁做注射点。

4. 禁止搔抓照射野局部皮肤；皮肤脱屑切忌用手撕剥。

5. 忌食辛辣刺激的食物及鱼腥发物，如葱、蒜、鱼、虾等。

6. 宜食清热祛湿的食物，如绿豆、薏苡仁等；推荐食疗方用绿豆冰糖汤、薏苡仁萝卜缨粥等。

四、放射性肺炎的健康教育

1. 注意保暖，避免受凉感冒。

2. 宜食养阴清热、润肺止咳的食物，如百合、杏仁、秋梨等。

3. 如有咳嗽、发热、胸痛、气促加重，应立即复诊。

五、口腔黏膜炎的健康教育

1. 告知患者口腔卫生的重要性，进食前后漱口，根据病情或遵医嘱选择合适的漱口液；口唇涂润滑剂。

2. 告知患者刷牙动作宜轻柔，勿用牙签剔牙。

3. 告知患者进食清淡易消化软食，忌食辛辣刺激性食物。

4. 告知患者宜食清热解毒的食物，如藕、白菜、苦瓜等；推荐金银花、野菊花煎水含漱。

第十章 普外科

第一节 常见疾病

一、肠痈（阑尾炎）

因饮食不节、寒温不适、情志失常、脏腑失调导致肠道传化司失，糟粕积滞，气机痞塞，瘀血停聚所致。病位在肠。以转移性右下腹疼痛，伴恶心、呕吐等胃肠道症状和发热、出汗、脉数等全身中毒症状为主要临床表现。

（一）辨证分型与治法

1. 瘀滞证

临床表现：转移性右下腹痛，呈持续性、进行性加剧，右下腹局限性压痛或拒按，伴恶心纳差，可有轻度发热，舌淡红，苔白腻。

治法：行气活血，通腑泄热。

2. 湿热证

临床表现：腹痛加剧，右下腹或全腹压痛、反跳痛、腹皮挛急，右下腹可扪及包块，纳差，恶心呕吐，便秘或腹泻，舌质红，苔黄腻。

治法：通腑泄热，利湿解毒。

3. 热毒证

临床表现：腹痛剧烈，全腹压痛、反跳痛、腹皮挛急，高热不退或恶寒发热，时时汗出，烦渴，恶心呕吐，腹胀，便秘或似痢不爽，舌质红绛而干，苔黄厚干燥或黄糙。

治法：通腑排脓，养阴清热。

（二）中医护理方案

1. 常见症状／证候施护

（1）腹痛

1）评估疼痛的性质、部位、范围、持续时间。采用疼痛评估量表进行评分并记录。

2）指导患者使用放松术，如全身肌肉放松、缓慢深呼吸等。

3）遵医嘱艾灸，取天枢、合谷、曲池、阑尾、足三里等穴。

4）术前遵医嘱中药外敷，给予清热解毒中药外敷右下腹，注意敷药部位、用药时间、局部及全身皮肤情况等。

（2）发热

1）评估体温、汗出情况，定时监测生命体征。可进食的患者指导其多饮温开水，汗出后及时擦干皮肤，更换汗湿的衣服、被褥等。保持皮肤和床单位整洁、干燥。

2）遵医嘱物理降温。

3）遵医嘱穴位按摩，取大椎、合谷、曲池等穴。

（3）恶心呕吐

1）评估呕吐物的量、色、性质，及时记录并报告医生。

2）遵医嘱耳穴贴压，取脾、胃、交感、膈等穴。

3）遵医嘱穴位按摩，取足三里、合谷、内关等穴。

4）遵医嘱艾灸，取中脘、关元、足三里、神阙等穴。

（4）腹泻

1）评估排便次数、量、性质及有无里急后重、有无诱发因素。

2）遵医嘱穴位按摩，取中脘、天枢等穴。

3）遵医嘱穴位敷贴，取足三里、神阙等穴。

4）遵医嘱艾灸，取气海、关元、足三里等穴。

（5）便秘

1）评估及观察排便次数、量、性质。

2）遵医嘱中药灌肠，选用通里攻下、清热解毒的中药。

3）遵医嘱耳穴贴压，取便秘点、大肠、内分泌等穴。

4）遵医嘱穴位按摩，取足三里、天枢、大横等穴。

5）遵医嘱艾灸，取上巨虚、关元、足三里、神阙等穴。

2. 中医特色治疗护理

（1）内服中药：中药汤剂宜饭后半小时服用，其中行气活血为主的中药宜温服；清热解毒为主的中药宜凉服。

（2）注射给药：遵医嘱使用抗菌药物，注意用药时间、给药途径、配伍禁忌。注意使用止痛药物的适应证及注意事项，正确给药。

（3）外用中药：如出现灼热、发红、瘙痒、刺痛等症状，及时通知医生并给予对症处理。

3. 健康指导

（1）生活起居

1）生活有规律，劳逸结合，避免腹部受凉，避风寒。

2）避免饮食不洁及饭后剧烈活动。

（2）饮食指导：宜进清淡、易消化的流质或半流质饮食，少食辛辣、油腻、刺激性食物。

1）瘀滞证：宜食行气活血、清热解毒的食物，如桃仁、菠菜、白萝卜、黑木耳、山药、芹菜等。食疗方用薏苡桃仁粥。

2）湿热证：宜食清热解毒利湿的食物，如绿豆、豆芽、红豆、苦瓜、冬瓜等。食疗方用薏仁二豆汤。

3）热毒证：热毒炽盛，呕吐频繁者，暂禁食。

（3）情志调护

1）语言疏导法：调摄情志，避免不良刺激，帮助患者认识手术的重要性，减轻患者的恐惧、急躁、抑郁等情绪，鼓励患者建立信心。

2）移情易志法：鼓励患者倾诉，指导其用读报、听音乐、聊天等方式转移注意力。

3）家庭、社会支持：鼓励家属多陪伴；争取社会和家庭的支持。

二、乳痈（急性乳腺炎）

因乳汁淤积、肝郁胃热、热毒入侵乳房所致。病位在乳房。以乳房部结块肿胀、溃后脓出稠厚为主要临床表现。

（一）辨证分型与治法

1. 气滞热壅证（郁滞期）

临床表现：乳汁淤积结块，皮色不变或微红，肿胀疼痛，伴有恶寒发热，头痛，周身酸楚，口渴，便秘，舌红，苔薄黄。

治法：疏肝清胃，通乳消肿。

2. 热毒炽盛证（成脓期）

临床表现：壮热，乳房肿痛，皮肤焮红灼热，肿块变软，有应指感；或切开排脓后引流不畅，红肿热痛不消，有"传囊"现象，舌红，苔黄腻。

治法：清热解毒，托里透脓。

3. 正虚毒恋证（破溃期）

临床表现：溃脓后乳房肿痛虽轻，但疮口脓水不断，脓汁清稀，愈合缓慢或形成乳漏，全身乏力，面色少华，或低热不退，舌淡，苔薄白。

治法：益气和营托毒。

（二）中医护理方案

1. 常见症状/证候施护

（1）疼痛

1）评估疼痛的诱因、性质、部位、持续时间。采用疼痛评估量表进行评分并记录。

2）行抽脓术的患者，取半卧位或患侧卧位（以利引流），观察脓液的量、色、质、气味以及有无乳汁排出。

3）遵医嘱耳穴贴压，取神门、胸、肝、心、交感等穴。

4）遵医嘱中药外敷。

（2）肿胀

1）评估局部皮肤有无红、肿、热、痛，是否形成脓肿或破溃。

2）遵医嘱给予按摩排乳：患者取坐位，在患乳搽少量润滑剂，如食用油。术者左手托起乳房，右手五指顺着乳络方向，首先轻拿提拉乳头及乳晕部，后沿放射状从乳房基底部向乳晕方向按摩 3～5 分钟。待乳汁郁积于乳晕部时，再以右手拇指与食指夹持患侧乳晕及乳头部，不断轻拉揪提，宿乳即呈喷射状排出，直至结块消失、乳房松软、淤乳排尽。

3）遵医嘱耳穴贴压，取神门、胸、肾上腺、内分泌、肝等穴。

4）遵医嘱中药外敷，取肿块部位。

5）遵医嘱中药熏洗。

（3）发热

1）评估体温、出汗情况，保持皮肤清洁，及时更换衣被。

2）遵医嘱穴位按摩，取合谷、曲池等穴。

3）遵医嘱中药漱口，保持口腔清洁。

4）遵医嘱刮痧，取大椎、肩井等穴。

5）遵医嘱中药泡洗。

2. 中医特色治疗护理

（1）内服中药：以清热解毒为主的中药宜于餐后半小时温服；以疏肝清胃、益气和营为主的中药宜餐后半小时温热服。

（2）注射给药：遵医嘱肌内注射苯甲酸雌二醇，注意药物的剂量、疗效、给药时间和注意事项。肌内注射药物不可随意减量或停药。

（3）外用中药：遵医嘱用芒硝外敷乳房，如出现灼热、发红、瘙痒、刺痛等症状时，应及时给予对症处理。

3. 健康指导

（1）生活起居

1）指导患者按需哺乳；哺乳后要排空剩余乳汁；高热或脓肿形成时停止哺乳。

2）用宽松的胸罩或三角巾托起患乳，减少上肢活动，以减轻疼痛。

3）保持乳房及乳头清洁，如出现乳头皲裂，可用蛋黄油、麻油或橄榄油外涂。

4）怀孕 6 个月后，用木梳等工具沿乳腺导管方向梳理，可预防乳痈。

（2）饮食指导：饮食以清淡、易消化、富含营养为原则，忌食辛辣、刺激、油腻、荤腥之品。

1）气滞热壅证（郁滞期）：宜食疏肝理气、通乳消肿的食品，如白萝卜、白菜等。食疗方用萝卜丝汤。

2）热毒炽盛证（成脓期）：宜食清热解毒、托里透脓的食品，如马兰头、鲜藕、绿豆、马齿苋等。食疗方用马兰头拌豆腐。

3）正虚毒恋证（破溃期）：宜食益气和营托毒的食品，如鸡蛋、鱼肉、动物肝脏、豆制品、牛奶等。

（3）情志调理

1）语言疏导法：调摄情志，避免不良刺激，减轻患者的恐惧、急躁、抑郁等情绪，鼓励患者建立信心。

2）移情易志法：鼓励患者倾诉，指导其用读报、听音乐、与人聊天等方式转移注意力。

第二节　专科知识

一、围手术期护理要点

（一）术前护理

1. 遵医嘱完善术前各项检查。

2. 针对患者存在的心理问题做好情志护理。

3. 结合疾病做好健康教育。

4. 术前清洁皮肤，遵医嘱行手术区备皮，做好护理记录。

5. 术前晚遵医嘱给予安神镇静药物，保证患者休息。

6. 术日晨嘱患者排空膀胱，取下义齿、眼镜和贵重物品，交家属保管。遵医嘱携带手术用物及术前用药带入手术室。

7. 根据手术要求准备麻醉床、氧气及监护仪等用物。

（二）术后护理

1. 术后根据患者病情遵医嘱送入 ICU 或普通病房。

2. 根据麻醉方式、手术部位和各专科特点决定患者卧位。

3. 严密观察患者的生命体征、出入量、肠蠕动等情况。

4. 禁食期间遵医嘱准确补液，维持水、电解质平衡。

5. 保持引流管通畅，定时观察引流液颜色、性质和量。发现异常及时报告医生并处理。

6. 定时查看敷料，观察有无出血和分泌物，注意其颜色、性质及量并做好记录。

7. 评估伤口疼痛的性质、程度、持续时间，分析疼痛产生的原因，遵医嘱给予处理。

8. 鼓励患者树立信心，保持情绪稳定。

二、引流管（引流装置）护理要点

1. 妥善固定引流管，避免牵拉脱落。

2. 保持引流管通畅，不折叠，不扭曲。

3. 注意观察引流管的颜色、量、性状，发现异常及时报告、处理。

4. 每日更换引流袋，更换时注意无菌操作。

三、肠内/外营养护理要点

（一）肠内营养

1. 评估患者的营养状况及对营养支持的耐受程度。

2. 妥善固定营养管，连续输注时应每 4 小时冲管一次；特殊用药前后及结束时均需冲管，以免发生堵管。注意观察鼻黏膜情况，避免长期受压引起的压力性损伤。

3. 输注时取合适体位，及时评估胃内残留量，以免误吸。若患者突然出现呛咳、呼吸急促或咳出类似营养液的痰液时，提示患者有误吸可能，应鼓励和刺激患者咳嗽，排出吸入物和分泌物，必要时经鼻导管或气管镜清除误吸物。

4. 观察患者腹泻、腹胀、恶心呕吐等胃肠道反应情况。输注时注意营养液的浓度、速度和温度。

5. 配置及输注营养液时遵守无菌操作原则；已开启的营养液 24 小时内用完；每日更换输注管或专用泵管。

6. 做好患者健康教育。

（二）肠外营养

1. 合理配置，配置时注意无菌操作原则。

2. 合理选择输注途径；持续输注时应定期冲管，保持管路通畅；外周输注时注意静脉炎的防护。

3. 合理安排输液顺序和控制输注速度。

4. 定期监测电解质、血糖、蛋白质、肝肾功能等指标，每周称体重，用以评价营养支持的效果。

四、低血容量性休克的抢救配合

1. 去枕平卧位，有呼吸困难、心功能不全或肺水肿时稍抬高头部。病情严重者，可抬高下肢 15°~30°，注意保暖。

2. 保持呼吸道通畅，给予鼻导管氧气吸入（氧流量 6L/min），提高血氧饱和度，改善组织缺氧状态。

3. 遵医嘱建立静脉通道，尽快恢复有效的血容量。补液原则是先晶体后胶体，晶体：胶体为 3：1。

4. 遵医嘱采集血标本，进行中心静脉压监测。

5. 严格记录出入量，并记录平均每小时尿量。尿量小于 25mL/h，说明血容量不足；尿量大于 30mL/h，表示肾血流量已有好转。

6. 关心患者，消除其焦虑、恐惧等不良情绪。

7. 监测生命体征，做好护理记录。

第三节　专科技术

一、胃肠减压技术

1. 协助患者取半卧位或坐位，清洁鼻孔。

2. 打开注射器，检查胃管是否通畅，测量胃管放置长度。

3. 润滑胃管，插入 10 ~ 15cm 时嘱患者做吞咽动作，插入适当深度。

4. 检查胃管是否在胃内。

5. 固定胃管。

6. 调整减压装置，将胃管与负压装置连接，妥善固定。

7. 告知患者注意事项，整理记录。

二、引流技术（更换引流袋）

1. 评估患者伤口情况，引流管是否通畅，引流液的颜色、性质及量。

2. 协助患者取平卧位或低半卧位，充分暴露引流管。

3. 严格执行无菌操作原则。

4. 注意保暖，保护隐私。

5. 更换引流袋后记录更换日期，观察引流是否通畅。

6. 固定引流管和引流袋，引流管勿打折，引流袋易于查看。

三、造口护理技术

1. 观察造口肠黏膜的血液循环，注意有无肠段回缩、出血、坏死等。

2. 观察肠造口的活力、高度、形状与大小；观察肠造口有无排气、排便，泌尿造口有无排尿。

3. 指导患者造口护理用品的使用方法。

4. 饮食指导：①进食易消化的熟食，防止因饮食不洁导致细菌性肠炎等引起腹泻。②调节饮食，避免食用过多的粗纤维食物以及洋葱、大蒜、豆类、山芋等可产生刺激性气味或胀气的食物。③以高热量、高蛋白质、丰富维生素的少渣食物为主，以使大便干燥成形；少吃辛辣刺激食物，多饮水。④指导泌尿造口患者每日饮水 2000 ~ 3000mL。

5. 预防造口及其周围的常见并发症，如造口出血、造口缺血坏死、造口狭窄、造口回缩、造口脱垂、造口旁疝、粪水性皮炎、皮肤黏膜分离。

6. 帮助患者接纳并主动参与造口的护理。

四、肠外营养配置

1. 药物配置室环境符合要求，严格执行无菌操作。

2. 药物摆放后经第二人核对无误方可操作。

3. 配置：①将不含磷酸盐的电解质和微量元素加入到葡萄糖或葡萄糖氯化钠溶液中。②将磷酸盐加入到氨基酸或另一高浓度葡萄糖溶液中。③用脂溶性维生素溶解水溶性维生素，混合加入脂肪乳剂中。④复合维生素制剂（包含脂溶性和水溶性维生素）可用5%葡萄糖溶液或脂肪乳溶解并稀释。

4. 将氨基酸先加入三升袋中，然后将葡萄糖、葡萄糖氯化钠等液体加入混合；将含钙盐的溶液加入混合；目视检查有无浑浊、异物、变色以及沉淀后将脂肪乳剂加入三升袋中，使其混合均匀。

5. 配置完毕后，观察营养液有无异常情况，并在24小时内完成输注。

五、肠内营养泵

1. 查看患者营养管的刻度、固定情况，查看鼻黏膜有无破损，询问患者有无恶心、呕吐等不适。

2. 安置患者体位，滴注前用温开水冲管，合理设置输注速度，粘贴肠内营养输注标识，告知患者如有不适及时通知医务人员。

3. 输注完毕予温开水冲管，必要时遵医嘱药物封管。

六、灌肠

1. 协助患者左侧卧位，暴露臀部。告知患者灌肠过程中可能出现的不适及应对方法，注意保暖。

2. 肛管插入深度为7~10cm，调节滴速，缓慢灌入。

3. 观察患者有无腹痛、腹胀等不适。如有便意，可适当降低灌肠高度，嘱患者深呼吸。如出现剧烈腹痛、面色苍白、大汗淋漓等情况应立即停止操作。

4. 灌肠完毕嘱患者尽可能平卧保留灌肠液5~10分钟。

八、留置导尿

1. 评估环境、患者的病情、合作程度、膀胱充盈度、局部皮肤状况等。

2. 告知导尿的目的，合理安置体位，消毒外阴。

3. 打开导尿包，铺洞巾，准备导尿管。

4. 再次消毒尿道口，将导尿管插入4~6cm，见尿后再插入7~10cm，气囊注水15~20mL，接引流袋。

5. 妥善固定导尿管，一次性放尿不超过1000mL，整理并做记录。

九、中药冷敷

1. 评估患者主要症状、既往史、过敏史、冷敷部位皮肤状况等。
2. 协助患者取合理、舒适体位，暴露敷药部位，注意保暖，保护隐私。
3. 根据敷药面积，用敷料浸取药物或将药物均匀涂于纱布上，妥善固定。
4. 观察局部及全身情况，注意有无过敏现象，及时询问患者感受。
5. 告知患者敷药时间，如有不适及时告知医务人员。

十、疮面换药

1. 备齐用物，携至床旁，做好解释，核对医嘱。
2. 取合理体位，暴露换药部位，垫中单、治疗巾，必要时用屏风遮挡。
3. 分泌物干结粘着纱布，可用盐水浸润后再揭下，以免损伤肉芽组织和新生上皮。脓液多时用弯盘接取，然后擦净脓液。
4. 观察疮面并消毒疮口及周围皮肤。
5. 遵医嘱在疮口上药，用无菌纱布覆盖伤口，胶布固定，酌情包扎。
6. 协助患者取舒适卧位，整理床单位。
7. 清理用物，做好记录并签字。

第四节　专科用药

一、常用西药

（一）解痉镇痛药

1. 山莨菪碱

适应证：胃肠道或胆道绞痛、感染性休克。

不良反应：口干、面红、视物模糊、心率加快。

2. 布桂嗪（强痛定）

适应证：偏头痛、三叉神经痛、炎症性及外伤性疼痛、关节痛、痛经及癌性疼痛。

不良反应：偶有恶心、头晕、困倦等神经系统反应，停药后可消失；个别病例出现成瘾性。

（二）抗凝药物（低分子肝素）

适应证：预防术后深静脉血栓、急性心肌梗死、不稳定型心绞痛和血液透析、体外循环等。

禁忌证：有出血倾向、消化性溃疡、严重高血压等患者禁用。

注意事项：①观察患者有无牙龈及皮下出血倾向。②关注患者凝血功能检验结果。③嘱患者用软毛牙刷刷牙，以免刺激牙龈出血。④嘱患者服用温软食物，以免划破胃黏膜导致出血。

（三）营养支持药物

1. 肠内营养

适应证：胃肠道功能正常、胃肠道功能不良。

禁忌证：肠梗阻；消化道活动性出血；腹腔或肠道感染；严重腹泻或吸收不良；休克。

2. 肠外营养

适应证：凡不能或不宜经口摄食超过 5~7 日的患者。

禁忌证：严重水、电解质、酸碱平衡失调；凝血功能异常；休克。

（四）止血药

注射用矛头蝮蛇血凝酶

适应证：用于需减少流血或止血的各种医疗情况，如外科、内科、妇产科、眼科、耳鼻喉科、口腔科等临床科室的出血及出血性疾病；也可用来预防出血，如手术前用药，可避免或减少手术部位及手术后出血。

禁忌证：有血栓病史者禁用；对本品或同类药品过敏者禁用。

（五）抗菌药物

适应证：术前预防性使用、细菌性感染。

注意事项：合理使用，避免产生耐药性；对病毒性感染无效。

二、常用口服中成药

（一）胆石利通片

用法用量：口服，一次 6 片，一日 3 次。

注意事项：孕妇慎用。

（二）厚朴排气合剂

用法用量：于术后 6 小时、10 小时各服 1 次，每次 50mL。服用时摇匀，稍加热后温服。

注意事项：①服用时，可将药瓶放置于温水中加温 5～10 分钟后服用。②药液如有少量沉淀，属正常现象，为保证疗效，可将其摇匀后服用。

三、常用中药注射剂

1. 康莱特注射液

对薏苡仁油、大豆磷脂、甘油过敏者慎用；建议使用中心静脉置管给药；使用带终端滤器的一次性输液器。

2. 榄香烯注射液

稀释后宜在 4 小时内输注完成；建议使用中心静脉置管给药。

3. 鸦胆子油乳剂

少数患者有油腻感、厌食等消化道不适反应；油乳剂如有分层应停止使用。

四、常用外用药

生肌玉红膏

功能：活血祛腐，解毒生肌。

主治：用于疮疡肿痛，乳痈发背，溃烂流脓，浸淫黄水。

第五节　专科检验

一、血红蛋白

正常值：成年男性 120～160g/L，成年女性 110～150g/L。

临床意义：病理性减少见于各种贫血。

二、D-二聚体

正常值：0～0.5mg/L。

临床意义：D-二聚体升高，提示机体血管内有活化的血栓形成及纤维溶解活动，如心肌梗死、脑梗死、肺栓塞、静脉血栓形成等。

三、粪便潜血试验

正常值：阴性。

临床意义：对消化道出血鉴别诊断有一定意义。消化性溃疡，阳性率为 40%～

70%，呈间歇阳性；消化道恶性肿瘤，如胃癌、结肠癌，阳性率可达95%，呈持续阳性。

第六节 健康指导

胆经拍打操

1. 取坐位，将一条腿放置在另一条腿上，手握空心拳头从臀部环跳穴开始，沿大腿外侧一直拍打到膝盖，同样方法拍打另一侧大腿。

2. 主要敲打两条大腿外侧部分的足少阳胆经。主要的穴位为环跳、风市、中渎、膝阳关。

3. 循经拍打，补则顺经络拍打，泻则逆经络拍打。拍打力度要均匀、柔和、有节奏感，以局部皮肤微红为度。

4. 拍打频率为每分钟 100～150 次，每次拍打 15～20 分钟。

第十一章　骨（伤）科

第一节　常见疾病

一、腰椎间盘突出症

因肝肾亏虚，气血不足；或风、寒、湿邪侵袭，痹阻经络，气血瘀阻所致。病位在筋骨，与肝、肾二脏关系密切。病性多属虚实夹杂。以腰腿疼痛、肢体麻木为主要临床表现。

（一）辨证分型与治法

1. 血瘀气滞证

临床表现：腰腿痛剧烈，痛有定处，腰部僵硬，俯仰活动艰难，舌质暗紫或有瘀斑，苔薄白或薄黄。

治法：行气活血，祛瘀止痛。

2. 寒湿痹阻证

临床表现：腰腿部冷痛重着，转侧不利，虽静卧亦不减或反而加重，遇寒痛增，得热则减，伴下肢活动受限，舌质胖淡，苔白腻。

治法：温经散寒，祛湿通络。

3. 湿热痹阻证

临床表现：腰腿痛，痛处伴有热感，或见肢节红肿，活动受限，口渴不欲饮，苔黄腻。

治法：清利湿热，通络止痛。

4. 肝肾亏虚证

临床表现：腰腿痛缠绵日久，反复发作，乏力，劳则加重，卧则减轻。肝肾阴虚症见心烦失眠、口苦咽干、舌红少津；肝肾阳虚症见四肢不温、形寒畏冷、舌质淡胖。

治法：补益肝肾，通络止痛。

（二）中医护理方案

1. 常见症状/证候施护

（1）腰腿疼痛

1）评估疼痛的诱因、性质及腰部活动、下肢感觉、运动情况。

2）急性期，严格卧床休息，卧硬板床，保持脊柱平直。恢复期，下床活动时配戴腰托加以保护和支撑。注意起床姿势，宜先行翻身侧卧，再用手臂支撑用力后缓缓起床。忌腰部用力，避免体位的突然改变。

3）做好腰部、腿部保暖，防止受凉。

4）遵医嘱腰部予中药敷贴、中药热熨、拔火罐、中药熏蒸、中药离子导入等治疗，观察治疗后的效果，及时向医生反馈。

5）遵医嘱给予骨盆牵引，牵引重量是患者体重的 1/3～1/2，也可根据患者的耐受力适当调节牵引重量。

6）遵医嘱耳穴贴压，取神门、交感、皮质下、肝、肾等穴。

（2）肢体麻木

1）评估麻木部位、程度以及伴随症状，并做好记录。

2）协助患者按摩、拍打麻木肢体，力度适中，并询问感受。

3）麻木肢体做好保暖，指导患者进行双下肢关节的屈伸运动，促进血液循环。

4）遵医嘱穴位注射，取足三里、环跳、委中、承山等穴。

5）遵医嘱局部中药熏洗、中药渍渍、艾灸等。

（3）下肢活动受限

1）评估患者双下肢肌力及步态，对肌力下降及步态不稳者，做好安全防护措施，防止其跌倒及其他意外事件发生。

2）做好健康教育，教会患者起床活动的注意事项，嘱其使用辅助工具行走。

3）卧床期间或活动困难患者，指导其进行四肢关节的主动运动及腰背肌运动，提高肌肉强度和耐力。

4）保持病室环境安全，物品放置有序，协助患者料理生活。

5）遵医嘱予物理治疗，如中频脉冲、激光、微波等；或采用中药热熨、中药熏洗、穴位敷贴等。

2. 中医特色治疗护理

（1）腰椎整复的护理

1）整复前告知患者整复方法及配合注意事项。

2）整复后注意观察患者腰部疼痛、活动度、双下肢感觉和运动及大小便等情况。

3）卧床休息，定时双人轴线翻身，增加患者舒适度；仰卧时腰部加腰垫，维持生理曲度。

4）复位 3 天后，在医护人员指导下配戴腰托下床。下床时先俯卧位，在床上旋转身体，脚着地后缓慢起身，上床则相反。下床后扶持患者，观察其有无头晕等不适，如厕时避免久蹲，防止引起体位性低血压而发生跌倒。

5）复位 3 天后，逐渐进行腰背肌功能锻炼。

（2）药物治疗

1）内服中药：一般汤剂如无特殊要求宜于餐后半小时温服。服中药期间，忌食生冷、肥甘及辛辣刺激性食物。对有特殊治疗需要的情况应遵医嘱服用。

2）注射给药：中药注射剂应单独使用；与西药合用时须前后用生理盐水做间隔液或更换输液器；输注刺激性药物时，应注意保护血管，防止静脉炎的发生；输注脱水剂时应快速滴注，以保证药物疗效。

3）外用中药：用药过程中观察皮肤反应。治疗中如出现头晕、恶心、心慌、气促等症状，应立即停止用药，报告医生。过敏体质者慎用。

3. 健康指导

（1）生活起居

1）急性期患者以卧床休息为主，采取舒适体位。下床活动时须配戴腰托加以保护和支撑，不宜久坐。

2）做好腰部保护，防止腰部受到外伤。尽量不弯腰提重物，减轻腰部负荷。告知患者捡拾地上的物品时宜双下肢下蹲，腰部挺直，动作要缓。

3）指导患者在日常生活与工作中，注意对腰部的保健，提倡坐硬板凳，宜卧硬板薄软床垫。工作时要做到腰部姿势正确，劳逸结合，防止过度疲劳，同时还要防止寒冷等不良因素的刺激。

4）指导患者正确咳嗽、打喷嚏的方法，注意保护腰部，避免诱发或加重疼痛。

5）腰椎间盘突出症病程长、恢复慢，应鼓励患者应保持愉悦的心情，用积极乐观的态度对待疾病。

（2）饮食指导：根据患者的营养状况和辨证分型的不同，科学合理地指导饮食，使患者达到最大程度的康复。在指导患者饮食期间，动态观察患者的胃纳情况和舌苔变化，随时更改饮食计划。

1）血瘀气滞证：宜食活血化瘀的食品，如黑木耳、金针菇、桃仁等。

2）寒湿痹阻证：宜食温经散寒、祛湿通络的食品，如砂仁、羊肉、蛇酒等。忌凉性食物、生冷瓜果及冷饮。食疗方用肉桂瘦肉汤、鳝鱼汤、当归红枣煲羊肉。

3）湿热痹阻证：宜食清热、利湿、通络的食品，如丝瓜、冬瓜、赤小豆、玉米须等。忌辛辣、燥热之品，如葱、蒜、胡椒等。食疗方用丝瓜瘦肉汤。

4）肝肾亏虚证

①肝肾阴虚证：宜食滋阴填精、滋养肝肾的食品，如枸杞子、黑芝麻、黑木耳等。忌辛辣、香燥之品。食疗方用莲子百合煲、瘦肉汤。

②肝肾阳虚证：宜食温壮肾阳、补精髓的食品，如黑豆、核桃、杏仁、腰果、黑芝麻等。忌生冷瓜果及寒凉食物。食疗方用干姜煲羊肉。

（3）情志调理

1）了解患者的情绪，使用言语开导法做好安慰工作，使其保持情绪平和。

2）用移情疗法转移或改变患者的情绪和意志，使其舒畅气机、怡养心神，有益于患者的身心健康。

3）患者疼痛时出现情绪烦躁，可使用安神静志法。嘱患者闭目静心，全身放松，平静呼吸，以达到周身气血流通舒畅。

（4）功能锻炼

根据患者病情，可在医生指导下适当选择飞燕式、五点支撑法、空中自行车等功能锻炼。在疾病缓解期，可在医生指导下进行步行、游泳等康复锻炼。

二、膝痹病（膝关节骨性关节炎）

因筋脉、关节、肌肉、经脉气血痹阻不通所致。病位在筋骨，与肝、肾二脏关系密切。病性多属虚实夹杂。以肌肉、筋骨、肢体关节疼痛、酸楚、麻木、重着、屈伸不利，甚或关节肿大、灼热等为主要临床表现。

（一）辨证分型与治法

1. 风寒湿痹证

临床表现：肢体关节酸楚疼痛，痛处固定，痛如刀割样或有明显重着感，或患处肿胀感，关节活动欠灵活，畏风寒，得热则舒，舌质淡，苔白腻。

治法：祛风散寒，除湿止痛。

2. 风湿热痹证

临床表现：起病较急，病变关节红肿、灼热、疼痛，甚至痛不可触，得冷则舒，可伴有全身发热，或皮肤红斑、硬结，舌质红，苔黄。

治法：清热疏风，除湿止痛。

3. 瘀血闭阻证

临床表现：肢体关节刺痛，痛处固定，局部有僵硬感，或麻木不仁，舌质紫暗，苔白而干涩。

治法：活血化瘀，舒筋止痛。

4. 肝肾亏虚证

临床表现：膝关节隐隐作痛，腰膝酸软无力，酸困疼痛，遇劳更甚，舌质红，少苔。

治法：滋补肝肾，强壮筋骨。

（二）中医护理方案

1. 常见症状/证候施护

（1）膝关节疼痛

1）评估疼痛的诱因、性质、部位、持续时间以及伴随症状，做好疼痛评分，可应用疼痛自评工具"数字评分法（NRS）"评分，并记录具体分值。

2）遵医嘱予物理治疗。

3）遵医嘱耳穴贴压，取神门、交感、皮质下、膝等穴。

4）遵医嘱中药熏洗。

5）遵医嘱中药离子导入。

6）遵医嘱艾灸，取阿是穴、阳陵泉、内膝眼、外膝眼等穴。

7）遵医嘱拔火罐，取阴陵泉、足三里、解溪等穴。

（2）膝关节肿胀

1）评估红肿的程度、诱发因素及皮温、皮肤颜色和完整性；测量髌骨上下缘腿围。

2）遵医嘱对风湿热痹证肿胀患者膝关节局部冰敷治疗，注意防止皮肤冻伤，观察治疗效果。

3）遵医嘱物理治疗。

4）遵医嘱中药熏洗。

5）遵医嘱中药溻渍。

6）遵医嘱中药外敷。

（3）膝关节僵硬

1）评估僵硬发生的时间、关节活动受限的范围和生活自理能力。

2）遵医嘱中药热熨敷。

3）遵医嘱穴位按摩，取阿是穴、阳陵泉、内膝眼、外膝眼、阴陵泉、足三里、解溪等穴。

4）遵医嘱中药熏洗。

2. 中医特色治疗护理

（1）内服中药：一般汤剂宜于餐后半小时温服。服中药期间，忌食生冷、肥甘及辛辣刺激性食物。对有特殊治疗需要的遵医嘱服用。

（2）注射给药：中药注射剂应单独使用，与西药合用时须前后用生理盐水做间隔液或更换输液器；输注刺激性药物时，应注意保护血管，防止静脉炎的发生。

（3）外用中药：遵医嘱使用外用中药，用药过程中观察皮肤反应。治疗过程中若局部皮肤出现红斑、水肿、痒痛感等症状，应立即停止用药，报告医生。过敏体质者慎用。

3. 健康指导

（1）生活起居

1）避风、寒、湿邪入侵，局部注意保暖。

2）加强对膝部的保护，戴护膝保暖。

3）避免爬山，以免关节过度负重。

4）适当控制体重，增加户外活动，防止骨质疏松。

5）出现任何部位的感染，及时就医。

（2）饮食指导

饮食宜清淡、易消化，多吃蔬菜、水果，忌生冷、发物及煎炸食品。

1）风寒湿痹证：宜食祛风除湿、温经通络的食品，如姜、蒜、辣面条等。趁热食用，以汗出为度。忌生冷、性凉及肥腻食品，如柿子、螃蟹、蚌肉、海带等。

2）风湿热痹证：宜食清热利湿的食品，如薏苡仁、冬瓜等。忌生冷、辛辣、滋腻、温燥、伤阴的食品，如洋葱、荔枝、狗肉、羊肉等。食疗方用薏仁冬瓜汤。

3）瘀血闭阻证：宜食活血通络、温经壮阳的食品，如山楂、木耳、黑豆、核桃、乌鸡汤等。忌辛热燥辣、肥甘厚腻的食品，如肥肉、烤肉等。

4）肝肾亏虚证：宜食补益气血、益肝肾的食品，如山药、枸杞子等。忌食发物、肥腻的食品，如鱼、虾、鸡蛋等。

（3）情志调理

1）耐心向患者讲解疾病的治疗及康复过程，介绍成功案例，消除其紧张情绪，使其积极配合治疗和护理。

2）开展集体健康教育或者患者交流会，创造患者之间的沟通机会，让治疗效果好的患者分享经验，提高认识，相互鼓励，增强治疗信心。

3）指导患者开展读报、听音乐、与人聊天等转移注意力的活动。对于有焦虑、抑郁情绪的患者采用暗示疗法缓解不良情绪。

4）争取患者的家庭支持，鼓励家属多陪伴患者，给予亲情关怀。

（4）功能锻炼：根据患者病情，在医生指导下进行功能锻炼。保守治疗患者，可进行肌肉训练、关节训练等；手术治疗患者，可在医生指导下行术后功能康复锻炼。

第二节　专科知识

一、影像学检查的临床意义

1. X 线检查

X 线检查技术是最早应用于临床进行影像学诊断的检查手段，属于重叠性的二维影像，是通过电磁波穿透检查部位的一种技术。腰椎间盘突出症最常用的检查方法就是腰椎正、侧位 X 线片。X 线检查是诊断膝关节骨性关节炎的首选方法。

2. CT 检查

CT 检查主要是通过多个或单个 X 线束对腰椎和膝关节等部位进行断层扫描，根据穿透各种组织后 X 线强度的不同，再通过转换装置和电子计算机处理而呈现出特殊的断层图像。CT 是目前诊断腰椎间盘突出症的重要检查方法之一。

3. MRI 检查

MRI 检查主要是通过测定各组织中运动质子的密度差来判定病变部位，诊断范围较其他检查更为广泛，且对患者无危害。以矢状面的形式来观察椎管内的变化情况，有利于治疗方法和手术入路的选择。

二、围手术期的护理要点

1. 术前护理

（1）做好术前宣教与心理护理，告知手术注意事项及相关准备工作，取得患者的配合。

（2）术前指导患者练习床上大小便、深呼吸、咳嗽排痰的方法，戒烟。

（3）术前评估患者全身情况，测量患者生命体征。

（4）常规进行行术区皮肤准备、胃肠道准备、药物过敏试验及交叉配血等。

2. 术后护理

（1）术后妥善安置患者。脊柱手术搬运或翻身时，须保持脊椎成一条直线，防止扭曲，可使用过床板平托过床。

（2）根据不同的麻醉方式，选择合适的体位，保持功能卧位。

（3）观察患者神志及生命体征的变化，做好记录。密切观察肢体血运、感觉、运动等功能情况。

（4）观察伤口敷料渗出情况，保持伤口引流管通畅，定时倾倒引流液，严格执行无菌操作。观察引流液色、质、量的变化，并正确记录。

（5）评估患者疼痛改善情况。在康复医师的指导下，按照功能康复的原则循序渐进指导患者进行功能锻炼。

（6）预防肺部感染、尿路感染及下肢静脉栓塞等并发症的发生。

（7）根据疾病证型辨证施膳，做好饮食宣教和指导。

三、常见并发症的预防与处理

（一）静脉血栓

手术、创伤等致血流缓慢、血管壁损伤和血液高凝状态是发生静脉血栓的重要因素。

1. 指导患者戒烟酒；告知患者术后早期功能锻炼是预防静脉血栓的重要措施。

2. 鼓励患者多饮水，围术期给予清淡、易消化饮食，以降低血液黏稠度。

3. 术后抬高患肢，促进静脉回流；麻醉恢复后，及早开始踝泵训练，病情允许的情况下尽早下床活动。

4. 应用足底静脉泵、间隙充气加压装置及梯度压力袜降低术后深静脉血栓的发生率。

5. 遵医嘱使用抗凝药物，如肝素、低分子肝素等。

（二）足下垂

因胫骨前肌群肌力降低、小腿三头肌痉挛、足跟腱挛缩使踝关节不能背伸所致。

1. 指导患者平卧位时保持足中立位、踝关节背伸90°。

2. 使用支具保持踝关节处于功能位，如防旋鞋等。

3. 遵医嘱指导患者早期行踝关节主、被动锻炼，改善小腿痉挛，提高小腿肌力。

4. 遵医嘱行足部温热疗法或针刺按摩等预防性治疗。

四、常见急危重症急救配合要点

（一）急性肺栓塞

1. 患者出现胸部干、湿啰音、胸膜摩擦音、胸腔积液及休克、发绀、突然呼吸困难等临床表现。

2. 立即协助患者取平卧位，将头偏向一侧，使患者安静，注意保暖，呼叫医生。

3. 密切观察患者病情变化，给予心电监护及血氧饱和度监测。

4. 遵医嘱立即给予高流量吸氧，观察用氧的有效指征。

5. 迅速建立静脉通路，及时补液，遵医嘱给予升压药物、呼吸兴奋剂、祛痰药物等，保持输液通畅。

6. 准备气管插管及吸痰用物，保持呼吸道通畅。

7. 如患者出现胸痛，立即给予处理，必要时遵医嘱给予吗啡、哌替啶等止痛药。

8. 及时评估患者，做好护理记录，为医生提供诊疗资料。

9. 备好抢救仪器、设备、药品等，随时做好抢救准备。

（二）急性化脓性骨髓炎

1. 急性化脓性骨髓炎初期的表现主要有起病突然，始为恶寒发热，继而壮热憎寒；热毒炽热酿脓时，可表现为高热稽留，局部疼痛、压痛、肿胀，患肢不能主动活动且拒动。

2. 立即用适当夹板或石膏托限制活动，抬高患肢，以防止畸形、减少疼痛和避免病理性骨折。

3. 建立静脉通路，维持水、电解质平衡。遵医嘱应用抗菌药物，观察用药后的疗效及反应，并及时向医生反馈。

4. 如患肢局部明显压痛，应及早切开引流，以免脓液自行扩散。观察引流液色、质、量的变化，并正确记录。

5. 保持患肢皮肤清洁干燥，预防发生压疮。

6. 给予高蛋白、高维生素的饮食；经口摄入不足时，可经静脉途径补充。

7. 做好术前护理，随时准备手术。

8. 做好相关护理记录。

第三节　专科技术

一、轴线翻身法

1. 评估患者的病情、体重、意识状态、合作程度及治疗效果、手术部位、伤口情况。

2. 向患者解释翻身的目的，以取得患者配合。

3. 固定病床，松开被尾，协助患者仰卧屈膝，双臂放于胸前，安置各种管路并保持其留有足够的长度，夹闭引流管，固定床挡。

4. 协助患者翻身

（1）患者仰卧，两手置于胸腹部，先将患者整体移向近侧床缘，两腿屈曲。

（2）根据疾病部位，保持患者头、颈、肩，或肩、腰、臀在同一水平线上，身体不可有任何扭曲；多位操作者时，由一人指挥，其他人协同用力，将患者翻转至侧卧位，然后用软枕将患者的背部和肢体垫好。

（3）安置好各种管路，打开引流管，检查管路是否通畅，整理床单位，抬起床挡并固定。

5. 告知患者注意事项。

二、患者搬运法

1. 向患者做好解释工作，取得患者配合。

2. 脊柱疾病患者搬运时，保持头、颈、肩、腰、髋在一条直线上，防止身体扭曲。

3. 四肢骨折石膏固定的患者搬运时，有专人平托患肢石膏，防止石膏断裂、肢体扭曲等。

4. 搬运过程中观察患者病情变化，如有不适及时处理，保证患者安全。

三、常用体位的安置

1. 四肢骨折的患者，患肢宜抬高，以促进血液回流，减轻肿胀。

2. 腰椎手术患者翻身时宜采取轴线翻身法，保持肩、腰、臀在同一水平线上。

3. 膝关节置换术患者，术后早期足跟下可垫小枕，保持膝关节平直。

4. 髋关节置换术患者，平卧位时保持外展中立位，穿防旋鞋；侧卧位时，两腿间夹厚枕，保持上腿伸直，下腿稍弯曲。

四、医用弹力袜的使用方法

1. 评估患者下肢的皮肤、足背动脉、血运、肿胀情况。

2. 告知患者使用弹力袜操作的目的及注意事项。

3. 将袜筒翻转，捏住袜足跟部，两手拇指撑在袜内侧，四指与拇指协调把袜子拉向踝部，并把袜跟部置于足跟处。把袜子顺推至腹股沟，穿好后袜子贴身抚平。

4. 观察患者末梢血运情况，倾听患者主诉。

5. 协助患者取舒适体位。

6. 整理床单位，记录时间。

五、外固定的护理

1. 术后 1 周抬高患肢，以促进静脉回流，减轻肿胀。

2. 密切观察肢端皮肤颜色、温度、足背动脉搏动、感觉及运动情况。

3. 每日 2 次用 75％ 酒精点滴钉孔，保持钉孔部位清洁干燥。

4. 术后尽早开始功能锻炼，预防关节僵硬、肌肉萎缩等并发症。

六、石膏固定的护理

1. 告知患者石膏固定的目的及注意事项。

2. 石膏未干前，不能用手指抓捏，以免造成石膏凹陷压迫皮肤；搬运患者时要防止石膏折断或变形，需用手掌平托。

3. 抬高患肢，以利于静脉回流，减轻肢体肿胀。

4. 严格遵守操作规程，严防患者局部受压或末梢血液循环障碍。

5. 观察患肢末梢血运、感觉及运动等情况，发现异常及时报告医生。

七、小夹板固定的护理

1. 告知患者小夹板固定的目的及注意事项，以取得患者的配合。

2. 固定期间，抬高患肢并保持患肢的功能位或所需特殊体位。

3. 观察小夹板包扎的松紧度，以绑带能在夹板上下移动 1cm 为宜；患肢肿胀消退时，及时报告医生，进行调整。

4. 密切观察患肢的血液循环情况，如发现皮肤青紫或苍白、麻木、疼痛，立即报告医生，及时处理。

5. 经常检查压垫的位置是否合适，避免夹板压迫，形成压疮；保持小夹板的清洁。

八、伤口护理

1. 妥善固定敷料，防止敷料脱落，保持敷料清洁干燥。

2. 密切观察敷料渗出情况，做好记录；渗液较多时，及时通知医生处理。

3. 对创面广泛、渗液较多者可加用棉垫，并铺一次性中单，保持床铺整洁。

4. 观察患者全身情况，若出现发热、周身乏力、白细胞增高，应考虑伤口感染的可能，并立即报告医生，配合处理。

九、引流护理

1. 妥善固定引流管，以免脱落；避免压迫或扭曲引流管，保持引流通畅。。

2. 倾倒引流液时严格执行无菌操作要求。

3. 观察引流液颜色、性质、量的变化，并正确记录。

十、常用器具/支具的使用方法

1. 抬高垫

（1）指导患者使用抬高垫，以促进静脉回流，减轻肢体肿胀。

（2）将抬高垫置于合适位置，保证患肢略高于心脏水平。

（3）定期观察抬高垫处皮肤情况及肢端血运。

2. 翻身垫

（1）使用翻身垫，以保持功能体位。

（2）翻身时将翻身垫置于合适位置，保证患者安全。

3. 防下垂垫

（1）指导患者使用防下垂垫，以保持患肢外展中立位。

（2）注意观察局部皮肤情况，预防压疮。

4. 膝/髋关节支具

（1）告知患者使用膝/髋关节支具的目的及注意事项。

（2）观察患肢血运，如出现疼痛、肿胀、发绀、肌肉无力等，常为支具压迫或固定过紧所致。

（3）注意观察支具使用后的反应，检查治疗效果，及时调整或更换新的支具。

（4）支具穿用合适，维护保养及时；保持良好的固定与体位，防止压疮或血管神经受压损伤、继发畸形等并发症。

5. 拐杖/助行器

（1）高度调节：使用前调节拐杖/助行器的高度。

（2）拐杖使用：步行时两拐与健足呈三角形，形成三点承重。

（3）助行器使用：移动助行器，先迈术腿，后迈健腿。注意迈步时，脚始终不要超过助行器中线，否则会有向后跌倒的危险。

十一、拔罐

1. 评估拔罐部位的皮肤情况及患者对疼痛的耐受程度。

2. 高热抽搐及凝血功能障碍者忌拔罐；女性患者妊娠期腰骶部禁用。

3. 取合理体位，充分暴露拔罐部位，注意保暖及保护隐私。

4. 操作前检查罐口是否光滑、有无裂缝。根据不同部位，选用大小适宜的火罐。

5. 拔罐过程中观察火罐吸附情况和皮肤颜色。注意询问患者感觉，如有不适，及时起罐，防止烫伤。

6. 拔罐时动作要稳、准、快，起罐时切勿强拉。

7. 在使用多罐时，火罐排列的距离适宜，否则会因火罐牵拉会产生疼痛。

8. 起罐后，一般局部皮肤呈现红晕或发绀（瘀血），为正常现象，会自行消退。局部瘀血严重者，不宜在原位再拔；局部出现小水疱，可不必处理；水疱较大，消毒局部皮肤后，用注射器吸出液体，覆盖消毒敷料。

9. 操作完毕后，记录拔罐的部位、时间及患者的感受等情况。

十二、中药溻渍

1. 评估皮肤感知觉，迟钝者掌握适宜的温度。治疗部位皮肤有水疱、瘢痕、破溃、活动性出血或有出血倾向者禁用。

2. 充分暴露治疗部位，注意保暖及保护隐私。

3. 根据治疗部位选择适宜的药垫，药液均匀浸泡，干湿度适中，以不滴水为宜。

4. 药液温度以皮肤能耐受为度，不可过热，以免烫伤皮肤；若药液已冷，可再加热后浸泡。热溻、罨敷的温度宜在 $45 \sim 60℃$。

5. 治疗中注意巡视和观察，如局部皮肤出现红疹、瘙痒、泛红或水疱时，应停止治疗，报告医师并配合处理。

6. 操作完毕后，记录实施部位皮肤情况及患者的感受等。

第四节 专科用药

一、常用西药

(一) 凝血酶间接抑制药（低分子量肝素类）

适应证：用于深静脉血栓和肺栓塞的预防和治疗；手术后预防血栓形成；治疗急性深静脉血栓。

禁忌证：对本品成分过敏、有严重的凝血功能障碍、有出血倾向的器官损伤、妊娠期妇女禁用。

不良反应：皮疹、局部或全身过敏反应、血小板减少症及部分注射部位瘀斑、瘀点、轻度血肿和坏死等。

(二) 镇痛药

1. 非甾体类镇痛药（洛芬类）

适应证：类风湿关节炎、骨性关节炎、腰痛等。

禁忌证：妊娠晚期妇女、对本品成分过敏、服用阿司匹林或其他非甾体类抗炎药后诱发哮喘、荨麻疹或过敏反应的患者。

不良反应：休克、过敏、血钾升高、消化道出血等。

2. 其他解热镇痛药（氨基葡萄糖类）

适应证：全身各个部位的骨关节炎，如膝关节、脊柱等。

禁忌证：孕妇及哺乳期妇女、对氨基葡萄糖过敏的患者禁用。

不良反应：恶心、便秘、嗜睡等。

(三) 抗菌药（头孢类）

适应证：骨及关节感染、皮肤及软组织感染、败血症、泌尿道感染、呼吸道感染等。

禁忌证：对头孢菌素类药物过敏者禁用；孕妇及哺乳期妇女慎用；儿童禁用。

不良反应：过敏反应、腹泻、恶心、血栓静脉炎等。

(四) 止血药（抗纤溶剂）

适应证：手术前后出血、慢性渗血。

禁忌证：老年人、肾功能不全者慎用；有血栓形成倾向或有血栓栓塞病史者禁用。

不良反应：偶有头疼、头晕、腹部不适。

二、常用口服中成药

（一）接骨七厘片

用法用量：口服，一次 5 片，一日 2 次，温开水或黄酒送服。

功能：活血化瘀，接骨止痛。

注意事项：肝肾功能不全者、孕妇及哺乳期妇女忌服。

（二）云南白药

用法用量：口服，一次 0.25～0.5g，一日 4 次。

功能：化瘀止血，活血止痛，解毒消肿。

注意事项：孕妇忌服；服药 1 日内，忌食蚕豆、鱼类及酸冷食物。

（三）大活络丹

用法用量：口服，一次 1 丸，一日 2 次，温开水或温黄酒送服。

功能：祛风除湿，舒筋活络。

注意事项：忌生冷、油腻食物；忌气恼或受凉。孕妇忌服。

三、常用中药注射剂

（一）鹿瓜多肽注射液

1. 不宜与其他药物混合滴注。

2. 本品应单独使用，现用现配，使用间隔液。

3. 对本品过敏者禁用；过敏体质者慎用。

4. 首次用药及每次开始用药前 30 分钟，应加强观察，如有不良反应，遵医嘱及时处理。

5. 观察患者是否出现发热、周身瘙痒、皮疹、抽搐等不良反应，及时通知医生。

6. 指导患者用药期间宜清淡饮食，忌鱼腥发物。

（二）舒血宁注射液

1. 不宜与氨茶碱、阿昔洛韦、注射用奥美拉唑钠配伍使用。

2. 不宜与其他药物混合滴注。

3. 本品应单独使用，现用现配，使用间隔液。

4. 用药前应仔细询问患者用药史和过敏史。过敏体质者、心力衰竭者、有出血倾向者、孕妇、哺乳期妇女、老年人、对乙醇过敏者慎用。

5. 输液速度不宜过快，首次用药及每次开始用药前 30 分钟，应加强观察，如有不良反应，遵医嘱及时处理。

6. 禁止使用静脉推注的方法给药。

7. 观察患者是否出现皮疹、瘙痒、头痛、头晕、心悸、寒战、发热、胸闷、呼吸困难、喉头水肿、抽搐等不良反应，若出现应及时通知医生处理。

8. 指导患者用药期间宜清淡饮食，忌鱼腥发物。

四、常用外用药

活血止痛膏

功能主治：活血止痛，舒筋通络。用于筋骨疼痛，肌肉麻痹，痰核流注，关节酸痛。

注意事项：孕妇、婴幼儿皮肤破溃或感染处、皮肤过敏者禁用。

第五节　专科检验

一、血常规

正常值：白细胞 $(4.0 \sim 10.0) \times 10^9/L$；红细胞 $(4.5 \sim 5.5) \times 10^{12}/L$；血红蛋白 $120 \sim 160 g/L$；血小板 $(100 \sim 300) \times 10^9/L$。

临床意义：白细胞计数是鉴别诊断是否感染的重要指标；红细胞计数、血红蛋白值是鉴别是否贫血、评估失血量的重要指标；血小板检查是反应人体凝血功能的重要指标。

二、血生化

正常值：①肝功能：总蛋白 $60 \sim 80 g/L$；白蛋白 $35 \sim 55 g/L$；谷丙转氨酶 $0 \sim 40 U/L$；谷草转氨酶 $0 \sim 45 U/L$。②肾功能：肌酐 $44 \sim 133 mol/L$；尿素氮 $1.8 \sim 7.1 mmol/L$。③血糖：$3.5 \sim 6.0 mmol/L$。④电解质：钾 $3.5 \sim 5.5 mmol/L$；钠 $135 \sim 145 mmol/L$；钙 $2.0 \sim 2.6 mmol/L$。

临床意义：血生化用于诊断肝功能、肾功能、血糖水平、电解质是否紊乱等情况，为疾病诊断和治疗提供足够的依据。

三、凝血四项

正常值：①凝血酶时间（TT）：12～16秒；②凝血酶原时间（PT）：12～16秒；③活化部分凝血活酶时间（APTT）：24～36秒；④纤维蛋白原（FIB）：2～4g/L。

临床意义：凝血四项用于诊断患者的止血功能。

第六节　健康指导

一、骨折

生活起居：评估环境安全，妥善放置可能影响患者活动的障碍物，指导其正确使用拐杖、助行器等，防止摔倒。

饮食指导：根据患者的营养状况和辨证分型的不同，科学合理指导饮食。

情志调理：指导患者保持情绪平和，积极配合治疗。

康复指导：指导患者遵医嘱进行康复锻炼。功能锻炼应尽早进行，并贯穿治疗全过程。

二、腰椎间盘突出症

生活起居：指导患者采取正确卧、坐、立、行和劳动姿势，减少急、慢性损伤发生的机会。

饮食指导：宜清淡、易消化饮食，多吃蔬菜、水果，忌生冷、发物及煎炸食品。根据患者的营养状况和辨证分型的不同，科学合理指导饮食。

情志调理：指导患者宁心静志，调和气息，保持积极乐观的心态配合治疗。

康复指导：指导患者遵医嘱进行康复锻炼，如卧位直腿抬高、飞燕式腰背肌训练等。

三、膝关节骨性关节炎

（一）肌肉训练

1. 股四头肌练习

患者仰卧，双腿自然伸直，绷紧大腿肌肉，尽量伸直膝关节，保持5～10秒，然后放松，每日3组，每组100～200次。

2. 直腿抬高

患者仰卧, 绷紧肌肉, 伸直膝关节, 抬高下肢距床面30°, 保持 5 ~ 10 秒, 每日 3 ~ 5 组, 每组 10 ~ 20 次。

(二) 关节训练

1. 膝关节不负重的屈伸运动

患者仰卧, 屈膝, 向臀部滑动足跟, 弯曲至最大耐受程度, 保持 10 秒, 然后伸直, 每日 3 ~ 5 组, 每组 10 ~ 20 次。

2. 踝关节背伸、跖屈运动

患者仰卧, 踝关节向足背方向屈曲至最大角度, 保持 5 ~ 10 秒, 复位; 踝关节向足底方向伸展至最大角度, 保持 5 ~ 10 秒, 复位。每日 3 组, 每组 100 ~ 200 次。

3. 可适当进行散步、游泳等运动。

四、腰托的使用方法

1. 腰托规格要与自身腰的长度、周径相适应, 其上缘须达肋下缘, 下缘至臀裂, 松紧以不产生不适感为宜。

2. 可根据病情掌握配戴时间, 腰部症状较重时应随时配戴; 轻症患者可在外出或较长时间站立及固定姿势坐位时使用, 睡眠及休息时取下。

3. 使用腰托期间应逐渐增加腰背肌锻炼, 防止和减轻腰部肌肉萎缩。

4. 长期使用腰托, 可继发腰部肌肉失用性萎缩。一般腰托配戴时间为 4 ~ 6 周, 最长不应超过 3 个月。

第十二章　皮肤科

第一节　常见疾病

一、蛇串疮（带状疱疹）

因肝脾内蕴湿热，兼感邪毒所致。病位在皮肤。以成簇水疱沿身体一侧呈带状分布，排列宛如蛇行，且疼痛剧烈为主要临床表现。

（一）辨证分型与治法

1. 肝经郁热证

临床表现：皮损鲜红，疱壁紧张，灼热刺痛，口苦咽干，烦躁易怒，大便干或小便黄，舌质红，苔薄黄或黄厚。常见于急性期。

治法：滋阴补肾，平肝潜阳。

2. 脾虚湿蕴证

临床表现：皮损颜色较淡，疱壁松弛，伴疼痛，口不渴，食少腹胀，大便时溏，舌质淡，苔白或白腻。

治法：健脾利湿，佐以解毒。

3. 气滞血瘀证

临床表现：皮疹消退后局部疼痛不止，舌暗有瘀斑，苔白。常见于后遗神经痛期。

治法：行气活血，消解余毒。

（二）中医护理方案

1. 常见症状/证候施护

（1）疼痛

1）评估患者疼痛的部位、性质、强度、持续时间及伴随症状；做好疼痛评分，可应用疼痛自评工具"数字评分法（NRS）"评分，记录具体分值。

2）遵医嘱耳穴贴压，取肺、肝、内分泌、皮质下、肾上腺等穴。

3）遵医嘱穴位按摩，取合谷、阳陵泉、太冲等穴；后遗神经痛期取阿是穴。

4）遵医嘱拔火罐（刺血），取至阳穴或阿是穴，或龙头、龙尾。

5）遵医嘱使用微波、低频、光疗、电疗、磁疗等设备，以减轻疼痛。

（2）丘疹及水疱

1）评估皮损部位、水疱大小、疱液性状、疱壁紧张度等。

2）指导患者修剪指甲，避免摩擦、搔抓。保持皮损处清洁干燥，忌用热水肥皂烫洗局部皮肤，忌用化学洗涤剂洗涤衣物，避免对皮肤造成刺激。

3）指导患者采取健侧卧位，防止挤压引起疱疹破裂。

4）皮损累及眼部时，鼓励患者多做眨眼运动，防止粘连。遵医嘱使用眼药水和眼药膏，白天每 2~3 小时滴眼药水 1 次，晚上涂眼药膏后用纱布覆盖。注意观察眼部病情变化及视力变化，防止眼睑粘连及溃疡性角膜炎的发生。

5）皮损发生于头皮、腋下、外阴等部位时，应剪去局部毛发，并保持创面清洁。

6）遵医嘱给予中药溻渍。

7）遵医嘱使用微波、低频、光疗、电疗、磁疗等设备，以减轻疼痛。

2. 中医特色治疗护理

（1）内服中药：①一般情况下每剂药分 2~3 次服用，一般中药宜在饭后半小时服用。②中药汤剂，肝经郁热型宜凉服，脾虚湿蕴型宜温服。若出现食欲减退、腹痛便溏者，应停服并报告医生。③中成药一般用温开水（或药引）送服；散剂用水或汤药冲服。用药前仔细询问过敏史，对过敏体质者，提醒医生关注，并密切观察用药反应。

（2）注射给药：静脉滴注抗病毒药物应遵医嘱调整滴速，并关注肝肾功能等的变化，密切观察药物过敏反应。

3. 健康指导

（1）生活起居

1）保持床单及衣物的整洁，穿宽松、棉质衣物，以避免摩擦皮损，造成不适或创面感染。

2）注意手卫生，勤修剪指甲，避免搔抓皮损。

3）鼓励患者适当运动，如散步、练八段锦、打太极拳等。

（2）饮食指导

1）肝经郁热证：宜食清肝胆之火的食品，如新鲜绿叶蔬菜、西瓜、冬瓜、黄瓜、橙子、苦瓜、绿豆。忌食腥发之品。

2）脾虚湿蕴证：宜食健脾利湿的食品，如山药、扁豆、大枣、红薯、薏米。忌食生冷之品。

3）气滞血瘀证：宜食行气、活血化瘀的食品，如白萝卜、柑橘、木耳、油菜、黑豆。忌甜食及易胀气食品。

（3）情志调理

1）主动和患者建立良好的关系，消除陌生感和紧张感，使患者愉快地配合治疗及护理。

2）向患者讲解引起本病疼痛的原因、疾病的病程及缓解疼痛的方法，消除患者对疼痛的恐惧心理。

3）指导患者通过聊天、听广播等方式放松，转移注意力，以减轻疼痛。

二、白疕（银屑病）

因情志内伤、饮食失节所致。病位在皮肤。以皮肤上起红色斑片，上覆多层白色皮屑，抓去皮屑可见点状出血为主要临床表现。

（一）辨证分型与治法

1. 血热证

临床表现：新出皮疹不断增多，迅速扩大，皮损潮红，银白鳞屑，有筛状出血点，瘙痒，可伴有尿黄、便干，舌质红，舌苔薄黄或白。

治法：凉血解毒。

2. 血燥证

临床表现：皮损淡红，干燥脱屑，可伴有皲裂，口干咽燥，舌质淡，舌苔少或薄白。

治法：养血解毒。

3. 血瘀证

临床表现：皮损肥厚浸润，经久不退，颜色暗红，鳞屑附着紧密，女性可有痛经，舌质紫暗或有瘀点、瘀斑。

治法：活血解毒。

（二）中医护理方案

1. 常见症状/证候施护

（1）皮损潮红、鳞屑

1）观察皮疹部位、颜色、形状、鳞屑、有无出血点及同形反应。如突然出现全身弥漫性潮红、大量脱屑，并伴有高热等症状，或皮肤痛痒剧烈时，立即报告医生。

2）禁用热水烫洗皮肤，避免外伤等。

3）鳞屑较多的患者宜在擦药前用温水洗浴，轻轻去除鳞屑；皮损处留有其他药物时宜用棉球蘸植物油将其拭去；当患处结痂较厚时，用植物油或清热解毒软膏，如黄连膏、化毒散膏厚涂，待痂皮软化去除后再行涂药、封包等治疗。

4）头皮部位的皮损，擦药前宜把头发剪短；女性患者不愿剪发时，可用梳子将头发分开再上药。

5）遵医嘱中药涂药。

6）遵医嘱中药湿敷。

（2）皮损淡红、干燥脱屑

1）观察皮疹部位、颜色、形状、鳞屑情况。

2）遵医嘱中药药浴。

3）遵医嘱中药熏洗。

4）遵医嘱中药涂药。

（3）皮损肥厚浸润、经久不退

1）观察皮疹部位、颜色、形状、鳞屑情况。

2）遵医嘱中药涂药，涂后选用塑料薄膜或纱布封包患处。

3）遵医嘱中药药浴。

4）遵医嘱拔火罐，适用于肌肤丰厚处。疾病进行期禁用。

（4）瘙痒

1）评估瘙痒的程度，观察皮肤有无抓痕、血痂、感染，是否影响睡眠等。

2）宜选用干净柔软的纯棉衣服，可用手轻轻拍打痒处，勤剪指甲。

3）保持皮肤清洁，选用温和、刺激性小的洗涤用品，水温适宜。

4）遵医嘱中药涂药。

5）遵医嘱中药药浴。

6）遵医嘱中频治疗，取曲池、内关、足三里、三阴交等穴。

7）遵医嘱穴位敷贴，取神阙穴。

（5）便干

1）评估排便的次数、量、性质。

2）告知患者养成定时排便的习惯，指导其进行腹肌锻炼。

3）腹部按摩：取平卧位，以肚脐为中心，按顺时针方向按摩腹部，以腹内有热感为宜。每日 2～3 次。

4）遵医嘱穴位按摩，取胃俞、脾俞、关元、中脘、支沟、天枢等穴。

5）遵医嘱耳穴贴压，取大肠、直肠、肺、便秘点等穴。

2. 中医特色治疗护理

（1）内服中药：①一般情况下每剂药分 2～3 次服用，一般中药宜在饭后半小时服用。②中药汤剂一般以温服为主，血热血燥患者宜偏凉服，血虚风燥者可饭后服用。③内服中成药一般用温开水（或药引）送服，散剂用水或汤药冲服。用药前仔细询问过敏史，对过敏体质者，提醒医生关注，密切观察用药反应。④服用胶囊剂时不能锉碎或咬破。

（2）注射给药：静脉滴注抗炎止痒药物应遵医嘱调整滴速。中药注射剂应单独使用，现配现用，严禁混合配伍，并需密切观察药物过敏反应。

（3）外用中药：使用前注意皮肤干燥、清洁，应注意观察用药后的反应，如出现灼热、发红、瘙痒、刺痛等局部症状时，应及时报告医生，并协助处理。

3. 健康指导

（1）生活起居

1）保持床单位清洁，选用柔软、纯棉制品，减少摩擦。

2）保护皮肤，勤修剪指甲，防止搔抓及强力刺激，禁用热水烫洗；避免外伤及滥用药物。

3）保证充足睡眠，避免过度疲劳；避免风、湿、热邪侵入。

4）鼓励患者加强健身和文体活动，可进行八段锦、太极拳等养生操的锻炼。

（2）饮食指导

1）血热证：宜食清热凉血、清淡的食品，如雪梨、藕粉、莲子、西瓜等。食疗方用绿豆百合汤、地黄马齿苋粥。多饮水，忌狗肉、巧克力、芒果等热性食物。

2）血燥证：宜食调理脾胃、平补清补、滋阴润燥的食品，如瘦肉、蛋类、鸭肉等。

3）血瘀证：宜食健脾利湿、活血散瘀的食品，如薏苡仁、山药、山楂、红糖等。

4）瘙痒者禁食辛辣、腥发、动风的食品，如牛羊肉、鹿肉、狗肉、海鲜、辣椒、花椒等。

5）皮损部位大量脱屑的患者，应提高蛋白质和微量元素的摄入量，宜食禽、畜、蛋、奶、植物蛋白等，必要时可使用营养素补充剂。

6）告知患者注意观察可能引起病情发作或加重的食物，对可疑食物避免食用。

7）建议选用蒸、煮、炖等方法烹制食物，避免烟熏、炙烤、油炸等。

（3）情志调理

1）多与患者沟通，采用倾听、言语开导、移情易性、顺情解郁、暗示调理等方法，及时疏导患者。

2）鼓励家属多陪伴患者，给予良好的家庭和社会支持。

第二节　专科知识

一、组织病理检查的临床意义

可以协助临床对皮肤病做出诊断或为疾病诊断提供线索，以了解疾病的发生、发展、转归，机体的全身状态，也是选择治疗的重要依据。

二、皮肤真菌镜检加培养的临床意义

通过直接镜检的方法，可以找到菌丝和孢子，以供初步诊断。真菌培养则是根据菌落的特征和镜下形态、结构以确定菌种，指导诊断及治疗。

三、中毒性表皮坏死松解症的急救配合要点

1. 患者出现以下症状时，可判断为中毒性表皮坏死松解症：结膜充血，手足疼痛，全身红斑面积迅速扩大，出现大小不等的松弛性水疱，口腔、生殖器黏膜破溃。

2. 协助患者转移到单间病房；保护受损皮肤，避免拖拉，预防感染。

3. 持续低流量吸氧，心电监护，密切观察患者的生命体征，呼叫医生及其他护士。

4. 建立静脉通路。

5. 遵医嘱使用急救药物。

6. 记录护理记录单。

第三节　专科技术

一、超声药物透入治疗

1. 核对患者基本信息；查看患者舌质与舌苔；询问患者过敏史及对电刺激的耐

受程度。

2. 解释操作目的及操作方法，取得患者配合；保护患者隐私并保暖；观察局部皮肤状况。

3. 接通电源，安装成品电极贴片或将 2 块棉衬套（垫片），浸入 38～42℃的中药液后取出，拧至不滴水为宜，将电极板放入衬套内，平置于治疗部位，通过"+""－"键调节输出电流，询问患者有无不适。具体操作参照仪器说明书进行。

4. 操作结束，取下电极板，关机。观察局部皮肤，如有过敏等不适，及时告知医生进行处理。

5. 整理用物，记录。

二、中药湿热敷

1. 核对患者基本信息，查看患者舌质与舌苔，询问患者过敏史。

2. 保护患者隐私并保暖，暴露湿敷部位，观察局部皮肤。

3. 药液温度宜为 20～25℃，以 6～8 层纱布浸湿，用双钳夹起或戴无菌手套将其挤干（以不滴水为度），敷于治疗部位，持续时间为 30～60 分钟，每日 1 次。

4. 观察局部及全身情况，若出现红疹、瘙痒、水疱等过敏现象，应停止使用，立即报告医生，遵医嘱予以处理。

5. 整理用物，记录。

三、中药药浴

1. 核对患者信息，询问过敏史、对温度的耐受程度。

2. 解释中药药浴的目的及配合方法，观察药浴部位的皮肤情况。

3. 准备用物，药液温度保持在 40℃左右，浸泡时间为 20～30 分钟。

4. 泡浴结束，协助患者清洁皮肤；嘱患者饮水 300～500mL，如有不适及时告知医护人员。

5. 整理用物，记录。

第四节 专科用药

一、常用西药

（一）抗病毒药

适应证：病毒感染。

禁忌证：妊娠妇女、肾功能不全者。

不良反应：急性肾功能衰竭、白细胞及血小板减少、皮疹、瘙痒等。

（二）抗组胺药

适应证：过敏性结膜炎、过敏性鼻炎、荨麻疹、瘙痒性皮肤病。

禁忌证：对药物过敏者、严重肝肾功能损害者。

不良反应：头疼、头晕、嗜睡、激动不安、口干等。

（三）外用激素（糠酸莫米松乳膏）

适应证：用于湿疹、神经性皮炎、异位性皮炎及皮肤瘙痒症。

用法用量：局部外用。取该药品适量涂于患处，每日1次。

禁忌证：皮肤破损者禁用。

不良反应：①使用本品的局部不良反应极少，如烧灼感、瘙痒刺痛和皮肤萎缩等。②长期大量使用皮质激素类药物，可造成的不良反应有刺激反应、皮肤萎缩、多毛症、口周围皮炎、皮肤浸润、继发感染、皮肤条纹状色素沉着等。

注意事项：①不得用于皮肤破溃处。②孕妇及哺乳期妇女慎用。③避免接触眼睛和其他黏膜（如口、鼻等）。④用药部位如有烧灼感、红肿等情况应停药，并将局部药物洗净，必要时向医生咨询。⑤如并发细菌或真菌感染，应报告医生并协助处理。⑥对本品过敏者禁用，过敏体质者慎用。

（四）抗真菌药膏

适应证：真菌感染。

禁忌证：肾功能不全者应禁用或慎用。

不良反应：抗真菌药容易影响白细胞及肝功能，长期使用可造成一过性谷丙转氨酶上升或白细胞下降，停药后可愈。

（四）止痛药（加巴喷丁）

适应证：用于成人疱疹后神经痛的治疗。

用法用量：第1天一次性服用加巴喷丁0.3g（3粒）；第2天服用0.6g（6粒），分2次服完；第3天服用0.9g（9粒），分3次服完。随后，根据缓解疼痛的需要，可逐渐增加剂量至每天1.8g（18粒），分3次服完。

禁忌证：对药物过敏者。

不良反应：主要是眩晕、嗜睡，以及周围性水肿。

注意事项：糖尿病患者需经常监测血糖，如有必要随时调整降糖药剂量。肾功能不全的患者，服用本品必须减量。服用该药患者，不能进行高空作业。

二、常用口服中成药

1. 玉屏风颗粒

适应证：①自汗：多由气虚卫外不固所致，症见自汗、恶风、气短、乏力、舌淡、脉虚弱。②体虚易感冒：由表虚不固所致，症见神疲乏力、自汗恶风、反复感冒、舌淡、脉虚。③玉屏风颗粒还可治疗反复呼吸道感染、过敏性鼻炎、小儿肾病综合征、复发性口腔溃疡。

用法用量：口服，一次 5g，一日 3 次。

注意事项：①热病汗出者慎用。②阴虚盗汗者慎用。③服药期间，饮食宜选清淡之品，忌油腻食物。

2. 二妙丸

适应证：湿疹、脚气、阴囊湿疹、生殖器疱疹、带状疱疹、手癣、臁疮、脓疱疮、脚癣、下肢急慢性湿疹、皮炎、肛门瘙痒症、老年瘙痒症、酒糟鼻。

用法用量：口服，一次 6~9g，一日 2 次。

注意事项：①忌烟酒、辛辣、油腻及腥发食物。②有高血压、心脏病、肝病、糖尿病、肾病等慢性病严重者应在医生指导下服用。③服药期间，如局部皮疹需要使用外用药时，应向专科医生咨询。④如瘙痒严重，应去医院就诊。⑤服药 7 天症状无缓解，应去医院就诊。⑥对本品过敏者禁用，过敏体质者慎用。

3. 点舌丹

适应证：治疗疔毒恶疮、痈疽发背、无名肿毒等。

用法用量：点舌丹的服用方法分为口服和外敷两种。口服，每次 2~3 颗，每日 2 次。服前先喝一点温开水润喉，然后含服点舌丹，或者用黄酒送服。外敷就是把点舌丹用刀子划开后涂抹在患处。

注意事项：注意饮食宜清淡，忌食辛辣、刺激性的食物。最好禁酒，以免影响药性。

三、外用中药膏

生肌玉红膏

适应证：治疗痈疽、发背疮疡等。用于患处红肿溃烂，或流脓流水，久不收口者。

用法用量：疮面清洗后外涂本膏，一日1次。

第五节　专科检验

一、白细胞

正常值：$(4.0 \sim 10.0) \times 10^9/L$。

临床意义：高于正常值，常见于继发感染的脓疱型银屑病及红皮病型银屑病；或感染严重的皮肤病，如丹毒、脉管炎、继发皮肤感染的带状疱疹等。

二、血钙

正常值：$2.25 \sim 2.75mmol/L$。

临床意义：低于正常值，常见于脓疱型银屑病及关节病型银屑病。

三、血清白蛋白

正常值：$35 \sim 50g/L$。

临床意义：低于正常值，常见于红皮病型银屑病。

四、过敏原测定

正常值：$IgE < 100U/mL$；检测的项目值 $< 0.35U/mL$。

临床意义：IgE 如果高于正常值而特异性过敏原都为阴性，需要结合病史综合分析；如果此项高而过敏原有阳性，则提示过敏。过敏原名称为检测的项目，浓度分级为0~6级，0级基本排除过敏，1~6级为过敏，级别越高说明过敏的可能性越大。

第六节　健康指导

八段锦

具体动作要领参照"本篇第三章第六节八段锦"内容。

第十三章　肛肠科

第一节　常见疾病

一、痔（混合痔）

因饮食不节，燥热内生，下迫大肠；或久坐、负重远行所致。根据发病部位的不同，可分为内痔、外痔和混合痔。以便血、肛门有肿物、坠胀、异物感或疼痛为主要临床表现。

（一）辨证分型与治法

1. 风伤肠络证

临床表现：大便带血、滴血或成喷射状出血，血色鲜红，大便秘结或有肛门瘙痒，舌红，苔薄黄。

治法：清热凉血祛风。

2. 湿热下注证

临床表现：便血鲜红，量较多，肛内肿物外脱，可自行回纳，肛门灼热，苔薄黄腻。

治法：清热渗湿止血。

3. 气滞血瘀证

临床表现：肛内肿物脱出，甚或嵌顿，肛管紧缩，坠胀疼痛，甚则内有血栓形成，肛缘水肿，触痛明显，舌暗红，苔白或黄。

治法：清热利湿，祛风活血。

4. 脾虚气陷证

临床表现：肛门松弛，似有便意，内痔脱出不能自行回纳，需用手法回纳，便血色鲜或淡，伴头晕、气短、面色少华、神疲自汗、纳少、便溏等，舌淡，苔薄白。

治法：补气升提。

（二）中医护理方案

1. 常见症状/证候施护

（1）便血

1）观察出血的色、质、量及伴随症状。若出现面色苍白、脉搏加快、血压下降、头晕、心慌等，及时报告医生，并协助处理。

2）指导患者卧床休息，改变体位时宜缓慢，避免剧烈活动。

3）保持肛门及会阴部清洁。

4）遵医嘱中药熏洗。

（2）疼痛

1）观察疼痛的部位、性质、程度、伴随症状及持续时间。

2）协助患者取舒适体位。

3）指导患者采用放松疗法，如缓慢呼吸、全身肌肉放松、听舒缓的音乐。

4）遵医嘱穴位按摩，取足三里、承山等穴。

5）遵医嘱耳穴贴压，取肛门、直肠、神门等穴。

6）遵医嘱中药熏洗。

（3）肿物脱出

1）观察脱出物的大小、颜色，脱出的痔核表面有无糜烂、分泌物、坏死。

2）急性发作期宜采取侧卧位休息。

3）出现痔核轻微脱出时，指导患者用手指涂抹润滑油，轻轻将其回纳，回纳后平卧休息20分钟；如发生嵌顿或突发血栓外痔，应及时报告医生，并协助处理。

4）遵医嘱中药熏洗。

5）遵医嘱中药外敷。

（4）便秘

1）观察排便的次数。

2）遵医嘱中药保留灌肠。

3）遵医嘱穴位按摩，取天枢、胃俞、足三里、中脘、支沟等穴。

4）遵医嘱艾灸，取气海、三阴交、足三里等穴。

5）遵医嘱耳穴贴压，取直肠、大肠、脾、胃、皮质下等穴。

6）遵医嘱刮痧：刮背脊部膀胱经腰骶段，大肠俞刮至出痧；刮督脉腰阳关至长强段，刮至局部潮红或出痧；刮肚脐两侧天枢、大横穴至出痧。

（5）肛周潮湿、瘙痒

1）指导患者穿宽松清洁内衣，如有污染及时更换。

2）指导患者保持局部皮肤清洁干燥，勿抓挠瘙痒部位。

3）遵医嘱中药熏洗。

4）遵医嘱中药外敷。

2. 中医特色治疗护理

（1）中药汤剂

1）中药与西药的服药时间应间隔 1~2 小时。风伤肠络型、湿热下注型患者的中药汤剂宜凉服；气滞血瘀型、脾虚气陷型患者的中药汤剂宜温服。

2）每剂中药分 2~3 次服用。

（2）口服中成药

1）内服中成药用温开水（或药引）送服，散剂用水或汤剂冲服。

2）用药前应仔细询问患者的过敏史，对过敏体质者，提醒医生慎用。

3）密切观察患者的用药反应，对婴幼儿、老年人、孕妇等特殊人群尤应注意，发现异常，及时报告医生并协助处理。

4）服用胶囊剂不能锉碎或咬破；服用合剂、混悬剂、糖浆剂、口服液等不能稀释，应摇匀后直接服用；服用番泻叶、胖大海等应用沸水浸泡后代茶饮。

（3）中药注射剂

1）用药前认真询问患者的药物过敏史。

2）按照药品说明书推荐的调配要求和给药方法进行配置及给药。

3）中药注射剂应单独使用，现配现用，严禁混合配伍。

4）中西注射剂联用时，应将中西药分开使用，前后使用间隔液。

5）除了特殊说明外，不宜两种或两种以上药物同时共用一条静脉通道。

6）密切观察用药反应，尤其对老人、儿童、肝肾功能异常者等特殊人群和初次使用中药注射剂的患者尤应加强巡视和监测，出现异常，立即停药，报告医生并协助处理。

7）发生过敏反应应立即停药，更换输液管道，通知医生。封存发生不良反应的药液及管道，按要求送检。做好过敏标识，明确告知患者及家属，避免再次用药。过敏反应治疗期间，指导患者清淡饮食，禁食鱼腥发物。

（4）外用中药

1）使用前注意皮肤干燥清洁，必要时局部清创。

2）应注意观察用药后的反应，如出现灼热、发红、瘙痒、刺痛等局部症状时，应及时报告医生，协助处理；如出现头晕、恶心、心慌、气促等症状，应立即停止用药，同时采取必要的处理措施，并报告医生。

3）过敏体质者慎用。

3. 健康指导

（1）生活起居

1）指导患者养成定时排便的习惯，每次排便时间不宜超过 10 分钟，排便时勿努挣及看书、看报、吸烟等；指导患者不应恐惧疼痛而忍便，便后用温水或中药熏洗。

2）选择棉质、宽松的内裤，便纸宜柔软细腻。

3）忌久坐、久立或久蹲，避免坐于过热、过冷、潮湿物体或地面。

4）教会患者做提肛运动。方法为深吸气时收缩并提肛门，呼气时将肛门缓慢放松，一收一放为 1 次。每日晨起及睡前各做 20～30 次。

（2）饮食指导

1）忌食酒及辛辣、刺激食物等。

2）气滞血瘀证：宜食理气通络、活血化瘀的食物，如苹果、玫瑰花、萝卜等。食疗方用玫瑰花茶。

3）湿热下注证：宜食清热利湿的食物，如赤小豆、丝瓜、藕等。食疗方用赤小豆粥。

（3）情志调理

1）说理开导法：向患者解释思虑伤脾以及心烦气躁易致气机逆乱的道理，引导患者自觉的克服不良心理因素。

2）解惑释疑法：重视患者主诉，及时解答疑问；组织同病种患者交流会；指导家属多鼓励、安慰患者，增强其战胜疾病的信心。

3）五行相胜法：对于忧思者指导其多看多听喜剧、相声以及欢快的乐曲等；对于易怒焦躁者，引导其深呼吸、冥想放松，或听音乐如"高山流水""渔舟唱晚"等曲目。

二、肠覃（结直肠癌）

（一）辨证分型与治法

1. 脾肾阳虚证

临床表现：腹胀隐痛，久泻不止，大便夹血，血色暗淡，或腹部肿块，面色萎黄，四肢不温，舌质淡胖，苔薄白。

治法：温补脾肾，益气固涩。

2. 肝肾阴虚证

临床表现：腹胀痛，大便形状细扁，或带黏液脓血或便干，腰膝酸软，失眠，口干咽燥，烦躁易怒，头昏耳鸣，口苦，肋胁胀痛，五心烦热，舌红少苔。

治法：滋肾养肝。

3. 气血两亏证

临床表现：体瘦腹满，面色苍白，肌肤甲错，食少乏力，神疲乏力，头昏心悸，舌质淡，苔薄白。

治法：益气养血。

4. 痰湿内停证

临床表现：里急后重，大便脓血，腹部阵痛，舌质红或紫暗，苔腻。

治法：化痰祛湿。

5. 瘀毒内结证

临床表现：面色暗滞，腹痛固定不移，大便脓血，血色紫暗，口唇暗紫，或舌有瘀斑，或痛处固定。

治法：化瘀祛毒。

（二）中医护理方案

1. 常见症状/证候施护

（1）腹胀

1）观察腹胀的部位、性质、程度、时间、诱发因素及伴随症状。

2）遵医嘱穴位按摩，取足三里、脾俞、大肠俞、肺俞等穴。

3）遵医嘱耳穴贴压，取大肠、脾、胃、交感、皮质下等穴。

4）遵医嘱肛管排气或中药保留灌肠。

5）遵医嘱中药离子导入，取神阙、大肠俞、内关、脾俞、胃俞、肺俞等。

6）遵医嘱艾灸，取神阙、关元、足三里等穴。

（2）腹痛

1）评估疼痛的部位、性质、程度、持续时间及伴随症状，做好疼痛评分，可应用疼痛自评工具"数字评分法（NRS）"评分，并记录具体分值。如出现腹痛剧烈、痛处拒按、冷汗淋漓、四肢不温、呕吐不止等症状，立即报告医生并协助处理。

2）协助患者取舒适体位，避免体位突然改变。

3）遵医嘱穴位注射，取双侧足三里穴。

4）遵医嘱耳穴贴压，取大肠、小肠、交感等穴。

5）遵医嘱中药外敷。

（3）腹泻

1）观察排便次数、量、性质及有无里急后重感，有无诱发因素。

2）遵医嘱艾灸，取关元、气海、足三里等穴。

3）遵医嘱穴位敷贴，取神阙、内关、足三里等穴。

4）遵医嘱穴位按摩，取中脘、天枢、气海、关元、脾俞、胃俞、足三里等穴。

（4）黏液脓血便

1）观察大便性质、出血程度、排便时间。

2）遵医嘱穴位按摩，取中脘、百会、足三里、三阴交、脾俞、梁门等穴。

3）遵医嘱耳穴贴压，取肾上腺、皮质下、神门等穴。

4）遵医嘱中药保留灌肠。

（5）便秘

1）观察排便次数、量、性质。

2）遵医嘱穴位按摩，取天枢、大横、腹哀、足三里等穴，气虚者加取关元、气海等穴。

3）遵医嘱耳穴贴压，取便秘点、大肠、内分泌等穴。

4）遵医嘱艾灸，取关元、神阙、气海、足三里、上巨虚、下巨虚等穴。

5）遵医嘱中药保留灌肠。

2. 中医特色治疗护理

（1）中药汤剂：①中药与西药的服药时间应间隔 1～2 小时。湿热下注型患者中药汤剂宜凉服；气血两虚型患者中药汤剂宜温服。②每剂中药分 2～3 次服用。

（2）内服中成药：①内服中成药用温开水（或药引）送服；散剂用水或汤剂冲服。②用药前仔细询问患者的过敏史，对过敏体质者，提醒医生慎用。③密切观察用药反应，对婴幼儿、老年人、孕妇等特殊人群尤应注意，发现异常，及时报告医生并协助处理。④服用胶囊剂不能锉碎或咬破；服用合剂、混悬剂、糖浆剂、口服液等不能稀释，应摇匀后直接服用；服用番泻叶、胖大海等应用沸水浸泡后代茶饮。

（3）中药注射剂：①用药前应认真询问患者的药物过敏史。②按照药品说明书推荐的调配要求和给药速度进行配置及给药。③中药注射剂应单独使用，现配现用，严禁混合配伍。④中西注射剂联用时，应将中西药分开使用，前后使用间隔液。⑤除了特殊说明外，不宜两种或两种以上药物同时共用一条静脉通道。⑥观察用药反应，尤其对老人、儿童、肝肾功能异常者等特殊人群和初次使用中药注射剂的患者尤应加强巡视和监测，出现异常，立即停药，报告医生并协助处理。⑦发生过敏反应应立即停药，更换输液管道，通知医生。封存发生不良反应的药液及管道，按要求送检。做好过敏标识，明确告知患者及家属，避免再次用药。过敏反应治疗期间，指导患者清淡饮食，禁食鱼腥发物。

（4）外用中药：①使用前注意皮肤干燥清洁，必要时局部清创。②应注意观察用药后的反应，如出现灼热、发红、瘙痒、刺痛等局部症状时，应及时报告医生，并协助处理；如出现头晕、恶心、心慌、气促等症状，应立即停止用药，同时采取必要的处理措施，并报告医生。③过敏体质者慎用。

3. 健康指导

（1）生活起居

1）保证充足的休息，防止感冒。

2）指导患者有序进行八段锦、简化太极拳的锻炼。

（2）饮食指导：饮食宜清淡，忌饮酒，忌食肥甘厚腻和易胀气的食品。

1）脾肾阳虚证：宜食温阳健脾的食物，如山药、桂圆、大枣、南瓜等。忌生冷瓜果、寒凉食品。食疗方用桂圆大枣粥。

2）肝肾阴虚证：宜食滋阴、补肝肾的食品，如芝麻、银耳、胡萝卜、桑葚等。忌温热之品。食疗方用银耳羹。

3）气血两亏证：宜食益气补血的食品，如大枣、桂圆、莲子、鸡蛋等。食疗方用桂圆莲子汤。

4）痰湿内停证：宜食化痰利湿的食品，如白萝卜、莲子、薏苡仁、赤小豆等。忌大温大热之品。食疗方用赤小豆薏仁粥。

5）瘀毒内结证：宜食化瘀软坚的食品，如桃仁、紫菜、苋菜、油菜等。忌食酸敛类果品，如柿子、杨梅、石榴等。食疗方用桃仁紫菜汤。

（3）情志调理

1）多与患者沟通，及时予以心理疏导。

2）鼓励家属多陪伴患者，给予情感支持。

3）指导患者采用暗示疗法、认知疗法、移情调志法，建立积极的情志状态。

4）帮助人工造瘘患者重新认识自我，并鼓励其参加社会活动。

第二节　专科知识

一、专科检查护理要点

（一）电子肠镜检查

肠镜检查是经肛门将肠镜循肠腔插至回盲部，以观察结肠病变的检查方法，是目前诊断大肠黏膜病变的最佳选择。

1. 检查前护理要点

（1）检查前 3 天进食容易消化的半流质饮食，如稀饭；禁食粗纤维类食物，如绿叶蔬菜、火龙果等；建议食用鱼、蛋、瓜类。

（2）长期便秘者，肠道准备应提前 16 ~ 24 小时开始，或提前 3 天开始服用缓泻剂，必要时加服泻药，或在检查前一晚用番泻叶冲服或服用福松、杜秘克等，或在服用泻药前半小时加服胃肠动力药（吗丁啉、快力等）；必要时由护士协助进行腹部按摩。

（3）肠镜检查前按医嘱予口服泻药，注意观察肠道准备情况。

（4）患者服泻药后 1 ~ 2 小时开始排便，要观察患者大便的排出情况。大便应解至无渣清水为止，如效果不理想，应加服泻药，必要时行清洁灌肠。

2. 检查后护理要点

（1）观察有无腹痛、腹胀、便血等不适，嘱患者卧床休息。

（2）无痛肠镜检查后 24 小时内不得驾驶机动车辆、进行机械操作和从事高空作业，不能从事重型机器、精算及逻辑分析工作，勿做出重大决定，如需签署法律文件，应有人陪同。

（二）排粪造影

排粪造影检查是通过向患者直肠注入造影剂，观察静坐、提肛、力排、排空后直肠肛管形态及黏膜的变化，借以了解排粪过程中直肠肛管等排便出口处有无功能和器质性病变。本检查能显示肛管直肠的功能性和器质性病变，为出口梗阻型便秘的诊断及治疗提供可靠依据。

1. 检查前护理要点

（1）检查前一定要向患者解释清楚，取得知情同意。

（2）检查前清洁肠道，用口服泻药或清洁灌肠，无须禁食。

（3）予硫酸钡溶液 300 ~ 400mL 灌肠。

（4）检查时协助患者穿好衣裤，保护患者隐私。

2. 检查后护理要点

为了尽快排除造影剂，宜于检查后 3~4 小时进食，多食粗纤维的蔬菜，多喝水，必要时遵医嘱应用通便剂。

（三）肛管直肠压力测定

肛门直肠压力测定是检测肛门直肠功能的重要方法，是在运动状态下对肛门直肠功能进行定性、定量观察，用于辅助诊断、指导治疗以及评价手术前后肛门直肠功能的客观方法。

1. 检查前护理要点

（1）详细询问患者病情，了解排便情况，有无排便困难、失禁、便血等症状，及用药史、治疗史、手术史等。

（2）检查前 48 小时停服胃动力药物，充分排除大便，必要时可于检查前 2 小时清洁灌肠。

（3）检查前通常采用开塞露 60~80mL 协助排便，患者应在排净后休息 1~2 小时再行检查。

（4）检查前 1 小时内应避免进行直肠指诊、镜检及灌肠，以免干扰括约肌功能及直肠黏膜，影响检查结果。

（5）告知患者检查的目的、意义、检查过程、有无痛苦及持续时间，取得患者的理解与配合。

（6）检查前避免行钡灌肠或排粪造影检查。

（7）检查前签署知情同意书。

2. 检查后护理要点

（1）嘱患者卧床休息 15~30 分钟，观察有无出血、疼痛等症状。

（2）注意观察患者有无肿物脱出，发现后及时通知医生并给予相应处理。

（3）注意观察患者有无便血、腹痛的情况。出血明显者，应及时报告医生，严重者需留院继续观察。

二、痔切除术后大出血的急救配合要点

1. 发现患者大出血，立即测量生命体征，通知医生，备好急救车、抢救用物及药物、床边监护仪、吸痰器，并予吸氧。

2. 迅速建立 2 条有效静脉通道，遵医嘱及时、准确地静脉用药。准备局部止血

用物，如利多卡因、注射用水、双叶肛窥、缝线、手术包、手套、肛管、吸痰机等。协助医生行局部探查止血术。

3. 做好心理护理，稳定患者情绪，并立即通知家属。

4. 遵医嘱予抽血，查血型备血；如需手术止血，做好术前准备后转送手术室。

5. 密切观察病情变化，随时记录血压、心率、呼吸、尿量及神志的变化，估计出血量，及时正确执行医嘱。

6. 如出现失血性休克，应配合医生进行抢救；执行抢救时医生下达口头医嘱时，护士应复述一遍，确定无误后方可执行，并记录用药情况，保留药物安瓿，抢救完毕后与医生共同核对。

7. 详细记录危重护理记录单，并向下一班详细交班。

8. 术后禁食、留置肛管，妥善固定肛管。

9. 嘱患者卧床休息，密切观察伤口敷料及肛管引流情况，并及时做好病情记录。

第三节　专科技术

一、肠造口护理

1. 向患者做好解释工作，协助患者取仰卧位，暴露人工肛门，注意保暖。

2. 剥离底盘。一手轻按腹壁，从上至下，缓缓撕下。

3. 用生理盐水棉球清洁造口周围皮肤，从外至内，然后清洗造口黏膜。

4. 测量造口外径，并根据造口大小在底盘上做好标志。

5. 以较标记处大 1~2mm 的位置使用剪刀在底盘上开孔。

6. 用手指揉擦小孔边缘使其光滑，将底盘对准造口，检查开口大小是否合适。

7. 撕去底盘的剥离纸，拉平腹部表面的皱折，均匀按压底盘各处，使之与皮肤贴服。

8. 从下至上，将造口袋的接口嵌入底盘，并轻轻拉造口袋以确定是否连接紧密。

二、胃肠减压

1. 协助患者取舒适卧位，清洁鼻腔，测量插管长度（从鼻尖经耳垂至胸骨剑突处的距离）。

2. 润滑胃管前端，沿一侧鼻孔轻轻插入，到咽喉部（插入 14~15cm）时，嘱患者做吞咽动作，随后迅速将胃管插入。

3. 证实胃管在胃内后，固定，并做好标记。

4. 正确连接负压吸引装置，负压吸力不可过强，以免堵塞管口和损伤胃黏膜。

5. 保持胃管通畅，定时回抽胃液，或向胃管内注入 10~20mL 生理盐水冲管。

6. 固定管道，防止牵拉，并保证管道通畅。

三、中药灌肠

1. 遵医嘱配好药液，温度为 38~41℃。

2. 做好解释工作，指导患者取左侧卧位，臀部铺垫单。

3. 将装好药液的灌肠袋挂于输液架上，液面高距肛门 30cm；或用注射器抽取药液。

4. 润滑肛管，连接肛管并排气。

5. 嘱患者放松，深呼吸，将肛管插入 10~15cm，固定肛管。

6. 打开调节器，使中药灌肠液缓慢注入肠腔（或用注射器缓慢推注）。

7. 观察患者反应，置枕头于臀部。

8. 拔出肛管，擦净肛门，嘱患者保留 2 小时后排便。

9. 整理用物及床单位，记录。

四、中药熏洗

1. 备齐用物，携至床边，做好解释，再次核对医嘱。

2. 根据熏洗部位取合理体位，暴露熏洗部位，必要时用屏风遮挡，冬季注意保暖。

3. 坐浴时，将药液趁热倒入盆内，置入坐浴椅，协助患者脱去内裤，坐于坐浴椅上熏蒸。待药液不烫时，坐入盆中泡洗 10~20 分钟。

4. 熏洗过程中，密切观察患者的反应，了解其生理及心理感受。若感到不适，应立即停止，协助患者卧床休息。

5. 熏洗完毕，清洁局部皮肤，协助患者着衣，并安置舒适卧位。

6. 清理用物，归还原处，洗手，记录。

五、生物反馈治疗仪的使用

1. 打开电脑以及生物反馈电刺激仪开关。

2. 电脑开机后，进入生物反馈文件夹。

3. 取膀胱截石位，戴手套取清洁探头用 2% 洗必泰消毒液冲洗探头，再用 0.9% 生理盐水冲洗后用无菌纱布擦干，将探头顺患者肛管方向放置于肛门内。

4. 嘱患者放松，点击基线，嘱其用最大力收缩提肛肌，得到基线值。

5. 将任务菜单中的生物反馈程序选中，移至任务栏后，点击菜单上的开始。

6. 根据电脑屏上的小海豚形象曲线，指导患者收缩或放松盆底肌肉（小海豚上移则收缩盆底肌肉，小海豚下降则放松盆底肌肉）。

7. 或者选择进入动画角色和背景音乐的反馈游戏，患者在护士指导下，跟随音乐和动画效果在游戏中完成生物反馈流程。

8. 治疗完毕，先关电刺激仪开关，再拔出探头。

六、熏洗仪的使用

1. 患者排便后，嘱其先用温水清洗肛门，清除未擦拭尽的粪便以及其他分泌物。

2. 使用前检查药桶是否清洁，查对中药是否正确，检查各线路、插座是否安全。

3. 中医煮沸后让患者熏洗，熏洗前详细交代并演示熏洗仪的使用方法，特别是温度控制仪的使用，在达到理想效果的同时，防止患者烫伤。

4. 铺好洞巾，保证肛门术区充分接受蒸气。

5. 熏洗开始后每 5 分钟查看一次，确保熏洗仪正常工作，询问患者有无不适。

6. 熏洗时间一般为 20～30 分钟，熏洗结束后送患者至病房，并及时关闭熏洗仪，撤掉洞巾，清洗药桶。

第四节　专科用药

一、常用西药

（一）导泻药

1. 容积性泻药，又称植物性泻剂，包括麸皮等。

适应证：一般便秘者。

禁忌证：不适于结肠无力、肠道运动功能差的患者。

2. 刺激性泻药，包括大黄、番泻叶、蓖麻油、酚酞（果导片）、比沙可啶（便塞停）等。

适应证：大便嵌顿和需迅速通便者。

禁忌证：孕妇及哺乳期妇女禁用。

注意事项：连续用药不宜超过 1 周。大黄、果导片等，作用较慢，应在睡前用。大黄易损脾胃，因气血虚弱所致便秘者，不宜使用。

3. 润滑性泻药，包括开塞露、液体石蜡、麻仁软胶囊等。

适应证：痔疮、肛裂手术后、有高血压病史及长期卧床的患者。

注意事项：不宜长期使用。

4. 渗透性泻药，包括硫酸镁（盐性泻剂）、乳果糖、甘露醇、聚乙二醇类药物（和爽）和聚乙二醇（福松）等。

适应证：肠镜、肠癌手术前肠道准备。硫酸镁一般用于驱虫和排除肠道毒素。

禁忌证：乳果糖应慎用于糖尿病患者。

（二）止血药

1. 蛇毒血凝酶

适应证：用于治疗和防治多种原因导致的出血，特别是应用传统止血药无效的出血患者。

禁忌证：DIC 导致的出血和有血栓或栓塞史的患者、妊娠前 3 个月妇女。

给药方式：静脉注射、肌内注射，也可采用喷洒、湿敷、口服、雾化吸入、灌肠、纱布浸药后创口填塞等方式局部给药。

2. 维生素 K

适应证：①用于治疗因患有梗阻性黄疸、胆瘘、慢性腹泻导致的肠吸收不良引发的出血。②长期应用广谱抗生素致使肠道菌群失调引发的出血。③口服抗凝药（香豆素类、水杨酸钠）引起凝血因子活性显著降低引起的出血。④新生儿肠道无菌等导致的维生素 K 缺乏而引发的出血倾向。

注意事项：维生素 K_1 迅速静脉注射可出现面部潮红、出汗、胸闷等，甚至可致血压剧降而死亡。

3. 酚磺乙胺（止血敏）

适应证：用于预防手术前、后出血，治疗各种血管因素导致的出血症状。

注意事项：有血栓形成史者慎用；不要在使用前应用高分子量的血浆扩充剂；不要与氨基己酸混合注射。

（三）止痛药

1. 曲马多

适应证：中等程度的急性疼痛及手术后疼痛等。

禁忌证：严重脑损伤、视力模糊、呼吸抑制的患者禁用。

注意事项：肝肾功能不全者、心脏病患者酌情减量或慎用。

2. 尼松（酮咯酸氨丁三醇片）

适应证：急性较严重疼痛的短期治疗，通常用于手术后镇痛。

禁忌证：不适用于轻度或慢性疼痛的治疗；肾功能衰竭的患者、临产妇、分娩妇女及哺乳期妇女禁用；有活动性消化性溃疡出血病史的患者禁用。

注意事项：成年患者连续给药不得超过 5 天。

3. 吗啡、杜冷丁

适应证：主要用于晚期癌症患者。

禁忌证：禁用于妊娠期妇女、哺乳期妇女、新生儿和婴儿。

注意事项：不能随便使用，长期使用会成瘾。

二、常用口服中成药

1. 香连片

功效：清热化湿，行气止痛。

用法用量：口服，一次 5 片（大片），一日 3 次；小儿一次 2～3 片（小片），一日 3 次。

注意事项：①孕妇慎用。②忌食辛辣、油腻食物。③按照用法用量服用，小儿、哺乳期妇女及年老体虚者应在医生指导下服用。④服药 3 天后症状未改善，应去医院就诊。⑤对本品过敏者禁用，过敏体质者慎用。⑥本品性状发生改变时禁止使用。⑦儿童必须在成人监护下使用。⑧请将本品放在儿童不能接触的地方。⑨如正在使用其他药品，使用本品前请咨询医生或药师。

2. 芪蓉润肠口服液

功效：益气养阴，健脾滋肾，润肠通便。

用法用量：口服，一次 20mL（1 支），一日 3 次，或遵医嘱。

注意事项：实热病禁用，感冒发热时停服，孕妇慎用。

三、中药注射剂

1. 注射用七叶皂苷钠

（1）静脉注射或静脉滴注。

（2）成人按体重一日 0.1～0.4mg/kg，或取本品 5～10mg 溶于 10% 葡萄糖注射液或 0.9% 氯化钠注射液 250mL 中供静脉滴注；也可取本品 5～10mg 溶于 10～

20mL10% 葡萄糖注射液或 0.9% 氯化钠注射液中静脉推注。

（3）重症患者可多次给药，但一日总量不得超过 20mg。疗程为 7～10 天。

2. 康艾注射液

缓慢静脉注射或滴注，一日 1～2 次，每日 40～60mL，用 5% 葡萄糖注射液或 0.9% 生理盐水 250～500mL 稀释后使用，30 天为一疗程或遵医嘱。

第五节　专科检验

一、血清钾（K）

正常值：3.5～5.5mmol/L。

临床意义：调节水与电解质、渗透压与酸碱平衡，维持神经肌肉的应激性，维持心肌活动。血清钾过高或过低，均可引起心律失常的发生。

二、血红蛋白（Hb）

正常值：男性 120～165g/L；女性 110～150g/L。

临床意义：血红蛋白减少提示各种急、慢性贫血。

三、白细胞计数

正常值：（3.50～9.50）×10^9/L。

临床意义：白细胞计数升高在外科可能表示为化脓性细菌性炎症、尿毒症、白血病、组织损伤、手术创伤等。

四、癌胚抗原（CEA）

正常值：0～5.0ng/mL。

临床意义：癌胚抗原连续随访检测，可用于恶性肿瘤手术后的疗效观察及预后判断，也可用于对化疗患者的疗效观察。

五、粪便常规

正常值：黄色软便，显微镜检查各项检验值为阴性。

临床意义：大便常规化验可以了解消化道有无细菌、病毒及寄生虫感染，及早发现胃肠炎、肝病，还可作为消化道肿瘤的诊断筛查。

六、凝血四项

正常值：活化部分凝血活酶时间（APTT）25～37 秒；凝血酶原时间（PT）11～14秒；纤维蛋白原（FIB）2～4g/L；凝血酶时间（TT）12～16 秒。

临床意义：手术前、溶解血栓前及监控临床口服抗凝药物的检查项目。

第六节　健康指导

提肛运动

肛门运动包括肛门会阴部活动及以提肛为主配合躯干和肢体的活动。以下介绍几种方法，可根据个人实际情况，选择做 1～2 种即可，并持之以恒。

1. 括约肌收缩法

采取坐位，有意识地收缩尿道、阴道、直肠括约肌，然后放松。如此反复50～100 次，每日2～3 遍。

2. 排尿止尿法

在排尿过程中，有意识地收缩会阴部，中止排尿，然后放松会阴部肌肉，继续排尿。如此反复，直至将尿液排空，每日2～3 次。

3. 床上训练法

仰卧于床上，以头部和两足跟作为支点，抬高臀部，同时收缩会阴部肌肉，然后放下臀部，放松会阴部肌肉。如此反复做 20 次，每日早晚各 1 遍。此运动可以增强腰、腹、臀、腿及盆腔肌肉及会阴部括约肌的功能。

4. 放松呼吸法

采取仰卧位，全身尽量放松，双手重叠于小腹部，做腹式深呼吸，吸气时，腹部鼓起，呼气时，腹部凹陷。如此反复做 10～20 次，每日2～3 遍。

5. 夹腿提肛法

仰卧，双腿交叉，臀部及大腿用力夹紧，肛门逐渐用力上提，持续 5 秒左右，还原，可逐渐延长提肛的时间。如此反复做 10～20 次，每日2～3 遍。

6. 仰卧屈腿挺身法

仰卧屈膝，两足跟尽量靠近臀部，两臂平放于体侧，以脚掌和肩部作为支点，骨盆抬高，同时收缩肛门，持续 5 秒钟左右，还原。如此反复做 5～10 次，每日2～3 遍。

7. 坐立提肛法

先坐在床边，双足交叉，然后双手叉腰并起立，同时肛门收缩上提，持续 5 秒，再放松坐下。如此反复做 10 ~ 15 次，每日 2 ~ 3 遍。

8. 踞足收肛法

采取站立位，双手叉腰，双足交叉，踮起足尖，同时肛门上提，持续 5 秒，还原。如此反复做 10 ~ 15 次，每日 2 ~ 3 遍。

第十四章　泌尿外科

第一节　常见疾病

一、癃闭（前列腺增生症）

因膀胱气化不利所致。病位在膀胱。尿液排出困难、小便不利、点滴而出为"癃"；小便不通、欲解不得为"闭"，合称癃闭。

（一）辨证分型与治法

1. 湿热下注证

临床表现：小便灼热涩痛，尿频尿急，伴尿黄短赤，尿后滴沥，小便白浊，阴囊潮湿，心烦口干，口臭脘痞，舌苔黄腻。

治法：清热利湿，通利小便。

2. 气滞血瘀证

临床表现：会阴部或外生殖器区、下腹部、耻骨上区、腰骶及肛周疼痛、坠胀，伴尿后滴沥，尿刺痛，小便淋漓不畅，舌质暗或有瘀点、瘀斑。

治法：祛瘀通络，开窍泄浊。

3. 肝气郁结证

临床表现：会阴部或外生殖器区、下腹部、耻骨上区、腰骶及肛周坠胀不适、似痛非痛，精神抑郁，伴小便淋漓不畅，胸闷善太息，性情急躁焦虑，疑病恐病，舌淡红。

治法：疏肝理气，通利小便。

4. 肾阳亏虚证

临床表现：畏寒怕冷，腰膝酸软，伴尿后滴沥，精神萎靡，阳痿或性欲低下，舌淡苔薄白。

治法：温补肾阳，化气利尿。

5. 湿热瘀阻证

临床表现：尿频、尿急、尿痛，排尿困难，会阴部或肛门坠胀不适、疼痛，伴尿不尽，尿有余沥，尿黄，尿道有灼热感，口苦口干，阴囊潮湿，舌红，苔黄腻。

治法：行瘀散结，通利水道。

6. 肝肾阴虚证

临床表现：腰膝软痛，五心烦热，失眠多梦，伴小便白浊或短赤，舌红少苔。

治法：补气升提，利水排浊。

（二）中医护理方案

1. 常见症状/证候施护

（1）尿频、夜尿增多、尿急

1）观察患者排尿次数，尿液色、质、量及性状。

2）糖尿病患者维持血糖接近正常水平是预防尿路感染的主要手段。

3）饮食有节，忌食油腻、辛辣食物，多食蔬菜、水果。

4）适当增加饮水量以冲洗尿路；有尿时及时排空。

5）加强体育锻炼，增强体质。急性期应卧床休息；恢复期宜参加适度的体力活动。避免体质虚弱，但不宜过劳。

6）遵医嘱耳穴贴压，取肾、膀胱、输尿管、三焦、外生殖器等穴。

（2）排尿困难

1）观察患者排尿难易程度，尿色、量，有无尿痛。

2）诱导患者排尿，如让患者听水声或用温开水冲洗会阴部。

3）做好情志护理，减轻患者紧张、忧郁情绪，消除不良因素。

4）遵医嘱给予导尿术，必要时留置导尿。

5）遵医嘱给予中药口服。中药汤剂宜少量温服，服药后注意排尿反应。

6）遵医嘱给予艾灸，取肾俞、膀胱俞、三阴交、阳陵泉等穴。

8）经常有排尿困扰的老年人，指导其睡前和起床前，排空小便后，仰卧于床，进行腹部按摩，以改善症状。

（3）尿不尽、残余尿增多

1）注意外阴卫生，每日用温开水冲洗外阴。

2）嘱患者有尿意时，及时排尿，不要憋尿；每晚临睡前，排空膀胱。

3）嘱患者多饮温开水，增加尿量，排出细菌和毒素，保持尿道清洁。

4）遵医嘱给予中药灌肠，以清热解毒、活血化瘀。

5）遵医嘱穴位按摩，点揉气海、关元、中极、三阴交等穴，揉搓涌泉、肾俞、命门等穴，以强壮体质、补益肾气、固摄小便。

2. 中医特色治疗护理

（1）内服中药：中药与西药的服药时间应间隔1~2小时左右。中药汤剂温服，注意药后反应，做好记录。

（2）中药注射剂：用药前认真询问患者药物过敏史。中药注射剂应单独使用，现配现用，严禁混合配伍。除有特殊说明外，不宜两种或两种以上药物同时共用一条静脉通路。密切观察用药反应，尤其对老人、儿童、肝肾功能异常者等特殊人群和初次使用中药注射剂的患者尤应加强巡视和监测，出现异常，立即停药，报告医生并协助处理。指导患者清淡饮食，禁食鱼腥发物，做好发生过敏反应的处理。

3. 健康指导

（1）生活起居

1）注意饮食及个人卫生，不吃不洁食物，每日用温水冲洗会阴1~2次。

2）注意休息，避免过度劳累，以免引起尿潴留。冬天应注意保暖，预防感冒。防止前列腺过度充血。

3）定时饮水，不憋尿，减轻前列腺负担。

4）手术后3个月内不骑自行车，不走远路，不提重物，不用力排便，不同房。

5）避免长期坐硬椅子；避免剧烈运动。

（2）饮食指导

1）湿热下注证：宜食偏凉、渗湿的食品，如西瓜汁、绿豆汁、梨汁等。忌食辛辣、肥甘、助火之物。

2）气滞血瘀证：宜食行气活血的食品，少食盐和味精，避免加重血瘀。忌食生冷、油腻、胀气之物，如冰激凌、冷冻饮料、冰西瓜等。

3）肝气郁结证：宜食疏肝理气、降肝火的食物。忌食辛辣、刺激及油腻之品，如辣椒、咖喱、肥肉等。

4）肾阳亏虚证：宜食温补肾阳的食品，如海参、墨鱼等。忌食生冷、偏凉之物。

5）湿热瘀阻证：饮食宜清淡，忌食辛辣、刺激之物；伴尿路结石者慎食草酸含量高的食物，如菠菜、西红柿等；尽可能戒除烟、酒。

6）肝肾阴虚证：宜食滋阴润肺的食品。忌食偏凉、刺激之物；海鲜发物不宜多食，如羊肉、狗肉、韭菜等。

（3）情志调理

1）多与患者沟通，了解其心理状态，指导其保持乐观情绪。

2）前列腺增生患者多为老年人，易产生紧张、焦虑及恐惧心理，责任护士应给予患者心理支持。

3）介绍治愈的患者现身说法，帮助其解除思想顾虑。

4）教会患者心理放松技术，以释放压抑的情绪。

二、石淋（泌尿系结石）

因湿热久蕴，煎熬尿液成石，阻滞肾系所致。病位在膀胱和肾，涉及肝、脾。以疼痛、血尿为主要临床表现。

（一）辨证分型与治法

1. 气血瘀滞证

临床表现：腰部或小腹突然发生绞痛，阵发性加剧，疼痛向外阴部放射，尿频，尿急，尿黄或赤，舌暗红或有瘀斑。

治法：理气活血，化瘀通淋。

2. 湿热蕴结证

临床表现：腰部或小腹持续疼痛，或尿流突然中断，尿频，尿急，尿痛，小便黄赤，或为血尿，口干欲饮，舌红，苔黄腻。

治法：清热利湿，通淋排石。

3. 肾气不足证

临床表现：结石日久，留滞不去，腰部胀痛，时发时止，遇劳加重，疲乏无力，尿少或频数不爽，或面部轻度浮肿，舌淡苔薄。

治法：补肾益气，利尿通淋。

（二）中医护理方案

1. 常见症状/证候施护

（1）疼痛

1）观察疼痛的持续时间、部位、程度、性质及伴随症状。

2）向患者解释疼痛与活动的关系，嘱其避免剧烈活动。鼓励患者多饮水。

3）肾绞痛发作时，遵医嘱艾灸，取肾俞、三阴交、足三里等穴。

4）遵医嘱中药灌肠。

5）教会患者分散注意力和放松方法。

（2）血尿

1）发生血尿时患者应卧床休息，嘱其避免剧烈活动。观察患者的血压、脉搏、神志变化，防止发生虚脱。

2）患者出现虚脱，应立即给予平卧位或头低位，遵医嘱补液。

3）中药汤剂宜温服，服药后嘱患者做跳跃运动，利于结石的排出。

4）遵医嘱穴位按摩，点按中极、关元、大横、腹结穴各60～80次，以感酸胀为宜；顺时针按摩肾俞穴，以感酸胀为宜。

（3）恶心、呕吐

1）观察患者呕吐的次数、量及呕吐物的性状和皮肤弹性；记录尿量、尿比重、血液浓缩程度、血清电解质及血气分析结果等。

2）饮食宜清淡、低盐；忌食辛辣、油腻、刺激之品；戒咖啡、浓茶、烟酒等。

3）遵医嘱穴位按摩，取合谷、内关、足三里等穴。

4）遵医嘱耳穴贴压，取神门、胃、交感为主穴，肝、脾为配穴。

（4）膀胱刺激征

1）观察患者排尿反应，有无尿频、尿急、尿痛，有无砂石排出，有无排尿突然中断。

2）遵医嘱给予中药汤剂口服或金钱草、车前草煮水代茶饮，以清热利湿、通利小便。

3）遵医嘱点按肾俞、膀胱俞、阳陵泉等穴。

4）遵医嘱耳穴贴压，取神门、皮质下、肾、输尿管等穴。

2. 中医特色治疗护理

（1）内服中药：中药与西药的服药时间应间隔1～2小时，中药汤剂宜温服，注意服药后的反应，做好记录。密切观察患者病情变化。

（2）注射给药：用药前认真询问患者药物过敏史。中药注射剂应单独使用，现配现用，严禁混合配伍。除有特殊说明外，不宜两种或两种以上药物同时共用一条静脉通路。密切观察用药反应，尤其对老人、儿童、肝肾功能异常者等特殊人群和初次使用中药注射剂的患者尤应加强巡视和监测，出现异常，立即停药，报告医生并协助处理。指导患者清淡饮食，禁食鱼腥发物，做好发生过敏反应的处理。

3. 健康指导

（1）生活起居

1）注意饮食及个人卫生，勤换内裤，不喝生水，少食咸菜、火锅及腌制食物。

2）保持心情愉悦，每天进行适量体育锻炼，建立健康的生活方式。

3）鼓励患者多饮水，饮水量在 2000mL/d 以上，防止结石再次形成。

（2）饮食指导

1）气血瘀滞证：宜食具有行气作用的食品，如白萝卜、生姜、桂皮等；或食用桃仁、油菜、黑大豆等具有活血祛瘀作用的食品。忌食甘薯、栗子、豆类等易胀气的食物及肥甘厚味等。

2）湿热蕴结证：宜食具有清热利湿作用的食品，如苦瓜、冬瓜、空心菜等；亦可选用金钱草、车前草、玉米须煮水代茶饮，以清热利湿。

3）肾气不足证：宜食具有温补作用的食品，如山药、桂圆、牛羊肉、瘦猪肉、动物肝脏等。忌食辛辣、刺激之品。

（3）情志调理

1）多与患者沟通，了解其心理状态，指导其保持乐观情绪。

2）鼓励病友间多沟通交流疾病的防治经验，提高认识，增强治疗的信心。

第二节　专科知识

一、留置导尿的护理要点

1. 留置尿管期间，要妥善固定尿管及尿袋。尿袋的高度不能高于膀胱，及时排放尿液。长期留置尿管的患者要指导其进行膀胱功能训练。

2. 根据患者病情，鼓励患者摄入适当的液体，定期更换尿管及尿袋。做好尿道口护理，每天擦洗尿道口 2 次，防止尿路感染。保持尿管通畅，观察引流尿液的量、颜色、性状、透明度、气味等。

3. 拔管后根据病情，鼓励患者多饮水，2 ~ 3L/d，进清淡、易消化饮食。观察患者自主排尿及尿液情况，若有排尿困难，及时处理。

二、膀胱冲洗的护理要点

1. 严格执行无菌操作。

2. 冲洗液的温度保持与室温相同。

3. 冲洗液平面距床面约 60cm；冲洗速度根据流出液的颜色进行调节或遵医嘱，一般为 80 ~ 100 滴/分。

4. 密切观察冲洗速度，引流液的颜色、性质和量，确保冲洗速度与引流速度一致。

5. 冲洗过程中，如出现引流不畅或阻塞、冲洗液流出减慢或停止，应立即关闭冲洗液，及时通知医生并处理。

6. 引流液到引流袋容量的 2/3 时应及时倾倒，防止反流。

三、膀胱造瘘口的护理要点

1. 造瘘口乳头的保护

造瘘口处良好的乳头有助于尿液收集，避免尿液渗漏，也有助于减轻瘘口周围皮炎，因此要妥善给予保护。如集尿罩固定位置不当挤压乳头，可造成乳头偏斜及回缩；且与集尿罩的摩擦是造成乳头糜烂及出血的原因之一。因此，集尿罩放置位置要适中，妥善固定而不移位，使乳头居中而不受压、不被摩擦。

2. 瘘口周围皮炎的防治

长期尿液浸渍，瘘口周围皮肤容易形成皮炎。瘘口周围皮肤外敷氧化锌软膏对皮肤有保护作用。每天去除集尿罩 1 次，造瘘口处暴露，使瘘口周围皮肤干燥，同时用白炽灯照射 20 分钟，有利于预防和治疗皮炎，也有助于乳头糜烂的防治。

3. 瘘口定期扩张

由于尿液长期刺激造成的慢性炎症可导致瘘口狭窄，还可导致尿路感染及肾功能损害。因此，需每 1 ~ 3 个月定期行瘘口扩张，可用小手指带消毒指套插入瘘口并通过腹壁全层。开始应由医护人员操作，以后逐步由患者自行扩张。

四、皮肤造口的护理要点

1. 确保造口袋粘贴牢固，预防反流引起感染。

2. 更换造口产品最好选择在清晨未进食、水前，以避免更换过程中尿液频繁流出影响底盘的粘贴及稳固性。

3. 粘贴造口底盘前一定要确保造口周围的皮肤已经擦干。

4. 造口袋中排物超过 1/3 ~ 1/2 满时，应及时倾倒。

5. 指导患者均衡饮食，多饮水（1500 ~ 2000mL/d），预防泌尿系感染。

五、肾造瘘管的护理要点

1. 造瘘管要妥善固定，避免扭曲，防止脱落。

2. 限制活动，引流袋应低于肾造瘘口的位置，以免倒流引起逆行感染。

3. 观察引流液颜色、量，并保持通畅；定期挤捏引流管以防小血块堵塞，影响病情的观察。

4. 肾造瘘口周围敷料保持清洁干燥，如有浸湿应及时更换，预防感染。

六、膀胱造瘘管的护理要点

1. 为防止尿碱沉积，阻塞造瘘管，应每日用生理盐水 50～100mL 自造瘘口注入膀胱，行膀胱冲洗；如有阻塞，可用无菌注射器抽吸生理盐水快速冲洗和抽吸。

2. 造瘘管不宜持续放尿，持续放尿可使膀胱逼尿肌失用性萎缩，最终引起膀胱痉挛。一般 2～3 小时放尿 1 次，以维持膀胱的自律功能。

3. 每日用碘酊棉球消毒造瘘口皮肤，清除分泌物，覆盖无菌敷料。若有尿液外渗的情况，可使用防漏膏。

4. 为防止尿碱沉积堵塞造瘘管，一般是每月更换 1 次蘑菇头尿管和气囊尿管，如有阻塞随时更换；尿袋每周更换 2 次。

5. 指导患者多饮水，每日 2000mL 左右，可起到自身冲洗膀胱作用，避免膀胱内感染和小结石形成。多吃清淡、易消化食物，保持大便通畅，避免用力排便，腹压过高可引起伤口渗血和瘘管脱落。

6. 引流袋的位置应低于造瘘口 10cm 以下，以防止尿液回流而引起逆行感染。可下床活动者，应将引流袋固定于腰带上。

七、应用腔镜的护理要点

（一）膀胱镜术前后护理要点

1. 术前护理

（1）嘱患者排空小便，以便准确的测定膀胱残余尿量。

（2）耐心与患者进行交谈，消除患者的恐惧心理，取得患者的主动配合。

2. 术后护理

（1）嘱患者注意休息，尽量多饮水。

（2）观察患者尿液的颜色、量、性质。有的患者术后会出现肉眼血尿，一般在可 2 天内消失。

（3）并发症处理

1）出血：一般会出现轻微血尿，为术中损伤黏膜所致，可鼓励患者多饮水，1～3 天即会消失。

2）感染：术后可能发生尿路感染、发热及腰痛，遵医嘱应用抗生素控制。

3）其他：腹痛、腹胀、大便出血、排尿不畅等，遵医嘱对症处理。

（4）心理护理：及时向患者反馈检查结果，讲解疾病知识。给予患者鼓励和支持，减轻患者的心理负担。

（二）输尿管镜术前后护理要点

1. 术前护理

（1）向患者及家属讲解手术方法、操作的安全性，消除患者的紧张情绪，鼓励其积极配合。

（2）常规辅助检查，皮试，术前 8 小时禁食、4~6 小时禁饮。术前需要拍摄结石定位片患者，连同 X 线平片一起送入手术室。

2. 术后护理

（1）严密监测患者生命体征变化。

（2）腰麻术后去枕平卧 6 小时；全麻患者清醒后可取自主体位。8 小时后嘱其多饮水，保持尿量在 2000mL 左右，预防感染发生。

（3）保持导尿管通畅，妥善固定，引流袋应低于尿道口位置。观察尿液色、质、量。术后 1~2 天内有血尿是正常现象，2~3 天后血尿可自行消失。若有小血块，应定期挤捏或用生理盐水冲洗尿管。尿道口护理，每日 2 次。

（三）腹腔镜术前后护理要点

1. 术前护理

（1）向患者及家属讲解手术方法、操作的安全性，消除患者的紧张情绪，鼓励其积极配合。

（2）感染性病变，术前遵医嘱使用抗菌药物。

（3）胃肠道准备：术前 2 天禁食豆类、牛奶等易产气食物；术前晚及术晨灌肠；腹腔镜膀胱全切术及前列腺摘除术术前给予清洁灌肠。

（4）腹腔镜肾上腺切除术术前监测血压的变化，遵医嘱使用术前针。

2. 术后护理

（1）严密观察生命体征变化。遵医嘱低流量吸氧，每 30 分钟测血压、脉搏、呼吸、血氧饱和度 1 次，生命体征平稳后改为每 2 小时监测血压 1 次，并做好记录。

（2）保持呼吸道通畅，防止误吸导致吸入性肺炎。术后麻醉未清醒时取平卧位，头偏向一侧，暂禁饮食。患者呕吐时，要及时清理口鼻腔内容物，遵医嘱使用止吐药。麻醉清醒血压平稳后取半坐卧位，术后指导患者做深呼吸及有效咳痰。

（3）引流管护理

1）腹膜后负压（耻骨后负压）：应做好标记，妥善固定，防止扭曲、折叠，保持引流通畅。密切观察引流液的颜色、性质及量，做好记录。引流量≤15mL 时可以拔出，一般在术后 3 天。

2）膀胱造瘘管、导尿管：做好标记，妥善固定，防止扭曲、折叠，适当多饮水，保持引流通畅。密切观察尿液的颜色、性质及量，并做好记录。

3）膀胱冲洗：保持引流通畅，根据尿液颜色调整冲洗速度，并做好记录。冲洗液的温度适宜，防止发生膀胱痉挛。

八、体外震波碎石术前后护理要点

1. 术前护理

（1）消除患者的紧张心理。

（2）肠道准备：对于密度较低，尤其是输尿管中、下段的结石，治疗前 1 日口服缓泻剂以减少肠内积气和粪便。

（3）合并尿路感染或有感染性结石者，术前一天应用抗生素。

（4）治疗前一天宜洗澡清除皮肤表面的油脂，以利于冲击波进入，减少损耗。

2. 术后护理

（1）观察患者的一般状况、生命体征、腹痛、腹胀、排尿等情况。血尿较轻、色淡红者，不需要特殊治疗，嘱患者适当多饮水。术后排淡红色血尿 1～2 次为正常表现，但肉眼血尿不能超过 2 天；如血尿颜色过深或持续 2 天以上者，应立即报告医生。

（2）鼓励患者多饮水，每天 3000mL 以上，促进细小结石排出。教会患者每次将尿液收集在容器中，以便观察尿中有无结石排出。

（3）鼓励患者适当加强活动，促进结石排出。

九、急性肾衰竭急救配合要点

1. 指导患者严格卧床休息，预防压疮、口腔炎、尿路感染和肺部感染。

2. 观察有无肺水肿的临床表现，必要时协助患者取半卧位。

3. 遵医嘱给予吸氧及心电监护等。

4. 遵医嘱纠正水、电解质紊乱，保持酸碱平衡。

5. 严格记录 24 小时尿量，提供补液依据。

6. 遵医嘱给予高糖、高维生素、高热量、优质蛋白饮食。

第三节 专科技术

一、导尿术

1. 导尿操作中应严格执行无菌原则，避免引起感染。

2. 操作时，注意动作轻柔，插管遇到阻力时，分析原因，切不可盲目、粗暴插入，以免造成尿道损伤。

3. 尿管插入的深度应根据尿道长度确定，同时考虑个体差异。见尿后再进1～2cm，使尿管头部的气囊部分全部进入膀胱，防止气囊部分留在尿道外口，造成尿道受压、缺血、坏死。

4. 女性尿道短，一般3～5cm长，富于扩张性。尿道口在阴蒂下方，呈矢状裂。老年妇女由于会阴部肌肉松弛，尿道口回缩，导尿时应正确辨认。

5. 成人男性尿道全长为18～20cm，有两个弯曲，即活动的耻骨前弯和固定的耻骨下弯；三个狭窄部，即尿道内口、膜部和尿道外口。导尿时，须掌握这些解剖特点，以便导尿管顺利插入。

6. 为尿潴留患者导尿时，需缓慢排空膀胱，第一次排尿量不能超过1000mL。

7. 留置导尿期间，定期更换尿管及尿袋，做好尿道口护理，防止尿路感染。保持尿管通畅，观察引流尿液的量、颜色、性状、透明度、气味等。

二、膀胱冲洗

1. 操作时严格执行无菌操作。

2. 冲洗液的温度保持与室温相同。

3. 冲洗液平面距床面约60cm，冲洗速度一般为80～100滴/分。

4. 观察冲洗速度，引流液的颜色、性质和量，保持冲洗速度与引流速度一致。

5. 冲洗过程中，如出现引流不畅、阻塞，冲洗液流出减慢或停止，应立即关闭冲洗液，并报告医生。引流液至引流袋2/3满时应及时倾倒，防止反流。

三、更换尿袋

1. 必须遵循无菌原则，防止尿袋开放时活塞接触未灭菌的容器。

2. 放置尿袋时应低于膀胱水平，避免导尿管扭曲、阻塞等情况发生。

3. 按要求定期更换尿袋。

四、更换造口袋

1. 泌尿系造口患者睡觉时需要连接床边尿袋，防止尿液过满而反流引起感染，同时可保证造口袋粘贴的牢固性。

2. 更换造口产品最好选择在清晨未进食、水之前，避免更换过程中尿液频繁流出影响底盘的粘贴及稳固性。

3. 粘贴造口底盘前一定要确保造口周围的皮肤已经擦干。

4. 造口袋中排泄物超过容量的 1/3 ~ 1/2 时，应及时倾倒。

五、穴位敷贴

1. 评估敷贴部位的皮肤情况；女性患者妊娠期禁用。

2. 充分暴露敷贴部位，同时注意保暖并保护隐私。

3. 膏药的摊制厚薄要均匀，一般以 0.2 ~ 0.3cm 为宜，并保持一定的湿度。

4. 观察局部及全身情况，若出现红疹、瘙痒、水疱等过敏现象，应停止使用，立即报告医生，遵医嘱予以处理。

5. 敷贴期间，应避免食用寒凉、过咸的食物，忌食海味、辛辣及牛羊肉等，忌烟酒。

6. 操作完毕后，记录敷贴的穴位、时间及患者感受等。

六、中药湿热敷

1. 评估患者湿热敷部位的皮肤；药物/皮肤过敏者慎用；疮疡脓肿迅速扩散者不宜湿热敷。

2. 暴露湿热敷部位，注意保暖并保护隐私。

3. 用 5 ~ 6 层纱布浸透药液，干湿度适中，以不滴水为宜。注意药液温度，一般以 38 ~ 41℃ 为宜，防止烫伤。

4. 操作中观察局部皮肤反应，如出现苍白、红斑、水疱、痒痛或破溃等症状时，立即停止治疗，报告医生，并遵医嘱对症处理。

5. 如有特殊专科用药，遵医嘱给予相应护理。

6. 注意消毒隔离，避免交叉感染。

7. 操作完毕，记录湿热敷部位、时间、温度及患者感受等。

第四节 专科用药

一、常用西药

（一）抗感染药物

应用抗生素的基本原则：对致病菌敏感、肾脏及尿液中浓度高。

1. 常规使用之前做皮肤试验；对青霉素及头孢菌素过敏者禁用。

2. 注意患者有无过敏反应的发生，一旦发现应立刻停药；如发生过敏性休克，应立即抢救。注意观察有无迟发性过敏反应，以皮疹最为多见。

3. 口服抗菌药物尽量在餐后用药，避免胃肠道反应；静脉注射宜现用现配。

4. 嘱患者用药期间及用药后 3 天均不能饮酒，可能会出现面部潮红、头痛、眩晕、呼吸困难、恶心呕吐、血压下降等不良反应。

（二）解痉止痛药物

1. 阿托品

适应证：适用于缓解内脏绞痛，包括胃肠痉挛引起的疼痛、肾绞痛、胆绞痛、胃及十二指肠溃疡；也可用于窦性心动过缓、房室传导阻滞。

用法用量：肌内注射、静脉注射或皮下注射，$0.3 \sim 0.5$mg/d。

注意事项：①不宜用于支气管哮喘患者。②孕妇静脉注射阿托品可使胎儿心动过速。③本品可分泌入乳汁，并有抑制泌乳作用。④婴幼儿对本品的毒性反应极为敏感，特别是痉挛性麻痹与脑损伤的小儿反应更强。⑤环境温度较高时，因闭汗有体温急骤升高的危险，应用时要严密观察。

2. 山莨菪碱

适应证：用于胃肠道、胆管、胰管、输尿管痉挛引起的绞痛。

用法用量：口服，一次 $5 \sim 10$mg，一日 3 次；肌内注射，一次 $5 \sim 10$mg。

注意事项：①配伍禁忌：不宜与地西泮在同一注射器中应用。②治疗感染性休克时，在应用山莨菪碱的同时，其他治疗措施（如与抗菌药物合用）也不能减少。③若口干明显时，可口含酸梅或维生素 C，症状即可缓解。静脉滴注过程中，若排尿困难，可肌内注射新斯的明 $0.5 \sim 1$mg 或氢溴酸加兰他敏 $2.5 \sim 5$mg。④用量过大时可出现阿托品样中毒症状，可用新斯的明或氢溴酸加兰他敏解除症状。⑤滴注过程中若出现排尿困难，可肌内注射新斯的明 $0.5 \sim 1$mg 或氢溴酸加兰他敏 $2.5 \sim 5$mg。⑥严重肺功能不全者慎用。

（三）急救药物（盐酸肾上腺素）

适应证：①严重的呼吸困难。②过敏性休克。③延长浸润麻醉用药的作用时间。④各种原因引起的心脏骤停。⑤进行心肺复苏的主要抢救用药。

用法用量：皮下注射或肌内注射，成人一次 0.5 ~ 1.0mg。

注意事项：①静脉注射，应当稀释后缓慢静脉注射。②高血压、脑动脉硬化、缺血性心脏病、甲状腺功能亢进和糖尿病患者禁用。③与硝酸酯类药物联用，该品之作用抵消。

二、常用口服中成药

1. 癃闭舒胶囊

用法用量：口服，一次 3 粒，一日 2 次。

注意事项：①忌食生冷、油腻食物。②儿童、年老体弱者应在医生指导下服用。③感冒时不宜服用。④高血压、心脏病、肝病、糖尿病、肾病等慢性病严重者在医生指导下服用。⑤服药 7 天症状无缓解，应去医院就诊。⑥对本品过敏者禁用，过敏体质者慎用。⑦本品性状发生改变时禁止使用。⑧儿童必须在成人监护下使用。⑨请将本品放在儿童不能接触的地方。⑩如正在使用其他药品，使用本品前请咨询医生或药师。

2. 尿石通丸

用法用量：口服，一次 4g，一日 2 次，一个半月为一疗程。

注意事项：①本品应在医生指导下使用，尤其是尿路狭窄、结石合并感染或鹿角状结石者。②服药期间可适当饮水，以利排石。

3. 前列康胶囊

用法用量：含服，一次 4 ~ 6 粒，一日 3 次。

注意事项：①忌辛辣、生冷、油腻食物。②感冒发热患者不宜服用。③本品宜饭前服用。④高血压、心脏病、肝病、糖尿病、肾病等慢性病患者应在医生指导下服用。⑤服药 2 周症状无缓解，应去医院就诊。⑥儿童、孕妇应在医生指导下服用。⑦本品性状发生改变时禁止使用，对本品过敏者禁用，过敏体质者慎用。⑧请将本品放在儿童不能接触的地方。⑨儿童必须在成人监护下使用。

三、常用中药注射剂

喜炎平注射液

（1）本品严禁与其他药物在同一容器内混合使用。如需联合使用其他静脉用药，在换药时建议冲洗输液管，以免药物相互作用产生不良反应。

（2）有药物过敏史者慎用。给药前应先询问患者是否为过敏体质，是否有药物过敏史，针对这类用药患者应特别加强观察，以便出现药品不良反应时及时进行处理。

（3）药物性状改变时禁用。

（4）严格控制输液速度，儿童以 30~40 滴/分为宜，成人以 30~60 滴/分为宜。滴速过快可能导致头晕、胸闷、局部疼痛。

（5）输液时药液应为室温，一般在 20~30℃为宜。

（6）老人、婴儿等特殊人群应慎重使用，初次使用的患者应加强监测。

（7）加强用药监护。用药过程中，应密切观察患者的用药反应，特别是开始30分钟，如发现异常，应立即停药，并采取积极救治措施，救治患者。

第五节　专科检验

一、血常规

正常值：白细胞（3.5~9.5）×10^9/L；红细胞（4.5~5.5）×10^{12}/L；血红蛋白120~165g/L；血小板（100~300）×10^9/L。

临床意义：①白细胞计数是鉴别诊断是否感染的重要指标，升高见于泌尿系感染的患者。②红细胞计数、血红蛋白值是鉴别是否贫血或失血量的重要指标，降低见于泌尿系肿瘤慢性失血患者。③血小板是反应人体凝血功能的重要指标。

二、血生化

1. 血清肌酐

正常值：1~2mg/dL（88~177μgol/L）。

临床意义：超过2mg/dL表示肾功能不全。血清肌酐愈高，肾功能愈差，二者成正比例关系。一般在 GFR <50mL/min 后 Scr 才上升，因而其早期诊断的敏感性差，且浓度受年龄、肌肉量、蛋白质摄入量和药物等的影响。

2. 血清尿素氮

正常值：9~20mg/dL（3.2~7.0mmol/L）。

临床意义：血尿素氮大于25mg/dL（8.75mmol/L）时称为氮质血症。临床上当血尿素氮大于80mg/dL时，会出现尿毒症的各种临床症状。

三、尿常规

1. 红细胞

正常人尿中每高倍视野一般不超过 0～3 个红细胞。若红细胞高于 3 个/高倍视野，或尿沉渣计数（Addis 计数）12 小时内红细胞超过 50 万个，为镜下血尿。出血量高于 1mL/L 时，可出现肉眼血尿。红细胞增多常见于泌尿系肿瘤、泌尿系结石、肾小球肾炎、肾盂肾炎、肾结核和出血性疾病等。

2. 白细胞

正常人尿液每高倍视野一般为 0～3 个。超过 5 个/高倍视野为异常。当尿路感染时白细胞可大量增多，成堆出现，又称脓细胞。

3. 上皮细胞

正常尿液中可有少量的鳞状上皮细胞和移行上皮细胞。当有明显的上皮细胞增多时，表示有病理改变。

四、前列腺液常规

正常值：正常前列腺液稀薄呈淡乳白色，量为 0.5～2.0mL，呈酸性。

临床意义：正常前列腺液内红细胞、白细胞数一般每高倍视野不超过 5 个，而且是分散的。如每高倍视野有 10 个以上或成堆的白细胞，表示前列腺有炎症。红细胞常在有精囊炎时出现。脱落细胞可用于诊断前列腺肿瘤。

第六节　健康指导

一、排石操

1. 预备式

患者两脚并拢，双手叉腰，脚尖跷起，尽量抬起脚后跟，人体重心后移，向下跺脚，以产生较强的震动，脚步逐渐加重。

2. 壮命门

原地踏步，双手半握拳，前后摆臂，同时叩击命门穴（第 2 腰椎棘突下），震动及击打以能耐受为度。命门穴属督脉，可强肾、壮阳、健身。

3. 叩中段

走跳跃步，双手半握拳，分别叩击左右输尿管中段（神阙穴左右各旁开 15cm 处，属足少阴肾经），可加强振动，促进结石排出。

4. 振肾俞

走左右交替单腿跳跃步，双手半握拳，锤击双侧肾俞穴（第 2 腰椎棘突下，命门穴左右各旁开 1.5 寸处），可止痛、利尿、排石。

5. 推下段

走一、二、三、四跳跃步，双手五指并拢，拍打左右输尿管下段及气海穴（腹正中线脐下 1.5 寸处，分别属足少阴肾经、任脉穴），可加强利尿、振动结石。

6. 任督交会

走十字步，双手半握拳，前后交替锤击任脉的关元穴（腹正中线脐下 10cm 处）和督脉的腰阳关穴（第 4 腰椎棘突下），可调整阴阳，使气血流通、内分泌平衡。

7. 左右跳

左右腿交替跳跃，利用重力下行的原理，便于左右侧结石的排出。

8. 内调整

揉压双耳部内分泌、肾上腺穴，可调整体内阴阳平衡，使气血流畅。

9. 抚耳疏经络

双手揉搓两个耳郭，刺激耳郭上穴位，使全身经络疏通。

10. 外调整

胸前属阴经，由上而下拍打，可排浊气；两侧属少阳经，上下拍打，和解少阳；后脊背属阳经，由下而上拍打，升阳气，充精气。通过拍打经穴，使全身气血流畅，减少疼痛，增强抵抗力，延年益寿。

二、体位排石法

1. 体位排石——肾上盏结石

两足稍分开，足尖向前，双手叉腰，身体向健侧摆动（利用腹腔内脏器的活动，增加负压，挤压肾区），并且叩击三焦俞穴（位于腰部，第 1 腰椎棘突下，旁开 1.5 寸）；再以同样的方法做对侧运动。

2. 体位排石——肾中盏结石

取健侧卧位，以手握拳，自外向内拍打腰背部，并叩击三焦俞穴（位于腰部，第 1 腰椎棘突下，旁开 1.5 寸）以不感到疼痛为宜。

3. 体位排石——肾下盏结石

取俯卧位，臀部抬高，手半握拳，背部自下而上拍打，并且叩击三焦俞穴（位于腰部，第 1 腰椎棘突下，旁开 1.5 寸）。取健侧卧位，双下肢屈膝并拢，臀部垫枕抬起，左手半握拳，在背部自下而上叩击，并且叩击三焦俞穴。

第十五章　胸外科

第一节　常见疾病

一、气胸

因外伤或发病前有提重物、屏气、剧咳、用力过度等诱因所致。病位在肺。以胸闷、胸痛和气促等为主要临床表现。

（一）辨证分型与治法

1. 肺脾气虚证

临床表现：咳声低弱，咳痰稀薄，喘促短气，自汗畏风，气少倦怠，食后脘胀，便溏，舌质胖，边有齿痕，苔薄白或薄白腻。

治法：开郁化痰，润燥降气。

2. 肺肾两虚证

临床表现：咳嗽声低无力，呼多吸少，动则尤甚，吐痰清稀，声低，自汗神疲，气短而喘，食少，腹胀，便溏，小便清长，腰膝酸软，舌淡，苔白滑。

治法：补肺益肾。

（二）中医护理方案

1. 常见症状/证候施护

（1）喘息气短

1）密切观察生命体征变化，遵医嘱给予吸氧。

2）观察喘息气短的程度及伴随症状，取适宜体位，如高枕卧位、半卧位，以利患者休息。鼓励患者缓慢深呼吸，以减轻呼吸困难。观察喘息气短的持续时间及有无短期内突然加重的征象，评估缺氧的程度。观察甲床、口唇有无发绀等。

3）保持病室安静、空气新鲜、温湿度适宜，避免灰尘、刺激性气味。

4）与患者有效沟通，帮助其保持情绪稳定，消除紧张、焦虑等不良情绪。

5）教会患者进行缓慢的腹式呼吸及缩唇呼吸，避免剧烈咳嗽引起气胸加剧。

胸腔闭式引流术后可进行有效咳嗽等促进肺扩张。

6）遵医嘱协助做胸腔闭式引流，并观察患者症状、生命体征变化。

7）指导患者进高热量、高营养及富含蛋白质的食物。

8）遵医嘱耳穴贴压，取交感、心、肺等穴。

9）遵医嘱穴位按摩，取列缺、内关、气海等穴。

10）遵医嘱艾灸，取大椎、肺俞、命门等穴。

（2）疼痛

1）评估疼痛的部位、性质、程度、持续时间及伴随症状。

2）协助患者取舒适体位。指导患者采用转移注意力或松弛疗法，如缓慢呼吸、全身肌肉放松、听舒缓音乐等，以减轻患者对疼痛的敏感性。

3）保持环境安静、光线柔和、色调淡雅，避免噪音及不必要的人员走动。

4）置胸管后进行有效咳嗽，必要时用手按住胸管处，以减轻胸痛。

2. 健康指导

（1）生活起居

1）患者卧床休息，胸闷喘息取半卧位。病情缓解或轻症患者可适当活动，逐渐增加活动量，但不宜过劳。

2）向患者讲解腹式呼吸和有效咳嗽、咳痰等的意义并给予指导。

3）后期指导患者下床训练，如扩胸运动、步行有氧训练等。

（2）情志调理：本病多为急性发作，患者多有恐惧心理，应积极予心理调节，指导患者进行自我排解，树立战胜疾病的信心，积极配合治疗和护理。

三、噎膈（食道癌）

因痰气交阻或痰瘀阻滞，胃失和降所致。病位在食道和胃，涉及肝、脾、肾。以饮食哽噎难下，或食入即吐为主要临床表现。

（一）辨证分型与治法

1. 痰气阻膈证

临床表现：吞咽哽噎，胸膈痞满，泛吐痰涎，病情可随情绪变化而增减，苔薄腻。

治法：开郁化痰，润燥降气。

2. 瘀血阻膈证

临床表现：饮食难下，食入即吐，吐出物如赤豆汁，胸膈疼痛，肌肤枯燥，形体消瘦；尚可见面色暗黑，大便坚如羊屎，或便血，舌质紫暗，或舌红少津。

治法：理气散结，活血化瘀。

3. 阴虚热结证

临床表现：食入格拒不下，入而复出，形体消瘦，口干咽燥，大便干结，五心烦热，舌质干红少津。

治法：滋养津液，泄热散结。

4. 气虚阳微证

临床表现：水饮不下，泛吐多量黏液白沫，形瘦神衰，畏寒肢冷，面浮足肿，舌质淡紫，苔白滑。

治法：益气养血，健脾补肾。

（二）中医护理方案

1. 常见症状/证候施护

（1）吞咽困难

1）观察吞咽困难的部位、程度及伴随症状。

2）遵医嘱留置胃管或中药保留灌肠。

3）遵医嘱穴位按摩，取足三里、脾俞、内关等穴。

4）遵医嘱耳穴贴压，取神门、脾、胃、交感、皮质下等穴。

5）遵医嘱艾灸，取神阙、关元、足三里等穴。

（2）疼痛

1）评估疼痛的部位、性质、程度、持续时间及伴随症状。

2）如出现疼痛剧烈、痛处拒按、冷汗淋漓、四肢不温、呕吐不止等症状，立即报告医生，并协助处理。

3）协助患者取舒适体位。指导患者采用转移注意力或松弛疗法，如缓慢呼吸、全身肌肉放松、听舒缓音乐等，以减轻患者对疼痛的敏感性。

4）遵医嘱中药外敷，取阿是穴。

5）遵医嘱耳穴贴压，取脾、胃、交感、神门等穴。

（3）腹胀

1）观察腹胀的部位、性质、程度、时间、诱发因素、排便、排气情况及伴随症状。

2）患者宜多卧床休息，取半坐卧位。鼓励患者饭后运动，保持大便通畅。

3）遵医嘱给予肛管排气，观察排便、排气情况。

4）遵医嘱艾灸，取中脘、天枢等穴。

5）遵医嘱中药外敷，取神阙穴。

（4）水肿

1）观察水肿的部位、范围、程度、发展速度、与体位及活动的关系，患者的心理状况及伴随症状。

2）轻度水肿者限制活动，严重水肿者取适宜体位卧床休息。

3）遵医嘱限制钠盐及水的摄入；根据病情适当摄入蛋白质。

4）观察皮肤的完整性，及时做好皮肤护理。

5）遵医嘱艾灸，取三阴交、足三里等穴。

2. 中医特色治疗护理

（1）内服中药：①中药汤剂宜浓煎后服下。②丸剂、片剂应研碎后用温水送服。

（2）注射给药：中药注射剂应单独输注，须使用一次性精密输液器；与西药注射剂合用时，建议用生理盐水间隔，注意观察有无不良反应。

3. 健康指导

（1）生活起居

1）保持心情舒畅，生活起居规律，劳逸结合，注意保暖，避免外邪入侵。

2）可适当参加户外活动，建立健康的生活方式。

3）术后反流严重者，睡眠时最好取半卧位，并服用减少胃酸分泌的药物；如出现进行性吞咽困难，应及时就医检查。

（2）饮食指导：宜食高热量、高蛋白、高维生素、清淡、易消化的食物，避免进食过热、粗糙或酸性食物，以减少局部刺激。

1）痰气阻膈证：宜食开郁化痰、润燥降气的食品，如百合、梨、蜂蜜、赤小豆、蚕豆、鸡肉、芹菜、莴笋、生菜、鲤鱼、鲫鱼。少食助湿生痰类食物，如虾蟹、橘子、冷冻饮料等。

2）瘀血阻膈证：宜食活血化瘀的食品，如山楂、桃仁、醋、黑木耳、金橘等。少食肥肉等滋腻之品。食疗方用陈皮桃仁粥。

3）阴虚热结证：宜食滋养阴津的食品，如梨、百合、小米、葡萄、芝麻、红枣、莲子、甘蔗、山楂、白木耳、瘦肉等。忌食生冷、坚硬的食物或粗纤维食物。食疗方用皮蛋廋肉粥、梨汁饮等。

4）气虚阳微证：宜食益气养血、健脾补肾的食品，如糯米、山药、乳鸽、木瓜。食疗方用糯米山药粥、炖乳鸽。

（3）情志调理

1）应注意与患者建立良好的护患关系，多与患者交谈以深入了解其内心活动和感受，给予适当的心理辅导，减轻患者的恐惧心理，使其积极配合治疗及护理。

2）指导患者采用转移注意力的方法或松弛疗法，如缓慢呼吸、全身肌肉放松、听舒缓音乐等，以减轻患者对疼痛的敏感性。

3）重视与家属的沟通，共同关心患者。

第二节 专科知识

一、专科检查（治疗）护理要点

（一）支气管镜检查

1. 术前护理

（1）向患者和家属做好相关解释工作，消除思想顾虑，取得合作。

（2）术前 4 小时禁食、禁水。

（3）询问有无药物过敏史，遵医嘱进行药物试验。

（4）术前清洁口腔，取下义齿。

2. 术后护理

（1）嘱患者术后 2 小时内禁食。观察患者进食有无吞咽困难、呛咳等，当天进食软食，以减轻咽部不适。

（2）观察患者呼吸、咳嗽和吞咽变化。观察患者咳痰情况，如出现咯血，及时通知医生。

（3）标本及时送检。

（二）肺癌根治手术

1. 术前护理

（1）向患者和家属做好相关解释工作，消除思想顾虑，取得合作。

（2）观察患者的生命体征。观察患者有无咳嗽、咳痰，有无痰中带血，有无不适主诉。了解患者术前检查及各生化指标有无落实。

（3）术前嘱患者练习床上大小便、床上翻身。

（4）术前给予高蛋白、高热量、富含维生素的饮食。

（5）术前 8 小时禁食、禁水。有需要者遵医嘱灌肠。

（6）术前 1 天应用洗必泰沐浴、理发、剃须、修剪指甲。术日晨根据手术部位做皮肤准备：术侧的前胸正中线至后脊柱线，包括腋下；上从锁骨水平线至剑突下或遵医嘱。

（7）呼吸道准备

1）戒烟：指导并劝告患者停止吸烟（最好戒烟2周以上）。

2）保持呼吸道通畅：指导患者进行有效咳嗽，清理痰液。若痰液黏稠不易咳出，可行雾化吸入，必要时可遵医嘱予药物治疗。

3）呼吸肌功能锻炼：指导患者练习深呼吸、腹式呼吸及缩唇呼吸。

（8）落实导管安全告知，填写各类置管患者告知书。

（9）正确填写手术患者交接核查表，责任护士护送患者与手术室护士交接。

2. 术后护理

（1）接受麻醉医师与手术室护士交班，了解手术中情况、麻醉苏醒情况、手术的方式及术后注意点，正确填写手术患者交接核查表。

（2）体位

1）全麻术后未清醒的患者给予平卧位，头偏向一侧。

2）清醒后给予半卧位，注意保暖，防止意外损伤。患者若有烦躁不安的情况，应使用约束带或护栏保护，防止坠床。

3）肺部分切除者，宜采用健侧卧位，以促进患侧肺组织扩张。

4）全肺切除者，应避免过度侧卧，可采用1/4侧卧位，以预防纵隔移位和压迫健侧肺而导致呼吸循环功能障碍。

（3）病情观察及处理

1）密切观察生命体征的变化，做好监护记录。

2）观察切口有无渗血、渗液；如切口敷料外观潮湿，应及时通知医生换药。

3）观察切口周围有无皮下气肿，有无呼吸困难，有无支气管胸膜瘘、肺栓塞等。

4）全肺切除术患者需密切观察有无呼吸困难、气管是否居中，如发现患侧胸廓饱满、呼吸困难、气管偏向健侧，需立即通知医生。

（4）导管护理

1）妥善固定各导管，正确连接各种输液管、引流导管及氧气管，保持各导管通畅，注意观察引流液的色、质、量，并正确记录。

2）胸腔闭式引流患者，按胸腔闭式引流管护理常规护理。

（5）呼吸道管理

1）持续低流量吸氧3L/min。

2）定时坐起拍背，鼓励患者做深呼吸，鼓励其进行有效咳嗽。痰液黏稠不易咳出者可予雾化吸入，必要时可行鼻腔内吸痰或支气管镜吸痰以使呼吸道分泌物及时排出，促进肺扩张。

3）可采用穴位敷贴，取太渊、天突穴。

（6）维持液体平衡：严格掌握输液的量和速度，防止肺水肿。全肺切除患者术后应控制钠盐摄入，24 小时补液量应小于 2000mL，速度应小于 40 滴/分。

（7）饮食护理：遵医嘱予相应的饮食。早期宜清淡、易消化食物，后逐渐增加高蛋白、高热量、维生素丰富的饮食，增加营养摄入；同时应注意多进食粗纤维食物，保持大便通畅。恶心呕吐者可选用耳穴贴压，如神门、胃、交感等穴。

（8）疼痛护理：正确评估者疼痛情况；使用镇痛泵患者，注意检查导管是否通畅，评估镇痛效果；如疼痛剧烈者，遵医嘱使用镇痛药物。

（9）活动

1）鼓励患者早期进行床上活动，做术侧肩关节及手臂的抬举运动。

2）一般术后第 1 天进行床上运动；术后第 2 天可在他人搀扶下做适当床旁运动；术后第 3 天起逐渐增加活动度。

3）活动能力应当根据患者个体情况，循序渐进；年老体弱者应适当推后活动进度。

4）全肺切除者，术后第 1~3 天应绝对卧床；术后 3~4 天，可协助患者进行臀部、躯干和四肢的轻度活动及肩臂的主动运动；1 周后或拔除胸腔闭式引流管后开始室内床边活动。首次下床活动时间应控制在 5 分钟内，并需要有护士陪同。注意观察患者的呼吸及自觉症状。

（二）食道癌根治手术

1. 术前护理

（1）向患者和家属做好相关解释工作，消除思想顾虑，取得合作。

（2）了解患者的生命体征，观察有无吞咽困难，评估营养状况。了解患者术前检查及各生化指标有无落实。

（3）饮食护理

1）对于能口服者：术前给予高蛋白、高热量、富含维生素的流质或半流质饮食。观察进食反应。

2）对于仅能进食流质或长期不能进食且营养状况较差的患者，应遵医嘱给予补充液体或提供肠内、肠外营养。

3）术前嘱患者练习床上大小便、床上翻身。术前 1 天应用洗必泰沐浴、理发、剃须、修剪指甲。术日晨根据手术部位做皮肤准备。

（4）呼吸道准备

1）戒烟：指导并劝告患者停止吸烟（最好戒烟 2 周以上）。

2）保持呼吸道通畅：指导患者进行有效咳嗽，清理痰液。若痰液黏稠不易咳出，可行雾化吸入，必要时可遵医嘱予药物治疗。

3）呼吸肌功能锻炼：指导患者练习深呼吸、腹式呼吸及缩唇呼吸。

（5）消化道准备

1）加强口腔护理，减少术后并发症；对于有明显食管狭窄和炎症的患者，术前口服肠道抗生素，减轻炎症和水肿。

2）术前 1 天进食少渣流质饮食；术前禁食、禁水 8 小时；遵医嘱予灌肠；遵医嘱口服庆大霉素。

3）结肠代食管手术准备：术前 3 天进少渣饮食；术前 1 天进流质饮食；术前晚 8 时后禁食，并行清洁灌肠。

（6）落实导管安全告知，填写各类置管患者告知书。

（7）正确填写手术患者交接核查表，责任护士护送患者与手术室护士交接。

2. 术后护理

（1）接受麻醉医师与手术室护士交班，了解手术中情况、麻醉苏醒情况、手术的方式及术后注意点，正确填写手术患者交接核查表。

（2）体位

1）全麻术后未清醒的患者给予平卧位，头偏向一侧。

2）清醒后给予半卧位，注意保暖，防止意外损伤。患者若有烦躁不安的情况，应使用约束带或护栏保护，防止坠床。

（3）病情观察及处理

1）密切观察生命体征的变化，特别是体温的变化，做好监护记录。

2）观察切口有无渗血、渗液，如切口敷料外观潮湿，应及时通知医生换药。

3）观察切口周围有无皮下气肿、呼吸困难、吻合口瘘、乳糜胸等。

（4）导管护理

1）妥善固定各导管，正确连接各种输液管、引流导管及氧气管，保持各导管通畅，注意观察引流液的色、质、量，并正确记录。

2）胸腔闭式引流患者，按胸腔闭式引流管护理常规护理。应特别注意胸液的质和量。若术后血清样胸腔积液过多或粉红色胸腔积液中伴有脂肪滴，应提醒乳糜胸的可能。

3）胃肠减压的护理：按胃肠减压护理常规。

（5）呼吸道管理

1）持续低流量吸氧 3L/min。

2）定时坐起拍背，鼓励患者做深呼吸，鼓励其进行有效咳嗽。痰液黏稠不易咳出者可予雾化吸入，必要时可行鼻腔内吸痰或支气管镜吸痰以使呼吸道分泌物及时排出，促进肺扩张。

（6）饮食护理

1）禁食期间给予静脉营养支持，保持输液通畅，观察药物反应。

2）食管及贲门术后 5～7 天，根据胃肠功能的恢复情况及术中吻合口张力、血供情况决定进食时间。自少量饮水起，流质、半流质饮食，少量多餐。

3）术后置十二指肠营养管或空肠造瘘的患者，遵医嘱给予肠内营养。

4）恢复进食后给予高蛋白、高维生素、低脂、少渣饮食，并观察进食后有无梗阻、疼痛、呕吐、腹泻等情况，若发生症状应暂停饮食。

5）指导患者少量多餐，避免睡前、躺着进食，进食后务必慢走或端坐半小时，防止反流；裤带不宜系得太紧；进食后避免有低头、弯腰的动作。

6）恶心呕吐者，遵医嘱耳穴贴压，取神门、胃、交感等穴。

（8）活动

1）鼓励患者早期进行床上活动，卧床期间做术侧肩关节及手臂的抬举运动。

2）鼓励患者尽早下床活动，预防静脉血栓形成。

3）根据患者个体情况，循序渐进地活动；年老体弱者应适当推后活动进度。

（三）胸腔穿刺术

1. 观察有无胸痛、憋气等症状，防止发生气胸。

2. 嘱患者静卧至少 2 小时。遵医嘱观察脉搏、血压 4～8 小时，并记录。

3. 注入药物者可嘱患者稍活动，以使药物在胸腔内混匀并观察注入药物的反应，如发热、胸痛等。

4. 记录抽出液体的性质、颜色、量。标本及时送检。

（四）胸腔闭式引流术

胸腔闭式引流的目的是引流胸膜腔内积气、血液和渗液；重建胸膜腔内负压，保持纵隔的正常位置；促进肺复张。

1. 适应证

中量、大量气胸，开放性气胸，张力性气胸，血胸，脓胸，胸腔穿刺术治疗下肺无法复张者，剖胸手术后的引流。

2. 原理

把胸腔内的气体、液体利用负压吸引的原理吸出体外而减轻胸腔压力，减轻液体和气体对心肺组织的压迫。

3. 病情观察及处理

（1）密切观察患者生命体征的变化，做好监护记录。

（2）观察切口有无渗血、渗液，如切口敷料外观潮湿，应及时通知医生换药。

（3）观察切口周围有无皮下气肿、有无呼吸困难等。

4. 导管护理

（1）体位：引流术后如患者血压平稳，应取半卧位，以利引流及呼吸，水封瓶应置于胸部水平下 60~100cm 处。

（2）严格执行无菌操作，水封瓶中需加入 0.9% 氯化钠溶液。需长期安置引流管的患者建议 72 小时更换引流装置。

（3）维持引流装置的密闭性：检查引流管各衔接处是否连接紧密，以免漏气及滑脱。水封瓶内长管必须在液面下 3~4cm。在任何情况下水封瓶及连接管末端不能高于胸壁引流口水平，以防引流液逆流入胸腔。要注意防止引流管从胸壁脱出或与水封瓶分离。床边备两把血管钳，搬动患者时需双重夹闭胸腔引流管。如果引流管不慎从胸壁脱出，要立即用手捏闭伤口处皮肤，并通知医生给予处理。如果引流管与水封瓶分离，要立即用血管钳夹闭通往胸腔的引流管，防止气体进入胸膜腔。

（4）保持引流通畅：妥善固定胸腔闭式引流管，避免胸腔引流管受压或扭曲。观察水封瓶内有无气体、液体继续排出，有无水柱波动，正常情况水柱上下波动 4~6cm。每 30~60 分钟挤压引流管 1 次，防止堵塞。

（5）引流观察：密切观察切口及切口敷料情况，有无渗出，置管处周围皮肤有无皮下气肿，如有异常及时通知医生。观察引流液性状、颜色和量，并做好记录。正常引流液颜色为由深至浅，最后呈血清样。如术后持续引流出新鲜血性液体，引流液量大于 200mL/h，持续 2~3 小时，并伴有心率加快、血压下降，提示活动性出血，需立即通知医护人员。大量胸腔积液患者，首次引流量不得超过 1000mL。

（6）功能锻炼：置管期间，要鼓励患者做有效咳嗽及深呼吸动作，以利于肺复张及排出胸膜腔内的空气和液体。患者生命体征平稳时，鼓励患者早期下床活动，活动时要妥善携带水封瓶，保持装置密闭性。

（7）拔管护理

1）拔管的指征：胸片提示肺已完全复张，24 小时引流量少于 50mL，无气体排出，患者无呼吸困难，可予拔管。

2）拔管后，要观察患者有无呼吸困难、气胸和皮下气肿。检查引流口敷料有无渗出。如有异常及时通知医生。

（五）肺穿刺活检术

1. 术前护理

（1）向患者和家属做好解释工作，消除思想顾虑，取得合作。

（2）术前 4 小时禁食、禁水。

（3）建立静脉通路。

2. 术后护理

（1）术后 24 小时密切观察生命体征变化，询问患者有无不适，如胸闷、胸痛、憋气等。出现呼吸困难、憋气等症状，及时通知医生。

（2）告知患者术后可有胸部微痛、痰中带血等症状，以免患者过度紧张。

（3）观察术后并发症，如气胸、咯血、胸痛等。

三、常见急危重症急救配合要点

（一）急性肺栓塞

1. 立即通知医生，准备好抢救物品。

2. 绝对卧床，保持安静，有效制动。

3. 保持呼吸道通畅，予高流量吸氧 4 ~6L/min。当合并严重呼吸衰竭时，可使用面罩无创性机械通气或经气管插管的机械通气。注意应避免气管切开，以免在抗凝或溶栓过程中发生局部不易控制的大出血。

4. 迅速建立双静脉通道。遵医嘱使用抗生素、抗凝药。急性循环衰竭患者遵医嘱应用正性肌力药物和血管活性药物，如多巴胺、多巴酚丁胺和去甲肾上腺素，并密切观察各种药物的治疗效果及副作用。使用抗凝药物时注意观察出血等并发症的发生。

5. 持续心电监护，严密观察神志、心率、心律、呼吸、血压、血氧饱和度的变化；同时观察发绀、胸闷、憋气、咳嗽等情况及胸部疼痛有无改善。尽量减少搬动，注意保暖。观察四肢皮温和末梢循环的改善情况。根据血压情况合理调节升压药的浓度和滴速。

6. 留置导尿管，准确记录每小时尿量及 24 小时出入量。

7. 监测血气分析及电解质。

8. 做好患者的心理护理，听取并解答患者或家属的疑问，使其有安全感，以减轻紧张、焦虑的情绪。

9. 详细记录病情及抢救过程。

（二）活动性出血

1. 立即通知医生，同时迅速为患者建立静脉通路，做好伤口保护。

2. 保持呼吸道通畅、氧气吸入，准备好各种抢救药品和物品，采取休克体位。

3. 遵医嘱给予止血剂、新鲜血或代血浆等，迅速补充血容量。

4. 每 15~30 分钟监测生命体征 1 次，同时给予心电监护；病情稳定后改为 1~2小时 1 次，必要时送手术室处理。

5. 密切观察患者神志、面色、口唇、指甲颜色、尿量及病情的动态变化，及时留取各种标本送验。

6. 注意为患者保暖，安慰患者和家属，做好心理护理。

7. 抢救结束后详细记录病情及抢救过程。

第三节　专科技术

一、经鼻/口腔吸痰法

1. 按照无菌操作原则，插管动作要轻柔、敏捷。

2. 吸痰前后应给予高流量吸氧，吸痰时间不宜超过 15 秒。如痰液较多需要再次吸引，应间隔 3~5 分钟或患者能耐受再进行。一根吸痰管只能使用一次。

3. 痰液稠厚时，可配合翻身扣背、雾化吸入。患者出现发绀、心率下降等症状时，应立即停止吸痰，休息后再吸。

4. 观察痰液性状、颜色、量。

二、胃肠减压技术

1. 协助医生留置胃管，妥善固定胃管，做好标识，记录置管深度。

2. 遵医嘱予胃肠减压，连接胃肠减压器前必须检查其功能，如有无漏气、吸引力大小。使用过程中保持负压吸引状态，保持胃管通畅。

3. 观察胃肠减压引流物的性状、颜色、量及腹部的症状、体征，如有异常及时通知医生。

4. 胃肠减压期间，注意患者的口腔卫生，每日做好口腔护理。

三、雾化吸入

1. 在氧气雾化吸入时，严禁接触烟火和易燃物品，注意用氧安全。

2. 遵医嘱抽吸药液，剂量准确，注入雾化器内。

3. 患者取坐位或半卧位，雾化吸入时，调节氧流量至 5～10L/min，观察吸气管口喷出雾状药液是否均匀。

4. 嘱患者把喷气管放入口中，紧闭口唇，用口吸气，一般需要 10～15 分钟。

5. 治疗结束，关闭氧气，协助患者漱口，清洁口腔。

四、心电监护仪

1. 按导联部位粘贴电极片，保持电极片和皮肤贴合完好，避免导线打折。

2. 定时记录监测数据，发现异常立即查看并通知医生。

3. 每 2 天更换一次电极片位置，观察患者有无皮肤过敏。

五、中药熏洗

1. 心脏病、严重高血压病、妇女妊娠和月经期间慎用。肢体动脉闭塞性疾病、糖尿病足、肢体干性坏疽者，熏蒸时药液温度不可超过 38℃。

2. 熏蒸过程中密切观察患者有无胸闷、心慌等症状；注意避风；冬季注意保暖；洗毕应及时擦干药液和汗液；暴露部位尽量加盖衣被。

3. 包扎部位熏蒸时，应去除敷料。

4. 所用物品需清洁消毒，用具一人一份一消毒，避免交叉感染。

5. 施行熏蒸时，应注意防止烫伤。

六、中药灌肠

1. 肛门、直肠、结肠术后患者，大便失禁患者，孕妇急腹症和下消化道出血的患者禁用。

2. 慢性痢疾，病变多在直肠和乙状结肠，宜采取左侧卧位，插入深度以 15～20cm 为宜；溃疡性结肠炎，病变多在乙状结肠或降结肠，插入深度宜 18～25cm；阿米巴痢疾，病变多在回盲部，应取右侧卧位。

3. 当患者出现脉搏细速、面色苍白、出冷汗、剧烈腹痛、心慌等症状，应立即停止灌肠并报告医生。

4. 灌肠液温度应在床旁使用水温计测量。

第四节　专科用药

一、常用西药

（一）祛痰类（盐酸氨溴索）

适应证：适用于伴有痰液分泌不正常及排痰功能不良的急、慢性呼吸道疾病，如慢性支气管炎急性加重、喘息型支气管炎、支气管扩张及支气管哮喘的祛痰治疗；术后肺部并发症的预防性治疗。

禁忌证：对盐酸氨溴索或其他配方成分过敏者禁用。

不良反应：轻度的胃肠道不良反应，主要为胃部灼热、消化不良和偶尔出现的恶心、呕吐。过敏反应极少出现，主要为皮疹。

（二）止痛剂

1. 对乙酰氨基酚（散立痛）

适应证：用于感冒发热、关节痛、神经痛及偏头痛、癌性疼痛及手术后止痛。

禁忌证：对本品过敏者禁用。肝肾功能不全者慎用。孕妇及哺乳期妇女慎用。

不良反应：少数病例可发生过敏性皮炎（皮疹、皮肤瘙痒等）、粒细胞缺乏、血小板减少、高铁血红蛋白血症、贫血及肝肾功能损害等。

2. 曲马多

适应证：用于各种中、重度急慢性疼痛，如癌性疼痛、骨折或各种术后疼痛、牙痛、关节痛、神经痛及分娩痛。

禁忌证：严重脑损伤、视力模糊、呼吸抑制患者禁用。

不良反应：常见出汗、眩晕、恶心、呕吐、食欲减退及排尿困难等。少见心悸、心动过缓或直立性低血压。偶见胸闷、口干、疲劳、瘙痒、皮疹。静脉注射速度过快还可出现面部潮红、多汗和一过性心动过速。

（三）止血药

1. 酚磺乙胺（止血敏）

适应证：预防手术出血，治疗出血。

禁忌证：有血栓形成史者慎用。

不良反应：恶心、头痛、皮疹、暂时性低血压。

2. 氨甲苯酸

适应证：手术、内科疾病中纤维蛋白溶解亢进所致的出血。

禁忌证：有血栓形成倾向或有血栓栓塞病史者禁用或慎用；血友病患者发生血尿时或肾功能不全者慎用。

不良反应：较少而轻微，偶有头晕；过量可形成血栓或诱发心肌梗死。

（四）镇咳药

1. 复方甘草合剂

适应证：用于镇咳祛痰。

禁忌证：胃炎及溃疡患者慎用。

不良反应：有轻微的恶心、呕吐反应。

2. 可待因片

适应证：用于较剧烈的、频繁的干咳。如痰液量较多。

禁忌证：①支气管哮喘、急腹症、胆石症等患者慎用。②原因不明的腹泻，可使肠道蠕动减弱、腹泻症状减轻而误诊。③颅脑外伤或颅内病变，可引起瞳孔变小，模糊临床体征。④前列腺肥大者易引起尿潴留而加重病情。

不良反应：①呼吸微弱、缓慢或不规则。②心率或快或慢、异常。③长期应用可产生依赖性。

（五）平喘药（二羟丙茶碱）

适应证：适用于支气管哮喘、喘息型支气管炎、阻塞性肺气肿等以缓解喘息症状。

禁忌证：活动性消化性溃疡和未经控制的惊厥性疾病患者禁用。

不良反应：①茶碱类药物可致心律失常和（或）使原有的心律失常恶化。②大剂量可致中枢兴奋。

（六）化疗药物（奥铂）

适应证：适用于肿瘤化疗。

禁忌证：对铂类衍生物过敏者禁用。

不良反应：①造血系统：可引起贫血、白细胞减少、粒细胞减少、血小板减少等。②消化系统：可引起恶心、呕吐、腹泻等。③神经系统：以末梢神经炎为特征的周围性感觉神经病变。

二、常用中药注射剂

1. 复方苦参注射液

适应证：用于癌肿疼痛、出血。

禁忌证：严重心肾功能不全者慎用。

不良反应：局部使用有轻度刺激，但吸收良好。

2. 榄香烯注射液

适应证：对癌性胸、腹水及某些恶性实体瘤有一定疗效。

禁忌证：高热患者、胸腹水合并感染患者慎用。

不良反应：部分患者用药后可有静脉炎、发热、局部疼痛、过敏反应、轻度消化道反应。

第五节 专科检验与检查

一、专科检验

（一）痰液细胞学检查

脱落的癌细胞可随痰液咳出，因此痰涂片查找癌细胞是肺癌早期诊断的有效方法，阳性率可达80%以上。

方法：晨起漱口后反复轻咳，再用力咳出肺深部的痰，每次送检痰量为1~2口，连续3天。痰必须是从肺部气管内咳出来的，唾液及鼻涕不能混入送验。

（二）血气分析

血气分析是通过测定人体血液中的 H^+ 浓度和溶解在血液中的气体（O_2、CO_2 等），来了解人体呼吸功能与酸碱平衡状态的一种手段。它能直接反应肺换气功能及其酸碱平衡状态。采用的标本常为动脉血。

方法：选择合适的血管，一般为桡动脉、肱动脉或股动脉。消毒患者局部皮肤及操作者的食指、中指、无名指。穿刺成功后血液自动流入注射器内至所需血量，避免空气进入。动脉血液样本应及时送检。

二、专科检查

（一）肺功能检查

是呼吸系统疾病的必要检查之一。主要用于检测呼吸道的通畅程度、肺容量的大小；评估肺功能损害的性质和类型以及严重程度，判断预后；胸腹部手术及其他手术的术前评估；评定药物或其他治疗方法的疗效；职业性肺疾病劳动力鉴定；鉴别气道阻塞的类型等。

（二）胸部强化 CT 检查

可显示病灶轮廓及内部结构，纵隔、肺门有无淋巴结肿大等。CT 扫描可显示肺隐蔽部位，优于 X 线检查。

第六节　健康指导

全身呼吸操

以缩唇呼气配合肢体动作为主，吸气用鼻，呼气用嘴。

第一节：双手上举吸气，放下呼气，做 10～20 次。

第二节：双手放于身体两侧，交替沿体侧上移下滑，做 10～20 次。

第三节：双肘屈曲，双手握拳，交替向斜前方击拳，出拳吸气，还原呼气，做 10～20 次。

第四节：双腿交替抬起，屈曲 90°，抬起吸气，放下呼气，做 10～20 次。

第五节：吹悬挂的小纸球训练。

第十六章 血管外科

第一节 常见疾病

一、臁疮（下肢溃疡）

因久立、久行或过度负重，禀赋不足，气虚津液不化；或脾失健运，变生湿浊，小腿皮肤破损染毒所致。病位在双小腿内、外侧的下 1/3 处。病性多属虚实夹杂。以慢性溃疡经久难愈，愈后易复为临床特点。

（一）辨证分型与治法

1. 湿热毒蕴证
临床表现：疮周有痒痛，疮面腐肉较多，或秽臭难闻，疮周皮肤灼热，可伴发热，大便秘结，夜难入寐，舌质红，苔黄腻。
治法：清热利湿，和营解毒。

2. 湿热瘀阻证
临床表现：腐肉未完全脱尽，脓水淋漓，大便秘结，舌质偏红，苔黄腻。
治法：清热利湿，化瘀通络。

3. 气虚血瘀证
临床表现：疮面腐肉已尽，新肌难生或不生，肉芽颜色暗淡不鲜，脓水清稀，舌质淡或有瘀斑，舌苔薄，脉细。
治法：益气活血，祛瘀生新。

（二）中医护理方案

1. 常见症状/证候施护

（1）发热

1）发热者宜卧床休息。病室温湿度适宜，空气流通，阳光充足。

2）严密监测生命体征，高热者给予物理降温，出汗较多者及时擦干皮肤，保持皮肤和床单位清洁、干燥。

3）鼓励患者多饮水，饮水量约 1500mL/d，可用菊花、金银花泡水代茶饮，以清热解毒。饮食宜易消化，均衡营养，注意优质蛋白的摄入，如鸡蛋、牛奶、瘦肉等。忌食海腥发物及辛辣、刺激、助火食品，如牛羊肉、海鱼、虾、蟹、葱、蒜、辣椒等。

（2）疮面腐肉未脱

1）保持病室空气新鲜、流通、温湿度适宜。

2）卧床时适当抬高患肢 $15° \sim 30°$，以促进下肢血液回流。

3）根据医嘱，疮面脓腐较多，难以清疮者，外敷提脓祛腐药物或油膏，如逐腐祛瘀胶囊、红油膏等；渗出较多者，予清热解毒、利湿收敛的中药煎液湿敷患处，如黄连、马齿苋、土槿皮等，或外用油膏贴敷。

4）疮周红肿灼热明显者，遵医嘱予清热解毒消肿油膏贴敷，如金黄膏等，观察有无药物过敏等不良反应。

5）脓水多而臭秽、引流通畅者，遵医嘱予中药熏蒸局部疮面，每日 1 次。

6）保持疮周皮肤清洁、干燥，敷料渗出较多者应及时更换敷料。

（3）疮面新肌不生

1）疮面较干燥者，遵医嘱予补虚活血生肌中药油膏敷贴，如橡皮生肌膏；新生肉芽及上皮生长缓慢者，予补虚活血、通络生肌中药煎剂湿敷，如黄芪水煎液等。

2）新肌难生或不生者，遵医嘱予中药熏蒸或艾灸疮面，每日 1 次。

3）疮面无渗出、肉芽组织生长良好者，适当延长换药间隔时间。换药时，动作宜轻柔，避免用力擦拭疮面，以免损伤新生组织。对胶布过敏者，用绷带缠缚疮面，使用弹力绷带或弹力袜固定，注意缠缚的松紧度及肢端皮肤的色泽、患肢肿胀情况。

（4）疮周痒痛

1）保持疮周皮肤清洁、干燥，避免摩擦。

2）指导患者戒烟、酒，穿着合适的鞋袜和棉质衣物，注意保暖。

3）忌用热水烫洗局部皮肤，避免搔抓或用力擦拭等加重损害。

4）局部瘙痒者，遵医嘱予清热利湿收敛药物或止痒洗剂外涂，如紫草油、三黄洗剂、三石散、青黛散或青黛膏、黄连膏等，以收涩止痒，减少皮肤浸渍。

5）遵医嘱穴位按摩，根据病情需要，可选择中脘、足三里、内关、合谷、曲池等穴。

2. 中医特色治疗护理

（1）药物治疗

1）注射给药：应用活血化瘀药物时，应注意患者有无出血倾向。

2）外用药：药物涂敷应厚薄均匀，若出现瘙痒、皮疹等过敏反应时，应立即停药。

（2）特色技术

1）中药外敷：适用于疮周红肿、痒痛者。药物涂抹薄厚均匀，厚度为 0.1 ~ 0.2mm，部位准确，固定松紧适宜。

2）中药湿敷：用于疮周皮肤瘙痒、渗出者。用 6 层纱布浸透药液后拧干，以不滴水为宜，湿敷于患处。

3）艾灸：适用于疮面不敛、久不收口者。艾条距疮面 5 ~ 10cm，以旋灸方式艾灸疮面 10 分钟。注意及时弹去艾灰，防止烫伤。

3. 健康指导

（1）生活起居

1）注意休息，适度活动，忌烟酒。

2）卧床时抬高患肢 15° ~ 30°，观察趾端血运是否正常。

3）避免久行久立、跷二郎腿。教会患者腿部按摩，两手分别放在小腿两侧，由踝部向膝关节方向揉搓小腿肌肉。站立时做踮脚运动，或做小腿的踢腿运动。

4. 指导患者进行坐式八段锦、简化太极拳的锻炼。

（2）饮食指导：宜食清淡、易消化的高维生素、高蛋白、高热量、富纤维素、低脂饮食。忌食辛辣、油炸、炙烤、高脂肪食物及腥膻发物。

1）湿热毒蕴证：宜食甘寒、甘平的食品，如绿豆、芹菜、土豆、马齿苋等。食疗方用玉米赤豆粥、绿豆银花汤等。

2）湿热瘀阻证：宜食清热利湿的食品，予新鲜马齿苋、绿豆煎汤服用。食疗方用冬瓜排骨汤等。

3）气虚血瘀证：宜食高营养、高蛋白、高维生素的食品，如瘦肉、山楂、大枣、莲子、新鲜蔬菜水果等。食疗方用薏仁黄豆汁、黄鳝粥等。

（3）情志调理

1）采用暗示疗法、说理开导法，引导患者自觉戒除不良心理因素、调和情志。

2）责任护士多与患者沟通，了解其心理状态，及时予以心理疏导。

3）鼓励家属多陪伴患者，亲朋好友给予情感支持。

4）鼓励病友间相互交流治疗体会，提高认知，增强治疗信心。

（4）疮面护理

1）勤剪指甲，避免搔抓，注意肢体保暖。

2）每日清洗疮面和疮周皮肤，保持清洁、干燥。

3）指导患者正确使用弹力绷带，以保护疮面和疮周皮肤。晨起时抬高患肢，排空浅静脉内血液。从足心开始，将弹力绷带向上缠绕到膝下，粘扣固定。弹力绷带缠绕松紧适度，特别注意足踝部，因此处位置最低，若松紧度不适易造成局部水肿。包扎弹力绷带后，活动时应自觉舒适，无酸胀、疼痛等不适。

二、脱疽（血栓闭塞性脉管炎）

因脾运不健，肝肾不足，寒湿侵袭，而使经脉阻塞、气血凝滞所致。病位在血脉。病性有虚有实。以四肢末端疼痛、坏疽，严重时趾（指）节脱落为主要临床表现。

（一）辨证分型与治法

1. 寒湿阻络证

临床表现：患趾（指）喜暖怕冷，肤色苍白，触之冰凉，麻木疼痛，遇冷痛剧，步履不利，常伴有间歇性跛行，多走则疼痛加剧，小腿酸胀，稍歇则痛缓，舌淡，苔白腻，足背动脉搏动减弱或消失。

治法：温阳散寒，活血通络。

2. 血脉瘀阻证

临床表现：患趾（指）酸胀疼痛加重，步履沉重乏力，活动艰难，患趾（指）肤色暗红，下垂时更甚，抬高则见苍白，小腿可有游走性红斑、瘀斑、结节或硬索，疼痛持续加重，彻夜难寐，舌暗红或有瘀斑，足背动脉搏动消失。

治法：活血化瘀，通络止痛。

3. 湿热毒盛证

临床表现：患肢剧痛，日轻夜重，喜凉怕热，局部皮肤紫暗、肿胀，渐变紫黑，浸润蔓延，溃破腐烂，气秽，疮面肉色不鲜，甚则五趾相传，波及足背，或伴有发热等症，舌红，苔黄腻。

治法：清热利湿，活血化瘀。

4. 热毒伤阴证

临床表现：皮肤干燥，毫毛脱落，趾（指）甲增厚变形，肌肉萎缩，趾（指）多呈干性坏疽，舌红。

治法：清热解毒，养阴活血。

5. 气血两虚证

临床表现：病程日久，面容憔悴，萎黄消瘦，神情倦怠，坏死组织脱落后疮面久不愈合，肉芽暗红或淡红而不鲜，舌淡苔白。

治法：补气养血活血。

（二）中医护理方案

1. 常见症状/证候施护

（1）疼痛

1）患肢平放，限制活动；棉被宜软、轻，必要时放置保护架，避免患肢受压，影响血行而加重缺血及疼痛。

2）观察患者疼痛的部位、性质、程度、持续时间，患趾（指）有无坏死、溃疡及脓腐颜色、气味。

3）遵医嘱穴位按摩，病在上肢，取曲池、合谷、内关、外关等穴；病在下肢，取足三里、阳陵泉等穴，由轻而重，每次按摩30分钟，有通络止痛之效。

4）遵医嘱耳穴贴压，取神门、脑、交感、枕、肾上腺、皮质下、趾等穴。

5）未溃期，遵医嘱选用活血化瘀的中药熏洗局部，每日1~2次，熏洗时药液温度以患部感到舒适为度；遵医嘱中药涂擦，给予红灵酒少许，涂擦、按揉患肢，每次20分钟，每日2次。

6）遵医嘱艾灸，取足三里、三阴交、阳陵泉、委中、血海等穴。

7）溃疡者，遵医嘱给予外敷生肌玉红膏保护疮面。

（2）肢体麻木、乏力

1）起居有时，避免劳累，以卧床休息为主。避免长时间维持一个姿势不变。

2）早期或恢复期鼓励患者下床活动；下床困难时，每日协助患者在床上进行患肢屈伸、旋转活动，同时按摩患肢，并有意识地做肌肉收缩与放松活动，每日3~4次。

3）注意安全，做好预防措施，防止跌倒。

4）遵医嘱中药涂擦，选用红花油涂擦、揉搓，以促进下肢血液运行。

5）寒湿阻络与血脉瘀阻者遵医嘱进行局部运动锻炼，以促进患肢侧支循环的建立。

（3）不寐

1）病室保持安静，光线柔和。

2）睡前保持情绪稳定，避免焦虑、紧张等不良情绪刺激。

3）遵医嘱穴位按摩，取内关、神门、涌泉等穴。

4）遵医嘱耳穴贴压，取心、肾、神门、脑等穴。

5）遵医嘱予中药药枕，促进睡眠。

2. 中医特色治疗护理

（1）内服中药：宜空腹或餐后1小时服用。寒湿阻络者，中药汤剂宜热服，服后盖被，使药效畅达筋脉。服药期间如出现咽喉疼痛、舌红、咽干等症，为虚火上炎，应及时通知医生。血脉瘀阻者，中药汤剂宜空腹热服，服药期间应观察大便次数是否增多，若服用后出现饮食减少、胃脘疼痛、舌苔腻，可能为脾胃虚弱，运化乏力，应及时通知医生。湿热毒盛者，中药汤剂宜凉服。服药期间忌食辛辣、香燥、助火之品，少食油腻食物，禁酒，以免碍胃伤脾，湿热内生而加重病情，减低药力。

（2）外用中药：出现瘙痒、皮疹等过敏反应，立即停药。

3. 健康指导

（1）生活起居

1）保证充足睡眠，注意休息，不做剧烈运动，戒烟限酒。

2）注意患肢卫生，保持局部清洁，常修剪趾（指）甲及清除趾间污垢。避免外伤或挤压，尤防跌倒、碰伤而促发的患趾（指）溃疡。

3）居室温湿度适宜，注意肢体保暖，可穿宽大舒适、较厚的棉袜或棉套御寒。避免潮湿和寒凉，随气候变化及时增减衣服。

4）指导患者进行坐式八段锦、八邪操等的锻炼。

（2）饮食指导

1）饮食以低脂肪、高膳食纤维、富含营养为原则，宜食蔬菜、瘦肉、豆类等，忌辛辣、肥甘、生冷食物，禁烟酒。

2）寒湿阻络证：宜食温阳健脾的食品，如羊肉、狗肉、鸡肉、姜、葱、薏苡仁、莲子等，但肉类一次不宜进食过多。

3）血脉瘀阻证：宜食活血通络的食品，如山楂、藕、丝瓜等。

4）湿热毒盛证：宜食清淡的食品，如绿豆、赤小豆薏苡仁粥、西瓜等，夏季可饮金银花露或用鲜车前草、荷叶、竹叶煎汤代茶饮。

5）热毒伤阴证：宜食清热解毒养阴的食品，如金银花、菊花、蒲公英、绿豆、黑豆等。鼓励患者多饮水，可适当进食水果，如梨、橘子、苹果、西瓜、香蕉等，以通便利尿泄热。

6）气血两虚证：宜食富含营养、易消化的食品，以助补养气血，如奶、蛋类、瘦肉、大枣、桃仁、薏苡仁、莲子等，亦可用人参、黄芪、当归炖鸡、鸭等。

（3）情志调理

1）保持舒畅乐观的心情，避免思虑过度或恼怒生气而耗伤肝脾之气。

2）安慰患者，使其消除悲观、失落情绪，树立战胜疾病的信心。

3）注意观察患者情绪变化，防止意外发生。

4）对于截肢患者，术前应讲解截肢的必要性和术后注意事项，消除患者顾虑。术后逐步介绍假肢的使用方法，可请使用假肢的患者现身说法，不断鼓励、帮助患者调整心态。

第二节　专科知识

一、专科检查（治疗）护理要点

（一）大隐静脉高位结扎加剥脱术

1. 术前护理

（1）向患者和家属做好相关解释工作，消除思想顾虑，取得合作。

（2）指导患者练习床上排尿排便、训练踝关节屈伸运动。

（3）遵医嘱完善各项检查，高血压、糖尿病、冠心病患者需要控制好病情。

（4）观察足背动脉搏动情况并标记，术后对照观察。

（5）教会患者正确使用疼痛评估工具，能主动向护士及医生反馈疼痛体验。

（6）术前 12 小时禁食、4 小时禁水。

（7）术区备皮，耻骨联合平面以下，包括腹股沟、会阴部及下肢。

2. 术后护理

（1）遵医嘱予心电监护，监测生命体征。

（2）去枕平卧 6 小时。卧床休息时抬高患肢，高于心脏水平 20~30cm。术后 6 小时鼓励患者下床活动。

（3）观察伤口敷料情况，有无出血、渗出等情况。如有引流管，保持引流管通畅，勿反折、拉扯，观察引流液的色、质、量；若引流量大于 100mL/h，应怀疑有活动性出血，立即汇报处理；一般 1~3 天拔出。观察患肢远端皮肤的温度、颜色、感觉，下肢是否肿胀，是否可触及足背动脉搏动。

（4）术后 6 小时可进半流质饮食，如烂面条、稀饭等，避免辛辣刺激性食物。

（5）做好疼痛管理，可进行耳穴贴压，取神门、脾、皮质下等穴。

（6）预防术后胃肠道反应，可进行穴位按摩，取合谷、内关、中脘等穴。

（7）使用气压治疗仪的患者，告知患者使用的目的，注意患者主诉，观察肢体血运情况。

（二）下腔静脉滤器置入术

1. 术前护理

（1）向患者和家属做好相关解释工作，消除思想顾虑，取得合作。

（2）密切观察患者病情，注意是否有呼吸困难、咯血、胸痛等肺栓塞症状。

（3）遵医嘱完善各项检查。询问患者有无过敏史，遵医嘱给予过敏试验。

（4）训练患者床上平卧排尿排便，以适应需要卧床及肢体制动的情况。

（5）观察足背动脉搏动情况并标记，术后对照观察。

（6）双侧腹股沟区及会阴部备皮。

2. 术后护理

（1）遵医嘱予心电监护，监测生命体征。

（2）平卧24小时，穿刺点沙袋压迫4~6小时，穿刺侧肢体制动12小时。

（3）密切观察穿刺部位有无局部渗血及皮下血肿形成。观察穿刺侧肢体足背动脉搏动情况、皮肤颜色、温度及毛细血管充盈时间，询问有无疼痛及感觉障碍。

（4）应用抗凝药期间，注意观察出凝血时间及有无牙龈和皮肤黏膜出血现象。术后遵医嘱应用抗生素治疗，保持穿刺点清洁，密切观察体温变化，预防感染。

（5）指导患者术后进食清淡、易消化、富含维生素的食物，保持排便通畅。术后当天饮水1000~1500mL以上，促进造影剂排出。

（6）观察有无肺栓塞、下腔静脉穿孔阻塞等并发症。

（三）经皮腔内血管成形术（PTA）

1. 术前护理

（1）向患者和家属做好相关解释工作，消除思想顾虑，取得合作。

（2）指导患者练习床上排尿排便、咳嗽、深吸气、屏气等。术中有任何不适时应及时告知医生。

（3）询问患者有无过敏史，遵医嘱给予过敏试验。

（4）术前检查局部肢体动脉搏动情况并标记，术中、术后对照观察。

（5）会阴部及双侧腹股沟处备皮。

（6）术前4小时禁食、禁水。术前半小时，提醒患者排空大、小便。

2. 术后护理

（1）遵医嘱予心电监护，监测生命体征。

（2）平卧位，沙袋压迫穿刺点6~8小时，穿刺侧肢体伸直、制动12小时。术后 24 小时拆除绷带后，患者可逐步离床活动。

（3）密切观察穿刺部位有无局部渗血及皮下血肿形成。观察肢体远端血运情况，穿刺侧肢体足背动脉搏动情况及皮肤颜色、温度、疼痛情况。

（4）指导患者术后进食清淡、易消化的食物，保持排便通畅；多饮水，以促进造影剂排出。

（5）观察有无血肿、动脉远端栓塞、再灌注损伤等并发症。

（6）使用抗凝溶栓药物时观察有无出血倾向。

二、常见急危重症急救配合要点

（一）急性肺栓塞

1. 患者出现以下症状时，可判断为肺栓塞：有深静脉血栓病史、突然出现呼吸困难、胸痛、晕厥、烦躁不安、惊恐、咯血、咳嗽、心悸。

2. 绝对卧床休息，取侧卧位，安慰患者，同时呼叫医生及其他护士。

3. 高流量吸氧，力争保持血氧饱和度在 95% 以上。密切观察患者的生命体征。

4. 建立静脉通道并及时抽送检验标本，备血。

5. 遵医嘱使用急救药物。

6. 记录护理记录单。

（二）急性动脉栓塞

1. 患者出现以下症状时，可判断为急性动脉栓塞：患者出现疼痛、皮肤苍白、动脉搏动消失、皮温降低、感觉异常、运动障碍，或伴有感染、中毒等全身症状。

2. 患肢安置在低于心脏平面的位置，下垂 15° 左右。

3. 密切观察患者生命体征和患肢情况。给予氧气吸入。

4. 室温保持 25℃，注意患肢保暖，禁冷、热敷。

5. 建立静脉通路，遵医嘱使用抗凝、溶栓、抗血小板药物。

6. 尽快做好术前准备。

7. 记录护理记录单。

第三节　专科技术

一、弹力袜的使用方法

1. 下肢动脉硬化、动脉血栓、心源性水肿、重度心力衰竭及各类皮肤病患者禁用。

2. 弹力袜大小应根据个人腿部周径（测量踝部最细处、小腿和大腿最粗部位的数值）来选择。

3. 穿着最佳时间是在早上起床之时。夜间睡觉前可脱下弹力袜。

4. 勤剪指（趾）甲，预防脚后跟皮肤皲裂，经查检查鞋内是否平整，以免造成弹力袜的磨损。

5. 用中性洗涤剂在温水中手洗，不要拧干，于阴凉处晾干。

6. 需挑选或随时更换合适尺寸的弹力袜，避免其向踝部滑落，而使局部过度受压，引起血供障碍。

7. 穿着弹力袜时若感觉下肢胀痛等不适，应马上去除，并及时就诊。

二、空气波压力治疗仪的使用方法

1. 下肢深静脉血栓形成急性期、大面积溃疡性皮疹、肺水肿、丹毒等患者禁用。

2. 每次治疗前检查患肢，若有尚未结痂的溃疡或压疮，应加以隔离保护后再进行治疗；若有出血伤口则应暂缓治疗。

3. 治疗过程中观察患肢的肤色变化情况，询问患者感觉，保持袖套平整，有异常情况及时汇报、处理。

4. 对老年人、血管弹性差的患者，压力值宜从小开始，逐步增加，直到患者能耐受为止。

三、中药熏洗技术

1. 评估体质及局部皮肤情况，询问患者的过敏史。餐前、餐后 30 分钟内，不宜熏洗。

2. 肢体动脉闭塞性疾病、糖尿病足、肢体干性坏疽者，熏蒸时药液温度不可超过 38℃。

3. 熏蒸前要饮淡盐水或温开水 200mL，避免出汗过多引起脱水。

4. 随时观察患者病情及局部皮肤变化，询问患者感受并及时调整药液温度。

5. 包扎部位熏洗时，应去除敷料。

6. 所用物品需清洁消毒，用具一人一份一消毒。

7. 熏洗完毕，注意保暖，避免直接吹风。

四、耳穴贴压技术

1. 评估耳部皮肤情况及患者对疼痛的耐受程度；女性患者妊娠期禁用。

2. 使用探针力度适宜，准确探寻敏感点。

3. 用75%酒精擦拭耳部皮肤并待干。

4. 一般留置3~7天，两耳交替使用，并正确按压。

5. 观察耳穴贴是否固定良好，症状是否缓解，耳部皮肤有无红、肿、破溃等，如有不适立即停止使用。

第四节　专科用药

一、常用西药

（一）抗血栓药（抗血小板聚集药/抗凝药/溶栓药）

1. 观察患者有无牙龈、皮下、泌尿道、消化道出血倾向。

2. 关注患者凝血功能检验结果。

3. 嘱患者用软毛牙刷刷牙，以免刺激牙龈出血。

4. 嘱患者服用温软食物，以免划破胃黏膜导致出血。

（二）血管扩张药

1. 观察针刺局部有无肿胀、疼痛、发红及发热。

2. 与抗凝剂与抗血小板聚集药物同用时，注意观察有无出血症状。

3. 药液必须现配现用。

二、常用中药注射剂

1. 丹参注射液

（1）不宜与止血类药物合用，如维生素K、凝血酶等，丹参注射液会降低止血类药物的活性。

（2）不宜与阿托品合用，丹参的降压作用可被阿托品阻断，导致药效降低。不宜与抗肿瘤类药物合用，丹参具有活血作用，会促进肿瘤的转移。

（3）不宜与蛋白质或重金属盐类药物合用，易发生过敏反应。不宜与氯霉素、去甲万古霉素、注射用甲磺酸酚妥拉明、盐酸氨溴索、川芎嗪、细胞色素C、胸腺肽、甘露醇、右旋糖酐等药物合用。

（4）现用现配，单独使用，使用间隔液。配药注射器针头应全部浸入液体中推注药液，以减少气泡产生。

（5）本药具有活血化瘀的功效，月经期及有出血倾向者禁用；孕妇、糖尿病者慎用。

（6）严格控制输液速度，40～50滴/分为宜；老年人以20～40滴/分为宜；心力衰竭患者输液速度应控制在15～30滴/分。

（7）密切观察用药反应，特别是首次用药及每次开始用药的30分钟内，及早发现不良反应，遵医嘱及早处理。个别病例在连续用药数次、数天后，也可出现严重的迟发型过敏反应。

（8）观察患者是否出现过敏性皮疹、热原反应、头部麻木、寒战、打哈欠、流泪、打喷嚏、多系统损害、过敏性紫癜、静脉炎、过敏性休克、球结膜水肿、出血、胸闷、心慌等不良反应，及时通知医生。

（9）指导患者用药期间宜清淡饮食，忌食鱼腥发物。

2.脉络宁注射液

（1）孕妇、有过敏史或过敏体质者禁用。

（2）初始输液速度应缓慢，密切观察用药反应，特别是首次用药及每次开始用药的15～20分钟内，及早发现不良反应，遵医嘱及早处理。

（3）观察患者是否出现皮肤瘙痒、皮疹、头痛、心悸、呼吸困难、过敏性休克等不良反应，及时通知医生。

（4）不宜与其他药物在同一容器中混合滴注。

（5）指导患者用药期间宜清淡饮食，忌食鱼腥发物。

三、外用中药

生肌玉红膏

组成：白蜡、当归、生甘草、血竭、轻粉、紫草、白芷、麻油等。

功效：活血祛瘀，润肤生肌，解毒去腐，止痛收口。

适应证：溃疡脓腐将尽，皮脂腺囊肿破溃脓未尽，阴证疮疡。

第五节　专科检验

一、D－二聚体

正常值：0～0.5mg/L。

临床意义：D－二聚体升高，提示机体血管内有活化的血栓形成及纤维溶解活动，如心肌梗死、脑梗死、肺栓塞、静脉血栓形成等；也可作为溶栓治疗中有效的观察指标。

二、血浆凝血酶原时间

正常值：11～15 秒。

临床意义：延长见于血循环中有抗凝物质，如肝素。缩短见于血栓性疾病、高凝状态。国际标准化比值（INR）是监测口服抗凝药（如华法林）的常用指标。

三、活化部分凝血活酶时间

正常值：24～36 秒。

临床意义：监测肝素治疗的重要指标，是内源性凝血系统较为敏感、简便和常用的筛选试验。延长见于血循环中有抗凝物质，如口服抗凝药物、肝素、纤维蛋白（原）降解产物等。缩短见于血栓性疾病，如深静脉血栓形成、糖尿病伴血管病变。

四、血浆纤维蛋白原

正常值：2～4g/L。

临床意义：在血栓性疾病和血栓前状态，可显著增高，是溶栓治疗中重要的监测指标。

五、血小板计数

正常值：（100～300）×10^9/L。

临床意义：对于出血性疾病，血小板计数是必不可少的检查项目，可用于鉴别出血是否因血小板减少引起及评估机体初期止血功能是否正常。

第六节　健康指导

一、Buerger 运动

1. 不适用于有溃疡或坏疽感染的情况。

2. 患者平躺于床上，同时将双脚抬高 45°～60°，维持 2～3 分钟，直至脚部皮肤发白、有刺激感为止。

3. 患者将双腿自然下垂，脚跟踏在地面上，踝部施行背屈与跖屈、左右摇摆的运动，约 3 分钟，直至足部皮肤发红或发紫。

4. 恢复平躺姿势，双腿放平 3 分钟，并覆盖保暖。

5. 根据个体差异，每日做 3 ~ 5 次。

二、八邪操

1. 虎口平击 36 次

打击大肠经合谷穴，可养护脊柱。

2. 虎口交叉互击 36 次

两手虎口相扣（手心向下，除大拇指外，其余四指伸直，两手虎口处相碰，扣 36 下），刺激第二掌骨，治疗脊柱。

3. 手掌侧击 36 次

尺侧相扣，用两手外侧相击（手心向上，手指伸直，互相扣手外侧），打击小肠经后溪穴，治疗肩关节、膝关节。

4. 手腕互击 36 次

掌跟相扣，打击心经及心包经大陵穴。

5. 十指交叉互击 36 次

打击八邪穴，防治末梢循环疾病。

6. 左掌击右掌心 36 次，右掌击左掌心 36 次

打击心包经和心经劳宫穴，可消除疲劳、提神。

7. 手背互拍 36 次

先用左手掌拍右手背，再用右手掌拍左手背，交替各拍 36 下，然后再用两手背对拍 36 下。

8. 全手鼓掌 100 次

十个指尖要相对。手上数百个穴位，拍手时可以震荡气脉，带动十二经脉和奇经八脉的气血循环。

9. 拍手心

拍手的最佳时间为饭前、饭后 1 小时。开始 100 次，以后逐渐增加次数，直至每天 1000 次。

10. 拍指尖

两手指端互相击打，可护理头部，治疗头晕、头昏。

第十七章 神经外科

第一节 常见疾病

一、出血性中风（脑出血）

急性起病，渐进加重，或骤然起病。发病前多有诱因，常有先兆症状，如眩晕、头痛、耳鸣、视物昏花、突然出现一过性言语不利或肢体麻木，一日内发作数次，或几日内多次复发。病位在脑。以神志昏蒙、半身不遂、口舌歪斜、言语謇涩或语不达意，甚或不语、偏身麻木；或出现头痛、眩晕、瞳神变化、饮水呛咳、目偏不瞬、步履不稳等为主要临床表现。

（一）辨证分型与治法

1. 痰热内闭证

临床表现：神昏，半身不遂，鼻鼾痰鸣，项强身热，气粗口臭，躁扰不宁，甚则手足厥冷，频繁抽搐，偶见呕血，舌质红绛，苔黄腻或干腻。

治法：清热化痰，醒神开窍。

2. 元气败脱证

临床表现：神昏，肢体瘫软，目合口张，呼吸微弱，手撒肢冷，汗多；重则周身湿冷，二便失禁，舌痿不伸，舌质紫暗，苔白腻，脉沉缓。

治法：益气回阳，扶正固脱。

3. 肝阳暴亢，风火上扰证

临床表现：半身不遂，口舌歪斜，言语謇涩或不语，偏身麻木，头晕头痛，面红目赤，口苦咽干，心烦易怒，尿赤便干，舌质红或红绛，舌苔薄黄。

治法：平肝潜阳，息风清热。

4. 痰热腑实，风痰上扰证

临床表现：半身不遂，口舌歪斜，言语謇涩或不语，偏身麻木，腹胀，便干便秘，头晕目眩，咳痰或痰多，舌质暗红或暗淡，苔黄或黄腻。

治法：清热化痰，息风通腑。

5. 阴虚风动证

临床表现：半身不遂，口舌歪斜，言语謇涩或不语，偏身麻木，烦躁失眠，头晕耳鸣，手足心热，咽干口燥，舌质红绛或暗红，或舌红瘦，少苔或无苔。

治法：滋养肝肾，潜阳息风。

6. 气虚血瘀证

临床表现：半身不遂，口舌歪斜，言语謇涩或不语，偏身麻木，面色㿠白，气短乏力，口角流涎，自汗出，心悸，便溏，手足肿胀，舌质暗淡，苔薄白或白腻，或舌边有齿痕。

治法：补益元气，活血通络。

（二）中医护理方案

1. 常见症状/证候施护

（1）意识障碍

1）密切观察神志、瞳孔、心率、血压、呼吸、汗出等生命体征的变化，及时报告医生并配合抢救。

2）保持病室空气流通，温湿度适宜。保持安静，避免人多惊扰。

3）取适宜体位，避免引起颅内压增高的因素，如头颈部过度扭曲、用力，保持呼吸道通畅。

4）定时变换体位，用温水擦身，保持局部气血运行，预防压疮发生。

5）遵医嘱鼻饲流质饮食，如肠外营养液、匀浆膳、混合奶、米汤等，并予以口腔护理。

（2）半身不遂

1）观察患侧肢体的感觉、肌力、肌张力、关节活动度等肢体活动的变化，注意患肢保暖防寒。

2）加强安全保护，防止坠床、摔伤。

3）配合康复师进行良肢位摆放，指导并协助患者进行肢体功能锻炼，如伸、屈、抬等被动运动。

4）遵医嘱穴位按摩，患侧上肢取极泉、尺泽、肩髃、合谷等穴；患侧下肢取委中、阳陵泉、足三里等穴。

（3）眩晕

1）观察眩晕发作的次数、程度、持续时间、伴随症状等。遵医嘱监测血压，若出现血压持续上升或伴有眩晕加重、头痛剧烈、呕吐、视物模糊等变化，及时通知医生，做好抢救准备。

2）告知患者避免急躁、发怒等不良情绪刺激，改变体位时动作缓慢，避免深低头、旋转等动作，防止摔倒。

3）眩晕发作时卧床休息，头部稍抬高，保持室内安静，空气流通，避免光刺激。

4）遵医嘱穴位按摩（适用于风痰上扰、阴虚风动者），取百会、太阳、风池、内关、曲池等穴。

5）遵医嘱耳穴贴压，取神门、肝、脾、肾、降压沟、心、交感等穴。

6）遵医嘱穴位敷贴，取双足涌泉穴。

（4）言语謇涩

1）观察患者语言功能情况，建立护患交流板，与患者达到良好沟通。对家属进行健康宣教，共同参与语言康复训练。

2）鼓励患者开口说话，随时给予肯定。对遗忘性患者，应有意识地反复进行，以强化记忆。

3）配合康复师进行语言康复训练，包括放松疗法、发音器官运动训练、呼吸训练、发音训练及语言矫治等。初期可用手势或书面笔谈，加强沟通，进而从简单的字、音、词开始。鼓励患者读书、看报，适当听收音机。

4）遵医嘱穴位按摩，取廉泉、哑门、承浆、大椎等穴。

（5）二便失禁

1）观察排便次数、量、质及有无里急后重感。观察尿液的色、质、量及有无尿频、尿急、尿痛感。

2）便后及时将会阴部、肛周清洗干净，保持皮肤清洁、干燥。

3）遵医嘱艾灸（适用于气虚及元气衰败者），取神阙、气海、关元、百会、三阴交、足三里等穴。

4）遵医嘱穴位按摩（适用于气虚及元气衰败者），取肾俞、八髎、足三里、天枢等穴。

2. 康复护理

（1）康复锻炼时必须有人陪同，防外伤，防跌倒，防坠床。

（2）落实早期康复计划，鼓励患者坚持锻炼，如肢体运动、语言功能、吞咽功能训练等，增强自我照顾的能力。

（3）康复过程中经常和康复治疗师联系，及时调整训练方案。

3. 健康指导

（1）生活起居

1）居室宜安静、光线柔和，避免噪声、强光等不良刺激。

2）起居有常，慎避外邪，保持大便通畅，养成定时排便的习惯，勿努挣。

3）防呛咳窒息，防跌倒、坠床，防烫伤等意外。做好健康宣教，增强患者及其家属的防范意识。

（2）饮食指导：低盐低脂、富含营养及粗纤维的食品。忌辛辣刺激、肥甘厚腻之品。戒烟忌酒，限制茶、咖啡等饮品。

（3）情志调理

1）关心尊重患者，多与患者沟通，了解其心理状态，及时予以心理疏导。

2）解除患者因突然得病而产生的恐惧、焦虑、悲观情绪，可采用释放、宣泄法，使患者心中的焦躁、痛苦情绪释放出来。

3）注意观察患者神态、神智、情绪等的变化。

二、脑震荡

头部遭受暴力后即发生短暂神昏。就诊时大多已清醒，少数较重者仍存在神昏。临床上排除脑的器质性损害。

（一）辨证分型与治法

1. 气闭清窍证

临床表现：伤后短暂神昏，头胀，头晕，健忘，恶心，呕吐，舌淡红。

治法：理气宣窍醒神。

2. 瘀阻清窍证

临床表现：伤后短暂神昏，头痛固定不移，头晕，健忘，恶心，呕吐，舌质紫暗或有瘀点。

治法：祛瘀通窍醒神。

3. 惊扰神明证

临床表现：伤后短暂神昏，思绪涣散，烦躁不安，夜寐不宁，健忘，耳鸣，畏光，舌淡红。

治法：镇惊定志安神。

（二）中医护理常规

1. 常见症状/证候施护

（1）眩晕

1）观察眩晕发作的次数、程度、持续时间、伴随症状等。

2）告知患者避免急躁、发怒等不良情绪刺激，改变体位时动作缓慢，避免深低头、旋转等动作，防止摔倒。

3）眩晕发作时卧床休息，头部稍抬高，保持室内安静、空气流通，避免光刺激。

4）遵医嘱耳穴贴压，取神门、肝、脾、肾、降压沟、心、交感等穴。

5）遵医嘱穴位敷贴，取双足涌泉穴。

（2）头痛

1）观察头痛的性质、持续时间、发作次数及伴随症状。

2）嘱患者卧床休息，抬高床头，改变体位时动作要缓慢，必要时需有人扶持。

3）避免劳累、情绪激动、精神紧张、环境嘈杂等不良因素。

4）遵医嘱耳穴贴压，取内分泌、神门、皮质下、交感、降压沟等穴，两耳交替贴压，隔日更换 1 次。

5）遵医嘱穴位敷贴，取两侧太阳穴。

2. 健康指导

（1）生活起居

1）一般应卧床休息 1 周。症状轻微者，如活动后无症状加重，可早期下床活动。

2）遵医嘱休息 7～14 天，减少体力劳动和脑力活动，不看书报。

（2）饮食指导：宜进食清淡、易消化的食品，如蔬菜、瘦肉、鱼肉等。忌辛辣、煎炸、燥热食品。症状较轻者可进普食；症状较重者应进半流质饮食。

（3）情志调理

1）保持情绪稳定，避免不良刺激。

2）鼓励患者表达内心感受，给予心理支持。对症状减轻、恢复较慢者，给予心理疏导，消除其恐惧、焦虑等不良情绪。

第二节　专科知识

一、专科检查（治疗）护理要点

（一）颅内血肿清除术

1. 术前护理

（1）向患者和家属做好相关解释工作，消除思想顾虑，取得合作。

（2）指导患者练习床上翻身、大小便，以及深呼吸、有效咳嗽。

（3）询问患者有无过敏史，遵医嘱给予过敏试验。遵医嘱查血型、备血。

（4）观察患者意识、瞳孔、生命体征、尿量和肢体活动情况。保持呼吸道通畅，持续低流量吸氧。昏迷患者注意观察皮肤情况并加强护理。避免各种不良刺激，减少不必要的搬动。

（5）术前 1 天协助患者沐浴、剃须、剪指甲、更衣。

（6）术前 8 小时禁食、禁水。遵医嘱灌肠（颅内压增高者切忌灌肠）。

（7）术晨头部术区皮肤准备，并仔细检查手术野有无感染及破损。

（8）手术日晨测生命体征，如有异常或患者发生其他情况，及时与医生联系。

2. 术后护理

（1）全身麻醉后护理

1）未清醒前取平卧位，头转向健侧；清醒、血压平稳者头部可抬高 15°~30°。

2）持续心电监护，密切观察患者生命体征、意识、瞳孔的变化。应特别注意血压变化，警惕颅内高压的发生。

3）保持呼吸道通畅，及时清除呼吸道分泌物，遵医嘱持续吸氧。呕吐时头转向一侧以免误吸，防止肺部感染。肺部感染者，遵医嘱雾化吸入。气管插管者做好气道护理。

（2）病情观察及处理

1）严密观察患者神志、瞳孔变化，有无头痛、呕吐等症状。监测血压变化，并注意术后肢体活动的情况，发现异常及时通知医生。

2）观察头部切口情况，局部敷料有无松动，有无渗血、渗液。

3）评估患者疼痛程度，遵医嘱对症处理。

4）并发症观察，如颅内出血、肺部感染、关节挛缩、肌萎缩等。

（3）标记导管名称，妥善固定，防止扭曲、受压，准确记录引流液色、质、量。

（4）烦躁不安者，使用约束带或护栏。定时放松约束，观察肢体末端循环情况。

（5）做好基础护理和皮肤护理。肢体功能障碍者，遵医嘱使用中药涂擦，以行气活血、祛风通络、除湿止痛，促进患肢功能恢复的作用。

（6）全麻清醒 6 小时后，应先进少量温开水，如无呛咳、吞咽困难，可经口进食。昏迷者则预置胃管，给予鼻饲流质饮食。

（7）鼓励患者早期活动，循序渐进。偏瘫者，早期协助其进行功能锻炼，促进康复。

（二）脑室－腹腔分流术

1. 术前护理

（1）向患者和家属做好相关解释工作，消除思想顾虑，取得合作。

（2）指导患者练习床上翻身、大小便，以及深呼吸、有效咳嗽。

（3）询问患者有无过敏史，遵医嘱给予过敏试验。遵医嘱查血型、备血。

（4）观察患者神志、瞳孔变化。了解肢体活动、进食吞咽情况。观察有无头痛、呕吐等颅内压增高的表现，必要时遵医嘱给予脱水剂。

（5）术前1天协助患者沐浴、剃须、剪指甲、更衣。

（6）术前8小时禁食、禁水。遵医嘱灌肠（颅内压增高者切忌灌肠）。

（7）术晨头部、颈部、胸部、腹部术区皮肤准备，并仔细检查手术野有无感染及破损处。

（8）手术日晨测生命体征，如有异常或患者发生其他情况，及时与医生联系。

2. 术后护理

（1）全身麻醉后护理

1）未清醒前取平卧位，头转向健侧；清醒、血压平稳者头部可抬高15°~30°。

2）持续心电监护，密切观察患者生命体征、意识、瞳孔的变化。特别注意血压变化，警惕颅内高压的发生。

3）保持呼吸道通畅，及时清除呼吸道分泌物，遵医嘱持续吸氧。

（2）病情观察及处理

1）严密观察患者神志、瞳孔变化，有无头痛、呕吐等症状。监测血压变化，并注意术后肢体活动的情况，发现异常及时通知医生。

2）适当按压分流管储液囊，保持引流管通畅。术后颅内高压未缓解或再次出现颅内高压症状者，应注意引流管是否阻塞，如有疑问及时通知医生。

3）观察切口敷料，如有渗血、渗液，应及时通知医生换药。

4）观察腹部症状，如腹痛、胃肠道不适等，随时向医生汇报。如1周后症状不改善或加重，提示有并发腹膜炎的可能。

5）评估患者疼痛程度，遵医嘱对症处理。

6）并发症观察，如出血、颅内感染、腹部并发症等。

（3）标记导管名称，妥善固定，防止扭曲、受压。准确记录引流液色、质、量。

（4）烦躁不安者，使用约束带或护栏。定时放松约束，观察肢体末端循环情况。

（5）做好基础护理和皮肤护理，肢体功能障碍者，遵医嘱使用中药涂擦，以行气活血、祛风通络、除湿止痛，促进患肢功能恢复的作用。

（6）全麻清醒6小时后应先进少量温开水，如无呛咳、吞咽困难，可经口进食。早期宜清淡、易消化饮食，后逐渐增加高蛋白、高热量、维生素丰富的饮食。同时应注意多进粗纤维饮食，保持大便通畅。

（7）鼓励患者早期活动，循序渐进。偏瘫者，早期协助其进行功能锻炼，促进康复。

（三）颅骨修补术

1. 术前护理

（1）向患者和家属做好相关解释工作，消除思想顾虑，取得合作。

（2）指导患者练习床上翻身、大小便，以及深呼吸、有效咳嗽。

（3）询问患者有无过敏史，遵医嘱给予过敏试验。遵医嘱查血型、备血。

（4）观察颅骨缺损区情况，如脑组织膨出时的大小、硬度等；如触摸感觉张力高，应结合意识、瞳孔变化，及时报告医生。注意保护骨窗部位，应带松紧适度的帽子保护脑组织，避免缺损的部位再次受伤。

（5）术前1天协助患者沐浴、剃须、剪指甲、更衣。

（6）术前8小时禁食、禁水。遵医嘱灌肠（颅内压增高者切忌灌肠）。

（7）术晨进行头部术区皮肤准备，并仔细检查手术野有无感染及破损处。

（8）手术日晨测生命体征，如有异常或患者发生其他情况，及时与医生联系。

2. 术后护理

（1）全身麻醉后护理

1）未清醒前取平卧位，头转向健侧；清醒、血压平稳者头部可抬高15°~30°。

2）持续心电监护，密切观察患者生命体征、意识、瞳孔的变化。特别注意血压变化，警惕颅内高压的发生。

3）保持呼吸道通畅，及时清除呼吸道分泌物，遵医嘱持续吸氧。

（2）病情观察及处理

1）严密观察患者神志、瞳孔变化，有无头痛、呕吐等症状，并注意术后肢体活动的情况，发现异常及时通知医生。

2）观察头部切口情况，局部敷料有无松动，有无渗血、渗液，有无头面部肿胀等。

3）评估患者疼痛程度，遵医嘱对症处理。

4）并发症观察，如出血、切口感染、皮下积液、癫痫、硬膜外血肿等。

（3）标记导管名称，妥善固定，防止扭曲、受压。准确记录引流液色、质、量。

（4）烦躁不安者，使用约束带或护栏。定时放松约束，观察肢体末端循环情况。

（5）做好基础护理和皮肤护理，肢体功能障碍者，遵医嘱使用中药涂擦，以行气活血、祛风通络、除湿止痛，促进患肢功能的恢复。

（6）全麻清醒6小时后，应先进少量温开水，如无呛咳、吞咽困难，可经口进食。早期宜清淡、易消化饮食，后逐渐增加高蛋白、高热量、维生素丰富的饮食，同时注意多进粗纤维饮食，保持大便通畅。

（7）鼓励患者早期活动，循序渐进。偏瘫者早期协助其进行功能锻炼，促进康复。

（四）颅内肿瘤切除术

1. 术前护理

（1）向患者和家属做好解释工作，消除思想顾虑，取得合作。

（2）指导患者练习床上大小便、床上翻身以及深呼吸、有效咳嗽。预防感冒，防止术后并发症。

（3）进行压疮、跌倒、坠床危险因素及生活自理能力的评估，特别是有精神症状、癫痫大发作、视野缺损、幻视、偏瘫、感觉障碍等表现的患者。及时发现癫痫先兆症状并通知医生。口服抗癫痫药者，应督促患者服药并告知注意事项。

（4）询问患者有无过敏史，遵医嘱给予过敏试验。遵医嘱确定血型、备血。

（5）术前8小时禁食、禁水。术前1天沐浴、剃须、剪指甲、更衣。

（6）术晨进行头部术区皮肤准备，并仔细检查手术野有无感染及破损。

（7）术晨测生命体征，发现异常及时与医生联系。

2. 术后护理

（1）全身麻醉后护理

1）未清醒前取平卧位，头转向健侧；清醒、血压平稳者头部可抬高15°～30°。

2）持续心电监护，密切观察患者生命体征、意识、瞳孔的变化，特别注意血压变化，警惕颅内高压的发生。

3）保持呼吸道通畅，及时清除呼吸道分泌物，遵医嘱持续吸氧。呕吐时头转向一侧以免误吸，防止肺部感染。肺部感染者，遵医嘱雾化吸入。气管插管者做好气道护理。

（2）病情观察及处理

1）严密观察患者神志、瞳孔变化，有无头痛、呕吐等症状，监测血压变化，并注意观察不同颅内肿瘤出现的不同症状，如语言、人格、视野缺损、感觉、情感等。

2）观察头部切口情况，局部敷料有无松动，有无渗血、渗液。

3）评估患者疼痛程度，遵医嘱对症处理。

4）并发症观察，如颅内出血、肺部感染、癫痫、脑疝等。

（3）标记导管名称，妥善固定，防止扭曲、受压。准确记录引流液色、质、量。

（4）烦躁不安者，使用约束带或护栏。定时放松约束，观察肢体末端循环情况。

（5）做好基础护理和皮肤护理，肢体功能障碍者，遵医嘱使用中药涂擦，以行气活血、祛风通络、除湿止痛，促进患肢功能的恢复。

（6）术后6小时内禁食、禁饮；6小时后根据病情遵医嘱予相应的饮食。

（7）早期活动，早期行康复护理，包括语言、感知、偏瘫肢体的全面康复。

（五）脑血管介入

1. 术前护理

（1）向患者和家属做好解释工作，消除思想顾虑，取得合作。

（2）讲解术中配合的方法，指导患者练习床上大小便、床上翻身以及深呼吸、有效咳嗽，防止术后并发症。

（3）观察患者意识、瞳孔、生命体征、尿量和肢体活动情况。

（4）询问患者过敏史，遵医嘱给予碘过敏试验。

（5）术前8小时禁食、禁水。术前1天沐浴、剃须、剪指甲、更衣。

（6）术晨备皮，备皮范围为双侧腹股沟、会阴部、大腿上1/3处，并仔细检查手术野有无感染及破损处。

（7）术晨测生命体征，如有异常及时与医生联系。

2. 术后护理

（1）了解术中麻醉方式、手术方式，给予相应的护理。

（2）病情观察及处理

1）穿刺处用 2kg 沙袋或压迫器压迫 6 小时。血管内缝合者，弹力绷带压迫穿刺点，穿刺侧肢体制动 6~8 小时，术后第 2 天去除绷带。压迫期间，前 2 小时内每 15 分钟测足背动脉 1 次，以后每 2 小时测足背动脉 1 次，判断肢端循环情况。

2）观察穿刺处有无渗血、渗液，敷料固定是否牢固，切口及周围皮肤颜色、温度变化。

3）并发症观察，如穿刺处出血或血肿、脑出血、动脉栓塞等。

4）术后 2 小时内宜平卧，2 小时后协助患者摆放舒适体位（术侧下肢禁止蜷曲）。严格卧床 24 小时，24 小时后可下床活动。忌剧烈活动。

5）评估患者疼痛程度，遵医嘱对症处理。

（3）做好口腔护理、皮肤护理、导尿护理，保持床单位的清洁。

（4）进食高蛋白、高热量、易消化食物。鼓励患者多饮水，以促进造影剂的排出。

（六）腰椎穿刺术

1. 去枕平卧 4~6 小时；颅内压高者平卧 24 小时；颅内压低者取头低位。

2. 观察患者的面色、神志、瞳孔、脉搏、呼吸及血压等的变化，并注意有无头痛、呕吐及脑疝等症状，穿刺点有无出血等。

3. 标本及时送检。

二、脑室引流管护理

1. 患者取平卧位，保持安静，妥善固定引流管。引流管长度应适宜，留有适当的活动空间。对意识不清、躁动不安、有精神症状不能配合者，应予约束，防止患者将引流管自行拔出，发生意外。

2. 引流装置应高于侧脑室 10~15cm，防止颅内压力下降过快或过慢，以免发生颅内压过低或小脑幕裂孔上疝等并发症。

3. 严格保持引流装置及管道的清洁和无菌，以防感染。及时倾倒引流液，避免液面过高引起逆流。搬动患者时应先夹闭引流管，保持头部创口或穿刺点敷料的干燥，如有渗出，及时通知医生更换。

4. 定时检查引流管，保持引流通畅，勿扭曲、压迫、堵塞管路。观察引流液性状、颜色、量。正常情况下手术当天引流液为暗红色，以后引流液逐渐变浅、变清，如有异常及时通知医生。

5. 密切观察患者生命体征变化，有无颅内压增高或降低的症状。

6. 拔管后注意观察患者意识、瞳孔、生命体征的变化及置管处有无脑脊液渗漏。

三、常见急危重症急救配合要点

（一）脑疝

1. 临床表现

（1）颅内压增高：表现为剧烈头痛及频繁呕吐，伴烦躁不安。

（2）意识障碍：出现嗜睡、昏迷。

（3）瞳孔改变：两侧瞳孔不等大，对光反应迟钝，以后逐渐散大，对光反应消失。

（4）运动障碍：表现形式多样。

（5）生命体征紊乱：出现血压波动、呼吸不规则；可有面色潮红、大汗淋漓；也可出现面色苍白和汗闭、高烧或体温不升、血压下降，最后呼吸停止、心脏停搏。

2. 急救配合

（1）快速静脉输入脱水剂、利尿剂。

（2）头偏向一侧，抬高床头 15°~30°。

（3）保持呼吸道通畅，遵医嘱吸氧。

（4）备气管插管及呼吸机，必要时在人工辅助呼吸下进行抢救。

（5）备皮，备血，做好术前准备。

（6）记录护理记录单。

（二）癫痫

1. 临床表现

（1）部分性发作：发作时间短，不超过 1 分钟，表现为一侧口角、手指、足趾、足部肌肉等出现发作性抽搐。

（2）全身性发作：患者以意识丧失及全身抽搐为特征。

2. 急救配合

（1）立即平卧，通知医生，不得离开患者。

（2）解开衣患者衣扣，使其头偏向一侧，保持呼吸道通畅。及时吸痰和给氧，必要时行气管切开。

（3）取下假牙，将缠有纱布的压舌板置于患者上下臼齿之间，防止舌咬伤。给予床挡保护。保持环境安静，避免强光刺激。保护患者肢体，以防自伤及碰伤。

（4）迅速建立静脉通道，遵医嘱给予镇静剂、抗癫痫药和脱水剂等。严格控制用药速度，观察药物的不良反应。

（5）发作期间，护士应守护在床旁，密切观察患者生命体征、意识、瞳孔变化。注意有无窒息、尿失禁等，发现异常及时通知医生处理。

（6）高热时，采取物理降温。

（7）患者意识恢复后，协助患者取舒适体位，向其讲述疾病的性质、特点及有效控制措施，强调遵医嘱用药，避免自行减量、加量、停药等，以免加重病情。

（8）记录护理记录单。

第三节　专科技术

一、心电监护技术

1. 遵医嘱为患者配戴心电监测。

2. 按导联部位粘贴电极片，保持电极片和皮肤贴合完好，避免导线打折。

3. 定时记录监测数据，发现异常立即查看并通知医生。

4. 更换电极片，观察患者有无皮肤过敏。

二、约束技术

1. 遵医嘱使用约束用具。使用约束前，应正确评估患者，在必须应用时才使用。向患者家属解释使用目的，签署告知书。

2. 患者约束期间加强观察，每1~2小时巡视1次，评估约束部位皮肤、血液循环、约束具位置、患者生活需求等。每1~2小时活动肢体或放松一次（5~10分钟），发现异常及时处理，必要时进行局部按摩，促进血液循环。

3. 使用约束具应尽量避开输液部位、手术切口及皮肤破损处。保持患者卧位舒适、肢体处于功能位。

三、物理降温

1. 协助患者脱去上衣，松解裤带。

2. 置冰袋于患者头部，热水袋于足底。

3. 暴露擦拭部位，以离心方向擦拭。

4. 四肢及腰背部每部分 3 分钟，全程 20 分钟以内。

5. 观察有无寒战、面色苍白、脉搏或呼吸异常情况。

6. 整理床单位，协助穿衣，取舒适卧位。

7. 洗手，记录擦浴的部位、时间、效果及患者反应。

四、穴位敷贴技术

1. 评估敷贴部位皮肤情况；女性患者妊娠期禁用。

2. 充分暴露敷贴部位，同时注意保暖并保护隐私。

3. 药膏薄厚要均匀，一般以 0.2 ~ 0.5cm 为宜，并保持一定的湿度。

4. 观察局部及全身情况，若出现红疹、瘙痒、水疱等过敏现象，停止使用，立即报告医生，遵医嘱予以处理。

5. 避免食用寒凉、过咸的食物，忌烟酒。

五、耳穴贴压技术

1. 评估患者耳部皮肤情况及对疼痛的耐受程度；女性患者妊娠期禁用。

2. 使用探针力度适宜，准确探寻敏感点。

3. 用 75% 酒精擦拭耳部皮肤并待干。

4. 一般留置 3 ~ 7 天，两耳交替使用，并正确按压。

5. 观察耳穴贴是否固定良好，症状是否缓解，耳部皮肤有无红肿。

第四节 专科用药

一、常用西药

（一）降低颅内压类药

1. 甘露醇

适应证：用于治疗各种原因引起的脑水肿，降低颅内压，防止脑疝。

禁忌证：①已确诊为急性肾小管坏死的无尿患者，包括对使用甘露醇无反应者。②严重失水者。③颅内活动性出血者，因扩容会加重出血，但颅内手术时除外。④急性肺水肿或严重肺淤血患者。

不良反应：①水和电解质紊乱。②口渴、一过性头痛、眩晕、视物模糊。③寒战、发热、排尿困难。④血栓性静脉炎，如外渗可致组织水肿、皮肤坏死。⑤过敏引起皮疹、荨麻疹、呼吸困难、过敏性休克。

2. 呋塞米

适应证：周围性水肿、脑水肿。

禁忌证：低钾血症、超量服用洋地黄、肝昏迷患者禁用。晚期肝硬化患者慎用。

不良反应：①水和电解质紊乱。②可能出现轻微恶心、腹泻、药疹、瘙痒、视物模糊等不良反应，有时可发生起立性眩晕、乏力、疲倦、肌肉痉挛、口渴。③长期应用可致胃及十二指肠溃疡。

（二）抗癫痫类药

1. 丙戊酸钠

适应证：全身性或部分性癫痫。

禁忌证：急、慢性肝炎；个人或家族有严重肝炎史，特别是药物所致的肝炎；对丙戊酸钠过敏者；卟啉病。

不良反应：①偶有肝损害、致畸胎危险、消化道紊乱（恶心、胃痛）。②其他非特异性症状，通常突然出现，如乏力、厌食、嗜睡。

2. 苯巴比妥钠

适应证：①癫痫：大发作、局限性发作、持续状态。②惊厥：如高热、脑炎、脑血管病等所致。③睡眠障碍。

禁忌证：严重肺、肝、肾功能不全者，昏迷者，休克者，间歇性卟啉病患者禁用。

不良反应：①常见头晕、嗜睡、精神不振、关节疼痛。②偶见发热、皮疹、剥脱性皮炎。③罕见呼吸抑制。

（三）神经营养药

1. 醒脑静

适应证：①急性脑出血、脑梗死、肺性脑病、癫痫、高血压脑病、病毒性脑炎、脑缺血、电击伤。②各种病因引起的意识障碍，如颅脑外伤、脑卒中、中枢神经系统感染、肝昏迷、药物中毒、乙醇中毒、煤气中毒、中暑等。③急性脑血管意外。④中枢性高热。

禁忌证：孕妇及对本药过敏者禁用。

不良反应：偶见皮疹。

2. 胞二磷胆碱

适应证：主要用于急性颅脑外伤和脑手术后的意识障碍。

禁忌证：不宜大剂量使用；小儿慎用。

不良反应：①偶有血压下降、胸闷、呼吸困难等休克症状。②偶尔出现失眠、皮疹、头痛、兴奋、痉挛等症状。

二、常用中成药

1. 安宫牛黄丸

适应证：清热解毒，镇惊开窍。用于热病，邪入心包，高热惊厥，神昏谵语。中风昏迷及脑炎、脑膜炎、中毒性脑病、脑出血、败血症见上述证候者。

注意事项：运动员、过敏体质者慎用。

2. 痰热清注射液

适应证：清热，化痰，解毒。用于风温肺热病之痰热阻肺证。

不良反应：偶有过敏反应，可见皮疹、瘙痒。

注意事项：不得和其他药物混合滴入。如需合并用药，在换药时需先冲洗输液管，以免药物相互作用产生不良反应。严格控制滴速，滴速过快或有渗漏可引起局部疼痛。

第五节　专科检查

一、脑电图

是通过精密的电子仪器，从头皮上将脑部的自发性生物电位加以放大记录而获得的图形，是通过电极记录下来的脑细胞群的自发性、节律性电活动。

二、头颅 CT

通过 CT 对颅脑进行检查的一种方法。头颅 CT 是一种检查方便、迅速安全、无痛苦、无创伤的新的检查方法。它能清楚地显示颅脑不同横断面的解剖关系和具体的脑组织结构，因而大大提高了病变的检出率和诊断的准确性。

第六节　健康指导

功能锻炼

1. 防止肩关节僵硬

平卧于床上，两手相握，肘部保持伸直，以健侧手牵拉患侧肢体向上伸展，越过头顶，直至双手能触及床面。

2. 防止前臂伸肌挛缩

仰卧，屈膝，两手互握，环抱双膝，臂部稍用力伸展，使双肘受牵拉而伸直，臂也受牵拉伸展。重复动作，也可以只屈患侧腿，另一腿平置于床上。

3. 保持前臂旋转

坐在桌旁，两手掌心相对，手指互握，手臂伸直，身体略向患侧倾斜，以健侧手推动患侧手外旋，直至大拇指能触及桌面。反复锻炼，逐渐过渡到两手手指伸直对合，健侧手指能使患侧大拇指接触桌面。

4. 保持手腕背屈

双肘支撑于桌面，双手互握，置于前方，健侧手用力按压患侧手，使患侧手腕充分背屈。

5. 防止腕、指、肘屈肌挛缩

站立于桌前，双手掌对合，手指交叉互握，将掌心向下支撑于桌面，然后伸直手臂，将体重施加患肢，使手腕充分背屈，屈肌群收到牵拉伸展；或坐于椅上，用健侧手帮助患侧手腕背屈，掌心置于椅面，并将蜷曲的患指逐一伸直，然后以健侧手保持患肢伸直，稍倾斜身体，将体重施加于患肢。

6. 防止跟腱缩短和脚趾屈曲

将一条毛巾卷成一卷，放在患肢脚趾下，站立起来，用健侧手按压患肢膝盖，尽量使足跟触地。站稳后，抬起健侧腿，让患肢承受体重，并反复屈曲膝关节。

7. 保持患臂水平外展

患者平卧，两手相握，向上举过头顶，然后由助手抓住患臂，保持伸直并慢慢水平移动，直至手臂平置于床面上，掌心向上，患肢与身体成 90°；再将其大拇指拉直、外展，并将其余患指伸展。在锻炼时，患者背部垫枕头，可增强锻炼的效果，同时还可以使胸椎保持伸直。

第十八章　急诊科

第一节　常见疾病

一、外感发热（上呼吸道感染）

因感受六淫之邪或温热疫毒之气，导致营卫失和，脏腑阴阳失调所致。以体温升高，伴有恶寒、面赤、烦渴为主要临床表现。

（一）辨证分型与治法

1. 风寒束表证

临床表现：恶寒重，发热轻，无汗头痛，肢节酸疼，鼻塞流涕，咽痒咳嗽，痰薄色白，舌苔薄白而润。

治法：解表散寒。

2. 风热犯表证

临床表现：发热重，微恶风寒，鼻塞，流黄浊涕，身热有汗或无汗，头痛，咽痛，口渴欲饮，或有咳嗽痰黄，舌苔薄黄。

治法：解表清热。

3. 暑湿袭表证

临床表现：恶寒发热，头重，胸腹闷胀，呕恶腹泻，肢倦神疲，或口中黏腻，渴不多饮，舌苔白腻。

治法：清暑祛湿。

4. 卫气同病证

临床表现：恶寒或恶风，或高热寒战，流涕，咽痒咽痛，头痛头胀，喷嚏，舌红，苔薄黄或黄腻。

治法：透表清气。

（二）中医护理方案

1. 常见症状/证候施护

（1）发热

1）发热时应卧床休息。

2）观察发热的程度、持续时间、伴随症状等变化；关注服药后汗出情况，以防厥脱之变；注意恶寒、二便等情况的变化。

3）对于时行疫疬引起的外感发热，采取呼吸道传染病隔离措施。

4）持续发热或汗出较多者，注意保暖，避免吹风，及时更换汗湿的衣被，防止复感外邪。

（2）抽搐

1）注意安全，上床栏，适当制动，但不要用力过大。

2）对伴有高热、烦躁者，警惕邪犯心包之危证。

2. 中医特色治疗护理

（1）内服中药汤剂

1）解表发汗汤剂宜急火快煎，中药热服或温服。

2）中药与西药的服药时间应间隔 1~2 小时。

3）患者服汤剂后酌加衣被，静卧，以促发汗；避免直接吹风。

4）服药后 30 分可进少量热饮或热稀粥，以补充胃气，助发汗。

5）高热有汗、烦渴者，中药宜凉服。

（2）中医护理技术

1）遵医嘱中药灌肠，促进排便，使邪有出路。

2）遵医嘱刮痧：发热恶寒重、头痛、四肢酸痛、无汗者，可给予背部刮痧；由内向外、单一方向刮动，每一部位刮 20 下左右，至局部皮肤出现微红或紫色充血瘀点为度。

3）遵医嘱穴位敷贴，取大椎、双曲池、双肺俞等穴。

3. 健康指导

（1）生活起居

1）保持居所空气流通，温湿度适宜。

2）劳逸结合，避风寒，慎起居，随汗出及天气变化增减衣被。

3）时疫流行期间，尽量少去公共场所，注意个人防护，如外出时戴口罩；居所可用 30%~50% 的食醋加热做空气消毒；适时实施防蚊措施。

（2）饮食指导：宜食富营养、易消化的流质或半流质食物，多吃蔬菜、水果，多饮水，忌生冷、辛辣、煎炸和油腻食品。

1）风寒束表证：宜选生姜、葱白、芫荽煎汤，可发汗散寒；或用胡椒粉、姜末、葱等辛味发散的调味品，有散寒之功。

2）风热犯表证：宜食黄瓜、西瓜、苦瓜或绿豆汤等清凉食物；口渴甚者可予温开水或清凉饮料，如西瓜汁、梨汁、竹蔗茅根水、鲜橙汁等；选择多汁水果，如西瓜、葡萄等；可用玉米（连须带衣）加胡萝卜、荸荠、瘦肉煲汤，以补充津液。

3）暑湿袭表证：宜食芳香、解暑、渗湿的食品，如薏苡仁、扁豆瘦肉汤等；可用冬瓜连皮带仁加莲叶煎水代茶。

4）出疹性疾病流行季节，可选用芫荽煎水代茶，以助透疹。

（3）情志调理

1）畅情志，积极配合治疗。

2）对于因病情需要被安置在隔离室的患者，容易产生孤独、寂寞和自卑感，加上起病急骤，患者多会出现精神紧张、焦虑不安，甚至恐慌，需做好疏导工作。

3）对于成人麻疹、登革热等患者，尤其是女性，常因局部出现皮肤潮红、皮疹，而烦躁、不寐，需与患者充分沟通，告知潮红和皮疹不会留下瘢痕。

（4）嘱患者定期进行跑步、游泳、球类等活动，增强体质，提高抗病能力。

二、痛症

因外感六淫之邪、内伤七情、饮食不节或遭受某些伤害等因素，或因脏腑气机不畅、气滞血瘀所致。以某一部位出现不同程度的疼痛为主要临床表现。

（一）急性胸痛

1. 辨证分型与治法

（1）心血瘀阻证

临床表现：刺痛固定，面晦唇青，怔忡不宁，指甲发青，发枯肤糙，舌质紫暗或见紫斑或舌下脉络紫胀。

治法：活血化瘀，通络止痛。

（2）痰浊闭塞证

临床表现：闷痛痞满，口黏乏味，纳呆脘胀，身困重，恶心呕吐，痰多体胖，苔黄腻或白滑。

治法：祛痰开窍，通络止痛。

（3）寒凝心脉证

临床表现：胸痛彻背，胸闷气短，心悸不宁，神疲乏力，形寒肢冷，舌质淡暗，苔白腻。

治法：温补心阳，散寒通脉。

（4）气滞心胸证

临床表现：胸痛，胸闷，时欲太息，遇情志不遂则诱发或加重，或兼脘腹胀闷，得嗳气或矢气则舒，或痛处固定，刺痛，舌红，苔薄。

治法：疏肝理气，通络止痛。

（5）心阳不振证

临床表现：闷痛时作，形寒心悸，面白肢凉，神倦怠，汗多肿胀，舌淡胖，苔薄白。

治法：温阳宣痹，通络止痛。

（6）阳脱阴竭证

临床表现：心胸剧痛，四肢厥逆，大汗淋漓；或汗出如油，虚烦不安，皮肤青灰，手足青至节，甚至神志淡漠或不清，口舌青紫。

治法：回阳救逆。

2. 中医护理方案

（1）常见症状/证候施护

1）胸痛

①观察胸痛的部位、性质、持续时间、诱发因素及伴随症状；同时，注意生命体征以及面色、汗出、肢温等变化，如出现异常或胸痛加剧、汗出肢冷，立即向医生报告并及时处理。

②发作时绝对卧床休息，遵医嘱吸氧；喘促不得卧者，取半卧位。

③遵医嘱耳穴贴压，取心、冠状动脉区、小肠、皮质下等穴。

2）心悸

①观察患者的生命体征，有无胸痛加剧、呼吸困难、咳嗽、咳痰、尿少等表现。

②遵医嘱穴位注射，取双足三里穴。

③遵医嘱穴位敷贴，取内关、膻中或心俞、神阙等穴。

（2）中医特色护理

1）内服中药：中药汤药宜武火急煎，饭后温服；寒凝心脉、心阳不振者宜热服。用药期间注意观察疼痛、胸闷、尿量等情况。

2）注射给药：中成药针剂必须使用一次性精密输液器单独输注；同时使用其他针剂时，须先用生理盐水冲管，并注意观察不良反应。

（3）健康指导

1）生活起居

①慎起居，避风寒，注意劳逸结合。

②发作时休息，缓解期适当锻炼，如快步走、打太极拳等，以不感疲劳为度。

③避免精神紧张、劳累、饱餐、情绪激动、寒冷、便秘等诱发因素，戒烟戒酒。

④保持大便通畅，嘱患者勿用力屏气努争，排便不畅时遵医嘱用药及饮食调理。

⑤出现胸痛、头痛、晕厥等急症，及时就地平卧，拨打急救电话，等候救援。

2）饮食指导

①心血瘀阻者：宜食活血化瘀的食品，如田七煲鸡汤、川芎煮鸡蛋等。

②痰浊闭塞者：宜食祛痰养心的食品，如怀山药、芡实、陈皮煲瘦肉汤等。

③寒凝心脉者：宜食温通心阳、散寒止痛的食品，如龙眼肉、韭菜、山楂等。

④气滞心胸者：宜食疏肝理气的食品，如玫瑰花茶、排骨萝卜汤等。

⑤心阳不振者：宜食温阳通络的食品，如当归生姜羊肉煲等。

⑥阳脱阴竭者：宜食回阳救逆的食品，如独参汤等。

3）情志调理

①畅情志，保持情绪稳定，避免精神紧张、情绪激动等不良刺激。

②鼓励患者表达内心感受，给予个性化的心理支持。

③指导患者掌握自我排解不良情绪的方法，如音乐疗法、转移法等。

（二）急性腹痛

1. 辨证分型与治法

（1）寒邪内阻证

临床表现：腹痛拘急，遇寒痛甚，得温痛减，形寒肢冷，小便清长，大便清稀或秘结，舌质淡，苔白腻。

治法：温中散寒。

（2）湿热壅滞证

临床表现：腹痛拒按，烦渴引饮，大便秘结或溏滞不爽，潮热汗出，小便短黄，舌质红，苔黄燥或黄腻。

治法：泄热通腑。

（3）饮食积滞证

临床表现：脘腹饱胀疼痛，厌食，吞酸，或痛而欲泻，泻后痛减，或大便秘结，舌苔厚腻。

治法：消食导滞。

（4）肝郁气滞证

临床表现：脘腹疼痛，胀满不舒，攻窜不定，痛引少腹，得嗳气、矢气则舒，或遇忧思恼怒则疼痛加剧，舌质红，苔薄白。

治法：疏肝解郁，理气止痛。

（5）瘀血阻滞证

临床表现：少腹剧痛，痛如针刺，痛处固定不移，痛处拒按，或有包块，疼痛经久不愈，舌质紫暗，或舌有瘀斑。

治法：活血化瘀。

2. 中医护理方案

（1）常见症状/证候施护

1）腹部疼痛

①观察疼痛的部位、性质、程度、持续时间、诱发因素及伴随症状；注意观察生命体征、面色、肢温等变化，如出现疼痛加剧，伴呕吐、寒热，或出现厥脱先兆症状时应立即报告医生，并采取应急处理措施。

②急性发作时，宜卧床休息；疼痛、烦躁时注意患者安全，给予床挡，并有专人陪护。

③遵医嘱耳穴贴压，取脾、胃、交感、神门、肝胆、内分泌等穴。

④遵医嘱艾灸（寒邪内阻证），取气海、中脘、内庭、脾俞、神阙等穴。

⑤遵医嘱中药热熨敷。

⑥遵医嘱中药灌肠。

⑦遵医嘱穴位敷贴，取阿是穴。

⑧诊断未明确前慎用止痛剂、灌肠剂及泻药。

2）胃脘胀满

①观察不舒适的部位、性质、程度、时间、诱发因素及伴随症状。

②指导合理进食，避免过饱，餐后适量运动

③指导患者养成良好的排便习惯，保持大便通畅。

④遵医嘱中药热熨敷。

⑤指导患者保持心情舒畅，避免郁怒、悲伤等情志刺激。

（2）中医特色治疗护理

内服中药：中药与西药宜间隔服用；寒邪内阻证、肝郁气滞证、饮食积滞证、瘀血阻滞证患者中药汤剂宜温服；湿热中阻证患者中药汤剂宜凉服。

（3）健康指导

1）生活起居

①慎起居，避风寒，注意保暖，避免腹部受凉。根据气候变化及时增减衣服，勿贪凉露宿，或冒暑劳作，以防暑热、寒湿入侵。

②养成良好的生活习惯，劳逸结合；急性发作时宜卧床休息，平素加强锻炼，增强体质和御邪能力。

③指导患者养成良好的饮食卫生习惯，制定食谱，改变不合理的饮食结构。

2）饮食指导：以质软、少渣、易消化为原则，宜细嚼、慢咽，减少对胃黏膜的刺激。定时进食，少食多餐，勿暴饮暴食，饭后 1 小时内勿做剧烈活动。忌食油腻、坚硬、辛辣、肥甘、过咸、过酸、生冷之品，戒烟、酒、浓茶、咖啡。

①寒邪内阻证：宜食温中散寒的食品，如羊肉、大枣、桂圆、白扁豆、山药等。

②湿热壅滞证：宜食泄热通腑的食品，如杏仁、薏苡仁、莲子、菊花等。

③饮食积滞证：宜食消食导滞的食品，如山楂、赤小豆、陈皮等。不宜食甘薯、芋头、蚕豆、栗子等产气食品。

④肝郁气滞证：宜食疏肝解郁、理气止痛的食品，如柑橘、丁香、桃仁、佛手、山楂、山药、萝卜、生姜等。饮食忌寒凉、生冷、肥腻食物；少吃盐和味精。

⑤瘀血阻滞证：宜食滋阴养血、甘平的食品，如桃仁、山楂、山药、茯苓、薏苡仁、莲子、胡萝卜、枸杞子、蛋类食品等。忌寒凉、生冷之品。

3）情志调理

①保持心情舒畅，积极配合治疗。

②安抚患者，鼓励其畅所欲言，并针对性给予心理支持。

第二节　专科知识

一、常见检验、检查危急值处理要点

（一）危急值处理要点

1. 知晓危急值报告制度和流程。

2. 接到报告后，完整、准确记录相关内容，及时告知主管医生或值班医生，并记录医生姓名或工号。

3. 了解危急值范围及临床意义。

(二) 常见危急值

常见生化、血气标本"危急值"

项目名称	单位	低值	高值	备注
血钾	mmol/L	2.7	6.0	血清
血钠	mmol/L	120	160	血清
血糖	mmol/L	2.8	25	血清
β-羟丁酸	mmol/L		0.8	血清
酸碱度（pH）		7.15	7.55	动脉血
CO_2分压（PCO_2）	mmHg	10	80	动脉血
O_2分压（PO_2）	mmHg	50		动脉血
肌钙蛋白	μg/L		0.15	血清
白细胞（WBC）	/L	中性粒细胞 0.5×10^9	白细胞 50×10^9	静脉血、末梢血，血液病结果第一次，以后除外
血红蛋白（Hb）	g/L	60		静脉血、末梢血，血液病结果第一次，以后除外
血小板（PLT）	/L	30×10^9	1000×10^9	静脉血、末梢血，血液病结果第一次，以后除外

二、急危重症患者转运流程

(一) 转运前准备

1. 病情评估

急危重症患者转运前，护士需要对其病情进行判断和评估，选择合理的转运方式和转运人员。运用 MEWS 和 APACHE-II 等病情评分系统，根据评分确定转运时机、转运人员、转运途中应给予的护理方案。与家属做好沟通，告知转运存在的风险，签署转运知情同意书。

2. 患者准备

根据患者情况和合作程度选择合适的转运工具（轮椅、车床或担架）和体位。转运前做好患者病情的预处理，保持气道的通畅，遵医嘱止痛、降压、镇静、导尿，必要时上约束带，防止坠床。检查各种管道是否通畅，并妥善固定。测量并记录生命体征。

3. 用物准备

根据患者的病情准备相应的便携式可储电的仪器、氧气瓶、药物和抢救物品。对所有用物进行检查，确保其在有效期、功能完好、有储电。尽量避免使用氧气袋供氧。

4. 转运人员准备

根据患者病情轻重，选择合适的转运团队。轻者，由护士护送；重者，由主管医生和护士护送；危重者，由二值医生和高年资护士护送。

（二）转运过程

1. 护士始终在患者身边，做好患者保暖工作，保持转运工具平稳行驶。

2. 对意识清醒的患者，做好安抚工作，稳定患者情绪，积极配合治疗。

3. 转运过程中注意观察患者生命体征的变化、管道情况、仪器是否有电等，对于转运不安全事件进行记录。

（三）转运交接

1. 做好床边交接班，包括基本信息、病情、神志、检查、化验结果、过敏试验、药物使用、补液、各种管道、皮肤、门诊病历、费用、家属以及各种术前准备情况等；如患者无家属还应交接患者随身物品。

2. 交接双方在转运护理单上记录时间并签名。

三、常见急危重症的急救流程和配合要点

（一）心脏骤停

1. 急救流程

（1）评估：判断环境是否安全，做好个人防护，记录抢救时间。

（2）判断意识：拍打患者双肩，分别对双耳大声呼叫，判断时间为 3~5 秒。

（3）判断脉搏、呼吸：将患者摆正体位，打开衣服，手触摸近侧颈动脉搏动，眼看胸廓是否起伏，判断时间 5~10 秒。

（4）若患者无意识、无大动脉搏动与呼吸，马上呼叫旁人协助抢救，并立即实施胸外心脏按压。

（5）助手携带除颤仪（AED）和球囊、面罩到场后，立即实施电除颤，然后按照双人（30∶2）操作继续 CPR，每 5 个循环检查、评估患者情况。若心跳、呼

吸恢复，心肺复苏成功，摆复苏体位，准备转运；如未成功则继续施救。

2. 配合要点

（1）立即复苏：发生心搏骤停，应立即实施基础生命支持技术。

（2）快速、用力按压，100～120次/分。按压与放松的时间要保持相等，让胸廓充分回弹。成人按压深度为5～6cm。

（3）尽量减少按压中断，如果不得不暂停时，中断时间不能超过10秒。

（4）EC手法行面罩通气，通气时间持续1秒，避免过度通气。

（5）对有指征者快速实施电除颤。

（二）急性脑卒中

1. 急救流程

（1）患者绝对卧床休息，抬高床头30°，避免不必要的搬动。

（2）保持呼吸道通畅，松解衣领，卸掉假牙，吸氧，取侧卧位，防止舌后坠，必要时使用鼻咽或口咽通气管。

（3）建立静脉通道，优先选择健肢，采集血液标本，根据医嘱用药。

（4）监测指尖血糖。

（5）必要时留置胃管、尿管，记录出入量。

（6）如需紧急手术者，迅速做好术前准备。

（7）如需急诊溶栓者，须严密监测患者生命体征，预防出血等严重并发症。

2. 配合要点

（1）遵医嘱用药，第一瓶药液使用0.9%生理盐水；注意合理控制输液量与滴速。

（2）确保患者安全，防坠床，防跌倒。

（3）安慰、鼓励患者，使其配合治疗护理，避免情绪激动。

（4）严密监测患者生命体征、瞳孔、神志的变化并记录，尤其注意血压波动情况。

（三）急性上消化道出血

1. 急救流程

（1）绝对卧床休息，头偏向一侧；休克时予休克体位。

（2）吸氧，心电监测，严密观察血压、心率、呼吸等的变化，预防休克。

（3）迅速开通两条以上静脉通道，采集血标本，必要时行交叉配血试验，准备输血。

（4）如有呕吐或大便，及时留取标本送检。

（5）必要时行急诊胃镜下止血治疗，需做好相关准备工作，如为胃底－食道静脉曲张所致的出血患者留置三腔二囊管以压迫止血。

2. 配合要点

（1）合理安排输液顺序和速度，必要时配合医生行深静脉置管术。

（2）严密观察患者生命体征、神志、尿量及病情变化。

（3）加强心理护理，缓解患者紧张、恐惧情绪，使之配合治疗护理。

四、常见急症的分诊流程及处理要点

（一）预检分诊

指对急诊患者进行快速评估，根据其急危重程度进行优先顺序的分级与分流。

（二）分诊原则

1. 急危重症优先就诊。

2. 准确快速分级分区。

3. 动态评估及时预警。

4. 以人为本有效沟通。

（三）预检分诊级别

1. Ⅰ级为急危患者，需要立即得到救治。

2. Ⅱ级为急重患者，往往评估与救治同时进行。

3. Ⅲ级为急症患者，需要在短时间内得到救治。

4. Ⅳ级为亚急症或非急症患者。

（四）急诊分级分区管理

1. 复苏区

Ⅰ级患者进入该区，立即实施抢救。

2. 抢救区

Ⅱ级患者进入该区，10分内获得紧急救治和能够影响患者临床结局的治疗措施。

3. 优先诊疗区

Ⅲ级患者在该区候诊，护士负责快速实施相关措施，如吸氧、补液等，并安排优先就诊；如患者候诊时间超过 30 分，需再次评估与定级。

4. 普通诊疗区

Ⅳ级患者在该区候诊，并根据来诊时间顺序就诊，特殊人群可适当安排提前就诊。

（五）常见急症的分诊流程及处理要点

1. 发热

（1）问诊重点：流行病学史、症状、体征。

（2）根据患者体温及伴随症状，分到发热门诊/隔离室或内科诊治。

（3）如有意识障碍、抽搐者，则送入抢救室。

（4）如考虑感染性发热，应给患者戴口罩，并做好防护和宣教。

2. 胸痛

（1）问诊重点：胸痛的特点、既往病史及服药史、伴随症状。

（2）如患者胸痛伴面色苍白、出汗、呼吸困难等高危伴随症状，需用车床推进抢救室紧急救治；低危胸痛患者则用轮椅推到胸痛诊室优先诊治。

（3）接诊 10 分内完成心电图检查。

（4）监测生命体征，吸氧，建立静脉通道，和抢救室护士做好交接。

3. 意识障碍

（1）问诊重点：起病时间、发病特点及诱因、既往史、有无服药及毒物接触史。

（2）如患者既往有高血压病史，且在情绪诱因下急骤起病，伴血压升高、二便失禁，考虑急性脑卒中；若为剧烈头痛、呕吐，继而昏迷、血压升高，立即用车床推进抢救室紧急救治。

（3）观察患者的神志和瞳孔情况，监测生命体征，吸氧，建立静脉通道，和抢救室护士做好交接。

（4）协助安排患者进行 CT 检查以进一步确诊。

第三节　专科技术

一、心肺复苏技术

（一）胸外按压技术（成人）

1. 患者仰卧位于坚固平坦表面上。如患者为俯卧，应小心将其摆至仰卧位；如疑似有头部或颈部损伤，翻身时尽量使其头部、颈部和躯干保持在一条直线上。

2. 按压定位在两乳头连线中点。

3. 操作者位于患者一侧，双膝跪地，与肩同宽，尽量靠近患者身体。一只手的掌跟放在胸部中央、胸骨下半部上，另一只手的掌跟与之重叠，手指相扣，下面的手指翘起，不接触胸壁。然后伸直双臂，肩、肘、腕在同一直线上，用上身的力量垂直下压。

4. 按压频率为 100～120 次/分；按压深度为 5～6cm；每次按压结束后，确保胸廓完全回弹。

5. 尽量减少按压中断。

（二）球囊面罩通气技术（单人）

1. 开放气道

（1）仰头提颏法：一只手置于患者前额，用手掌推动使其头后仰，另一只手的手指置于下颌靠近颏部的骨性部分，提起下颌，使颏上抬。本方法常用，单人即可操作。

（2）推举下颌法：双手分别置于患者头部两侧，手指置于其下颌角下方并用双手提起下颌，使下颌前移；若患者双唇紧闭，可用拇指推开下唇使之张开。本方法适用于怀疑头部或颈部损伤者，需双人配合实施通气。

2. 操作者站于患者头部的正上方，面罩连接氧气源。

3. 使患者头部后仰，以鼻梁作为参照，将面罩狭窄处对准鼻梁，戴好面罩。

4. EC 手法，是指一只手的拇指和食指放在面罩一侧，形成"C"形，将面罩边缘压住；其余的 3 个手指形成"E"形，提起下颌角，开放气道，使面部紧贴面罩。

5. 另一只手挤压球囊，实施辅助通气，每次≥1 秒，同时观察胸廓是否隆起。

6. 注意避免用力按压颏下的软组织或完全封闭患者嘴巴，以免影响气道开放。

二、自动体外除颤技术

1. 操作者迅速开启 AED。

2. 观察胸部皮肤有无毛发、潮湿、破损、植入式除颤器或起搏器等情况。

3. 按指示贴电极，连接线插入 AED。

4. 当 AED 提示分析心律时，所有人停止接触患者，然后会提示是否需要电击。

5. 如果 AED 建议电击，环顾确认无人触碰患者后，按下电击按钮。

6. 如果无须电击或实施电击后，立即从胸外按压开始继续 CPR。

三、洗胃技术

1. 查看洗胃机管道连接并试机，确认机器运作正常。

2. 插胃管，必要时留取胃内容物送检。

3. 连接胃管与洗胃机管道，根据病情选择合适的洗胃液，启动洗胃机洗胃。

4. 洗胃过程中注意洗出液的颜色、量及性质，观察患者的神志情况、有无呕吐、生命体征，记录出入量。

5. 一般洗至洗出液澄清、无色、无味，即可停止洗胃。洗胃结束后，整理用物，清洁消毒洗胃机，做好记录工作。

四、氧疗工具的使用

常用的氧疗工具：鼻导管、普通面罩、储氧面罩、文丘里面罩及高流量给氧装置。

1. 鼻导管

鼻导管是临床上最常用的吸氧装置。鼻导管吸入氧体积分数与氧流量有关。计算公式：吸入氧浓度 = 21 + 4 × 吸入氧流量（L/min）。但由于患者呼吸方式不同导致计算值偏高，加上鼻导管吸氧无法充分湿化，流速超过 5L/min 时患者难以接受，所以鼻导管给氧流速应小于 5L/min。

2. 普通面罩

普通面罩可提供 40% ~ 60% 的吸入氧体积分数，适用于低氧血症且不伴有高碳酸血症的患者。使用时面罩需要紧贴口鼻周围，并用弹力带固定于颈部。氧流量小于 5L/min 时，面罩内的 CO_2 难以被完全冲刷而导致重复吸入，因此普通面罩的氧流量应大于 5L/min。

3. 储氧面罩

储氧面罩是在普通面罩的基础上附加了体积 600 ~ 1000mL 的储氧囊，当储氧囊充满时，吸氧体积分数可达 60% 以上。储氧面罩分为部分重复呼吸面罩和无重复呼吸面罩。部分重复呼吸面罩在面罩和储氧囊之间无单向阀，导致患者重复吸入部分呼出气体；无重复呼吸面罩在面罩和储氧囊之间有单向阀，从而避免吸气时吸入呼出气。

储氧面罩的氧流量应大于 6L/min。储氧面罩给氧体积分数高于普通面罩，不适用于有 CO_2 储留风险的 COPD 患者。

4. 文丘里面罩

文丘里面罩是可调节的高流量精确给氧装置。其作用原理为氧气经狭窄的孔道进入面罩，产生喷射气流使面罩周围产生负压，与大气的压力差促使一定量的空气流入面罩。随着供氧流速的增加，进入面罩内的空气流速也相应增加，且喷射入面罩的气流通常大于患者吸气时的最高流速要求，因此吸氧体积分数恒定。此外，高流速的气体不断冲刷面罩内部，呼出气中的 CO_2 难以在面罩内潴留，故无重复呼吸。

文丘里面罩可提供 24%、28%、31%、35%、40% 和 60% 浓度的氧气。因文丘里面罩可以实现高流量低浓度给氧，因而适合伴高碳酸血症的低氧患者。使用文丘里面罩时，首先设定患者的吸入氧体积分数；其次根据患者的呼吸情况决定面罩提供的气体流量；最后调节氧源的给氧流量。

5. 高流量给氧装置

经鼻高流量氧疗装置包括鼻导管吸氧系统（加温湿化器、封闭式呼吸管路、双短鼻塞导管）和空氧混合器，能输送流速最高达 60L/min 的空氧混合气体氧体积分数且流量可调，具有主动加温、加湿的功能，主要应用在急性呼吸衰竭、拔管后的序贯吸氧治疗、支气管镜等其他有创操作时。

经鼻高流量氧疗设备在急性低氧性呼吸衰竭患者的临床应用中疗效明显。与常规氧疗和无创通气相比，高流量氧疗在治疗此类患者时，能够降低病死率和插管率。

五、气管插管配合技术

1. 患者取仰卧位，将其头后仰，双手将下颌向前、向上托起以使口张开；或以右手拇指对着下齿列、食指对着上齿列，借旋转力量使口腔张开，使口腔、咽部和气管在一条直线上，便于插管。

2. 使用呼吸球囊接纯氧，给氧 2 次后，交予助手给患者吸氧 2 ~ 3 分钟，使血氧饱和度保持在 95% 以上。插管时暂停通气。

3. 选择相应规格的气管导管，用注射器检查充气套囊是否漏气，在导管内放入导丝并塑型。导丝尖端不可超出气管导管开口处，一般距离开口处约 1cm 为宜。在气管导管前端和套囊涂好润滑油或生理盐水。

4. 气管导管备好后，选择形状和大小合适的喉镜镜片，检查光源后关闭，备用。

5. 准备牙垫、固定胶布和听诊器。吸引器连接吸痰管放置于床旁备用。

6. 打开喉镜, 操作者用右手手拇、食指拨开患者口唇, 左手紧握喉镜柄, 把镜片送入患者口腔的右侧向左推开舌体, 缓慢推进镜片, 暴露患者的悬雍垂, 将镜片垂直提起前进, 直到会厌显露, 挑起会厌, 暴露声门。

7. 操作者用右手从患者右口角将气管导管沿着镜片插入口腔, 并对准声门送入气管内, 导管尖端通过声门后请助手协助将导丝拔除, 继续将导管向前送入一定深度。插管时导管尖端距门齿距离通常在 18 ~ 22cm。

8. 给导管气囊充气后, 立即请助手用呼吸球囊通气。在通气时观察双侧胸廓有无对称起伏, 并用听诊器听诊, 判断气管导管的位置是否正确无误。

9. 放置牙垫后将喉镜取出, 用胶布以"八字法"将牙垫和气管导管固定于面颊; 或采用扁带固定、气管导管固定器等方法进行固定。

六、穴位敷贴技术

1. 评估病室环境、患者的主要症状、既往史、药物及辅料过敏史、是否妊娠。

2. 核对医嘱, 备齐用物, 告知患者穴位敷贴的作用、操作方法及注意事项。

3. 协助患者取合理、舒适体位, 充分暴露敷贴部位, 注意保护隐私及保暖。

4. 根据敷药面积, 取大小合适的棉纸或薄胶纸, 用压舌板将所需药物均匀地涂抹于棉纸或薄胶纸上, 厚薄适中。

5. 将药物敷贴于穴位上, 做好固定。为避免药物受热溢出染衣物, 可加敷料或棉垫覆盖, 以胶布或绷带固定, 松紧适宜。

6. 穴位敷贴时间一般为 6 ~ 8 小时。可根据病情、年龄、药物、季节调整时间, 小儿酌减。

7. 若出现敷料松动或脱落, 及时告知护士。

8. 观察患者局部皮肤, 询问有无不适感。

9. 操作完毕后擦净局部皮肤, 协助患者着衣, 安排舒适体位。

10. 孕妇的脐部、腹部、腰骶部及某些敏感穴位, 如合谷、三阴交等处都不宜敷贴, 以免局部刺激, 引起流产。

11. 药物应均匀涂抹于棉纸中央, 厚薄一般为 0.2cm, 覆盖敷料大小适宜。

12. 敷贴部位应交替使用, 不宜单个部位连续敷贴。

七、中药灌肠技术

1. 病室环境、温度适宜。

2. 评估患者主要症状、既往史、过敏史、排便情况、有无大便失禁、是否妊娠、肛周皮肤情况、心理状况、合作程度及禁忌证。肛门、直肠、结肠术后，大便失禁，孕妇急腹症和下消化道出血的患者禁用中药灌肠。

3. 核对医嘱，备齐用物，关闭门窗，用隔帘或屏风遮挡。

4. 告知患者操作前排空二便，如有便意或不适，应及时告知护士。

5. 协助患者取左侧卧位（必要时根据病情选择右侧卧位），充分暴露肛门，垫中单于臀下，置垫枕以抬高臀部 10cm。

6. 测量药液温度（39 ~ 41℃），液面距离肛门不超过 30cm，用液体石蜡润滑肛管前端并排液，嘱患者深呼吸，肛管插入 10 ~ 15cm，缓慢滴入药液。如患者有不适或便意，及时调节滴入速度，必要时停止。

7. 既往如有慢性痢疾，病变多在直肠和乙状结肠，宜采取左侧卧位，插入深度以 15 ~ 20cm 为宜；溃疡性结肠炎，病变多在乙状结肠或降结肠，插入深度为 18 ~ 25cm；阿米巴痢疾，病变多在回盲部，应取右侧卧位。

8. 药液滴完后夹紧并拔除肛管，擦干肛周皮肤，用纱布轻揉肛门处，协助患者取舒适卧位，抬高臀部。

9. 灌肠液最好保留 1 小时以上，以利于药物吸收。

10. 如患者出现脉搏细速、面色苍白、出冷汗、剧烈腹痛、心慌等，应立即停止灌肠并报告医生，协助处理。

九、常用仪器

（一）多功能监护仪

1. 将各导联线连接好，避免导联线折叠或掉落在地上。接通电源，打开开关。

2. 电极贴安放位置：右上（RA）——右锁骨中点下缘；右下（RL）——右锁骨中线与胸廓下缘交接处；左上（LA）——左锁骨中点下缘；左下（LL）——左锁骨中线与胸廓下缘交接处；中间（C/V）——胸骨左缘第 4 肋间。

3. 经皮血氧饱和度监测仪红外线探头固定在指端，注意避开指甲染色的手指。严重低血压、休克等末梢循环灌注不良时，可影响其结果的准确性。

4. 血压袖带应放置在肘关节上 1 ~ 2cm 处，松紧程度以能够插入一根手指为宜。袖带的导管应放在肱动脉走行处。

5. 测血氧与测血压的手臂分开，因为在测量血压时，会影响血氧饱和度的监测值。

6. 如为心肺复苏术后或恶性心律失常的患者，监护电极贴要避开除颤部位。

7. 监护仪不用时，应充电备用。

（二）除颤仪

1. 电极板应放置在心底部及心尖部，即"STERNUM"电极板放在患者胸部右前方（锁骨下、胸骨右缘）；"APEX"电极板放在患者胸部左下方（即左乳头外侧）。两电极板之间的距离大于10cm，以避免除颤仪放电时脉冲电流没有经过心脏或发生短路。

2. 一般成人非同步电复律的能量为双相波200J；婴幼儿电除颤能量为2～4J/kg。同步电复律根据不同的心电图表现选择不同的能量，一般为50～150J。

3. 除颤前电极板均匀涂上导电糊或用盐水纱块代替。

4. 操作者大声说"准备除颤，旁人离开"并环顾四周，确认周围人及操作者无直接或间接接触患者身体，充电同时按下两电极板按钮放电。放电后立即继续5个周期心肺复苏术。

5. 除颤时两块电极板之间的距离要超过10cm。电极板应该紧贴患者皮肤并稍加压，不能留有空隙，边缘不能翘起。

6. 安放电极处的皮肤应涂导电糊，也可用盐水纱布，紧急时可用清水。禁用酒精，否则可引起皮肤灼伤。

7. 两个电极板间要保持干燥，避免因导电糊或盐水相连而造成短路。同时，应保持电极板把手干燥，不能带有导电糊或盐水，以免伤及操作者。

（三）简易呼吸器

1. 评估患者的呼吸状况及气道是否通畅、有无口腔异物或分泌物，必要时予吸痰、清除气道分泌物，避免将口腔异物或分泌物吹进气道。

2. 去枕仰卧位，操作者位于患者头侧，予手法畅通气道。

3. 选择合适的面罩及简易呼吸球囊，连接面罩、呼吸气囊，调节氧流量在10L/min以上。

4. 操作者一手以EC手法保持气道打开及固定面罩，另一手挤压球囊。

5. 挤压简易呼吸球囊时，压力不可过大，约挤压呼吸囊的1/3～1/2为宜。送气时间应持续1秒，以可见到胸廓起伏为准。

6. 患者有自主呼吸时，呼吸球囊通气应与患者的呼吸动作一致，以免影响患者的自主呼吸或出现呼吸对抗。心脏骤停的患者，实施高级气道前通气频率为成人10～12次/分，实施高级气道后通气频率为成人8～10次/分。

7. 评价通气效果，观察患者的呼吸状况及唇周、甲床颜色，并做好记录。

（四）自动洗胃机

1. 连接各管道，包括进液管、进出胃液管、排污管。保证各管道紧密连接，避免脱落。

2. 接通电源，将进液管和进出胃液管放入洗胃液瓶中，排污管放入盛污液瓶中，开机循环运作 2 次，检测机器的运转情况。

3. 将进出胃液管与胃管连接、固定好，按计数复位键归零，开机进行自动洗胃。

4. 如胃管堵塞或确定进液量多于出液量时，可按"液量平衡键"；如洗胃过程中洗出液变为红色或淡红色，应及时停止洗胃，并通知医生进行处理。

5. 停止洗胃后，进行清洁消毒工作。

6. 常见故障及处理

（1）液体出入液不平衡：检查患者腹部情况、管道是否堵塞或管口端是否贴住胃壁，可转动、调整胃管位置。如胃管堵塞，可用注射器快速加压冲洗胃管，再按液量平衡键。如仍出现出入量不平衡，停止机器洗胃，改用注射器洗胃。

（2）机器不运作：检查电源，是否已接上电源及启动开关。

7. 洗胃机的清洁消毒方法

（1）将进出胃液管与进液管置于清洁水桶内，排污管放在污物桶中，开机循环 10~20 次，清除洗胃机和管路内污物。

（3）将三根液管置于 1000mg/L 含氯消毒液桶内，开机循环 10~20 次。

（4）将三根液管置于清洁水桶内，开机循环 10~20 次。

（5）再将三根液管抬离水面，开机循环 10~20 次，将机内存水排空即可。

（6）拆除三根管道。三个管道接口用无菌纱块封口备用。

（7）用清水或 500~1000mg/L 含氯消毒液擦洗胃机外壳。

（8）重新准备一套新的管道备用。

第四节　专科用药

一、常用西药

（一）止血药（酚磺乙胺）

适应证：主要用于治疗出血，如肠道出血、脑出血和泌尿道出血等。

不良反应：本品毒性低，可有恶心、头痛、皮疹、暂时性低血压等；偶有静脉注射后发生过敏性休克的报道。

（二）血管活性药

1. 肾上腺素

适应证：过敏性休克、心脏骤停、急性支气管哮喘等。

禁忌证：严重的器质性心脏病与动脉硬化、高血压、糖尿病、妊娠等患者禁用，但心肺复苏时例外。

不良反应：①全身反应：头痛、呕吐、出汗、心悸、血压升高、短暂的血乳酸或血糖升高、心律失常、心室颤动，甚至惊厥等。②眼部反应：眼部有短暂的刺痛感或烧灼感、流泪、眉弓痛、巩膜炎等。

2. 多巴胺

适应证：适用于各种休克的抢救，如中毒性休克、出血性休克及中枢性休克。

禁忌证：重度主动脉瓣狭窄者慎用；肥厚型梗阻性心肌病者禁用。

不良反应：胸痛、呼吸困难、心悸、心律失常、全身软弱无力感等。

（三）急救药

1. 阿托品

适应证：有机磷农药中毒、感染中毒性休克、窦性心动过缓、病态窦房结综合征、内脏绞痛等。

禁忌证：青光眼和前列腺肥大患者禁用。

不良反应：口干、皮肤潮红及干燥、心率加快、瞳孔散大等。

2. 硝酸甘油

适应证：适用于防治心绞痛、充血性心力衰竭、急性心肌梗死和快速控制高血压。

禁忌证：低血压、低血容量、严重贫血、缩窄性心包炎及闭角性青光眼眼压升高者禁用。

不良反应：头痛、头晕、眼花、心慌、脸红、恶心、血压下降、出冷汗，甚至晕厥等。

3. 胺碘酮

适应证：适用于利多卡因无效的室性心动过速和急诊控制房颤、房扑。

禁忌证：严重窦房结功能异常、二度或三度房室传导阻滞、心动过缓引起的晕厥、各种原因引起的弥漫性肺间质纤维化等禁用。

不良反应：主要对甲状腺功能和肺脏产生不良反应。

（四）镇痛镇静药

1. 咪达唑仑

适应证：临床常用于镇静给药。

不良反应：静脉注射可发生呼吸抑制，甚至呼吸暂停。

2. 曲马多

适应证：广泛用于中度和严重急慢性疼痛的止痛。

禁忌证：对阿片类药物过敏者慎用。

不良反应：出汗、眩晕、恶心、呕吐、口干、疲劳等。

二、常用中成药

（一）口服中成药

1. 抗病毒口服液

用法用量：口服，一次 1 支，一日 2 ~ 3 次。

注意事项：不宜在服药期间同时服用滋补性中药；忌烟、酒及辛辣、生冷、油腻食物；孕妇、哺乳期妇女禁用；脾胃虚寒泄泻者慎服。

2. 藿香正气丸

用法用量：口服，一次 1 包，一日 2 次。

注意事项：忌烟、酒及辛辣、生冷、油腻食物；不宜在服药期间同时服用滋补性中成药；不适用于风热感冒，表现为发热明显、微恶风、有汗、口渴、鼻流浊涕、咽喉肿痛、咳嗽、咳吐黄痰。

（二）中药注射剂

1. 生脉注射液

（1）用药前仔细询问患者的过敏史。对使用该药品曾发生过不良反应的患者、过敏体质的患者（包括对其他药品易产生过敏反应的患者）禁用。

（2）现用现配，单独使用。禁忌与其他药品混合使用。

（3）严格控制滴速，一般控制在 40 ~ 50 滴/分。可耐受者方可逐步提高滴速，但不宜超过 60 滴/分。

（4）加强用药监护。用药过程中，应密切观察用药反应，特别是开始 30 分钟，发现异常，立即停药，采取积极救治措施。

（5）对老人、儿童、肝肾功能异常患者等特殊人群和初次使用本品的患者应慎重使用，加强监测。

2. 参附注射液

（1）不宜与半夏、瓜蒌、贝母、白及、五灵脂等共用。

（2）稀释后输注前对光检查，如出现沉淀、浑浊不得使用。

（3）现用现配，单独使用。避免和其他药物混合滴注（尤其不能与酸性成分的针剂混合）；如合并用药，在换瓶时需先冲洗输液管。

（4）滴速不宜过快，以 40～50 滴/分为宜；老年人以 20～40 滴/分为宜。

（5）密切观察用药后反应及病情变化。

第五节 专科检验

一、血常规

1. 血红蛋白（Hb）

正常值：男（4.0～5.5）×10^{12}/L；女（3.5～5.0）×10^{12}/L。

临床意义：准确反映贫血的程度。血红蛋白减少，常见于大量失血（如外伤大出血、急性消化道出血、溃疡所致的慢性失血等）、各种贫血（如再生障碍性贫血、缺铁性贫血、溶血性贫血、地中海贫血等）、白血病、钩虫病等。

2. 白细胞（WBC）

正常值：成人（4.0～10.0）×10^9/L。

临床意义：白细胞的病理性增高提示急性感染、严重的组织损伤或大量血细胞破坏、急性大出血、急性中毒、代谢性中毒、某些白血病（如急性白血病）等情况；白细胞减少见于某些感染（如伤寒杆菌感染、流感病毒感染等）、某些血液病（如再生障碍性贫血）、自身免疫性疾病、脾功能亢进等。

3. 血小板（PLT）

正常值：（100～300）×10^9/L。

临床意义：有助于临床上止血和血栓性疾病的诊断和鉴别诊断。血小板增多见于急性大出血、急性溶血、感染、缺氧、创伤、骨折等；血小板减少见于急性白血病和再生障碍性贫血等引起的血小板生成减少、脾功能亢进等疾病引起的血小板破坏过多、弥散性血管内凝血等引起的血小板消耗增加。

二、血生化

1. 血糖

正常值：空腹 3.9 ~ 6.1mmol/L；餐后 6.7 ~ 11.1mmol/L。

临床意义：病理性增高见于各型糖尿病、心肌梗死、甲亢、肾上腺功能亢进、颅内出血等；病理性降低则见于糖代谢异常、甲状腺功能减退、垂体功能减退、肾上腺功能减退、长期营养不良、注射胰岛素过量等。

2. 血清钾（K）

正常值：3.5 ~ 5.5mmol/L。

临床意义：调节水与电解质、渗透压与酸碱平衡，维持神经肌肉的应激性，维持心肌活动。血清钾过高或过低，均可引起心律失常。

三、血气分析

1. pH 值

正常值：7.35 ~ 7.45。

临床意义：pH > 7.45 为碱血症；pH < 7.35 为酸血症。pH 正常并不能排除酸碱失衡。单凭 pH 增高或减低不能区别代谢性或呼吸性酸碱失衡。

2. 动脉二氧化碳分压（$PaCO_2$）

正常值：35 ~ 45mmHg（平均值 40mmHg）。

临床意义：$PaCO_2$ 是反映酸碱平衡呼吸因素的指标。$PaCO_2$ < 35mmHg 为低碳酸血症；$PaCO_2$ > 45mmHg 为高碳酸血症。PCO_2 增高提示肺泡通气不足，表明体内 CO_2 潴留；PCO_2 降低提示肺泡通气过度，表明体内 CO_2 排除过多。CO_2 轻度增加可刺激呼吸中枢；当达到 55mmHg 时，即有抑制呼吸中枢形成呼吸衰竭的危险；更高时，会出现 CO_2 麻醉，使患者昏迷，甚至危及生命。

3. 动脉氧分压（PaO_2）

正常值：95 ~ 100mmHg。

临床意义：评估有无缺氧、缺氧程度以及有无呼吸衰竭（PaO_2 < 60mmHg）的指标。

四、凝血功能

活化部分凝血活酶时间（APTT）

正常值：男性（37 ± 3.3）秒或（31.5 ~ 43.5）秒；女性（37.5 ± 2.8）秒或

（32～43）秒。受检者的测定值较正常值超过 10 秒以上才具有病理学意义。

临床意义：内源性凝血系统的一个较为敏感的筛选试验，主要反映内源性凝血是否正常，也是监测肝素治疗的首选指标。

第六节　健康指导

一、急诊患者的心理特点和沟通技巧

急诊患者起病急骤、病情多变、病势危急，或面临生命威胁，或遭受躯体伤残，心理处于高度应激状态，因而良好的心理干预，将有助于疾病的预后和转归。

（一）急诊患者的心理特点

急诊患者焦虑恐惧、紧张不安，渴望得到最佳和最及时的救治，但急诊患者的心理活动又是复杂的、多种多样的。一向自以为健康的人突然患了心肌梗死或脑卒中等，也会因过分恐惧而失去心理平衡；病情、年龄、社会文化背景、经济条件等的差异，会对患者的心理活动产生影响。

由于急诊患者的主导心理活动是恐惧，因此心理护理的重点是增强患者的安全感。

（二）急诊护士与患者的沟通技巧

1. 理解、同情患者是护患良好沟通的前提。

2. 文明规范的语言是护患沟通的基础，多说"请"和"谢谢"。

3. 在交流过程中，要讲究语言的艺术性，避免套用生硬的医学术语。

4. 善于使用非语言沟通技巧，运用微笑的表情、亲切且镇定的目光、良好的言行举止，缓和患者因恐惧造成的紧张心理，使患者积极配合治疗。

5. 娴熟的急救护理技术是护患沟通的关键。

二、突发事件和群伤的急诊急救配合、协调和管理

突发事件是指突然发生，造成或者可能造成严重社会危害，必须采取非常规方法予以应对的事件。群体性伤害事件是指由同一种或一种致伤或致病因素造成 3 人以上的伤员事件。突发事件包括群伤事件。

（一）突发事件分级

各类突发事件根据其性质、严重程度、可控性和影响范围等因素分为四级。

Ⅰ级（特别重大）：用红色表示。

Ⅱ级（重大）：用橙色表示。

Ⅲ级（较大）：用黄色表示。

Ⅳ级（一般）：用蓝色表示。

（二）突发事件管理

1. 建立突发事件的管理构架。

2. 制订相关事件的应急预案。

3. 加强应急技能培训和演练。

（三）突发事件急救配合

突发事件的救治应遵循"先救命，后救伤；先救重，后救轻"的原则，采用标准的院前或院内处理程序，有助于救治工作有条不紊地进行。

1. 建立相关的组织架构，统一领导，职责分明。

2. 保证急救安全，避免造成二次伤害。

3. 立即对所有伤病员进行快速的检伤分类（轻、中、重、死亡四级，用红、黄、绿、黑检伤分类卡标识），根据病情严重程度和存活的可能性对伤病员进行排序。

4. 急救支持以急诊科为主力，院内多个专科协作配合完成救治；护理人力资源调配方面通过护理部调配护理应急小组，完成工作。

三、自我保健方法

（一）站式八段锦

1. 双手托天理三焦

自然站立，两足平开，与肩同宽，含胸收腹，腰脊放松。正头平视，口齿轻闭，宁神调息，气沉丹田。双手自体侧缓缓举至头顶，转掌心向上，用力向上托举，足跟亦随双手的托举而起落。托举数次后，双手转掌心朝下，沿体前缓缓按至小腹，还原。

2. 左右开弓似射雕

自然站立，左脚向左侧横开一步，身体下蹲成"骑马步"，双手虚握于两髋之外侧，随后自胸前向上划弧提于与乳平高处。右手向右拉至与右乳平高，与乳距两拳许，意如拉紧弓弦，开弓如满月；左手捏剑诀，向左侧伸出，顺势转头向左，视线通过左手食指凝视远方，意如弓箭在手，等机而射。稍作停顿后，身体上起，顺势将两手向下划弧收回胸前，并同时收回左腿，还原成自然站立。此为左式，右式反之。左右调换练习十数次。

3. 调理脾胃须单举

自然站立，左手缓缓自体侧上举至头，翻转掌心向上，并向左外方用力举托，同时右手下按附应。举按数次后，左手沿体前缓缓下落，还原至体侧。右手举按动作同左手，唯方向相反。

4. 五劳七伤往后瞧

自然站立，双脚与肩同宽，双手自然下垂，宁神调息，气沉丹田。头部微微向左转动，两眼目视左后方，稍停顿后，缓缓转正。再缓缓转向右侧，目视右后方，稍停顿，转正。如此反复十数次。

5. 摇头摆尾去心火

两足横开，双膝下蹲，呈"骑马步"。上体正下，稍向前探，两目平视，双手反按在膝盖上，双肘外撑。以腰为轴，头脊要正，将躯干划弧摇转至左前方，左臂弯曲，右臂绷直，肘臂外撑，头与左膝呈一垂线，臀部向右下方撑劲，目视右足尖。稍停顿后，即向相反方向，划弧摇至右前方。如此反复十数次。

6. 两手攀足固肾腰

松静站立，两足平开，与肩同宽。两臂平举自体侧缓缓抬起至头顶，转掌心朝上，用力向上托举。稍停顿，两腿绷直，以腰为轴，身体前俯，双手顺势攀足，稍作停顿，将身体缓缓直起，双手顺势起于头顶之上，两臂伸直，掌心向前，再自身体两侧缓缓下落于体侧。

7. 攒拳怒目增力气

两足横开，两膝下蹲，呈"骑马步"。双手握拳，拳眼向下。左拳向前方击出，顺势头稍向左转，两眼通过左拳凝视远方。右拳同时后拉，与左拳出击形成一种"争力"。随后，收回左拳，击出右拳，要领同前。如此反复十数次。

8. 背后七颠把病消

两足并拢，两腿直立，身体放松，两手臂自然下垂，手指并拢，掌指向前。随后双手平掌下按，顺势将两脚跟向上提起，稍作停顿，将两脚跟下落着地。反复练习十数次。

（二）健脾通腑拍打操

1. 预备动作

全身心放松，端坐于凳子上，双手自然放于两腿上，两脚与肩同宽、自然踏地，呼吸自然，身体微向前倾。

2. 第一式：拍大肠经

（1）伸出右手，手曲掌呈空杯状，左上肢自然下垂。

（2）拍打左侧大肠经，从食指末端（商阳），沿食指内（桡）侧向上，通过一、二掌骨之间（合谷）向上进入两筋（拇指肌腱与拇指短伸肌腱）之间的凹陷处，沿前臂前方，经肘部外侧，再沿上臂外侧前缘，上走肩端（肩髃），沿肩峰前缘向上出于颈椎（大椎），再向下入缺盆（锁骨上窝）部。拍打食指到锁骨下，来回拍打三次。

（3）缓慢放松回复原位，伸出左手，以同法拍打右侧大肠经。

3. 第二式：拍小肠经

（1）伸出右手，手曲掌呈空杯状，左上肢自然下垂。

（2）拍打左侧小肠经，从手小指外侧端（少泽），沿手背外侧至腕部直上，沿前臂外侧后缘，经尺骨鹰嘴与肱骨内上髁之间，出于肩关节，绕行肩胛部。拍打小指到左腋后方，来回拍三次。

（3）缓慢放松回复原位，伸出左手，以同法拍打右侧小肠经。

4. 第三式：拍胃经

（1）伸出右手，手曲掌呈空杯状，左上肢自然下垂。

（2）双手掌轻拍，从缺盆穴，即锁骨上窝中央，距前正中线4寸开始，沿乳中线下行，夹脐两旁（旁开2寸），下行至腹股沟外的气街穴，而后下行至大腿外侧，至膝髌，沿下肢胫骨前缘下行至胫外侧。来回拍三次。

5. 第四式：按摩腹部

（1）以右手掌根部，从右侧天枢穴开始，以逆时针方向绕肚脐一圈为1次，共30次。

（2）以左手掌根部，从左侧天枢穴开始，以顺时针方向绕肚脐一圈为1次，共30次。

6. 第五式：揉列缺、支沟穴

（1）左手拇指重揉右手列缺穴30次，即两手虎口自然平直交叉，一手食指按在另一手桡骨茎突上，指尖下凹陷处。右手食指重揉左手列缺穴 30 次，速度均匀，以感觉穴位处酸胀为宜。

（2）左手拇指重揉右手支沟穴 30 次，即腕背横纹上 3 寸，尺桡骨间处。右手拇指重揉左手支沟穴 30 次，速度均匀，以感觉穴位处酸胀为宜。

7. 第六式：拍胆经

（1）伸出右手，手曲掌呈空杯状，左上肢自然下垂。

（2）双手掌轻拍双髋外侧，向下沿大腿外侧出膝腓侧下行至腓骨头前，直下至腓骨下端，下出外踝。来回拍 3 次，速度均匀。

第十九章　重症医学科

第一节　常见疾病

一、神昏（昏迷）

因多种病证引起心脑受邪，窍络不通，神明被蒙所致。病位在心、脑。以神志不清、不省人事为主要临床表现。神昏不是一个独立的疾病，是多种急、慢性疾病危重阶段常见的症状之一。

（一）辨证分型与治法

1. 腑实扰窍证

临床表现：神昏谵语，躁扰不宁，循衣摸床，日晡潮热，大便秘结，腹部胀满，舌质深红，苔黄燥，起芒刺。

治法：通腑泄热。

2. 湿浊蒙窍证

临床表现：神志昏蒙，或昏而时醒，身热不扬，胸闷恶心，舌苔白或黄腻或垢浊。

治法：芳香化浊，开窍醒神。

3. 热闭心包证

临床表现：神昏谵语，高热烦躁，甚则昏聩不语，身热夜甚，心烦不寐，舌质红绛少津，苔黄干。

治法：清心开窍。

4. 瘀血阻窍证

临床表现：昏迷谵语，或发热，口唇、爪甲青紫，舌质深绛、紫暗。

治法：活血通窍。

5. 阴精耗竭证

临床表现：神志不清，皮肤干皱，口唇无华，或面红身热，目陷睛迷，自汗肤冷，气息低微，舌淡或绛，少苔。

治法：救阴敛阳。

6. 阳脱不固证

临床表现：昏聩不语，面白唇紫，气息微弱，冷汗淋漓，四肢厥逆，二便失禁，舌淡润暗。

治法：回阳固脱。

7. 内闭外脱证

临床表现：神昏，面色苍白，身热肢厥，呼吸气粗，目闭口开，撒手遗尿，汗出黏冷，舌红或淡红。

治法：开窍通闭，回阳固脱。

（二）中医特色治疗护理

1. 观察病情并记录

（1）遵医嘱设专人护理，做好危重患者护理记录。

（2）密切观察体温、脉搏、呼吸、血压、神志、瞳孔、面色、肢温、汗出、二便等情况，出现异常，立即报告医生，并配合抢救。

（3）出现昏迷程度加深、高热、抽搐、呕吐、出血、黄疸等，立即报告医生，并配合抢救。

2. 一般护理

（1）保持呼吸道通畅，患者取仰卧位，去枕，举颌仰额位。有呕吐者头偏向一侧，以防窒息。随时吸出咽喉部分泌物及痰涎。

（2）中暑神昏患者，应将其放置在阴凉通风的病室；烦躁不安者，加床挡或用约束带妥善约束，防止发生意外；有义齿者应取下；抽搐者用牙垫或包有纱布的压舌板置于上下齿之间，防止舌咬伤。

（3）四肢厥冷者，注意肢体的保暖，严防冻伤、烫伤。伴有肢瘫者，保持肢体功能位，定时翻身。

（4）遵医嘱留置导尿，记录 24 小时出入量。

（5）加强口腔、眼睛、皮肤护理。可用盐水或中药口腔护理。不能闭目者，覆盖生理盐水湿纱布。保持皮肤清洁，定时翻身、拍背，预防压力性损伤。

3. 饮食护理

（1）遵医嘱鼻饲，保证足够的营养及水分。

（2）保持大便通畅，遵医嘱给予通便药或按摩腹部。

4. 情志护理

患者清醒之时，易产生恐惧、紧张、求生等心理变化，应为患者创造一个安全、舒适的治疗与康复氛围，避免不良的精神刺激。

5. 临证（症）施护

（1）气息急促、面色青紫、肢体抽搐者，应遵医嘱给予吸氧及针刺治疗。

（2）神昏高热者，遵医嘱针刺放血，取十宣穴。

（3）脱证亡阳者，遵医嘱迅速给药，注意保暖。给予参附汤鼻饲，并可艾灸，取气海、关元、百会、膻中、神阙等穴。

（4）突然昏迷、口噤手握、牙关紧闭、不省人事者立即报告医生；可遵医嘱针刺，取人中、合谷等穴，并协助抢救。

（5）谵语狂躁、大便秘结、腹满而通或 3 日无大便者，可遵医嘱鼻饲清热通便药物，必要时灌肠。尿潴留者，可按摩膀胱区或行导尿术。

6. 健康指导

（1）注意劳逸结合，保持情绪稳定，避免过度悲伤及情绪激动。

（2）饮食注意少量多餐，减少钠的摄入，避免进食刺激性食物。

（3）坚持长期服用降压药物，定期测量血压，观察血压变化。

（4）遇有头痛、呕吐、抽搐发作或意识障碍时，应及时就诊。

（5）保持大便通畅，避免一切诱发因素。

（6）指导家属为患者做肢体功能锻炼。

二、脱证（休克）

因邪毒侵扰，脏腑败伤，气血受损，阴阳互不维系所致。以突然汗出、目合口开、二便自遗、脉微欲绝为主要临床表现。病位在心、脑、经络、气血。

（一）辨证分型与治法

1. 邪盛正衰证

临床表现：神情淡漠，发热，烦渴谵妄，胸腹灼热，溺赤便秘，便下腐臭，喉中痰鸣，气粗息促，汗出如油，周身皮肤花斑，四肢厥冷，舌质绛，苔黄燥。

治法：泄热解毒开窍，益气养阴固脱。

2. 气虚阳脱证

临床表现：手足逆冷，无热畏寒，或身冷如冰，神情淡漠，尿少或遗溺，下利清谷，面色晦暗无华，舌淡苔白。

治法：益气回阳固脱。

3. 气虚阴脱证

临床表现：面唇苍白，低热烦躁，心悸多汗，汗出如油，口渴喜饮，尿少色黄，肢厥不温，皮肤花斑，舌体偏小，质绛，舌面少津。

治法：益气养阴固脱。

4. 阴竭阳脱证

临床表现：神情淡漠，目呆口张，瞳仁散大，面色晦暗无华，舌卷囊缩，手足逆冷，或身冷如冰，尿少或遗溺，自利清谷，或低热烦躁，心悸多汗，口渴喜饮，尿少色黄，肢厥不温，舌淡或绛，舌面少津，苔厚或少苔。

治法：敛阴益气，回阳救逆。

（二）中医特色治疗护理

1. 观察病情并记录

（1）密切观察患者生命体征，如出现异常，立即报告医生，并配合处理。

（2）正确记录出入量。患者每 24 小时尿量少于 500mL 时，立即报告医生，并配合处理。

（3）患者若出现四肢厥冷、大汗淋漓，立即报告医生，并配合处理。

2. 一般护理

（1）将患者安置在抢救室或监护室。

（2）注意保暖。

（3）协助患者取平卧位，头偏向一侧，保持气道通畅。

（4）尿失禁者，遵医嘱留置导尿管，保持外阴清洁。大便失禁者，保持肛周皮肤清洁、干燥。

（5）准确记录出入量。如患者 6 小时无尿，检查是否有尿潴留。尿闭者应及时报告医生。

3. 饮食护理

（1）宜营养丰富、易消化的流质或半流质饮食。

（2）病情好转后，选择营养丰富、易消化的流食或半流食。

4. 情志护理

（1）患者元气衰弱，劝慰患者稳定情绪，注意静养。

（2）做好患者家属的劝慰工作，关心患者。

5. 临证（症）施护

（1）四肢不温、汗出者，可予四肢放置热水袋等保暖，或遵医嘱给予参附汤或艾灸等。

（2）高热患者，可遵医嘱给予十宣穴放血。

（3）喉中痰鸣、喘促痰厥者，及时吸痰，遵医嘱立即吸氧。

6. 健康指导

（1）注意保持心情舒畅，避免情志过激。

（2）根据自身情况适当参加体育锻炼。

（3）久病初愈，应注意生活起居有常，避免过劳。随气候变化增减衣被，注意保暖，防止正虚邪袭，变生他证。

（4）养成良好的饮食卫生习惯，忌食生冷、油腻、刺激之品。饮食有节，忌暴饮暴食。

（5）积极治疗原发病，按时服药，定期复查。

第二节 专科知识

一、危重患者转运流程和处理要点

（一）危重患者转入

1. 了解患者基本情况，根据病情准备床单位及抢救用品。

2. 双人核对患者腕带，确认患者。遵医嘱给予吸氧，连接心电监护仪。

3. 与相关科室交接患者病情、治疗、管路、皮肤、病历资料等，查看转科记录单并签字。

4. 遵医嘱执行各项医疗、护理措施。

5. 书写重症护理记录单。

（二）危重患者转出

1. 确认患者转出时间。

2. 通知接收科室做好各项接收准备。

3. 根据患者病情，准备转运所需用品。完善各项护理资料，并清点记录。

4. 填写转科护理记录单。

5. 将患者安全转至转运床上。

6. 双人核对患者信息、腕带，确认患者。与转入科室交接患者病情、治疗、管路、皮肤、病历资料等。

二、常见管路的护理要点

（一）中心静脉导管

1. 观察导管位置、深度并记录。观察穿刺周围有无红、肿、热及渗血、渗液等情况，有无瘀紫。

2. 按常规予置管换药。置管后第二天换药一次，以后每周换药一次。有污染、渗出、敷料脱落时随时换药。换药时观察局部情况、置管深度，注明置管和换药时间并签字。

3. 按常规予置管封管。中心静脉导管（如锁骨下静脉、颈内静脉、股静脉）；接班时及输液前先抽回血，再以 10mL 肝素盐水封管。若为封闭状态，则 4 小时封管一次。当无回血或回血回抽费力时，可尝试改变体位，以防导管贴壁。管道堵塞时，可用抽有生理盐水的注射器回抽，观察有无回血，切忌盲目用力强行冲管。

（二）尿管

1. 保持尿管通畅，妥善固定导尿管，防止导尿管扭曲折叠。观察尿液的颜色、性状、量。

2. 保持尿道口清洁，定期更换集尿袋。集尿袋及引流管的位置应该低于耻骨联合，防止尿液逆流。

3. 鼓励患者多饮水，避免感染和结石。

三、气管插管的配合及护理

1. 准备喉镜、气管插管、插管导丝、牙垫、开口器、无菌手套、固定带、抢救药品等。

2. 撤床头，移开床旁桌，校准呼吸机，备用。

3. 患者去枕，取仰卧位，头后仰，取出义齿，开放气道，充分吸痰。

4. 必要时遵医嘱给予镇静剂、麻醉剂或肌松剂。

5. 协助医生进行插管，随时观察生命体征，适时给予吸痰。

6. 插管成功后协助医生拔出导丝，用注射器（气囊压力表）给气囊充气。

7. 妥善固定气管插管。医生调节呼吸机参数后，连接呼吸机辅助通气。

8. 合理的呼吸道湿化是保持呼吸道通畅、有效吸痰的基础。

9. 及时有效吸痰是保持呼吸道通畅的关键。

10. 定时观察气管插管有无松动、滑脱，并给予妥善固定，避免损伤气管。

四、气管切开的配合及护理

1. 准备气管切开包、皮肤消毒用物、气管切开套管、一次性吸痰管、负压吸引器、简易呼吸器、呼吸机、肌松药物和局麻药物、气囊测压表、听诊器、氧气装置、监护仪、急救物品等。

2. 患者去枕，取仰卧位，头后仰，必要时遵医嘱给予镇静剂、麻醉剂或肌松剂。

3. 吸痰，清除口鼻腔及咽喉部分泌物，松解气管插管固定装置。

4. 术中做好患者生命体征监测，如出现异常及时通知医生。

5. 妥善固定气管切开套管，防止套管脱出、易位。用注射器（气囊压力表）给气囊充气。

6. 注意观察气管切开伤口有无出血、皮下气肿、感染等并发症。伤口敷料应保持干燥、清洁，及时更换。

7. 气管切开后 1~2 天内床边应备好气切包。

五、呼吸、心搏骤停的急救配合要点

1. 紧急评估患者意识情况、呼吸道是否通畅及生命体征。

2. 通知医生及其他护理人员，记录抢救时间。

3. 准备抢救车及除颤仪。

4. 遵医嘱进行 CPR、电除颤等急救措施。

5. 建立静脉通路，遵医嘱使用急救药物。

6. 记录护理记录单。

第三节　专科技术

一、常用专科技术

（一）心电监护

1. 遵医嘱为患者配戴心电监测。

2. 按导联部位粘贴电极片，保持电极片和皮肤贴合完好，避免导线打折。

3. 定时记录监测数据，发现异常立即查看并通知医生。

4. 注意观察患者粘贴电极片处的皮肤情况，定时更换。

（二）吸氧（文丘里面罩）

1. 遵医嘱给予患者吸氧，给氧浓度恒定。

2. 面罩应与患者面部舒适贴合，并用松紧带固定。

3. 遵医嘱给予不同浓度的吸氧，并根据给氧浓度调节氧流量。

（三）吸痰

1. 人工气道吸痰

（1）评估患者有无吸痰指征，做到适时、按需吸痰。

（2）吸痰前后给予患者吸纯氧2分钟，观察血氧饱和度。

（3）将吸痰管无负压状态迅速并轻轻地插入气管插管内，如遇到阻力退回1～2cm，放开负压，边旋转上提边吸引。痰多时稍作停留，时间小于15秒。吸痰动作要轻、稳、准、快，切不可动作粗暴导致气道黏膜出血。

（4）负压应选择能够吸出痰液的最小压力，建议吸引器负压小于150mmHg。如果痰液黏稠可适当增加吸引的负压。

（5）吸痰过程中严格执行无菌操作，密切观察患者生命体征及痰液的性质、量、颜色。如患者心率、血压、呼吸、血氧饱和度发生明显改变，应立即停止吸痰，通知医生并协助处理。

2. 纤维支气管吸痰

（1）连续吸痰时间不宜超过3分钟，术中应给予足够的氧气吸入，使血氧饱和度达到90%以上。对于机械通气患者，气管插管或气管切开套管的内径应大于纤维支气管镜外径1.5～2mm为宜。

（2）吸痰的负压不宜过大，一般不超过50kpa。吸引某一部位时不宜过久，以免引起出血。

（四）气道管理

1. 保持人工气道通畅。

2. 气管插管固定松紧适宜，避免管路滑脱。

3. 每日监测气囊压力。

4. 做好人工气道的温湿化，及时清除呼吸机管路中的冷凝水。

5. 吸痰应无菌操作，预防呼吸机相关性肺炎的发生。

（五）雾化吸入

1. 遵医嘱抽吸药液，注入雾化器。

2. 根据需要选择不同的雾化吸入方法，如超声雾化吸入法、手压式雾化器雾化吸入法、氧气雾化吸入法、压缩雾化吸入法等。

3. 雾化器要专人专用，避免交叉感染。

4. 雾化吸入后，根据患者的实际情况进行漱口及拍背咳痰等。

（六）动脉血标本采集

1. 核对医嘱及化验单，做好解释工作并取得患者合作。

2. 评估患者皮肤的完整性、动脉搏动情况、凝血功能、氧流量及氧浓度。

3. 协助患者取舒适体位，充分暴露采血部位。

4. 以动脉搏动最明显处为穿刺点进针。桡动脉进针角度为45°；足背动脉进针角度为15°；股动脉进针角度为90°。血液流至预留刻度（根据采血针要求，至少为0.5mL）后拔针，棉签沿动脉走向纵行按压穿刺点至不出血（至少5分钟）。

5. 告知患者勿按揉穿刺点，如有出血及时通知护士。

（七）基本生命支持技术（BLS）

基本生命支持技术（BLS），主要包括心肺复苏术（CPR）、基本创伤救命术（BTLS）和哈姆立克法等技术。

（八）除颤技术

1. 查看患者为室颤，遵医嘱准备除颤仪。

2. 观察胸前皮肤有无潮湿、破损。

3. 电极板均匀涂抹导电糊或在患者除颤部位覆盖生理盐水纱布。

4. 将电极板分别放置于患者的心底及心尖部，避开内置起搏器及电极片部位。确保患者身体无金属物质和其他通信设备干扰。两个电极板间隔大于10cm。

5. 遵医嘱选择除颤强度，疏散人群，进行除颤。

6. 除颤后立即进行CPR。

（九）简易呼吸器

1. 简易呼吸器由面罩、单向阀、呼气阀、压力安全阀、球体、进气阀、储气安全阀、氧气储气袋、氧气导管组成。

2. 协助患者去枕仰卧,清理口腔分泌物。

3. 开放气道。

4. 抢救者位于患者头部的后方,将患者头部向后仰,并托牢下颌使其朝上,使气道保持通畅。

5. 将面罩紧扣患者口鼻,用 EC 手势固定面罩。

6. 有氧源时,连接氧气,氧流量应大于 10L/min。

7. 操作过程中,应注意观察患者的情况。

8. 使用完毕要进行简易呼吸器的清洁与消毒。

(十) 中心静脉压监测

1. 评估穿刺点情况、中心静脉导管外露刻度,确认导管通畅。

2. 准备物品,包括监测模块、传感导线、压力套装、加压袋,0.9% 生理盐水(或肝素盐水)、治疗盘、记录单等。

3. 将 0.9% 生理盐水与压力套装连接,确保接头连接紧密。将 0.9% 生理盐水装入压力袋中,压力调至 300mmHg。正确排气,确保管路内无气泡。

4. 安装监测模块,连接导线,设定标名为 "CVP",设定最适标尺。

5. 无菌操作连接压力套装与中心静脉导管主腔。

6. 检查导管是否通畅,冲洗管腔,确认波形。

7. 协助患者取平卧位,压力传感器位于腋中线第 4 肋间。

8. 压力传感器与大气相通后调至零点,将测压腔与压力传感器相通,观察波形并读数。

(十一) 动脉血压监测

1. 评估患者动脉测压管是否通畅。

2. 准备监测模块、传感导线、压力套装、加压袋、0.9% 生理盐水(或肝素盐水)、治疗盘、记录单等。

3. 将 0.9% 生理盐水与压力套装连接,确保接头连接紧密。将 0.9% 生理盐水装入压力袋中,压力调至 300mmHg。正确排气,确保管路内无气泡。

4. 安装监测模块及传感导线,设定标名为 "ABP",设定最适标尺。

5. 无菌操作连接压力套装与动脉穿刺套管。

6. 检查导管是否通畅,冲洗管腔,确认波形。

7. 协助患者取平卧位，压力传感器位于在腋中线第4肋间。

8. 压力传感器与大气相通后调至零点，将测压腔与压力传感器相通，观察波形并读数。

（十二）中药涂药技术

1. 评估患者的主要症状、既往史、过敏史、是否妊娠、对疼痛的耐受程度等。

2. 取合理体位，暴露涂药部位，必要时用屏风遮挡。

3. 用生理盐水清洁皮肤并观察局部皮肤情况。

4. 将中药制剂均匀涂抹于患处或涂抹于纱布外敷于患处，范围以超出患处1～2cm为宜。

5. 根据涂药的位置、药物的性质，必要时可选择适当的敷料覆盖并固定。

6. 涂药过程中随时询问患者有无不适。

7. 涂药后，观察局部及全身情况，如出现丘疹、瘙痒、水疱或局部肿胀等过敏现象，停止用药，将药物擦洗干净并报告医生，配合处理。

（十三）中药口腔护理

1. 评估患者药物过敏史、口腔情况、有无义齿。

2. 协助患者取舒适体位，铺治疗巾于患者颌下，将弯盘放置于患者的口角旁。将患者头偏向一侧，取下义齿。

3. 湿润口唇，再以先上后下、先外后里的顺序擦拭口腔。一侧擦拭完擦同侧颊部，同法擦拭另一侧，最后擦拭上颚、舌面、舌下。

4. 协助患者用清水漱口，纱布擦拭口周，用手电筒查看口腔黏膜完整情况，清点棉球。

5. 擦洗时动作要轻，尤其对凝血功能差的患者，防止碰伤黏膜及牙龈。

6. 昏迷患者禁忌漱口。需使用开口器时，从臼齿处放入。牙关紧闭者，不可用暴力助其张口。

7. 擦洗口腔时需用止血钳夹紧棉球，每次一个，防止棉球遗留在口腔内。

8. 棉球不可过湿，防止药液吸入呼吸道。

二、常用仪器设备

（一）输液泵

1. 安装输液管路，保证管路通畅、无打折。

2. 根据医嘱设定药液总量、输注速度，确认运转正常。

3. 观察输液泵报警情况，发现问题及时处理。

4. 持续使用输液泵输液时，每 24 小时更换 1 次输液器。

（二）微量泵

1. 安装输液管路，保证管路通畅、无打折。

2. 根据医嘱设定药液总量、输注速度，确认运转正常。

3. 观察微量泵报警情况，发现问题及时处理。

4. 持续使用微量泵时，每 24 小时更换 1 次注射器及压力延长管。

（三）肠内营养泵

1. 连接营养泵管，保证管路通畅、无打折。

2. 根据医嘱设定药液总量、输注速度，确认运转正常。

3. 观察营养泵报警情况，发现问题及时处理。

4. 肠内营养泵管每 24 小时更换 1 次。

（四）呼吸机

1. 无创呼吸机

（1）根据患者的脸型、口腔支撑能力及配合程度选择适宜的面（鼻）罩。

（2）对面部可能受压的皮肤进行预防性保护。

（3）调节好面罩的位置和固定带（头带下可插入 1~2 根手指）。

（4）指导患者有规律地放松呼吸，便于人机协调。嘱患者一旦出现不适及时通知医务人员。

2. 有创呼吸机

（1）正确连接呼吸机管路与患者的人工气道。

（2）妥善固定呼吸机管路，防止牵拉。呼吸机管路需低于人工气道，且回路端的集水罐处于最低位置，以进行有效的冷凝水引流。

（3）如无特殊体位要求，床头应抬高 30°~45°，以预防呼吸机相关性肺炎（VAP）发生。

（4）加强对镇静的评估，避免镇静过长或过深。

（5）如出现自主呼吸与呼吸机对抗，应立即通知医生，并协助处理。

（6）采用有效的交流方式和示意方法，如写字板、认字板、图示等，方便患者表达自己的想法和要求，实现护患间的有效沟通。

（五）排痰仪

1. 将叩击头放置于肺底部，一手握把柄，另一手轻轻移动叩击头，按照由下向上、由外向内的顺序振动，每个治疗部位至少停留 30 秒。

2. 应用排痰仪时需关注患者的主诉及生命体征。

3. 应用排痰仪后观察患者的排痰量、颜色、性质等。

（六）心电图机

1. 检查床宽度应大于 80cm，以免患者肢体紧张而引起肌电干扰。当出现肌电干扰时，检查人员应协助患者放松。

2. 酒精消毒皮肤，正确连接电极。

3. 四肢电极连接：右手臂—R—红；左手臂—L—黄；右脚—RF—黑；左脚—F—绿。

4. 胸部电极连接：胸骨右缘第 4 肋间隙—V_1—红；胸骨左缘第 4 肋间隙—V_2—黄；V_2 与 V_4 之间—V_3—绿；左第 5 肋间隙锁骨中线处—V_4—棕；左腋前线与 V_4 同一平面—V_5—黑；左腋中线与 V_4 同一平面—V_6—紫。

5. 女性乳房下垂者应托起乳房，不应将导联安放在乳房下。

6. 撤除胸前导联时，不可强行拔下，避免损伤皮肤。

三、肺部物理疗法

（一）拍背排痰

1. 患者取侧卧位或坐位，实施者五指并拢成空杯状，利用腕力快速有力叩击背部，从肺底自下而上、由外而内，迅速而有节律的拍背。每天 3 次，每次 2~3 分钟，每分钟拍背 120~160 次。

2. 鼓励患者做深呼吸咳嗽。

3. 观察痰液的性质、颜色、量。

（二）缩唇、腹式呼吸

1. 缩唇呼吸

闭嘴经鼻吸气，然后通过缩唇（吹口哨样）缓慢呼气，同时收缩腹部，吸气和呼气时间比为 1∶2 或 1∶3，尽量深吸慢呼，每分钟呼吸 7~8 次。

2. 腹式呼吸

取立位、坐位或平卧位，两膝半屈或膝下垫小枕，使腹肌放松。一手放于腹部，一手放于胸前，吸气时腹部鼓气（鼓肚子），心里默数 1、2，呼气时腹部微收（瘪肚子），心里默数 1、2、3、4。

（三）体位引流

1. 根据病变部位，协助患者取正确体位，使分泌物积聚部位处于最高处。
2. 嘱患者深呼吸、有效咳嗽，护理人员轻拍相应部位，以助脓液引出。
3. 引流完毕后，协助患者漱口、清除分泌物。
4. 记录患者分泌物性状。

第四节　专科用药

一、常用西药

（一）血管活性药（重酒石酸去甲肾上腺素注射液）

适应证：本品用于治疗急性心肌梗死、体外循环等引起的低血压；也可用于心搏骤停复苏后的血压维持。

禁忌证：禁止与含卤素的麻醉剂和其他儿茶酚胺类药合并使用。

不良反应：药液外漏可引起局部组织坏死。

（二）止血药（酚磺乙胺注射液）

适应证：用于防治各种手术前后的出血；也可用于血小板功能不良、血管脆性增加引起的出血。

禁忌证：对本药过敏者。

不良反应：本品毒性低，可有恶心、头痛、皮疹、暂时性低血压等不良反应。

（三）镇静镇痛药（咪达唑仑注射液）

适应证：①麻醉用药。②诊断或治疗性操作（如心血管造影、心律转复、支气管镜检查、消化道内镜检查等）时患者镇静。③ICU 患者镇静。

禁忌证：对苯二氮䓬过敏的患者、重症肌无力患者、精神分裂症患者、严重抑郁状态患者禁用。

不良反应：①较常见的不良反应为嗜睡、镇静过度、头痛、幻觉、共济失调、呃逆和喉痉挛。②静脉注射还可发生呼吸抑制及血压下降；极少数可发生呼吸暂停、停止或心搏骤停。

（四）抗凝药（低分子肝素钠注射液）

适应证：①治疗急性深部静脉血栓。②血液透析时预防血凝块形成。③治疗不稳定型心绞痛和非 Q 波型心肌梗死。④预防与手术有关的血栓形成。

禁忌证：①对肝素及低分子肝素过敏。②严重的凝血障碍。③有低分子肝素或肝素诱导的血小板减少症史（以往有血小板计数明显下降）。④活动性消化道溃疡或有出血倾向的器官损伤。⑤急性感染性心内膜炎（心内膜炎），心脏瓣膜置换术所致的感染除外。

不良反应：①出血：使用任何抗凝剂都可产生此不良反应，应立即通知医生。②部分注射部位有瘀点、瘀斑、轻度血肿或坏死。③局部或全身过敏反应。

（五）抗菌药（注射用拉氧头孢钠）

适应证：用于敏感菌引起的各种感染，如败血症、脑膜炎、呼吸系统感染、消化系统感染、腹腔内感染、泌尿系统及生殖系统感染、皮肤及软组织感染、骨和关节感染及创伤感染。

禁忌证：对本品及头孢菌素类药物有过敏反应史者禁用。

不良反应：不良反应轻微，很少发生过敏性休克，主要有发疹、荨麻疹、瘙痒、恶心、呕吐、腹泻、腹痛等；偶有转氨酶升高，停药后可自行恢复。

（六）肌肉松弛药（罗库溴铵注射液）

适应证：罗库溴铵注射液为全身麻醉辅助用药，用于常规诱导麻醉期间气管插管以及维持术中骨骼肌松弛。

禁忌证：对罗库溴铵或溴离子或本品中任何辅料成分有过敏反应者。

不良反应：最常发生的不良反应包括注射部位疼痛、生命体征的改变和神经肌肉阻滞作用的延长。

（七）急救药物

1. 肾上腺素（1mg/mL）

用法用量：①过敏性休克：皮下注射或肌内注射 0.5~1mg，必要时每隔 5~10 分钟重复给药一次，或将 4mg 加入 500mL 5% 葡萄糖溶液中静脉滴注。②心脏停搏：

静脉或心内注射 0.1～0.2mg，必要时每隔 5 分钟重复给药一次。③支气管哮喘：皮下注射 0.2～0.5mg，必要时每隔 20 分钟～4 小时重复给药一次。

不良反应：心悸、头痛、血压升高、严重心律失常（如室颤）。

2. 多巴胺（20mg/2mL）

适应证：①用于各种休克，特别是伴有心肌收缩力减弱、尿量减少，而血容量已补足的休克患者。②与利尿剂合用有增强排钠利尿的作用。③因有强心利尿作用而用于顽固性心力衰竭。

不良反应：胸痛、呼吸困难、心悸、心率缓慢、头痛、恶心等，因外周血管收缩可导致局部坏死或坏疽，过量时可致血压升高。

3. 尼可刹米（0.375g/1.5mL）

适应证：用于中枢性呼吸及循环衰竭、麻醉药及其他中枢抑制药中毒等。

不良反应：大剂量可致血压升高、心悸、出汗、心律失常、肌强直，甚至惊厥。

二、常用中药注射剂

（一）生脉注射液

适应证：用于气阴两亏，脉虚欲脱之心悸、气短、四肢厥冷、汗出、脉欲绝，及心肌梗死、心源性休克、感染性休克等具有上述证候者。

配伍禁忌：①与庆大霉素、氯霉素合用易产生沉淀。②不宜与酸性药物合用，如维生素 C、烟酸、谷氨酸、胃酶合剂、稀盐酸等，易引起苷类分解，药效降低。③不宜与磺胺类药物合用，易损伤肾，发生血尿或尿闭。④不宜与苯巴比妥、水合氯醛、纳洛酮注射液配伍。⑤不宜与中药藜芦或五灵脂同时使用。

用药护理：①应现用现配。②宜单独使用。③用药前后使用间隔液。④严格遵循配制浓度。⑤观察液体澄明度、有无细粒沉淀等。发现药液出现浑浊、沉淀、变色等不能使用。⑥严格控制输液速度，宜缓慢滴注。儿童及年老体弱者以 20～40 滴/分为宜，成年人以 40～60 滴/分为宜。⑦观察用药反应，特别是首次用药及每次开始用药的前 30 分钟内。⑧不良反应主要为变态反应，如过敏性休克、皮疹、腹泻、药物热、重度眼睑水肿、角膜水肿，视物不清等。⑨用药期间和过敏反应治疗期间，宜清淡饮食，忌辛辣、油腻、鱼腥发物。

（二）参附注射液

适应证：主要用于阳气暴脱之厥脱证（感染性、失血性、失液性休克等）；也可用于阳虚（气虚）所致的惊悸、怔忡、喘咳、胃痛、泄泻、痹病等。

配伍禁忌：①不宜与抗休克的血管活性药物及抗胆碱药物合用，如去甲肾上腺素注射液、纳洛酮注射液、肾上腺素、间羟胺、阿托品、纳洛酮、山莨菪碱等配伍；不宜与氯霉素联合使用。③不宜与酸性的甲磺制剂、含有镁离子的制剂配伍使用。④不宜与中药半夏、瓜蒌、川贝母、白蔹、白及及藜芦等同时使用。⑤不宜直接与辅酶 A、维生素 K、氨茶碱混合配伍使用。

用药护理：①应现用现配。②宜单独使用。③用药前后使用间隔液。④严格遵循配制浓度。⑤观察液体澄明度、有无细粒沉淀等。发现药液出现浑浊、沉淀、变色等不能使用。⑥严格控制输液速度，宜缓慢滴注。静脉首次用药时应先采用滴速 20～30 滴/分。儿童及老年体弱以 20～40 滴/分为宜；成年人以 40～60 滴/分为宜；心力衰竭患者输液速度应控制在 15～30 滴/分。连续用药不宜超过 20 天。配制好输液应在 4 小时内滴注完毕。⑦观察用药反应，特别是首次用药及每次开始用药的前 30 分钟内。⑧不良反应主要是过敏性休克、急性肠胃炎、胸闷憋气、面色潮红、流泪、周身瘙痒等一般过敏症状。⑨过敏反应治疗期间，宜清淡饮食，忌鱼腥发物。

第五节　专科检验

一、血常规

1. 血红蛋白（Hb）

正常值：110～160g/L。

临床意义：大于正常值，常见于真性红细胞增多症、严重脱水、肺源性心脏病、先天性心脏病、高山地区的居民、严重烧伤、休克等；小于正常值，常见于贫血、出血。

2. 血小板（PLT）

正常值：（100～300）×10^9/L。

临床意义：大于正常值，常见于原发性血小板增多症、慢性白血病、恶性肿瘤等；小于正常值，常见于原发性血小板减少性紫癜、药物过敏性血小板减少症、弥散性血管内凝血、再生障碍性贫血、骨髓造血功能障碍、药物引起的骨髓抑制等。

二、血生化

1. 血清钾（K）

正常值：3.5～5.5mmol/L。

临床意义：调节水与电解质、渗透压与酸碱平衡，维持神经肌肉的应激性，维持心肌活动。血清钾过高或过低，均可引起心律失常。

2. 血清钠（Na）

正常值：135～145mmol/L。

临床意义：增高常见于呕吐、腹泻、多尿引起的水分不足，及肾上腺皮质功能亢进、肢端肥大症；降低常见于肾功能障碍、尿毒症、应用呋塞米等利尿剂、心功能不全等。

3. 血清肌酐

正常值：44～133μmol/L。

临床意义：增高常见于肾功能不全、充血性心力衰竭、肢端肥大症、巨人症；降低常见于肌营养不良症、尿崩症。

三、血气分析

1. 酸碱度（pH值）

正常值：7.35～7.45。

临床意义：低于7.35为酸血症；高于7.45为碱血症。pH值正常并不能完全排除无酸碱失衡。

2. 动脉氧分压（PO_2）

正常值：95～100mmHg。

临床意义：$PaO_2 < 60mmHg$为诊断呼吸衰竭的重要指标；$PaO_2 < 30mmHg$可有生命危险。

3. 动脉二氧化碳分压（PCO_2）

正常值：35～45mmHg。

临床意义：超出或低于参考值称高、低碳酸血症。$PaCO_2 > 50mmHg$，有抑制呼吸中枢的危险。$PaCO_2$是判断各型酸碱中毒的主要指标。

四、凝血功能

1. 活化部分凝血活酶时间（APTT）

正常值：25～37秒。需与正常对照比较超过10秒以上者为异常。

临床意义：主要反映内源性凝血系统状况，常用于监测肝素用量。增高见于血浆凝血因子Ⅷ、Ⅸ和Ⅺ水平减低，如血友病A、血友病B及因子Ⅺ缺乏症；降低见于高凝状态，如促凝物质进入血液及凝血因子的活性增高等情况。

2. D - 二聚体（DD）

正常值：0 ~ 0.5mg/L。

临床意义：D - 二聚体升高，提示机体血管内有活化的血栓形成及纤维溶解活动，如心肌梗死、脑梗死、肺栓塞、静脉血栓形成等。

第六节　健康指导

一、神昏的健康教育

1. 注意劳逸结合，保持情绪稳定，避免过度悲伤及情绪激动。

2. 饮食注意少量多餐，减少钠的摄入，避免进食刺激性食物。

3. 坚持长期服用降压药物，定期测量血压，观察血压变化。

4. 遇有头痛、呕吐、抽搐发作或意识障碍时，应及时就诊。

5. 保持大便通畅，避免一切诱发因素。

6. 指导家属为患者做肢体功能锻炼。

二、脱证的健康教育

1. 注意保持心情舒畅，避免情志过激。

2. 根据自身情况适当参加体育锻炼。

3. 久病初愈，应注意生活起居有常，避免过劳。随气候变化增减衣被，注意保暖，防止正虚邪袭，变生他证。

4. 养成良好的饮食卫生习惯，忌食生冷、油腻、刺激之品。饮食有节，忌暴饮暴食。

5. 积极治疗原发病，按时服药，定期复查。

第二十章　针灸科

第一节　常见疾病

一、面瘫（面神经炎）

因脉络空虚，风寒、风热之邪乘虚侵入阳明、少阳之脉，以致气血阻滞，面部经筋失养，肌肉迟缓不收而致茎乳孔内面神经的急性非化脓性炎症。以口眼歪斜、眼睑闭合不全、颜面麻木、面部抽搐等为主要临床表现。

（一）辨证分型与治法

1. 风寒袭络证

临床表现：突然口眼歪斜，眼睑闭合不全，面部有受寒史，舌淡苔薄白。

治法：祛风散寒，温经通络。

2. 风热袭络证

临床表现：突然口眼歪斜，眼睑闭合不全，继发于感冒发热，或有咽部感染史，舌红苔黄腻。

治法：疏风清热，活血通络。

3. 风痰阻络证

临床表现：突然口眼歪斜，眼睑闭合不全，或面部抽搐，颜面麻木作胀，伴头重如蒙、胸闷或呕吐痰涎，舌胖大，苔白腻。

治法：祛风化痰，通络止痉。

4. 气虚血瘀证

临床表现：口眼歪斜，眼睑闭合不全，日久不愈，面肌时有抽搐，舌淡紫，苔薄白。

治法：益气活血，通络止痉。

（二）健康指导

1. 生活起居

（1）避免对流风，慎避外邪。注意面部和耳后保暖，热水洗脸，外出戴口罩。

（2）保持口腔清洁（餐后漱口），遵医嘱予清热解毒类中药汤剂进行口腔护理。

2. 饮食指导

（1）风寒袭络证：宜食辛温祛风散寒的食品，如大豆、葱白、生姜等。忌食凉性食物及生冷瓜果等食品。

（2）风热袭络证：宜食疏风清热的食品，如丝瓜、冬瓜、黄瓜、赤小豆等。忌辛辣燥热的食品。

（3）风痰阻络证：宜食通阳泄浊的食品，如海参、海蜇、荸荠、白萝卜、百合、桃仁、蘑菇、柚子等。忌食肥甘厚味的食品。

（4）气虚血瘀证：宜食益气活血的食品，如桃仁等。忌食辛香行窜、滋腻补血的食品。

3. 情志调理

（1）面瘫患者易致紧张或悲观情绪，应关心、尊重患者，疏导其紧张情绪，鼓励家属多陪伴患者，建立良好的社会支持系统，共同帮助患者正视疾病。

（2）指导患者倾听舒心的音乐或喜悦的相声，抒发情感，排解悲观情绪，达到调理气血阴阳的作用。

（3）鼓励病友间相互交流治疗体会，提高认知，调摄情志，增强信心。

4. 康复指导

（1）抬眉训练：抬眉动作的完成主要依靠枕额肌额腹的运动。嘱患者上提健侧与患侧的眉目，有助于抬眉运动功能的恢复。用力抬眉，呈惊恐状，每次抬眉10～20次，每日2～3次。

（2）闭眼训练：闭眼的功能主要依靠眼轮匝肌的运动收缩完成。训练闭眼时，嘱患者开始时轻轻地闭眼，两眼同时闭合10～20次，如不能完全闭合眼睑，露白时可用食指的指腹沿着眶下缘轻轻地按摩1次，然后再用力闭眼10次，有助于眼睑闭合功能的恢复。

（3）耸鼻训练：耸鼻运动主要靠提上唇肌及压鼻肌的运动收缩来完成。耸鼻训练可促进压鼻肌、提上唇肌的运动功能恢复。

（4）示齿训练：示齿动作主要靠颧大肌、颧小肌、提口角肌及笑肌的收缩来完成。嘱患者口角向两侧同时运动，避免只向一侧用力造成习惯性的口角偏斜。

（5）努嘴训练：努嘴主要靠口轮匝肌的收缩来完成。进行努嘴训练时，需用力收缩口唇并向前努嘴。口轮匝肌恢复后，患者能够鼓腮，刷牙漏水或进食流口水的症状也随之消失。训练努嘴时还同时训练了提上唇肌、下唇方肌及颏肌的运动功能。

（6）鼓腮训练：鼓腮训练有助于口轮匝肌及颊肌运动功能的恢复。鼓腮漏气时，用手上下捏住患侧口轮匝肌进行鼓腮训练。此方法有助于防治上唇方肌挛缩。

二、中风（脑梗死恢复期）

中风因痰热内盛、阴虚阳亢或气血亏虚，遇饮食、情志、劳倦等诱因所致。病位在脑，涉及肝、肾。以口舌歪斜、半身不遂、言语謇涩、突然昏仆、不省人事等为主要临床表现。

（一）辨证分型与治法

1. 风痰瘀阻证
临床表现：口眼歪斜，舌强语謇或失语，半身不遂，肢体麻木，舌暗紫，苔滑腻。
治法：息风化痰，活血通络。
2. 气虚血瘀证
临床表现：肢体偏枯不用，肢软无力，面色萎黄，舌质淡紫或有瘀斑，苔薄白。
治法：益气活血。
3. 肝肾亏虚证
临床表现：半身不遂，患肢僵硬，拘挛变形，舌强不语，或偏瘫，肢体肌肉萎缩，舌红脉细，或舌淡红。
治法：补益肝肾。

（二）健康指导

1. 生活起居
（1）调摄情志，建立信心，起居有常，不妄作劳，戒烟酒，慎避外邪。
（2）注意安全，防呛咳窒息，防跌倒坠床，防压疮，防烫伤，防走失等意外。
（3）协助患者在仰卧位、侧卧位和健侧卧位的良肢位摆放。

2. 饮食指导

（1）风痰瘀阻证：宜食祛风、化痰、开窍的食品，如山楂、荸荠、黄瓜。食疗方用鱼头汤。忌食羊肉、牛肉、狗肉等。

（2）气虚血瘀证：宜食益气活血的食物，如山楂。食疗方用大枣滋补粥。

（3）肝肾亏虚证：宜食滋养肝肾的食品，如芹菜黄瓜汁、清蒸鱼等。食疗方用百合莲子薏仁粥。

（4）神志障碍或吞咽困难者，根据病情予禁食或鼻饲喂服流质食物，如果汁、米汤、肉汤、菜汤、匀浆膳等，以补充足够的水分。忌肥甘、厚味等生湿助火之品。

（5）注意饮食宜忌，如糖尿病患者注意控制葡萄糖及碳水化合物的摄入；高血脂患者注意控制总热量、脂肪、胆固醇的摄入等。

3. 情志调理

（1）语言疏导法：鼓励病友间多沟通、多交流。鼓励家属多陪伴患者，家庭温暖是疏导患者情志的重要方法。

（2）移情易志法：通过戏娱、音乐等手段，或设法培养患者的某种兴趣、爱好，以分散其注意力，调节其心境情志，使之怡情养性。

（3）五行相胜法：在情志调护中，护士要善于运用《内经》情志治疗中的五行制约法则，即"怒伤肝，悲胜怒；喜伤心，恐胜喜；思伤脾，怒胜思；忧伤肺，喜胜忧；恐伤肾，思胜恐"。同时，要注意掌握情绪刺激的程度，避免刺激过度带来新的身心问题。

第二节　专业知识

一、经络的基本概念

经络是人体内运行气血的通道，包括经脉和络脉。"经"为直行的主干；"络"为侧行的分支。经脉以上下纵行为主，系经络的主体部分；络脉从经脉中分出侧行，系经络的细小部分。经络纵横交错，遍布全身，是人体重要的组成部分。

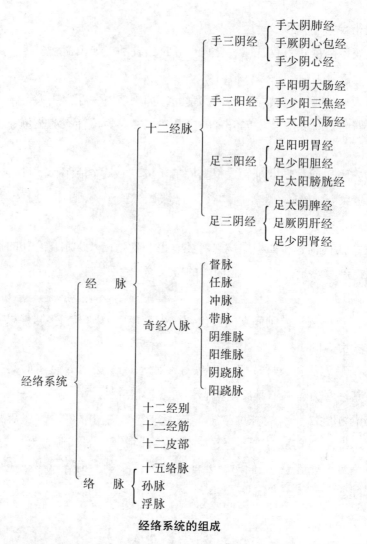

经络系统的组成

二、常用腧穴定位法

（一）骨度分寸定位法

以骨节为标志，将两骨节之间的长度折量为一定的分寸，用以确定穴位的方法。

（二）体表解剖标志定位法

1. 固定的标志

在自然姿势下由骨节、肌肉所形成的突起、凹陷及五官轮廓、发际、指（趾）甲、乳头、肚脐等可见的标志来确定穴位。如以脐为标志，脐中即为神阙穴，旁开2寸定天枢穴等。

2. 活动的标志

各部的关节、肌肉、肌腱、皮肤随着活动而出现的空隙、凹陷、皱纹、尖端等，是在活动姿势下才会出现的标志，据此确定腧穴的位置。如在耳屏与下颌关节之间，微张口呈凹陷处取听宫穴。

（三）指寸定位法

1. 中指同身寸

以患者中指中节桡侧两端纹头（拇、中指屈曲成环形）之间的距离作为 1 寸。

2. 拇指同身寸

以患者拇指的指间关节的宽度作为 1 寸。

3. 横指同身寸

让患者将食指、中指、无名指和小指并拢，以中指中节横纹为标准，其四指的宽度作为 3 寸。四指相并名曰"一夫"，用横指同身寸量取腧穴，又名"一夫法"。

（四）简便定位法

简便定位法是临床中一种简便易行的腧穴定位方法。两手虎口自然平直交叉，一手食指压在另一手腕后高骨的上方，其食指尽端处即取列缺穴。此法是一种辅助取穴方法。

三、常用器具检查及消毒方法

（一）针具

检查：操作前应检查针尖，宜端正不偏，无毛钩，光洁度高，锐利适度；针身宜光滑挺直，圆正匀称，坚韧而富有弹性；针根宜牢，无剥蚀、伤痕；针柄的长短、粗细适中，金属丝缠绕均匀牢固，不松脱或断丝。

消毒方法：应选择一次性无菌针具。

（二）火罐

检查：操作前检查罐口及罐体有无裂痕。

消毒方法：玻璃罐应送供应室集中机械清洗并消毒。

（三）刮痧板

检查：操作前检查刮痧板有无裂痕。

消毒方法：先用流动水刷洗，去除油渍等附着物，再用含氯的消毒液浸泡。材质允许的情况下，送供应室集中消毒。

（四）艾灸盒

检查：艾灸盒有无裂隙，封闭性是否完好。

消毒方法：艾灸盒用酒精擦拭后，清水冲净，晾干备用。

四、针刺意外的处理及预防

（一）晕针

原因：针刺时或留针过程中，因患者体质虚弱，精神紧张，或疲劳、饥饿、大汗、大泻、大出血之后，或体位不当，或医者在针刺时手法过重而发生此现象。

表现：突然出现精神疲倦，头晕目眩，面色苍白，恶心欲吐，多汗，心慌，四肢发冷，血压下降，脉象沉细；或神志不清，仆倒在地，唇甲青紫，二便失禁，脉微细欲绝。

处理：操作者应立即停止针刺，将针全部起出。使患者平卧，注意保暖，轻者仰卧片刻，饮温开水或糖水后，即可恢复正常。重者在上述处理基础上，可刺人中、内关、足三里，灸百会、关元、气海等穴，即可恢复。若仍不省人事、呼吸细微、脉细弱者，可考虑配合其他治疗或采用急救措施。

预防：初次接受针刺治疗或精神过度紧张、身体虚弱者，应先做好解释，消除其对针刺的顾虑，同时选择舒适持久的体位，最好采用卧位。选穴宜少，手要轻。若饥饿、疲劳、大渴时，应先进食、休息、饮水后再行针刺。

（二）滞针

原因：行针时患者精神紧张，或行针手法不当，或留针时间过长而出现此现象。

表现：针在体内，捻转不动，提插、出针均感困难。若勉强捻转、提插时，则患者痛不可忍。

处理：操作者可稍延长留针时间，或于滞针腧穴附近进行循按或叩弹针柄，或在附近再刺一针。若因行针不当或单向捻针而滞针者，可向相反方向将针捻回，并用刮柄、弹柄法，即可消除滞针。

预防：精神紧张者，应先做好解释工作，注意行针的操作手法和避免单向捻转。

（三）弯针

原因：由于进针手法不熟练，用力过猛、过速，或患者在针刺或留针时移动体位，或针柄受到某种外力压迫、碰击等，均可造成此现象。

表现：提插、捻转及出针均感困难，且患者感到疼痛。

处理：出现弯针后，立即停止提插、捻转等手法。如针柄轻微弯曲，应慢慢将针起出；若弯曲过大时，应顺着弯曲方向将针起出；若由患者移动体位所致，应使患者慢慢恢复原来体位，再将针缓缓起出。切忌强行拔针，以免将针体折断，留在体内。

预防：操作者进针手法要熟练，避免进针过速、过猛。在留针过程中，嘱患者不要变动体位，保护针柄不受外物硬碰和压迫。

（四）断针

原因：由于针具质量欠佳失于检查，针刺时针身全部刺入腧穴，行针时强力提插、捻转，留针时患者随意变更体位，或弯针、滞针未能及时处理时均可造成断针现象。

表现：行针时或出针后发现针身折断，其断端部分或全部没入皮肤之下。

处理：嘱患者切勿变动体位。若残端部分针身露于体外时，用手指或镊子将针起出。若断端与皮肤相平或稍凹陷于体内者，用左手拇、食二指垂直向下挤压针孔两旁，使断针暴露体外，右手持镊子将针取出。若断针完全深入皮下或肌肉深层时，应在 X 线下定位手术取出。

预防：操作前认真检查针具，避免过猛、过强地行针。行针或留针时，嘱患者不要更换体位。针刺时留部分针身在体外。针刺时若发现弯针，立即出针。

（五）血肿

原因：由于针尖弯曲带钩，使皮肉受损，或刺伤血管可出现血肿。

表现：针刺部位肿胀疼痛，皮肤呈现青紫色。

处理：小块青紫不必处理，可自行消退。若局部肿胀疼痛较剧，青紫面积大且影响到活动功能时，可先做冷敷止血，再做热敷或在局部轻轻揉按，以促使局部瘀血消散吸收。

预防：操作前仔细检查针具。避开血管针刺。出针时用消毒棉签按压针孔。

五、针灸治疗的适应证和禁忌证

1. 针灸治疗可用于疏通经络、调和阴阳、扶正祛邪。

2. 患者在饥饿、疲劳、精神过度紧张时，不宜针刺。对身体瘦弱、气虚血亏者，针刺手法不宜过强，并尽量选用卧位。

3. 怀孕 3 个月以内者，不宜针刺小腹部的腧穴。怀孕 3 个月以上者，腹部、腰骶部腧穴皆不宜针刺。三阴交、合谷、昆仑、至阴等一些具有通经活血功效的腧穴，在怀孕期间应禁刺。妇女经期慎用针刺。

4. 小儿囟门未合时，头顶部的腧穴不宜针刺。

5. 常有自发性出血或损伤后出血不止者不宜针刺。

6. 皮肤有感染、溃疡、瘢痕或肿瘤的部位不宜针刺。

7. 对胸、胁、腰、背部脏腑所居之处的腧穴，不宜直刺、深刺；肝脾肿大、肺气肿患者尤应注意。

8. 针刺眼区腧穴和项部的风府、哑门等穴，以及脊椎部的腧穴，不宜大幅度提插、捻转及长时间留针。

9. 对于尿潴留患者，在针刺小腹部的腧穴时，应掌握适当的针刺方向、角度、深度等，以免误伤膀胱等器官。

第三节　专科技术

一、吸痰技术

1. 评估患者病情，口鼻腔有无损伤，痰液的性质、量及颜色。

2. 吸痰前给予纯氧吸入，观察血氧饱和度变化。

3. 调节负压，吸引压力为 0.02～0.04MPa。

4. 经口鼻腔吸痰，吸痰管经口或鼻进入气道，边旋转边向上提拉。

5. 人工气道内吸痰，开放气道后迅速将吸痰管插入至适宜深度，边旋转边向上提，每次吸痰时间不超过 15 秒。

6. 吸痰管到达适宜深度前避免负压，逐渐退出的过程中提供负压。

7. 吸痰结束，给予纯氧吸入，观察血氧饱和度变化。

二、瞳孔观察

1. 检查手电电源是否充足，是否聚光。

2. 分开上下眼睑，观察瞳孔大小、形状，比较双侧瞳孔等大等圆情况。

3. 遮挡对侧瞳孔，将手电光源从侧面迅速移向瞳孔并立即离开。

4. 观察瞳孔受到光线刺激后的反应（灵敏、迟钝、消失）。

三、良肢位的摆放及意义

（一）摆放方法

1. 仰卧位

将患者的头部置于软枕上，保持面部朝向患侧，软枕的高度需使患者感到舒适。原则是胸椎不能屈曲，颈部不能悬空。同时在患侧的臀部下面加垫软枕，这样可以让患侧的骨盆适当向前突。上肢肘关节伸展，放在软枕上，腕关节背伸，手指伸展，下肢的大腿和小腿中部都放置一个沙袋，可有效避免髋关节外展，起到保护作用。

2. 侧卧位（患侧在下方）

患侧肩胛向前伸展，肩关节保持屈曲状态，伸展肘关节，前臂后旋，腕关节背伸，手指伸展。伸展患侧下肢，膝关节保持轻度屈曲。健侧下肢髋关节及膝关节屈曲，下面垫一软枕，背部放置一软枕。

3. 侧卧位（患侧在上方）

患侧上肢向前伸出，肩关节屈曲约 90°，在肩关节下方用软枕支撑，健侧上肢的姿势则可自由摆放。患侧下肢髋关节和膝关节屈曲，放在软枕上。健侧下肢髋关节伸展，膝关节轻度屈曲，背后放置一软枕。

4. 床边坐位

床铺尽量平整，患者下背部放枕头。不要固定头部，使其能自由活动，躯干伸直。将臀部 90° 屈曲，重量均匀分布于臀部两侧。将上肢放在一张可调节桌上，上置一枕头。

5. 椅子坐位

选择有扶手的椅子，上身坐直，患侧上肢在椅子扶手上或大腿上，用枕头撑垫。双脚分开，小腿放直，双脚平放在地板或轮椅的脚踏板上，脚趾向前。

（二）临床意义

1. 保持患者舒适、放松，改善末梢循环。
2. 维持关节活动度，防止其畸形、挛缩。
3. 抑制肌张力异常增高，使肌肉保持一定的长度，缓解肌肉痉挛。
4. 保持患肢关节的运动功能，减少甚至预防失用综合征。
5. 防止压疮、静脉血栓和肺功能障碍。

四、拔火罐技术

1. 评估患者的凝血功能、是否妊娠或处于月经期、拔罐部位的皮肤情况。

2. 患者取合适体位，充分暴露拔罐部位，注意保护隐私及保暖。准确定位。操作时，点燃的酒精棉球勿长时间停留于罐口，以免罐口烧热烫伤皮肤。

3. 观察罐体吸附情况和皮肤颜色。询问患者有无不适感，尤其对于感觉障碍的患者。患者如有不适感，应立即起罐；严重者让患者平卧，保暖并饮热水或糖水，还可揉内关、合谷、太阳、足三里等穴。

4. 留罐时间一般为 10～15 分钟。

5. 起罐后，皮肤如出现小水疱，不必处理，可自行吸收；如水疱较大，消毒局部皮肤后，用注射器吸出液体，覆盖无菌敷料。

6. 操作完毕，协助患者整理衣着，安置舒适体位。

五、灸法技术

1. 评估施灸处皮肤情况，患者对艾灸气味的接受程度。颜面部、大血管部位、孕妇腹部及腰骶部不宜施灸；空腹或饭后 1 小时内不宜施灸。

2. 告知患者施灸后局部皮肤会出现微红灼热，属正常现象；如灸后出现小水疱，无须处理，可自行吸收；如水疱较大，可用无菌注射器抽吸泡液，用无菌纱布覆盖。

3. 调节室内温度，保持室内空气流通。

4. 体位舒适，充分暴露施灸部位，注意保暖及保护隐私。

5. 施灸部位宜先上后下，先灸头顶、胸背，后灸腹部、四肢。

6. 施灸过程中，观察患者有无灼痛感。若施灸过程中出现头昏、眼花、恶心、颜面苍白、心慌出汗等不适现象，应立即停止施灸。

第四节　健康指导

一、面肌康复运动操

1. 口唇闭锁训练

（1）患者面对镜子训练抿嘴动作，无法主动完成动作时，可予以辅助。

（2）让患者做鼓腮练习，并在鼓腮的同时适当挤压两腮。

（3）进行吹口哨、做鬼脸或夸张表情等训练。

2. 下颌运动训练

（1）练习张口动作，然后放松，下颌向左右两侧运动。张口困难时，可对痉挛肌肉进行冰刺激或轻柔按摩。

（2）咀嚼练习，让患者体会咀嚼过程中开合下颌的感觉。

（3）患者做以臼齿咬紧压舌板的练习。

（4）舌体运动训练，如舌的前后伸缩、舌尖舔吮口唇周围及齿颊间隙、舌根抬高抵抗压舌板。

二、吞咽康复训练（屏气吞咽训练）

1. 传统法

由鼻腔先深吸一口气，屏气进行吞咽，吞咽后呼气或咳嗽。

2. 改良法

先吸气后屏气，向口腔中放入 5～10mL 液体，继续屏气的同时将头部后仰，从而让液体流入咽部。继续屏气的同时头部前屈，吞咽 2～3 次或更多次，以尽可能将液体全部咽下，放开气道，咳嗽数次以清除残留液体。

三、肢体功能训练

1. 主动功能训练

（1）根据患者情况选择进行单关节或多关节、单方向或多方向的运动。

（2）在医生指导下由患者自行完成所需的关节活动，必要时医生的手可置于患者需要辅助或指导的部位。

（3）动作应平稳缓慢，尽可能达到最大幅度，用力至引起轻度疼痛为最大限度。

（4）关节的各方向依次进行运动。

（5）每个动作重复 10～30 次，每天 2～3 次。

2. 主动 – 助力功能训练

（1）由健侧肢体徒手或通过棍棒、绳索和滑轮等装置帮助患肢主动运动，兼有主动运动和被动运动的特点。

（2）助力常用于运动的开始和终末，并随病情好转而逐渐减少。

（3）训练中应以患者主动用力为主，并做最大努力。辅助只给予完成动作的最小助力，以免替代主动用力。

（4）关节的各方向依次进行运动。

（5）每个动作重复 10～30 次，每天 2～3 次。

四、语言功能训练

1. 做无声的构音运动，如双唇闭合、舌上抬等。

2. 轻声引出靶音，先训练发韵母，然后发声母。声母先由双唇音开始，如 /b/、/p/、/m/、/f/等。待能发声母后，训练将已掌握的声母与韵母相结合，如音节/ba/、/pa/、/ma/、/fa/。

3. 利用视觉反馈纠错，通过画图、照镜子让患者了解发音部位和机制，指出其主要问题所在，并告诉其准确的发音部位。

4. 语音分辨训练，可以小组的训练形式，通过口述或放录音，由患者说段话，进行自我评议并分辨错音，医生协助纠正。

5. 减慢言语速度，当患者可以发出绝大多数音，但由于肌力或运动不协调而使多数音歪曲或失韵律时，可以利用节拍器控制速度，逐渐由慢变快。根据患者具体情况决定节拍速度，也可以由医生轻拍桌子，患者随着节拍进行练习。

五、排尿功能训练（盆底功能训练）

1. 让患者了解骨盆底肌肉群的位置，一只手感觉此肌群的收缩，另一只手放在腹部，放松腹部肌肉。

2. 患者身体放松，不憋气，选择舒适体位，持续加以练习。

3. 用力收紧肛门、阴道口及尿道口的骨盆底肌肉，并维持 5～10 秒，放松 5～10 秒，此为一组。每次做 10 组，每天做 5 次。

第二十一章　推拿科

第一节　常见疾病

一、腰痛（腰椎间盘突出症）

（一）概念

因外感、内伤或挫闪导致腰部气血运行不畅，或失于濡养，引起腰脊或脊旁部位疼痛为主要症状的一种病证。

（二）辨证分型与治法

1. 血瘀气滞证

临床表现：腰腿痛剧烈，痛有定处，腰部僵硬，俯仰活动艰难，舌质暗紫或有瘀斑，苔薄白或薄黄。

治法：活血化瘀，通络止痛。

2. 寒湿痹阻证

临床表现：腰腿冷痛重着，转侧不利，静卧痛不减或反加重，遇寒痛增，得热则减，伴下肢活动受限，舌质胖淡，苔白腻。

治法：温经通络，散寒除湿。

3. 湿热痹阻证

临床表现：腰腿痛，痛处伴有热感，或见肢节红肿，活动受限，口渴不欲饮，舌红，苔黄腻。

治法：清热利湿，通络止痛。

4. 肝肾亏虚证

临床表现：腰腿痛缠绵日久，反复发作，乏力，劳则加重，卧则减轻；偏阴虚者心烦失眠，口苦咽干，舌红少津；偏阳虚者四肢不温，形寒肢冷，舌质淡胖。

治法：补益肝肾，通络止痛。

二、项痹（颈椎病）

（一）概念

因正虚劳损，筋脉失养，或风寒湿热等邪气闭阻经络，影响气血运行，以颈项部疼痛、上肢麻木、头晕目眩等为主要临床表现的一种病证。

（二）辨证分型与治法

1. 风寒痹阻证

临床表现：颈、肩、上肢窜痛麻木，以痛为主，头有沉重感，颈部僵硬，活动不利，恶寒畏风，舌淡红，苔薄白。

治法：祛风散寒，温经通络。

2. 血瘀气滞证

临床表现：颈肩部、上肢刺痛，痛处固定，伴有肢体麻木，舌质暗。

治法：行气活血，通络止痛。

3. 痰湿阻络证

临床表现：头晕目眩，头重如裹，四肢麻木，纳呆，舌暗红，苔厚腻。

治法：祛湿化痰，通络止痛。

4. 肝肾不足证

临床表现：眩晕头痛，耳鸣耳聋，失眠多梦，肢体麻木，面红耳赤，舌红少苔。

治法：补益肝肾，通络止痛。

5. 气血亏虚证

临床表现：头晕目眩，面色苍白，心悸气短，四肢麻木，倦怠乏力，舌淡少苔。

治法：益气活血，温经通痹。

三、膝痹（膝关节骨性关节炎）

（一）概念

因正虚劳损，筋脉失养；或风、寒、湿、热等邪气闭阻经络，影响气血运行，以致膝关节疼痛麻木、屈伸不利、活动受限等为主要临床表现的一种病证。

（二）辨证分型与治法

1. 瘀血凝滞证

临床表现：关节疼痛，痛有定处，如针刺，得寒、温均不缓解，舌质暗。

治法：活血化瘀，理气止痛。

2. 湿热痹阻证

临床表现：关节肿痛，触之发热或自觉关节发热，肢节屈伸不利，身不热或身热不甚，舌红，苔黄厚腻。

治法：清热除湿，通络止痛。

3. 肝肾亏虚证

临床表现：膝痛无力，关节不稳，关节肿大，腰、背、腿、膝沉重，步态摇摆，行动不便，苔少。

治法：补肝肾，强筋骨，利水消肿。

4. 风寒湿痹证

临床表现：关节冷痛肿胀，触之不温，屈伸不利，遇寒加重，遇热缓解，夜间尤甚，舌淡，苔白厚腻。

治法：祛风除湿，散寒止痛。

第二节　专科知识

一、常用器具检查及消毒方法

（一）检查方法

1. 一次性无菌物品在有效期内，包装完好无破损。

2. 火罐罐口边缘光滑，罐身完好无裂缝。

（二）消毒方法

1. 针灸针、棉签、棉球等物品一次性使用。

2. 火罐使用含氯消毒液浸泡消毒。

3. 各类牵引带每周清洗一次；如被血液、体液污染，清洗后用含氯消毒液浸泡30 分钟，清水冲净，晾干备用。

二、推拿的原理

推拿的主要防治手段是手法治疗和功法训练。手法治疗，是指用手或肢体的其他部分，或借助一定的器具，在受术者体表的特定部位上做规范性的动作进行操作，从而对机体生理、病理产生影响，具有疏通经络、调和气血、理筋整复、滑利关节、调整脏腑功能、增强抗病能力等作用。功法训练，是选择针对性的功法，指导和帮助受术者进行运动训练，不仅借以巩固和延伸手法的治疗效果，而且直接产生防治疾病的作用。

三、常用手法及功法

根据中医学理论，尤其是辨证施治原则，在长期的临床实践中，推拿学科已形成温法、通法、补法、泻法、汗法、和法、散法、清法等常用的推拿治疗方法，简称推拿八法。常用推拿手法有：擦法、一指禅推法、揉法、摩法、推法、擦法、搓法、按法、捏法、拿法等。常用功法有：基本步势、易筋经、少林内功、八段锦等。

四、推拿的适应证

1. 闭合性的软组织损伤，如腰椎间盘突出症、颈椎病、肩周炎、胸胁迸伤、落枕、急性腰扭伤、膝关节侧副韧带损伤、梨状肌综合征等。

2. 肌肉韧带的慢性劳损，如慢性腰肌劳损、背肌劳损、腰棘上韧带劳损等。

3. 骨质增生性疾病，如退行性脊柱炎、膝关节骨关节炎、跟痛症等。

4. 周围神经疾病，如面神经麻痹、三叉神经痛、坐骨神经痛、腓总神经损伤等。

5. 内科疾病，如感冒、头痛、失眠、胃脘痛、胃下垂、呃逆、便秘、慢性泄泻、腰痛、遗尿、痹证、偏瘫等。

6. 妇科疾病，如月经不调、痛经、闭经、慢性盆腔炎、乳腺炎、产后耻骨联合分离症等。

7. 儿科疾病，如婴幼儿腹泻、小儿营养不良、小儿遗尿、小儿肌性斜颈、小儿脑瘫、小儿疳积、急慢惊风、小儿麻痹后遗症等。

8. 五官科疾病，如假性近视、失音、慢性鼻炎、牙痛等。

9. 保健、美容。

五、推拿的禁忌证

1. 各种传染病，如病毒性肝炎、肺结核。

2. 各种严重感染性疾病、化脓性疾病，如病情危重，有高热、神志不清者。

3. 有出血倾向或有血液病，如消化道出血、血小板减少性紫癜等。

4. 严重的心、肺、肝、肾等重要脏器疾病。

5. 各种溃疡性皮肤病，手法治疗部位有严重的皮肤病，或皮肤损伤（烧伤、烫伤、开放性软组织损伤），或炎症（如蜂窝组织炎、丹毒、骨髓炎等）。

6. 精神病、恶性肿瘤。

7. 骨折、骨裂、肌肉和韧带断裂的固定期、严重的老年骨质疏松症。

8. 妊娠期妇女的腹部、臀部、腰骶部。

六、推拿意外的预防及处理

（一）晕厥

1. 对于精神过度紧张的患者，治疗前应做好思想工作，消除其对推拿的恐惧感。

2. 对体质虚弱和初次接受推拿的患者，治疗时手法不宜过重，被动运动手法应以患者能耐受为度。

3. 对空腹者，一般不宜做推拿治疗，必要时手法应轻柔。

4. 注意保持推拿室内空气流通、安静，防止患者晕厥。

（二）疼痛加重

1. 若治疗时手法过重或第一次推拿治疗患者不适应，有时会出现疼痛加重的现象，一般 1 ~ 3 日后多能自行消除。

2. 可配合使用活血化瘀药物处理。

3. 在操作时手法应尽量轻柔和缓，以患者能忍受为度。

（三）皮肤破损

1. 医者应加强手法基本功的训练，正确掌握各种手法的动作要领，以提高手法的熟练程度。

2. 在使用擦法、推法、指揉法时，可加用油膏、滑石粉等推拿介质，以保护皮肤。

3. 对皮肤的表面损伤，一般无须特殊处理，但是一定要保持损伤部位的清洁，以防继发感染。

（四）皮下出血

1. 伴有血小板减少的患者，或有血友病病史的患者，原则上不可接受推拿治疗，以免造成软组织或关节内出血。

2. 对初诊患者要注意手法的强度，力量由轻到重，以患者能耐受为度。

3. 一般的皮下出血，首先是制动，局部可用轻快的摩、揉手法，以疏通气血，消散瘀血，促进渗出液的吸收。若属血液病由于手法刺激后引起的肌肉或关节内出血者，应做局部和全身治疗。

（五）骨、关节损伤

1. 对疑有骨折的患者要注意明确诊断。

2. 对小儿和年老患者做按压、屈伸、扳、摇等手法时，应注意手法不宜过重。

3. 做关节活动时，手法要由轻到重，活动范围由小到大，并密切注意患者耐受情况，以免造成骨、关节损伤。

七、牵引

（一）原理

1. 限制椎体活动，有利于组织充血、水肿的消退。

2. 解除肌肉痉挛，减少对椎间盘的压力。

3. 增大椎间隙和椎间孔，使神经根所受的刺激和压迫得以缓和，神经根和周围组织的粘连也可能得以松解。

4. 缓冲椎间盘组织向周围的压力，并有利于已经向外突出的纤维环组织消肿。

5. 使扭曲于椎体周围的动静脉得以伸张，改善循环，有利于炎性物质代谢。

6. 有利于解除小关节滑膜及关节囊的嵌顿。

（二）操作方法

1. 牵引角度

颈部前倾 $10° \sim 30°$，避免过伸。

2. 遵医嘱选择牵引重量

原则上以患者忍受为宜。

3. 牵引时间

每日 $1 \sim 2$ 次，每次牵引 $20 \sim 30$ 分钟，具体应根据患者体质而定。

4. 牵引方式

一般使用坐式或卧式间歇牵引或持续牵引。对年老体弱者通常使用卧式间歇牵引。

（三）注意事项

1. 注意适应证的选择。

2. 做好牵引前的准备工作，如枕颌吊带应柔软，具有良好的透气性能；牵引架的固定要可靠；牵引绳要结实耐磨；牵引重物距地面30cm左右，使患者站立时重物可落在地上。

3. 牵引力可随时调整，以颈部无疼痛，颌面、耳、颞部无明显压迫感为宜。

4. 牵引结束时，如牵引力忽然消失，会出现颈部不适感，故应当令牵引力逐渐减弱。

5. 牵引重量逐渐加大，可至20kg左右。

第三节　专科技术

一、中频电脉冲治疗仪

通过不同频率的中频正弦电流作用于机体，产生干扰电场并形成电流刺激，引起肌肉收缩产生明显的震颤感，以促进局部血液循环，调节自主神经功能，达到镇痛、消肿、消炎的目的。

1. 有出血倾向、心脏病、急性损伤伤口、孕妇、恶性肿瘤、感觉和意识障碍者禁用。

2. 给患者粘附电极，根据治疗部位选择4级（黄绿）或4.2级（黄绿蓝）。吸引压选择负压100～150mmHg，以吸牢为主，不宜过高。治疗时间设定为15～20分钟。

3. 治疗过程中，严禁患者擅自触摸仪器，以防误操作。

4. 治疗结束后，需先拔下吸附在皮肤上电极，再关闭仪器电源开关。

5. 吸附电极（海绵）使用后做好清洁、消毒工作，以防交叉感染。

二、颈椎牵引治疗仪

通过牵拉减轻椎间盘周围的韧带、肌肉等对髓核的挤压以及椎间隙的负压，使突出的髓核回位或减轻髓核对脊髓神经根压迫的非手术治疗方法。

1. 严重高血压、冠心病患者，严重骨质疏松患者，长期服用激素的患者，恶性肿瘤患者，椎动脉硬化、畸形患者，心肌梗死患者，脑动脉硬化患者，陈旧性颈椎外伤患者，颈椎结核患者，颈椎骨折患者，孕妇，诊断不明的患者等。

2. 牵引绳未拉出不得打开电源。工作时保证牵引绳在滑轮凹槽内。

3. 固定颈椎牵引带时，颈部前屈 15°，缓慢向上牵引。

4. 牵引重量为 5～10kg，牵引时间约 20 分钟。

5. 密切观察患者病情变化，如有恶心、头昏等不适，应立即停止操作。

三、腰椎牵引治疗仪

通过牵拉减轻椎间盘周围的韧带、肌肉等对髓核的挤压以及椎间隙的负压，使突出的髓核回位或减轻髓核对脊髓神经根压迫的非手术治疗方法。

1. 严重高血压、冠心病患者，严重骨质疏松患者，长期服用激素的患者，恶性肿瘤患者，椎动脉硬化、畸形患者，心肌梗死患者，脑动脉硬化患者，陈旧性颈椎外伤患者，颈椎结核患者，颈椎骨折患者，孕妇，诊断不明的患者等。

2. 牵引绳未拉出不得打开电源。工作时保证牵引绳在滑轮凹槽内。

3. 牵引带固定于胸部及骨盆部，松紧适宜。

4. 根据患者体重及医嘱调节牵引的重量、方式、时间。牵引重量，一般以成人体重的 1/3～1/2 为宜，牵引时间为 20～25 分钟。

5. 治疗完毕，取下牵引带，嘱患者平卧休息 3～5 分钟。

四、中药熏蒸治疗仪

通过熏蒸透皮吸收给药的方法，使蒸气中的药离子渗透入肌肤，局部血管扩张，促进血液和淋巴的循环，改善周围组织的营养，起到活血化瘀、排毒、祛风寒、温经络的目的。

1. 重症高血压、心脏病、急慢性心脏功能不全、急性传染病、妇女妊娠及月经期、对药物过敏者禁用。

2. 饭前、饭后半小时内、饥饿及极度疲劳者不宜治疗。

3. 治疗时间不宜超过半小时。治疗前适量饮水，不少于 100mL。

4. 治疗温度为 38～42℃，时间为 20 分钟。如有头晕及其他不适，应停止治疗。

5. 熏蒸治疗结束后冲淋时间不超过 5 分钟，注意保暖，避免直接吹风。

6. 在启动消毒功能时，熏蒸舱内不宜有人。

五、中药熏洗技术

熏洗疗法是将药物煎汤，趁热在患处熏蒸、淋洗，以达到温经通络、活血止痛、祛风除湿、杀虫止痒等作用的一种外治方法。临床常用的有四肢熏洗、眼部熏洗和坐浴。

1. 评估患者体质及局部皮肤情况，询问过敏史。

2. 餐前、餐后 30 分钟内不宜熏洗。

3. 肢体动脉闭塞性疾病、糖尿病足、肢体干性坏疽者，熏洗时药液温度不可超过 38℃。

4. 随时观察患者病情及局部皮肤变化，询问患者感受并及时调整药液温度。

5. 包扎部位熏洗时，应去除敷料。

6. 所用物品需清洁消毒，用具一人一份一消毒。

7. 熏洗完毕，注意保暖，避免直接吹风。

六、中药涂药技术

涂药法是将各种外用药物直接涂于患处的一种外治方法。其剂型有水剂、酊剂、油剂、膏剂等。

1. 评估患者体质、涂药部位的皮肤情况、对疼痛的耐受程度及药物过敏史。

2. 涂药前需要清洁皮肤。

3. 涂药次数依病情、药物而定。水剂、酊剂用后须将瓶盖盖紧，防止挥发。

4. 混悬液先摇匀再涂。霜剂则应用手掌或手指反复擦抹，使之渗入肌肤。

5. 涂药不宜过厚、过多，以防堵塞毛孔。

6. 刺激性较强的药物不可涂于面部，婴幼儿忌用。

7. 涂药后观察局部皮肤情况，如有丘疹、瘙痒或局部肿胀等过敏现象，应停止用药，并将药物擦净或清净，遵医嘱内服或外用抗过敏药物。

七、拔罐技术

拔罐法是以罐为工具，利用燃烧排除罐内空气造成负压，使之吸附于腧穴或应拔部位的体表，产生刺激，使被拔部位的皮肤充血，达到温经活络、祛风散寒、消肿止痛、吸毒排脓等功效。

1. 评估患者体质、拔罐部位的皮肤情况。

2. 高热及凝血功能障碍者，皮肤溃疡、水肿及大血管处，孕妇腹部及腰骶部均不宜拔罐。

3. 操作前要检查罐口周围是否光滑，有无裂痕。

4. 防止烫伤或烧伤。拔罐时动作要稳、准、快，起罐时切勿强拉。

5. 起罐后如出现水疱，小的水疱不必处理，可自行吸收；如水疱较大，可用无菌注射器抽出疱内液体，覆盖消毒敷料，并保持干燥，防止感染。

八、中药湿热敷技术

1. 遵医嘱实施中药湿热敷。

2. 评估局部皮肤情况，询问过敏史。

3. 暴露湿敷部位，注意保暖并保护隐私。

4. 使用 5~6 层纱布浸透药液，以不滴水为宜。

6. 药液温度，一般以 38~41℃ 为宜，防止烫伤。

7. 操作中注意观察局部皮肤反应，如出现苍白、红斑、水疱、痒痛或破溃等，应立即停止，报告医生，遵医嘱予以处理。

8. 记录湿敷的部位、时间、温度及患者感受等。

第四节 健康指导

一、项痹（颈椎病）

1. 睡眠时枕头高低适中，一般仰卧时枕头要低，侧卧时枕头稍高，以保持颈部轻度过伸位，恢复脊柱的生理曲度，防止因不正确的睡姿导致病情加重，可用药枕辅助治疗。

2. 注意颈肩部保暖，避免感受风寒，加重病情。

3. 矫正不良的看书姿势。桌椅的高度要适当，以防桌椅的高度差过小，颈椎处于长期的过屈位；也应防其差值过大，颈椎长期处于过伸位而疲劳。

4. 中老年人和长期低头工作者要做到劳逸结合，多做颈部活动，并学会颈部的自我推拿。

5. 加强颈部肌肉的功能锻炼。颈部锻炼可采取站位或坐位，两脚分开与肩同宽，两手叉腰，含胸拔背，目视前方，意守丹田，调匀呼吸，再做以下动作：提肩缩颈、前俯后仰、颈项侧弯、左顾右盼、前伸探海、抱头屈伸颈椎、屈颈耸摇双肩、扩胸肩胛后拢。上述颈部锻炼速度宜慢，幅度由小到大。颈椎病的锻炼方法简单易学，贵在坚持，每天可练功 2~3 次，每次 10 分钟。

二、腰痛（腰椎间盘突出症）

1. 注意腰部保暖，避免受凉。急性期患者应尽量卧床休息，无论在治疗前后，均宜睡硬板床休息。

2. 治疗期间要用腰围护腰，以保护、支撑、保暖、巩固疗效。

3. 注意劳动时的姿势，如弯腰、下蹲、起立或提起重物等动作，要保持重力平衡，以防止腰部损伤或复发。工作、生活时应采取正确的姿势。

（1）搬重物由地面抬高举起时，要髋膝弯曲，身体下蹲，腰背挺直，物体尽量贴近身体，靠髋膝用力起身。

（2）站立工作时，脚尽量往前站，最好一只脚靠前，另一只脚靠后，膝关节微弯，腰尽量少向前弯。站立较久时，要不时伸腰、弯髋和膝。

（3）背重物时，胸腰稍向前弯，髋膝稍屈，迈步要稳，步子不要太大。

（4）坐位工作时，胸部直立，腰微微向前弯一点，使腰部能靠在椅背上。久坐时，要不时直一直身体，展一展双臂，使胸部扩张一下。

（5）担、抬重物时，腰要挺，胸要直，起身要靠下肢用力。起身后稳住身体再迈步。集体扛抬重物时，要统一行动，迈步要喊号子，步调要一致。雨天路滑，下坡要慢走，迈小步，过沟、过坎时要打招呼，一步一步踏稳走。

4. 恢复阶段应进行腰背肌功能锻炼，如拱桥式、鱼跃式、太极拳等，并逐渐撤掉腰围。腰部功能锻炼以每天 1~2 次，每次 10~15 分钟为宜。

第二十二章 妇（产）科

第一节 常见疾病

一、妇科疾病

（一）妇人腹痛（盆腔炎）

多为产后、流产后、宫腔内手术后或经期卫生保健不当，邪毒乘虚侵袭，稽留于冲任及胞宫脉络，与气血相搏结，邪正交争所致。邪毒炽盛则腐肉酿脓，甚至泛发为急性腹膜炎、感染性休克。病位在胞宫、胞脉。以下腹疼痛为主要临床表现。

1. 辨证分型与治法

（1）湿热瘀结证

临床表现：下腹胀痛或刺痛，痛处固定，腰骶酸胀，带下量多，色黄质稠或气臭，经期腹痛加重，经期延长或月经量多，口腻或纳呆，小便黄，大便溏而不爽或大便干结，舌质红或暗红，或见边尖瘀点或瘀斑，苔黄腻或白腻。

治法：清热除湿，化瘀止痛。

（2）气滞血瘀证

临床表现：下腹胀痛或刺痛，情志抑郁或烦躁，带下量多，色黄或色白质稠，月经先后无定期，量多或少，经色紫暗有块或排出不畅，经前乳房胀痛，情志不畅则腹痛加重，脘腹胀满，舌质暗红或有瘀点、瘀斑，苔白或黄。

治法：疏肝解郁，化瘀止痛。

（3）寒湿瘀滞证

临床表现：下腹冷痛或刺痛，腰骶冷痛，带下量多，色白质稀，形寒肢冷，经期腹痛加重，得温则减，月经量少或月经错后，经色紫暗或夹血块，大便溏泄，舌质暗或有瘀点，苔白腻。

治法：温经散寒，活血化瘀。

（4）肾虚血瘀证

临床表现：下腹绵绵作痛或刺痛，腰骶酸痛，带下量多，色白质清稀，遇劳累则下腹或腰骶酸痛加重，头晕耳鸣，经量多或少，经血暗淡或夹块，夜尿频多，舌质暗或有瘀斑、瘀点，苔白或腻。

治法：理气化瘀，补肾培元。

（5）气虚血瘀证

临床表现：下腹疼痛或坠痛，缠绵日久，痛连腰骶，经行加重，带下量多，色白质稀，经期延长或月经量多，经血暗淡或夹血块，精神萎靡，体倦乏力，食少纳呆，舌淡暗或有瘀斑、瘀点，苔白。

治法：益气健脾，化瘀散结。

2. 中医护理方案

（1）常见症状/证候施护

1）疼痛

①观察患者疼痛的部位、性质、持续时间，做好疼痛评分，可应用疼痛自评工具"数字评分法（NRS）"评分，记录具体分值。

②卧床休息，可取半卧位，避免久站、久走，禁止重体力劳动。

③注意腹部或腰骶保暖，湿热瘀结证者慎用热敷。

④遵医嘱穴位按摩，取关元、气海、足三里、三阴交等穴。

⑤遵医嘱艾灸，取气海、关元等穴。

⑥遵医嘱中药保留灌肠，经期不宜操作。

⑦遵医嘱中药湿敷，取小腹、腰骶部，经期不宜操作。

⑧遵医嘱中药热熨敷，取下腹部、腰骶部，经期不宜操作。

⑨遵医嘱中药离子导入，经期不宜操作。

⑩遵医嘱中药熏洗，经期不宜操作。

2）带下异常

①观察带下量、色、味的变化。

②保持会阴部清洁。

③遵医嘱中药外洗。

3）月经异常

①观察月经的量、色、质，月经周期及伴随症状，若有病情变化及时报告医生。

②注意经期卫生，选择宽松透气的衣裤，不使用不洁卫生用品。

③教会患者通过自查基础体温等简单方式监测月经周期。

④遵医嘱耳穴贴压，痛经者取神门、交感、内分泌、子宫等穴。

⑤遵医嘱中药外敷。

⑥遵医嘱中药热熨敷，取下腹部和腰骶部，经期不宜操作。

⑦遵医嘱穴位按摩，取关元、血海、三阴交等穴。

（2）中医特色治疗护理

1）内服中药：①中药与西药的服药时间应间隔1~2小时，一般宜温服。②用药前询问过敏史，有异常及时告知医生。③观察用药反应，特别是老年人、孕妇等特殊人群。

2）中药注射剂：①询问患者药物过敏史。②应现配现用，注意配伍禁忌。③中西药应分开使用，前后使用间隔液。④观察用药反应，尤其对老人、肝肾功能异常者等特殊人群和初次使用中药注射剂的患者尤应加强巡视和监测。出现异常，立即停药，报告医生并协助处理。

3）外用中药：①操作环境宜温暖，关闭门窗，注意保护患者隐私。②中药外洗的药液温度以37~40℃为宜，时间一般为10~20分钟。③年老体弱者进行中药外洗时，应专人全程陪伴。

（3）健康指导

1）生活起居

①注意个人卫生及经期、孕期、产褥期保健；卫生用品要清洁。

②治疗期间避免劳累和剧烈运动，禁止房事。

③体虚低热者，需卧床休息，可取半卧位，以利炎症局限和分泌物的排出。

④保持心情舒畅，树立信心，配合治疗。

⑤加强体育锻炼，可练气功、太极拳、八段锦、盆腔康复操等。

2）饮食指导：宜进高维生素、高蛋白、清淡、易消化饮食。忌辛辣、刺激及生冷的食物。

①湿热瘀结证：宜食清热利湿的食品，如苦瓜、冬瓜、莲藕、丝瓜等。忌辛辣、油炸食物。

②气滞血瘀证：宜食疏肝解郁的食品，如乌梅、佛手、柠檬、玫瑰花等。忌油腻、辛辣食物。

③寒湿瘀滞证：宜食温经散寒的食品，如桃仁、荔枝、羊肉、牛肉、鸡肉等。忌肥甘厚腻、生冷食物。

④肾虚血瘀证：宜食益气补肾的食品，如黑豆、黑芝麻、山药等。忌食煎炸、炙烤及辛辣食物。

⑤气虚血瘀证：宜食益气健脾的食品，如白扁豆、蜂蜜、红枣、枸杞子、糯米

等。忌辛辣、刺激、生冷食物。

3）情志调理

①多与患者沟通，了解其心理状态，进行针对指导。

②气滞血瘀者多予以开导，避免患者情志抑郁。

③鼓励病友间多沟通交流，消除患者不安、紧张情绪。

④鼓励家属多陪伴患者，给予情感支持。

⑤主动介绍疾病相关知识，鼓励患者坚持治疗，减少复发的机率。

（二）癥瘕（子宫肌瘤）

多因正气虚弱，情志不遂，气血失调所致。坚硬不移，痛有定处为癥；推之可动，痛无定处为瘕。病位在胞宫、胞脉，与肝、脾、肾有关。以妇女下腹有结块、胀满、疼痛，或伴有出血为主要临床表现。

1. 辨证分型与治法

（1）气滞血瘀证

临床表现：月经正常，或月经量多，经期延长，或淋漓不净，经色紫暗，有块，面色晦暗，肌肤乏润，舌紫暗或边有瘀点。

治法：行气导滞，活血消癥。

（2）气虚血瘀证

临床表现：月经正常，或月经量多，经期延长，或淋漓不净，或经间期出血，经色淡，质稀夹血块，面色㿠白，神疲乏力，舌淡暗或边有瘀点。

治法：益气养血，理气化瘀。

（3）肾虚血瘀证

临床表现：月经正常，或月经量多，经期延长，或淋漓不净，或经间期出血，经色暗淡，质稀，腰膝酸软，头晕耳鸣，眼眶黧黑，婚久不孕，舌紫暗或边有瘀点。

治法：固肾益气，破瘀消癥。

2. 中医护理方案

（1）常见症状/证候施护

1）月经过多

①评估患者不规则阴道出血的程度，多卧床休息，必要时绝对卧床休息。

②出血期间指导患者保持外阴清洁，每日用温水清洁会阴部 1～2 次，勤换内裤及卫生巾，防止外邪侵入人体诱发感染。

③遵医嘱艾灸，取双侧隐白、大敦穴。

2）腹部疼痛

①采用疼痛自评工具"数字评分法（NRS）"评分。

②指导患者选择能减轻疼痛的最佳姿势。

③教会患者使用放松术，如全身肌肉放松、缓慢的深呼吸、听舒缓音乐等。

④遵医嘱中药热熨敷，取交感、神门等穴。

3）心悸气短

①不可劳累，避免久站久蹲，动作缓慢，避免快速变换体位。

②气虚者多怕冷，应及时增添衣服，防感冒。

③选择合适的锻炼方法，如八段锦、太极拳等，可使气血流畅、气和志达、营卫通利，利于康复。

④遵医嘱耳穴贴压，取心、交感、神门、枕等穴。

（2）中医特色治疗护理

1）内服中药：中成药宜饭后服用；中药汤剂宜空腹温热服。注意观察用药后的不良反应；血瘀者服用化瘀消癥药后，不可随意外出，以防阴道突然出血增多。

2）注射给药：用药前认真询问患者药物过敏史；中药注射剂应使用一次性精密输液器；与西药注射剂合用时，建议用生理盐水间隔，注意观察有无不良反应；加强巡视和监测，出现异常，立即停药，报告医生并协助处理。

（3）健康指导

1）生活起居

①环境安静，空气新鲜，温湿度适宜。

②注意防寒保暖，可参加轻微活动，禁止剧烈运动。

③注意经期、产后卫生，勤换内裤，保持外阴清洁。

④节制房事，禁止饮酒。

2）饮食指导

①气滞血瘀证：宜食理气活血的食品，如佛手粥、佛芍粥、素馨花玫瑰茶等。食疗方用桃仁粥。

②气虚血瘀证：宜食益气补血的食品，如炖服红参，也可用黄芪、党参、龙眼、红枣煲鸡汤。服食期间不宜食萝卜；忌食辛辣、生冷、寒凉、肥腻之品。食疗方用大枣山药粥、乌鸡汤。

③肾虚血瘀证：宜食补肾活血的食品，可选用红枣、怀山药、党参、核桃、乌鸡、猪腰、羊肉、猪肝等补肾养血之品。食疗方用黑豆粥。

3）情志调理

①建立良好的护患关系，通过连续性护理活动，讲解有关疾病知识，纠正错误认识。对气滞患者进行情志疏导，使其保持心情舒畅，勿忧愁、恼怒。

②鼓励家属多陪伴患者，给予情感上的支持。生活上多关心，态度和蔼。

③注重倾听患者感受，为患者提供表达内心顾虑、恐惧、感受和期望的机会。

二、产科疾病

（一）妊娠子痫

因禀赋不足，肝肾阴虚；或脾虚湿盛，又复妊娠重虚所致。病位在胞宫。以妊娠晚期、临产时或新产后，出现眩晕头痛、昏不知人、两目上视、牙关紧闭、四肢抽搐、全身强直、时醒时发，甚至昏迷不醒为主要临床表现。

1. 辨证分型与治法

（1）肝风内动证

临床表现：妊娠晚期、产时或新产后，头痛眩晕，视物不清，突发四肢抽搐，两目直视，牙关紧闭，角弓反张，甚至昏不知人，颜面潮红，心悸烦躁，舌红苔薄黄。

治法：滋阴清热，平肝息风。

（2）痰火上扰证

临床表现：妊娠晚期，或正值分娩时，或新产后，头晕头重，胸闷烦躁泛恶，面浮肢肿，猝然昏不知人，面部口角及四肢抽搐，气粗痰鸣，舌红苔黄腻。

治法：清热豁痰，息风开窍。

2. 中医护理方案

（1）常见症状/症候施护

1）高血压

①密切监测血压，保证充足睡眠，重视孕妇的主诉。

②推荐孕妇听轻音乐，舒缓情绪，如高山流水、古筝。

③遵医嘱耳穴贴压，主取神门、肝、肾、心等穴，配皮质下、枕、额等穴。

2）抽搐

①首先保持呼吸道通畅，吸出痰液和呕吐物，并立即给氧。牙关紧闭者，宜侧卧位，并用开口器或牙垫，防止咬伤唇舌。

②昏迷者，按昏迷护理常规护理。

③测胎心音，注意宫缩、宫口扩张及阴道流血情况，做好接产或手术准备。若

手术者，按产科手术护理常规护理。

3）头痛

①观察头痛的性质、持续时间、发作次数及伴随症状。

②做好血压监测并记录，如血压异常应及时报告医生并遵医嘱处理。

③头痛时卧床休息，抬高床头，改变体位时应动作缓慢。

④避免劳累、情绪激动、精神紧张、环境嘈杂等不良因素。

⑤目赤心烦、头痛者，指导其用菊花泡水代茶饮。

⑥遵医嘱穴位按摩，取太阳、印堂、风池、百会等穴。

⑦遵医嘱耳穴贴压，取内分泌、神门、皮质下、交感、降压沟等穴。

⑧遵医嘱穴位敷贴，取双侧太阳穴。

4）眩晕

①眩晕发作时应卧床休息，改变体位时应动作缓慢，防止跌倒，避免深低头、旋转等动作。环境宜清静，避免声、光刺激。

②观察眩晕发作的次数、持续时间、伴随症状及血压变化。

③进行血压监测并做好记录。若出现血压持续上升或伴有眩晕加重、头痛剧烈、呕吐、视物模糊、语言謇涩、肢体麻木或行动不便者，应立即报告医师，并做好抢救准备。

④遵医嘱耳穴贴压，取神门、肝、脾、肾、降压沟、心、交感等穴。

⑤遵医嘱穴位按摩，取百会、风池、上星、头维、太阳、印堂等穴。

⑥遵医嘱穴位敷贴，取双足涌泉穴，每日1次。

（2）中医特色治疗护理：内服中药宜少量多次温服；昏迷者鼻饲给药。服降压药、利尿药时，注意观察血压、电解质变化及有无眼花情况，防止头晕。

（3）健康指导

1）生活起居

①孕妇左侧卧位休息，适寒温，慎劳逸。

②子痫发作期，安置单人房间，室内光线宜暗，避免声、光的刺激，采用深色窗帘。

2）饮食指导：宜进清淡而富有营养的食品，根据水肿程度控制食盐摄入量。子痫发作时应禁食；昏迷者采用鼻饲饮食。抽搐控制并完全清醒后，进清淡而富有营养食品。体瘦患者，应加强营养，多食利水及富有营养的食物。

①肝风内动证：宜进食小米，多食含有维生素、微量元素的新鲜蔬菜、核桃、大枣等。食疗方用山药煲鸭汤。

②痰火上扰证：宜食营养丰富而易消化吸收的食品，宜低脂、低盐，忌烟酒、浓茶。食疗方用莲子枸杞羹。

3）情志调理

①调摄情志，减轻患者的恐惧、急躁、抑郁等情绪，鼓励其建立治疗信心。

②指导产妇家属了解产程进展情况，给予产妇家庭支持，保持其情绪稳定。

（二）产后血崩（产后出血）

因产妇身体气血虚弱，或瘀阻、血热导致血不归经所致。病位在胞宫或产道。胎儿娩出后 24 小时内自然分娩者阴道出血量超过 500mL，或剖宫产患者超过 1000mL 为产后血崩。以阴道流血量增多及出现失血性休克、严重贫血等相应症状为主要临床表现。

1. 辨证分型与治法

（1）气不摄血证

临床表现：产后下血如崩，色红或淡红，质稀，面色苍白，腰膝酸软，头晕目眩，精神疲乏，心悸气短，甚至出现冷汗淋漓、四肢厥冷、神志昏迷等症，舌淡，苔薄。

治法：补气固冲，摄血止崩。

（2）气血瘀滞证

临床表现：产后出血不止，量多如崩，色紫暗，夹有血块，小腹胀痛，舌质紫暗或有瘀斑。

治法：活血化瘀，固冲止血。

（3）血热内扰证

临床表现：产后下血量多，血色鲜红或紫，势急如崩，头胀眩晕，胸胁胀痛，烦躁易怒，舌质偏红，苔黄。

治法：清热凉血，固冲止血。

2. 中医护理方案

（1）常见症状/证候施护

1）经血暴下

①记录宫底的位置，胞宫复旧情况，阴道流血的量、色、质、气味及性状。

②观察患者面色、血压、脉象等变化。如出现面色苍白、汗多肢冷、脉沉细等情况，应报告医生，并配合进行处理。

③嘱患者卧床休息，勿外出，防晕厥。

④血脱者遵医嘱艾灸，取百会、气海等穴。

2）产后腹痛

①采用"疼痛评估量表"进行评估。

②协助患者取舒适的体位。告知患者及家属疼痛的原因或诱因，以及减轻和避免产后腹痛的方法，如亲人陪伴、听音乐、分散注意力等放松方法。

③遵医嘱耳穴贴压，取交感、神门等穴。

④遵医嘱穴位按摩，取三阴交、足三里、关元、中极等穴。

⑤遵医嘱中药泡洗。

3）产后血晕

①将产妇置于头低足高的仰卧体位，同时予以保温。

②遵医嘱穴位按摩，取印堂、人中、涌泉等穴，强刺激以促速醒。

③遵医嘱用药，迅速补充血容量以抗休克。

（2）中医特色治疗护理：内服中药时，需根据药性确定服药的时间、温度和方法；注意观察服药后的效果，观察患者阴道出血改善情况。

（3）健康指导

1）生活起居

①生活起居有规律，注意休息，保证充足睡眠，劳逸结合。

②保持会阴部清洁，每日会阴部擦洗至少2次。注意个人卫生，保持皮肤及外阴清洁，勤换卫生垫、内裤。

③鼓励患者起床活动，有助于气血运行和积滞于胞宫内的瘀血、浊液排出，促进子宫收缩。产后出血过多者，坐卧起立时，动作要缓慢；不宜单独如厕，防止晕眩、跌倒。

④若恶露不止伴随有其他症状时及时回院复诊。

⑤产后进行提肛训练，42天内禁止性生活及盆浴。

⑥指导产妇按需哺乳，给予母乳喂养姿势与吸吮含接教育。

2）饮食指导：饮食宜清淡且富有营养，多食大枣、动物肝脏、阿胶、菠菜、木耳、带皮花生等养血之品。忌食辛辣、刺激、易动血之物。

①气不摄血证：宜食固冲摄血的食品。食疗方用人参糯米粥。

②气血瘀滞证：宜食疏肝行气、活血化瘀的食品。多用温通之品，如鸡汤、红糖等。忌酸涩、生冷之品。食疗方用益母草汁粥。

③血热内扰证：宜食滋阴清热的食品，如莲子、百合等；配合补气生血之物，如大枣。忌食辛辣、伤阴、助火之品，如油炸食品、羊肉等。食疗方用老母鸡炖墨

鱼加乌贼骨。

④出血量多易至贫血，应选择含丰富的铁、锌及钙的食物，如鱼、肉、蛋、猪肝、乳类和新鲜蔬菜，如菠菜、胡萝卜等。脾胃虚弱者，可适当多服补益之品。

3）情志调理：调摄情志，减轻患者的紧张、恐惧心理；避免悲恐、抑郁等不良情志刺激；保持心情舒畅。

第二节　专科知识

一、妇科

（一）常见手术的围手术期护理

1. 会阴部手术

（1）术前护理

1）做好相关解释工作，消除思想顾虑，取得家属的支持，尤其已婚者应做好丈夫的工作，使其能够理解患者，配合治疗及护理的全过程。

2）正确评估患者对手术的耐受力，观察患者生命体征，注意有无月经来潮，如有异常应及时通知医生。

3）讲解疾病相关知识，保持外阴清洁的重要性以及方法等。指导患者术前进行床上便器的使用方法。教会患者床上肢体锻炼的方法，以预防术后并发症。

4）保持外阴清洁，如会阴部有炎症、溃疡、感染等问题，需治愈后再行手术。

5）术前3日行阴道准备。术晨用消毒液行阴道消毒时应特别注意阴道穹窿部。

6）术前排空膀胱，遵医嘱术中或术后留置。

（2）术后护理

1）处女膜闭锁及有子宫的先天性无阴道患者，麻醉清醒、血压稳定后采取半卧位；外阴根治术后的患者则应采取平卧位；行阴道前后壁修补或盆底修补术的患者，术后应取平卧位。

2）采取不同的方法缓解疼痛，如更换体位减轻切口的张力、分散患者注意力，以及遵医嘱及时给予足量止痛药物、应用自控镇痛泵等。

3）观察会阴切口有无渗血、红肿、热、痛等炎性反应，局部皮肤的颜色、温度、湿度，有无皮肤或皮下组织坏死。注意阴道分泌物的量、性质、颜色及有无异味。注意保持外阴清洁、干燥，每天行外阴擦洗2次。

4）为防止大便对手术切口的污染及排便时对切口的牵拉，应控制首次排便时间。一般手术5日以后大便为宜，以利于切口的愈合。

2. 腹腔镜手术

（1）术前护理

1）做好相关解释工作，消除思想顾虑，取得患者合作。

2）指导患者练习床上便器的使用、深呼吸、咳嗽、翻身、收缩和放松四肢肌肉的运动等。

3）正确评估患者对手术的耐受力，观察生命体征，注意有无月经来潮。

4）术前8小时禁食，4小时禁饮。术前一日晚灌肠1~2次或口服缓泻剂。

5）拟行全子宫切除术者，术前用消毒液进行阴道冲洗。术晨用消毒液进行阴道、宫颈、穹窿部消毒。

（2）术后护理

1）遵医嘱予心电监护，监测生命体征。

2）全麻未清醒者去枕平卧位，头偏向一侧。麻醉清醒后，鼓励患者活动肢体，每15分钟进行一次腿部运动，防止下肢静脉血栓形成。每2小时翻身、咳嗽、做深呼吸1次，有助于改善循环和促进良好的呼吸功能。

3）严密观察切口有无渗血、渗液等，如有异常及时报告医生。

4）保持尿管通畅，观察尿量及性状。部分患者术后在腹腔或盆腔放置引流管，应注意引流管的固定及引流液的量及性状。

5）观察患者阴道出血情况，如出血量多，及时通知医生。

6）观察有无腹胀、高热、切口渗血、裂开等并发症。

（二）腹腔和盆腔引流的护理要点

1. 引流管护理

妥善固定，标识清楚，保持通畅。引流管不能高于出口，以免引起逆行性感染。

2. 引流袋护理

普通引流袋每日更换，抗反流型引流袋1~3日更换1次。更换时严格遵守无菌操作原则。

3. 引流液护理

观察并记录引流液的性质和量，发现引流液突然减少，伴腹胀、发热，应及时检查管腔有无堵塞或引流管是否滑脱。

4. 皮肤护理

保持引流管周围皮肤清洁干燥，有渗血、渗液时要及时更换敷料。

5. 拔管指征

引流液的量小于 10mL/d，且非脓性、无发热腹胀、白细胞计数恢复正常时，可考虑拔除腹腔引流管。

（三）常见急危重症急救配合要点

失血性休克

临床表现：皮肤苍白、冰凉、湿冷，心动过速（或严重心动过缓），呼吸急促，外周静脉不充盈，颈动脉搏动减弱，尿量减少，神志改变，血压下降等。

处理措施：①清理呼吸道，保持通畅。去枕平卧位，遵医嘱中流量吸氧。②密切观察生命体征，做好输血准备。③建立静脉通道，迅速补液扩充血容量，维持血压，必要时遵医嘱输血（红细胞压积维持在 30%）。④遵医嘱对症止血。⑤记录危重护理记录单。

二、产科

（一）剖宫产护理要点

1. 术前护理

（1）向患者讲解分娩的过程，消除思想顾虑，取得合作。

（2）遵医嘱做好产科检查和各项化验检查。

（3）遵医嘱监测胎心。

（4）向患者和家属做好相关解释工作，取得合作。

（5）指导患者术中配合要点。

（6）询问患者有无过敏史，遵医嘱给予过敏试验。

（7）术前指导患者进食少量流质饮食，勿过饱。

（8）术前半小时，遵医嘱给予备皮，导尿。

2. 术后护理

（1）术后回病房去枕平卧位休息，监测生命体征。

（2）术后 6 小时内禁食、禁饮，6 小时后进食流质饮食。

（3）术后 6～8 小时取沙袋，取沙袋后指导产妇在床上适当活动。

（4）定时评估子宫收缩及阴道流血情况。

（5）保持会阴部清洁，产后 3 日内每日擦洗 2 次。

（二）新生儿护理要点

1. 新生儿入室护理

（1）核对母婴腕带信息及新生儿心形牌。采用两种以上身份识别方式，核对产妇姓名、床号、住院号、新生儿出生时间、婴儿性别等。

（2）剖宫产母婴无异常者，进行母婴皮肤接触，早吸吮。

（3）查看新生儿全身情况，观察有无产伤、头皮水肿和血肿、脐部结扎有无渗血、外观有无畸形；剖宫产新生儿称体重，量身长，印足印（男左脚、女右脚），完善新生儿出生记录单；入室安全知情告知，护患双方确认签字，做好记录。

2. 新生儿日常护理

（1）新生儿日常观察：观察新生儿呼吸、面色、反应、体温、皮肤颜色、精神状态、脐部、吃奶、大小便、体重下降等情况，评估是否有发绀、黄疸等异常现象，尤其是出生后 24 小时内的观察，做好各项记录。观察喂养是否满足新生儿需要。

（2）沐浴，每日 1 次，保持皮肤清洁干燥。每日观察全身皮肤有无红斑及脓点。沐浴时保持室温在 26～28℃，湿度在 50%～60%，水温为 38～40℃。

（3）保持脐部清洁干燥，每日沐浴后用 75% 酒精消毒一次，发现有大小便污染后及时清洁消毒。观察脐部周围皮肤有无红肿、脐窝有无异味及分泌物。

（4）生理性黄疸一般在出生后 2～3 天出现，4～5 天最重，10～14 天消退。病理性黄疸在生后 24 小时内出现，发展快，进行性加重，持续时间长或血清胆红素每日上升大于 5mg/dL，应及报告医生处理。

（5）出生后满 48 小时可做听力筛查，满 72 小时做疾病筛查，并遵医嘱完成免疫接种。

（三）母乳喂养

1. 告知产妇母乳喂养的好处，按需哺乳的重要性，树立坚持母乳喂养的信心。

2. 分娩后 1 小时内开始母婴皮肤接触，及早开奶。

3. 推荐母婴同室，以方便母乳喂养，促进母乳喂养成功。

4. 教会母亲喂奶的体位及婴儿含接乳房的要点。

5. 教会乳房护理，保证母亲有充足的乳汁。

（四）常见急危重症急救配合要点

1. 产后出血

（1）准确测量出血量，产后 24 小时内阴道分娩者出血量大于或等于 500mL，剖宫产大于或等于 1000mL 即可判定产后出血。

（2）立即通知医生及其他护士，同时给予心电监护密切监测生命体征，面罩吸氧，注意保暖。

（3）建立静脉双通道，选用大号留置针（16G 或 18G），快速补充血容量。

（4）静脉采血，行交叉配血，通知血库做好准备。

（5）给予留置导尿，记录尿量。密切监测产妇生命体征及出血量，及时报告医生。

（6）遵医嘱给予止血药物。

（7）必要时遵医嘱给予静脉输血。

（8）配合医生查找出血原因，给予对症止血治疗。

2. 胎盘早剥

（1）出现典型临床表现，如阴道流血、腹痛，可伴有子宫张力增高和子宫压痛，尤其以胎盘剥离处最明显。

（2）立即监测胎心并通知医生，密切监测孕妇生命体征，给予面罩吸氧，准确统计出血量。

（3）建立静脉双通道，选用大号留置针（16G 或 18G），补充血容量。

（4）遵医嘱静脉采血，必要时行交叉配血，通知血库做好准备。

（5）持续胎心监测，遵医嘱给予术前准备（备皮、导尿）。

（6）配合医生转运患者至手术室紧急手术。

第三节　专科技术

一、妇科

（一）阴道灌洗

1. 灌洗筒距床沿的距离不得超过 70cm，避免压力过大。

2. 灌洗液以 41 ~ 43℃ 为宜，温度过低会感觉不舒适，温度过高可能会烫伤阴道黏膜。

3. 灌洗过程中，动作要轻柔，灌洗头不宜插入过深，以免损伤阴道壁或宫颈组织。

4. 对产后、人工流产术后宫颈口未闭者，月经期、不规则阴道流血者，及宫颈癌有活动性出血者，不宜灌洗，只做外阴擦洗，避免引起上行性感染。

5. 产后 10 天或妇产科手术 2 周后的患者，若合并阴道分泌物浑浊、有臭味、阴道伤口愈合不良等，可行低位阴道灌洗，灌洗筒的高度一般不超过床沿 30cm，以避免分泌物进入宫腔或损伤阴道残端伤口。

6. 未婚妇女可用导尿管进行阴道灌洗，不能使用阴道窥器。

（二）会阴擦洗

1. 留置尿管者，应将尿道口周围擦洗干净，注意尿管是否通畅。

2. 擦洗或冲洗时应注意会阴部及伤口周围组织有无红肿、分泌物、分泌物颜色及性质、伤口愈合情况。

3. 注意无菌操作，最后擦洗有伤口感染的患者，防止交叉感染。

（三）坐浴

1. 坐浴溶液按比例配制，浓度过高容易造成黏膜烧伤，浓度过低影响治疗效果。

2. 阴道流血者、月经期妇女、孕妇、产后 7 日内的产妇禁止坐浴。

3. 坐浴前应先将外阴及肛门周围擦洗干净。

（四）中药保留灌肠

1. 做好解释工作，取得患者合作，操作过程中注意保护患者隐私。

2. 根据保留灌肠的目的和病变部位，选择体位和插入的深度。

3. 肛管要细，插入要深，液量要少（不超 200mL），药液温度适宜（38 ~ 41℃），压力要低（液面距肛门不超 30cm），使灌入的中药药液能保留较长时间，有利于肠黏膜的吸收。

4. 为使中药易于保留，灌肠时臀部宜抬高 10cm。

5. 肛门、直肠、结肠等手术后及有炎症的患者、排便失禁的患者，均不宜做中药保留灌肠。

（五）灸法

1. 凡属实热证或阴虚发热者不宜施灸，颜面部、大血管处、孕妇腹部及腰骶部不宜施灸。

2. 评估患者皮肤以及对艾灸气味的忍受程度，暴露施灸部位，注意保暖。

3. 施灸过程中随时询问患者有无灼痛感，防止烫伤。

4. 施灸完毕，注意清洁局部皮肤，酌情开窗通风。

5. 施灸部位宜先上后下，先灸头顶、胸背，后灸腹部、四肢。

6. 施灸后局部皮肤出现微红灼热，属于正常现象。如果出现小水疱时，无须处理，可自行吸收。如水疱较大时，可用无菌注射器抽去疱内液体，覆盖纱布，保持干燥，防止感染。

二、产科

（一）四步触诊

妊娠中晚期，采用四步触诊法检查子宫大小、胎产式、胎先露、胎方位以及胎先露是否衔接。

第一步：检查者两手置于子宫底部，了解子宫外形并测得宫底高度，估计胎儿大小与孕周数是否相符。然后以两手指腹相对轻推，判断宫底部的胎儿部分，胎头硬而圆且有浮球感，胎臀软而宽且形状不规则。

第二步：检查者左右手分别置于腹部左右侧，轻轻深按检查，触及平坦饱满者为胎背，可变形的高低不平部分是胎儿肢体，有时可感到胎儿肢体活动。

第三步：检查者右手拇指与其余四指分开，置于耻骨联合上方握住胎先露部，进一步查清是胎头或胎臀，左右推动以确定是否衔接。若胎先露部仍浮动，表示尚未入盆。若已衔接，则胎先露部不能推动。

第四步：检查者左右手分别置于胎先露部的两侧，向骨盆入口方向向下深按，再次核对胎先露部的诊断是否正确，并确定胎先露部入盆的程度。

（二）阴道检查

妊娠期可行阴道检查，特别是有阴道流血和阴道分泌物异常时。分娩前阴道检查可协助确定骨盆大小、宫颈容受和宫颈口开大程度，进行宫颈 Bishop 评分。

（三）按摩子宫

子宫收缩乏力时，加强宫缩能迅速止血，按摩子宫可以促进子宫收缩。注意按摩子宫一定要有效，评价有效的标准是子宫轮廓清楚、收缩有皱褶、阴道或子宫切口出血减少。按压时间以子宫恢复正常收缩并能保持收缩状态为止。按摩时配合使用宫缩剂。

1. 腹壁按摩宫底

胎盘娩出后，术者一手的拇指在前，其余四指在后，在下腹部按摩并压迫宫底，挤出宫腔内积血。按摩子宫应均匀而有节律，若效果不佳，可选用腹部－阴道双手压迫子宫法。

2. 腹部－阴道双手压迫子宫法

一手戴无菌手套伸入阴道，握拳置于阴道前穹窿、顶住子宫前壁，另一手在腹部按压子宫后壁，使宫体前屈，两手相对紧压并均匀有节律地按摩子宫或按压子宫。

（四）听诊胎心

听到胎心音能够确诊为妊娠且为活胎。于妊娠 12 周用多普勒胎心听诊仪经孕妇腹壁能够探测到胎心音。胎心在靠近胎背上方的孕妇腹壁听得最清楚，胎心音呈双音，似钟表"滴答"声，速度较快，正常时每分钟 110～160 次/分。持续异常的胎心音提示胎儿在母体情况异常，应及时通知医生。

（五）胎动计数

胎动，是指胎儿的躯体活动。孕妇常在妊娠 20 周左右自觉胎动，胎动随妊娠进展逐渐增强。胎动监测是孕妇自我评价胎儿宫内情况的简便有效方法，胎动夜间和下午较为活跃。记录方法为孕妇取左侧卧位，每日早、中、晚各测 1 个小时，3 个小时的胎动数相加乘以 4 代表 12 个小时胎动数。胎动计数小于 10 次/2 小时或减少 50％者提示有胎儿缺氧的可能。

（六）宫缩观察

子宫节律性收缩是临产的重要标志。每次子宫收缩都是由弱渐强（进行期），维持一定时间（极期），一般 30～40 秒，随后由强变弱（退行期），直至消失进入间歇期。间隔期一般为 5～6 分钟。随产程进展宫缩持续时间逐渐延长，间歇期逐渐缩短。当宫口开全后，宫缩可持续达 60 秒，间歇期仅 1～2 分钟。如此反复，直至分娩结束。宫缩极期时宫腔压力于第一产程末可达 40～60mmHg，于第二产程期间增至 100～150mmHg，而间歇期仅为 6～12mmHg。

（七）会阴擦洗

擦洗目的是保持会阴及肛门清洁，促进舒适及伤口的愈合，预防生殖系统、泌尿系统逆行感染。操作前核对患者信息，告知操作目的；关闭门窗保护患者隐私；室内温度以 26 ~ 28℃ 为宜；产床床头稍抬高，将产妇腰部以下的衣服向上拉起，避免衣物浸湿；擦洗液温度以 38 ~ 42℃ 为宜，垫会阴垫，戴手套；清洁会阴部皮肤时应按自上而下、由内而外的顺序擦洗，最后擦洗肛门。

（八）母婴皮肤接触

新生儿出生后 1 小时内，助产人员应尽快让母婴进行皮肤接触。

1. 新生儿出生后由于身体潮湿，室温与母体内温差大，因此体热容易散失，尽快与母亲皮肤接触，可以利用母亲的体温进行保暖。

2. 新生儿出生后有强烈的吸吮需求，母婴皮肤接触可以促进新生儿尽快接触母亲乳房而开始早吸吮。

3. 母婴皮肤接触可以安抚产妇的情绪。

4. 新生儿吸吮刺激母亲乳房，可以使母体内催产素增加而减少出血，同时促进乳汁分泌。

（九）母乳喂养指导

1. 哺乳前产妇应洗净双手，取坐位或卧位，体位舒适。

2. 全身放松，一手托婴儿贴近自己，另一手呈 "C" 形托起乳房，食指在乳房的下面，拇指轻压在乳房上部，以改善乳房形态，让新生儿容易含接。注意托乳房的手不要太靠近乳头处，食指支撑乳房基底部。

3. 婴儿的头与身体呈一条直线，面对乳房。

4. 产妇用乳头触碰婴儿的嘴唇，使其张大嘴，待其张大嘴时，快速将婴儿移向乳房，使婴儿含住大部分乳晕。婴儿嘴下方露出的乳晕比上方少，舌头向前伸，在其下牙床的上面及乳晕下面呈勺状环绕由乳头乳晕形成的"长奶嘴"，使婴儿能正确有效吸吮。

5. 哺乳时应让婴儿吸空一侧乳房后再吸吮另一侧乳房。

6. 每次哺乳后，应将新生儿抱起轻拍背部 1 ~ 2 分钟，排出胃内空气以防吐奶。

（十）新生儿沐浴

沐浴的目的是清洁新生儿皮肤，促进血液循环和舒适，预防皮肤感染。观察全身皮肤情况，活动肢体。有时沐浴是为了给新生儿降温。

1. 沐浴室温度为 26 ~ 28℃，备好沐浴用物。

2. 沐浴应于喂奶后 30~60 分钟进行，避免呕吐和溢奶。

3. 用浴巾先裹好新生儿的身体，给予洗脸。擦脸顺序：眼→鼻→嘴→脸。

4. 将新生儿夹在左腋下，为其洗头（左手拇指和中指压住双耳耳郭，翻过来盖住耳洞，挤出适量洗发水在手心，按摩新生儿头部，冲洗，擦干）。

5. 将新生儿放置在托架上，左手托住颈部，右手清洗。清洗顺序：颈部→腋下→前胸→四肢→腹股沟→后背→臀部。清洗后称重。

6. 擦干皮肤皱褶，如颈部及腋下。

7. 用 75% 的酒精消毒脐部。

（十一）脐部护理

脐部护理的原则是保持局部清洁、干燥。脐带脱落前，每天清洁脐部，保持干燥。脐带脱落时，脐窝处有清洁清亮黄色液体或暗红色分泌物属正常现象，用 75% 乙醇棉签擦干即可（连续擦拭数天至脐窝干燥、清洁、无分泌物）。新生儿沐浴后，用消毒干棉签蘸干脐窝里的水，再用两根 75% 乙醇棉签分别消毒脐带及脐窝残端。若脐带潮湿或沾上粪便，则需要随时清洁消毒。

（十二）臀部护理

新生儿沐浴后，用清洁毛巾擦干新生儿身体，保持臀部皮肤清洁、干燥，必要时涂抹护臀霜或鞣酸软膏。大小便后用温水洗净臀部，及时更换尿布。尿布应选用细软、吸水性强、透气性好、使新生儿感到舒适的，保持局部皮肤干燥。

（十三）抚触技术

1. 着装整洁，洗手，无长指甲。

2. 关闭门窗，将房间温度调至 26~28℃，播放轻柔音乐。

3. 告知家属新生儿抚触的目的，取得合作。

4. 抚触最好选择在两次喂奶之间，新生儿清醒、不饥饿、不烦躁或睡前。抚触前操作人员应洗手，避免交叉感染。抚触过程中，密切观察新生儿的反应及全身皮肤有无异常。

5. 抚触时应确保新生儿的安全，注意保暖，避免受凉。

（十四）胎心监测技术

1. 初次使用之前，将胎心仪的电池盖打开，装入电池。

2. 打开主机的"power"键，工作指示灯变亮。

3. 将耦合剂涂于探头上，探头紧贴于腹部，根据孕周胎位寻找胎心位置。

4. 对准胎心位置就可以听到清晰的胎心音。如不清晰或很轻时，移动探头直到取得清晰的胎心音。

5. 检查完毕，关闭电源，指示灯熄灭。

（十五）耳穴贴压

1. 遵医嘱实施耳穴贴压，准确选择穴位。

2. 评估耳部皮肤，有炎症、破溃、冻伤的部位禁用，女性妊娠期禁用。了解患者对疼痛的耐受程度。

3. 应用探针力度要均匀、适度，准确探寻穴区内的敏感点。

4. 耳部用75%的酒精擦拭，待干。

5. 常规操作以单耳为宜，一般可留置3～7天，两耳交替使用。

6. 观察耳贴固定是否良好，症状是否缓解或减轻，耳部皮肤有无红肿、破溃等。

7. 记录耳穴贴压的部位、时间及患者感受等。

（十六）穴位按摩

1. 遵医嘱实施穴位按摩。

2. 评估按摩部位皮肤情况，对疼痛的耐受程度；女性月经期或妊娠期禁用。

3. 操作者应修剪指甲，以防损伤患者皮肤。操作时用力要均匀、柔和，注意保暖及保护隐私。

4. 密切观察患者反应，记录按摩穴位、手法、时间及患者感受等。

第四节　专科用药

一、妇科

（一）常用西药

1. 止血药

（1）血凝酶

适应证：各种需要止血或减少出血的医疗情况。

禁忌证：有血栓病史者禁用；对本品过敏者禁用。

不良反应：偶有过敏反应。

（2）氨甲环酸

适应证：用于急性或慢性、局限性或全身性原发性纤维蛋白溶解亢进所致的各种出血。

禁忌证：对本品过敏者禁用。

不良反应：颅内血栓形成、出血、腹泻、恶心及呕吐、经期不适。

2. 激素药

（1）孕激素（炔诺酮、甲羟孕酮）

适应证：保胎，无排卵型或黄体功能不足引起的功能失调性子宫出血、闭经等。

禁忌证：心血管疾病、肝肾功能损害、哮喘、未确诊的阴道出血等。

不良反应：偶见头晕、恶心、乳房胀痛；易发阴道真菌感染。

（2）雌激素（戊酸雌二醇）

适应证：围绝经期综合征、卵巢功能不全和闭经、骨质疏松等。

禁忌证：原因不明的阴道出血或子宫内膜增生、乳腺癌、患有性激素相关的恶性肿瘤者、6 个月内患有活动性静脉或动脉血栓栓塞性疾病者。

不良反应：恶心呕吐、乳房胀痛、子宫出血。长期大剂量应用可增加乳腺癌的发生危险。

（3）雄激素

适应证：功能失调性子宫出血的止血、围绝经期的月经调节、子宫肌瘤及子宫内膜异位症等。

禁忌证：不宜长期或过量应用；年轻女性应慎用。

不良反应：可引起男性化。

3. 化疗药

（1）甲氨蝶呤

适应证：恶性葡萄胎、卵巢癌、宫颈癌、异位妊娠杀胚治疗。

禁忌证：全身极度衰竭、感染及心、肺、肝、肾功能不全者。

不良反应：恶心呕吐、吞咽困难、口腔炎、咽炎、白细胞和血小板减少。

（2）氟尿嘧啶

适应证：卵巢癌、绒毛膜上皮癌、恶性葡萄胎。

禁忌证：身体衰弱患者、妊娠初期 3 个月内妇女、伴发水痘或带状疱疹时禁用。

不良反应：骨髓抑制、恶心呕吐、口腔炎、胃炎、腹痛、腹泻、便血。

（二）常用口服中成药

1. 宫血宁胶囊

用法用量：月经过多或子宫出血期：口服，一次 1~2 粒，一日 3 次，血止停服。慢性盆腔炎：口服，一次 2 粒，一日 3 次，4 周为一疗程。

注意事项：孕妇忌服；胃肠道疾病患者慎用或减量服用。

2. 经血宁胶囊

用法用量：口服，一次 2 粒，一日 4 次。

注意事项：需在医生指导下服用，体质虚弱者禁用。

3. 妇科千金片

用法用量：口服，一次 6 片，一日 3 次，温开水送服。

注意事项：忌辛辣、生冷、油腻食物；对本品过敏者禁用，过敏体质者慎用；少女、孕妇、绝经后患者在医生指导下服用；有高血压、心脏病、肝病、糖尿病、肾病等慢性病严重者在医生指导下服用。

（三）常用外用药

1. 保妇康栓

用法用量：遵医嘱用药；洗净外阴，将栓剂塞入阴道深部。

注意事项：天热栓剂变软，切勿挤压，可在用药前将药放入冰箱内 5~10 分钟，外形改变不影响治疗；哺乳期妇女在医生指导下用药。本品为水溶性，不污染皮肤和衣物，但应在用药前后清洗外阴及更换内裤，减免瘙痒等不适。

2. 甲硝唑栓

用法用量：阴道给药，一次 0.5g，每晚 1 次，连用 7~10 日。应同时服用甲硝唑片剂，一次 0.2g，一日 4 次，连服 7 日。

注意事项：本品的代谢产物可使尿液呈深红色；原有肝脏疾病患者剂量应减少。本品可抑制酒精代谢，用药期间应戒酒，饮酒后会出现腹痛、呕吐、头痛等症状。

二、产科

（一）常用西药

1. 子宫收缩药

（1）缩宫素

适应证：用于引产、催产、产后及流产后因宫缩无力或缩复不良引起的子宫出血。

禁忌证：对本品过敏者禁用；服用过前列腺素类药物者，6小时内禁用。

不良反应：恶心、呕吐、头痛、发热、瘙痒、呼吸困难、心率加快。

（2）麦角新碱

适应证：用于产后及流产后的预防；治疗因子宫收缩无力或缩复不良所致的子宫出血。

禁忌证：妊娠高血压病患者、高血压及冠心病患者禁用；胎儿及胎盘未娩出前禁用。

不良反应：头晕、恶心、呕吐；严重者可有血压下降、呼吸困难；也可引起血压升高。

2. 抗早产药（硫酸镁）

适应证：抑制子宫收缩，抗惊厥药，用于妊娠期高血压的治疗。

禁忌证：哺乳期妇女、有心肌损害、心脏传导阻滞者禁用。

不良反应：恶心、心慌、低钙血症、便秘。

3. 止血药物（氨甲环酸）

适应证：用于外伤及手术出血、全身性原发性纤维蛋白溶解亢进所致的各种出血。

禁忌证：对本品有既往过敏史者禁用。

不良反应：腹泻、恶心及呕吐、视力模糊、头痛、头晕。

（二）常用中药注射剂（益母草注射液）

适应证：止血调经。

禁忌证：孕妇禁用；胎盘未娩出前禁用。

不良反应：暂未见不良反应。

第五节 专科检验与检查

一、妇科

（一）专科检验

1. 血常规

（1）红细胞计数（RBC）

正常值：成人女性 $(3.5 \sim 5.0) \times 10^{12}/L$。

临床意义：红细胞计数是指单位体积血液中所含的红细胞数目。病理性减少，见于各种贫血、急性大出血。

（2）血红蛋白（Hb）

正常值：女性 110～150g/L。

临床意义：血红蛋白能更好地反映贫血的程度。

（3）白细胞计数（WBC）

正常值：成人（4.0～10.0）×10^9/L。

临床意义：白细胞计数是指计数单位体积血液中所含的白细胞数目。病理性增高，见于急性感染。

2. 血生化

（1）总胆红素（STB）

正常值：成人 3.4～17.1μmol/L。

临床意义：判断有无黄疸、黄疸程度及演变过程。根据黄疸程度推断黄疸病因。

（2）血尿素氮（BUN）

正常值：3.2～7.1mmol/L。

临床意义：可通过测定 BUN，粗略观察肾小球滤过功能。增高见于器质性肾功能损害、肾前性少尿、蛋白质分解或摄入过多。

（3）血清钾（K）

正常值：3.5～5.5mmol/L。

临床意义：增高见于少尿、慢性消耗性疾病、发热；降低见于钾摄入不足及呕吐、腹泻导致钾的缺失。

（4）血清铁（Fe）

正常值：9～27μmol/L。

临床意义：增高见于再生障碍性贫血、巨幼细胞性贫血；降低见于缺铁性贫血、真性红细胞增多症、慢性感染等。

2. 尿常规

正常值：①尿液颜色：淡黄色。②尿透明度：清澈透明。③尿酸碱性：一般为弱酸性。④红细胞：女性 0～2 个/高倍视野。⑤白细胞：女性 0～5 个/高倍视野。⑥颗粒管型：无。⑦透明管型：无或偶见。

临床意义：①尿液颜色：红色为血尿，提示可能为急性膀胱炎、泌尿系结石、肿瘤、肾结核；乳白色（乳糜尿），提示可能为血丝虫病、泌尿系统化脓性感染；

深黄色或红茶样，提示可能为黄疸。②尿透明度：浑浊提示有大量结晶、血液、脓液及乳糜尿。③尿酸碱性：了解尿液的酸碱度，可对诊断某些肾脏或代谢性疾病提供重要线索。④尿比重：在病理状态时，尿比重的增减主要根据肾脏的浓缩功能而定。尿比重低见于慢性肾炎、尿崩症。

3. 肿瘤标志物

（1）癌抗原 125（CA125）

正常值：35U/mL。

临床意义：广泛应用于鉴别诊断盆腔肿块、监测卵巢癌治疗后病情进展以及判断预后等，特别在监测疗效时相当敏感。

（2）糖链抗原 19-9（CA19-9）

正常值：0~37U/mL。

临床意义：CA19-9 是直肠癌细胞系相关抗原，在卵巢上皮性肿瘤也有约50%的阳性表达。卵巢黏液性囊腺癌 CA19-9 用性表达率可达76%而浆液性肿瘤则为27%。子宫内膜癌及宫颈癌也有一定阳性表达。

（3）癌胚抗原（CEA）

正常值：2.5~20ng/mL。

临床意义：可动态监测各种妇科肿瘤的病情变化并观察临床治疗效果。

（4）鳞状上皮细胞癌抗原（SCC）

正常值：0~2ng/L。

临床意义：可作为宫颈癌患者疗效评定的指标之一；对宫颈癌患者有判断预后、监测病情发展的作用。

4. 性激素

（1）雌激素测定（E_2）

测定时间	E_2正常值（pmol/L）
青春前期	18.35~110.10
卵泡期	91.75~275.25
排卵期	734.0~2202.0
黄体期	367~1101
绝经后	18.35~91.75

临床意义：判断闭经原因；诊断无排卵；监测卵泡发育。

（2）孕激素测定（P）

时期	正常范围（nmol/L）
卵泡期	< 3.18
黄体期	15.9 ~ 63.6
绝经后	< 3.18

临床意义：①监测排卵：血孕酮水平 > 15.6nmol/L，提示有排卵。了解黄体功能：黄体期血孕酮水平低于生理值，提示黄体功能不足；月经来潮 4 ~ 5 日血孕酮仍高于生理水平，提示黄体萎缩不全。

（二）专科检查

1. B 超检查

（1）应用二维超声诊断仪，在荧光屏上以强弱不等的光点、光团、光带或光环，显示探头所在部位脏器或病灶的断面形态及其与周围器官的关系，并可做实时动态观察和拍照。

1）经腹部 B 型超声检查：检查应适当充盈膀胱。

2）经阴道 B 型超声检查：检查前需排空小便；无性生活史者不宜选用。

（2）为临床妇科疾病的诊断提供依据。

2. 阴道镜检查

（1）是一种双目立体放大镜式的光学窥镜，可将被观察的局部放大 10 ~ 40 倍，用于外阴、阴道和宫颈上皮结构及血管形态的观察，以发现与癌症有关的异型上皮、异型血管，指导可疑病变部位的活组织检查。

（2）辅助诊断宫颈上皮内瘤变（CIN）及早期宫颈癌，也用于外阴皮肤和阴道黏膜的相应病变和相关疾病的观察。

二、产科

（一）专科检验

1. 血清镁

治疗浓度：1.8 ~ 3.0mmol/L。

临床意义：血清镁离子有效治疗浓度能及时控制子痫。

2. 血糖（妊娠期）

正常值：空腹 3.3 ~ 5.3mmol/L；餐后 2 小时 4.4 ~ 6.7mmol/L。

临床意义：了解血糖正常值并进行实时监测，可及时调整控制血糖方案，减轻糖尿病危害。

3. 羊水量

羊水量过多：AFV（羊水最大暗区垂直深度）≥8cm，AFI（羊水指数）≥25cm。

羊水量过少：AFV≤2cm，AFI≤5cm。

临床意义：羊水量过多或羊水量过少多提示胎儿畸形及妊娠合并症，及时发现可改善母婴结局。

4. 24 小时尿蛋白定量

正常值：20～80mg。

临床意义：尿蛋白≥0.3g/24h 为蛋白尿。尿蛋白定量是反应肾功能的敏感指标。

（二）专科检查

1. 胎心音

使用多普勒胎心仪监测胎心音，正常值为 110～160 次/分。持续异常的胎心音提示胎儿在母体情况异常，应及时通知医生。

2. 胎儿电子监护

使用胎儿电子监护仪，连续观察和记录胎心率的动态变化，了解胎心与胎儿及宫缩之间的关系，评估胎儿宫内安危情况。

3. B 超检查

B 型超声可以观察胎儿大小、胎动、羊水情况；可以进行胎儿畸形筛查；可以判定胎位、胎盘位置及成熟度。

4. 血流动力学监测

脐动脉血流监测提示胎儿在宫内的情况；如在舒张末期脐动脉无血流，提示胎儿将在 1 周内死亡。

第六节　健康指导

一、盆底康复操

1. 呼吸运动

去枕平卧，双手放在腹部，吸气时腹部肌肉尽量收缩，呼气时尽量放松。

2. 提肛运动

做收缩阴道、肛门的动作，明显感觉会阴部肌肉向头侧收缩，之后尽量放松。

3. 臀部运动

吸气时臀部及骨盆底肌肉收缩，呼气时放松。

4. 抬头运动

吸气时下巴尽量上抬，呼气时下巴尽量向胸部靠拢。

5. 腿部运动

吸气时一脚底平贴床面屈腿，脚后跟尽量靠近臀部，呼气时缓缓将腿伸直。然后换腿，动作同前。

二、产褥期保健操

1. 深呼吸运动

协助产妇取仰卧位，双臂伸直置于身体两侧，深吸气，收腹部，然后再呼气。

2. 缩肛运动

协助产妇取仰卧位，双臂伸直置于身体两侧，缓缓吸气，同时收缩会阴部和肛门，维持此姿势数秒，然后还原。

3. 举腿运动

协助产妇取仰卧位，双臂伸直置于身体两侧，双腿轮流上举或并举，上举的腿与上身成直角。

4. 抬臀运动

协助产妇取仰卧位，髋与腿放松，分开稍屈，脚底蹬在垫子上（或床上），双臂伸直置于身体两侧，双手掌心向下，尽量抬高臀部和背部，停留5秒后复位。

5. 仰卧起坐运动

协助产妇取仰卧位，双下肢伸直，两足并拢，依靠腰部和腹部力量坐起，肘关节尽量接近膝关节。

6. 腰部运动

协助产妇取肘膝卧位，两膝分开，肩肘垂直，两手与前臂平放于垫子上（或床上），腰部带动臀部先向左侧缓慢转动，然后再向右侧缓慢转动。

7. 全身运动

协助产妇取跪姿，两膝跪于垫子上（或床上），两手掌支撑垫面（或床面），两臂伸直，左右腿交替向后上方高抬，同时头部尽量向后仰。

第二十三章 儿 科

第一节 常见疾病

一、肺炎喘嗽（肺炎）

因肺脏娇嫩，外邪犯肺而致肺气郁闭，痰阻气道所致。病位在肺，涉及脾，亦可内犯心、肝。以发热、咳嗽、气喘、痰鸣、鼻扇为主要临床表现。

（一）辨证分型与治法

1. 风寒闭肺证

临床表现：恶寒发热，无汗不渴，咳嗽气促，痰稀色白，舌质淡红，苔薄白。

治法：辛温开肺，化痰降逆。

2. 风热闭肺证

临床表现：发热重，恶寒轻，咳嗽，痰稠色黄，呼吸急促，咽红，舌质红，苔薄白或薄黄。

治法：辛凉开肺，降逆化痰。

3. 痰热闭肺证

临床表现：壮热烦躁，喉间痰鸣，痰稠色黄，气促喘憋，鼻翼扇动，或口唇青紫，舌质红，苔黄腻。

治法：清热涤痰，宣肺定喘。

4. 毒热闭肺证

临床表现：高热持续，咳嗽剧烈，气急鼻扇，甚至喘憋，涕泪俱无，鼻孔干燥，面赤唇红，烦躁口渴，溲赤便秘，舌质红而干，苔黄糙。

治法：清热解毒，泻肺开闭。

5. 阴虚肺热证

临床表现：病程较长，低热盗汗，咳嗽少痰或无痰，口干口渴，面色潮红，舌质红，苔少或花剥。

治法：养阴清热，润肺止咳。

6. 肺脾气虚证

临床表现：低热起伏不定，面白少华，咳嗽无力，痰多，神疲倦怠，动则出汗，纳差便溏，舌质淡，苔薄白或腻。

治法：健脾益气，止咳化痰。

（二）中医护理方案

1. 常见症状/证候施护

（1）发热

1）观察体温、脉搏、呼吸的变化和汗出的情况。

2）嘱患儿卧床休息，身热时衣被不宜过厚，汗出后及时擦干，随时更换衣物，避免当风着凉。

3）高热患儿给予物理降温或遵医嘱药物降温，注意降温后反应，避免虚脱。

4）保持口腔清洁，可使用银花甘草漱口液进行口腔护理。

5）遵医嘱刮痧，高热时取督脉、膀胱经，点刮大椎、曲池、合谷等穴。

6）遵医嘱中药泡洗，给予解表散热类中药煎剂双足或全身泡洗。

（2）咳嗽、咳痰

1）观察患儿咳嗽情况，咳痰的难易程度，痰液的色、质、量等。

2）指导患儿深呼吸、有效咳嗽，协助拍背排痰。

3）遵医嘱予雾化吸入，以稀释痰液。

4）遵医嘱穴位敷贴，取肺俞、膻中等穴。

5）遵医嘱拔罐，肺部湿啰音持续不消者，取肺俞、风门等穴。

（3）气喘

1）病室空气流通，避免灰尘、异味刺激；忌汗出当风。

2）嘱患儿卧床休息，取半卧位或侧卧位。

3）保持呼吸道通畅，遵医嘱予吸氧，必要时予吸痰。

4）遵医嘱穴位按摩，取列缺、内关、天突、膻中等穴。

5）遵医嘱穴位敷贴，取肺俞、天突、膻中等穴。

2. 中医特色治疗护理

（1）药物治疗

1）内服中药：中药煎剂宜两餐之间温服，幼儿可浓煎分次服用，服药期间避免油腻、刺激饮食。

2）注射给药：静脉滴注清热解毒类中成药时需与其他药物分开输注，可用生理盐水冲洗管道；用药期间注意观察有无过敏反应。

3）吸入给药：①雾化吸入应在患儿安静状态下吸入效果最佳。②使用糖皮质激素类药物吸入前面部避免涂抹油脂类护肤品，使用后用清水清洁面部、漱口；不会漱口的婴幼儿可在吸入结束后喂少许温开水。

（2）物理治疗

1）拍背排痰：患儿取坐位或直立抱起，叩击者两手手指弯曲并拢，使掌侧呈杯状，以手腕力量，从肺底自下而上、由外向内、迅速而有节律地叩击背部。每天拍背 3~5 次，叩击时发出一种空而深的拍击音则表明叩击手法正确。注意事项：①叩击前听诊评估。②用单层薄布覆盖叩击部位。③叩击力量应适中，宜在餐后 2 小时至餐前 30 分钟内完成。

2）振动排痰：可采用振动排痰机每日治疗 2~4 次，每次 15~20 分钟。注意事项：①不宜在饱餐时进行，宜在餐前或餐后 1~2 小时进行。②叩击头应避开胃肠、心脏、脊柱等部位。③建议使用一次性纸制叩击头罩，避免交叉感染。

3）有效咳嗽：对于年长患儿可指导其进行有效咳嗽。患儿尽可能采用坐位，先进行深而慢的腹式呼吸 5~6 次，然后深吸气至膈肌完全下降，屏气 3~5 秒，继而缩唇，缓慢的经口将肺内气体呼出，再深吸一口气，屏气 3~5 秒，身体前倾，从胸腔进行 2~3 次短促有力的咳嗽，咳嗽同时收缩腹肌，或用手按压上腹部，帮助痰液咳出。注意事项：①不宜在空腹、饱餐时进行，宜在饭后 1~2 小时进行。②有效咳嗽时，可让患儿怀抱枕头。

3. 健康指导

（1）生活起居

1）保持室内空气流通，室温以 18~22℃ 为宜，相对湿度为 55%~60%，室内避免灰尘及异味刺激，勿放置花草。不同病原体肺炎患儿宜分室居住，以免交叉感染。

2）发热期应卧床休息，以减少能量消耗。保证患儿的水分摄入，汗湿衣物要及时更换，穿全棉的贴身衣物。体温较高时可予温水擦浴、中药足浴等，以帮助患儿退热。

3）保持呼吸道通畅，及时清除患儿口鼻分泌物，经常更换体位。咳嗽痰多时，可用空心掌叩击背部促进排痰；年长儿教会其有效咳嗽、咳痰。

（2）饮食指导：以清淡、易消化的半流质、流质饮食为宜，忌食生冷、荤腥、油腻、辛辣之品。

1）风寒闭肺证：宜食祛寒、发汗、化痰的食品，如姜、葱白、萝卜、杏仁等。

忌生冷、寒凉食物，如西瓜、生黄瓜、生萝卜、豆腐、柿子、冷饮等。食疗方用生姜红枣蜂蜜饮、葱白萝卜汤。

2）风热闭肺证：宜食生津止渴的食品，如梨汁、莲藕汁、菊花、杏仁等。忌辛辣刺激、滋补食物，如辣椒、生姜、龙眼、樱桃、羊肉、狗肉等。食疗方用川贝蒸梨、秋梨白藕汁。

3）痰热闭肺证：宜食清热化痰、行气止咳的食品，如枇杷叶、菊花、荸荠、丝瓜等。忌肥腻、温燥伤阴食物，如肥肉、奶酪、海鱼、狗肉、鹿肉等。食疗方用雪羹汤、枇杷叶粥。

4）阴虚肺热证：宜食养阴、生津、润肺的食品，如百合、梨汁、银耳、豆腐、柿饼等。忌辛辣刺激、温热食物，如肉桂、辣椒、荔枝、龙眼肉、羊肉等。食疗方用百合银耳雪梨汤、鸭肉汤等。

5）肺脾气虚证：宜食健脾、补肺、益气的食品，如山药、薏苡仁、猪肺、红枣等。忌油腻、寒凉食物，如肥肉、苦瓜、西瓜、生黄瓜、豆腐等。食疗方用山药扁豆糕、芡实红枣粥。

（3）情志调理

1）对于易激惹、情绪紧张的患儿，注意安抚患儿，态度亲切、温和，语言简单、易懂，减轻患儿恐惧、紧张情绪，使之配合治疗。

2）建立良好的护患关系，向患儿及家长讲解疾病相关知识，增强遵医行为。

二、小儿紫癜（过敏性紫癜）

因先天禀赋不足，加之外感风热时邪、异气，郁蒸于肌肤，迫血妄行或气不摄血所致。病位在心、肝、脾、肾。以皮肤、黏膜出现瘀点、瘀斑，压之不褪色为主要临床表现，常伴有鼻衄、齿衄、呕血、尿血、便血等症状。

（一）辨证分型与治法

1. 风热伤络证

临床表现：起病较急，皮肤瘀点、瘀斑，尤以下肢及臀部居多，呈对称分布，色泽鲜红，大小不一，或伴痒感，伴发热恶风、咳嗽、咽痛，或腹痛、便血，或尿血等，舌质红，苔薄黄。

治法：疏风清热，凉血止血。

2. 血热妄行证

临床表现：起病较急，皮肤出现密集瘀点、瘀斑或融合成片，色泽鲜红，或伴呕血、腹痛、关节痛、便血、尿血，或发热，心烦口渴，大便干结，舌质红绛，苔黄燥。

治法：清热解毒，凉血止血。

3. 气不摄血证

临床表现：紫癜反复出现，病程迁延，隐约散在，瘀点、瘀斑颜色淡紫，神疲倦怠，面色少华，食少纳呆，头晕心悸，舌质淡，苔薄白。

治法：健脾养心，益气摄血。

4. 阴虚火旺证

临床表现：病程日久，紫癜时发时止，腰背酸软，手足心热，潮热盗汗，尿血，舌质红，苔少。

治法：滋阴降火，凉血止血。

5. 湿热痹阻证

临床表现：皮肤紫癜多见于关节周围，尤以膝、踝关节为主，关节肿胀灼痛，肢体活动不便，或伴腹痛、泄泻，舌质红，苔黄腻。

治法：清热利湿，通络止痛。

（二）中医护理方案

1. 常见症状/证候施护

（1）皮肤紫癜

1）观察皮肤紫癜的部位、形态、颜色、消长情况等。

2）加强皮肤护理，及时修剪指甲，避免抓伤。

3）患儿衣着应宽松、柔软，以棉质为宜。

4）洗浴时水温不宜过高，避免使用碱性沐浴用品。

5）遵医嘱耳穴贴压，取风溪、肺、肾上腺、内分泌等穴。

（2）关节肿痛

1）进行疼痛评分，注意观察患儿关节疼痛的性质、部位、肢体活动度等。

2）急性期卧床休息，抬高患肢，尽量减少活动。

3）转移患儿注意力，可以看书、听音乐、画画等。

4）遵医嘱耳穴贴压，取肘、膝、肾上腺等穴。

5）遵医嘱中药冷敷。

（3）腹痛

1）观察腹痛的性质、持续时间及有无呕吐、便血等伴随症状。腹痛严重或有消化道出血时，应报告医生，及时处理。

2）嘱患儿卧床休息，取舒适卧位。

3）遵医嘱予解痉止痛剂，以缓解疼痛。

4）遵医嘱穴位敷贴，取神阙、天枢等穴。

5）遵医嘱中药热熨敷，取神阙、天枢等穴。如患儿腹痛伴有便血、穿孔或肠套叠时，禁止中药热熨敷。

（4）血尿

1）观察尿色、尿量，定时做尿常规检查，如出现血尿和蛋白尿时，按紫癜性肾炎护理。

2）水肿明显时，应卧床休息，限制患儿活动，监测血压、体重、腹围，记录24小时出入量。

3）遵医嘱耳穴贴压，取肾、神门、膀胱等穴。

2. 中医特色治疗护理

（1）内服中药：中药汤剂宜浓煎，饭前或饭后1小时服用；血热者宜偏凉服；虚证宜温服。

（2）注射给药：①中药注射剂应单独输注，须使用一次性精密输液器；与西药注射剂合用时，建议用生理盐水间隔，注意观察有无不良反应。②使用抗凝药治疗时注意有无出血倾向。③使用激素、免疫抑制剂时防外感，防跌仆。

3. 健康指导

（1）生活起居

1）病室舒适清洁，保持空气流通，避免接触致敏物。室内勿放置花草。与其他病种分室收治，以防交叉感染。

2）急性期卧床休息。关节肿痛者，适当抬高下肢，保持关节功能位。有腹痛及关节痛者，可耳穴贴压、穴位按摩等，切忌热敷，以免加重症状。

3）定期修剪指甲，保持口腔及皮肤清洁，防止感染。患儿衣着应宽松、柔软，特别是贴身衣物，以棉质为宜。被褥勤换洗，保持整洁。下肢紫癜明显者，应减少行走，根据恢复情况逐渐增加活动量。

（2）饮食指导：饮食宜清淡、易消化，忌辛辣、海腥发物和煎炸、炙煿、硬固之品。过敏性紫癜患儿应避免食用海味、鱼腥、蛋类、乳类等异体蛋白质，避免植物花粉的接触。

1）风热伤络证：宜食清热凉血的食品，如金银花、丝瓜、藕等。食疗方用赤芍生地银花饮、荞麦叶藕节汤。

2）血热妄行证：宜食凉血止血的食品，如梨、鲜藕、荸荠等。食疗方用马兰头炒蛋。

3）气不摄血证：宜食补益气血的食品，如山药、红枣、桂圆等。食疗方用兔肉炖红枣、桂圆大枣党参汤。

4）阴虚火旺证：宜食滋阴降火、安络止血的食品，如马齿苋、菱角、西洋参等。食疗方用马齿苋玄参饮。

5）湿热痹阻证：宜食清热化湿、宣痹止痛的食品，如薏苡仁、豆腐、木瓜等。食疗方用苍术薏仁粥、豆腐兔肉紫菜汤。

（3）情志调理

1）对于焦虑、情绪紧张的患儿，应及时给予心理疏导，态度温和、有耐心，列举成功案例，树立其战胜疾病的信心，使之配合治疗。

2）建立良好的护患关系，向患儿及家长讲解疾病相关知识，避免接触过敏原，增强遵医行为。

3）运用音乐疗法、谈心释放法、转移法等，帮助患儿保持心情舒畅。

第二节　专科知识

一、正常值及评估量表

（一）正常儿童体重、身高估算公式

年龄	体重（kg）	年龄	身高（cm）
12 个月	10	12 个月	75
1～12 岁	年龄（岁）×2＋8	2～12 岁	年龄（岁）×7＋75

（二）各年龄段呼吸和脉搏正常值

年龄	呼吸（次/分）	脉搏（次/分）	呼吸：脉搏
新生儿	40～45	120～140	1:3
1 岁以下	30～40	110～130	1:3～1:4
1～3 岁	25～30	100～120	1:3～1:4
4～7 岁	20～25	80～100	1:4
8～14 岁	18～20	70～90	1:4

（三）儿童血压正常值估算公式

收缩压（mmHg）= 80 + （年龄 × 2）

舒张压（mmHg）= 2/3 收缩压

二、早产儿护理要点

1. 维持体温稳定

根据早产儿的体重、成熟度及病情，给予不同的保暖措施，加强体温监测。维持室温在 24~26℃，相对湿度为 55%~65%。

2. 合理喂养

尽早开奶，以防止低血糖。无法母乳喂养者以早产儿配方乳为宜。吸吮能力差和吞咽不协调者可用间歇鼻饲喂养或持续鼻饲喂养。能量不足者应静脉高营养补充。

3. 维持有效呼吸

保持呼吸道通畅，出现发绀应及时查明原因，同时给予吸氧。一旦症状改善立即停用，预防氧疗并发症。呼吸暂停者给予拍打足底、托背、刺激皮肤等处理。

4. 密切观察病情

监测生命体征，注意观察患儿的进食情况、精神反应、哭声、反射、面色、皮肤颜色、肢体末梢温度等情况。

5. 预防感染

严格执行消毒隔离制度，防止交叉感染。强化洗手意识，严格控制医源性感染。

6. 健康教育

指导父母冲调奶粉、沐浴、预防接种、门诊随访等相关注意事项。

三、正常新生儿护理要点

1. 保持呼吸道通畅。

2. 维持体温稳定，因地制宜采取不同保暖措施。保持室温在 22~24℃，相对湿度为 55%~65%。

3. 严格执行消毒隔离制度，保持脐部清洁、干燥，做好皮肤护理。

4. 提倡早哺乳，一般出生后半小时即可让母亲怀抱新生儿使其吸吮，以促进乳汁分泌。鼓励按需哺乳。无法母乳喂养者可给予配方乳。奶具专用并严格消毒。定时、定秤监测体重。

5. 确保安全。

6. 提倡母婴同室和母乳喂养，促进母婴感情建立。宣教有关育儿保健知识。针对新生儿疾病筛查进行相应指导。

四、常见急危重症急救配合要点

（一）小儿窒息

1. 判断患儿反应，简单询问家长原因。

2. 呼叫医生及其他护士，携带抢救物品至床边。

3. 通知麻醉科准备插管。

4. 判断患儿无反应，立即进行抢救：

（1）判断呼吸、脉搏（6~10秒），如无脉搏或脉搏＜60次/分，给予胸外心脏按压。

（2）清除口腔异物，开放气道。

（3）如无呼吸，给予简易呼吸器人工通气。

（4）经口、鼻吸痰。

（5）开放静脉通道，根据医嘱使用急救药物。

（6）予心电监护。

（7）判断心跳、呼吸、血压、瞳孔、面色，如恢复，末梢循环好转，送ICU继续治疗。

（二）小儿惊厥

1. 立即平卧，松解衣扣，保持呼吸道通畅。必要时加床栏，以防坠床。

2. 吸氧，并予针刺人中、合谷、涌泉以止惊。

3. 压舌板（包裹纱布）置于上下齿之间，避免舌咬伤。勿用力按压肢体。

4. 遵医嘱给予镇静剂；高热者予退热药物。

5. 密切观察患儿的面色、呼吸、汗出及冷暖情况等，严防使用降温剂以防虚脱。

（三）小儿急性心力衰竭

1. 坐位，双腿下垂，减少静脉回流。必要时，用四肢轮流结扎法，减少静脉回心血量。

2. 立即鼻导管或面罩给氧，氧流量为6~8L/min。可用20%~30%乙醇置于湿化瓶，随氧气吸入。

3. 遵医嘱给予吗啡或水合氯醛灌肠。

4. 遵医嘱给予利尿剂，如呋塞米静脉注射。

5. 遵医嘱给予血管扩张剂，如硝普钠、硝酸甘油或酚妥拉明。

6. 遵医嘱给予洋地黄类药物。

7. 遵医嘱给予氨茶碱。

8. 抗感染。

（四）小儿急性呼吸衰竭

1. 保持呼吸道通畅，改善通气功能。

2. 遵医嘱给予氧疗，氧浓度一般为 30% ~ 50%，流量为 2 ~ 3L/min。

3. 建立两条静脉通道，合理安排用药顺序和输液速度。

4. 遵医嘱使用呼吸兴奋剂，如尼可刹米、洛贝林。

5. 防治感染。

6. 及时湿化、吸痰，保持呼吸道通畅，必要时使用人工呼吸器。

7. 维持水及电解质平衡及其他对症治疗。

8. 应用人工呼吸机时要密切观察患儿体温、心率、血压、血氧饱和度的变化及有无自主呼吸。观察患儿神志、瞳孔大小及对光反射，了解其意识状态。观察患儿双侧胸廓起伏是否一致、有无人机对抗，发现异常立即报告医生。

第三节　专科技术

一、常用护理技术

（一）静脉输液

1. 评估患儿，了解用药情况和静脉情况。

2. 遵医嘱配置药液，床边核对后排气，备好胶布，常规消毒皮肤，再次核对，针头与皮肤呈 15° ~ 30°角刺入血管，见回血后再进入少许，妥善固定。

3. 根据药物性质及患儿情况调节滴速，再次核对。

4. 输液期间密切观察输液是否通畅，局部是否肿胀，针头有无移动和脱出，特别是输注刺激性较强的药物时应加强观察。

（二）静脉采血

1. 评估患儿身体、检查项目和穿刺部位皮肤情况。

2. 床边核对，协助患儿取合适体位，消毒皮肤后针头与皮肤呈 15°~30°角刺入血管，见回血后固定针头，抽取所需血量。

3. 拔针，压迫穿刺点 5 分钟止血。

4. 按压止血时避免揉搓，以免引起出血或形成血肿。

（三）雾化吸入

1. 评估患儿病情、意识状态、呼吸道通畅情况及合作程度。

2. 床边核对，取合适体位，协助拍背排痰。

3. 连接雾化装置，如用氧气驱动，调节氧流量至 6~8L/min。将口含嘴放入口中，用口深吸气，用鼻呼气，如此反复直至药液吸完（使用面罩者扣紧面罩深呼吸至药液吸完）。

4. 使用氧气时注意用氧安全，氧气湿化瓶内勿放湿化液，以免液体进入雾化器内使药液稀释，影响疗效。

（四）氧疗

1. 评估患儿病情、意识状态、缺氧程度、合作程度及鼻腔情况。

2. 床边核对，协助患儿取舒适体位。

3. 湿化瓶内倒入湿化液（1/3 或 1/2）。常用湿化液为灭菌蒸馏水；急性肺水肿用 20%~30% 乙醇。

4. 根据病情调节氧流量，予患儿吸氧，妥善固定。

5. 使用氧气时，应先调节流量后应用。停止氧气时，应先拔除导管，再关闭氧气开关。

6. 注意用氧安全，切实做好"四防"。

（五）吸痰

1. 评估患儿病情、意识状态、排痰能力、痰液性状及合作程度等。

2. 连接负压吸引装置，调节负压至 250~300mmHg；新生儿 <100mmHg。

3. 吸痰管插入气道时阻断负压，每次吸引时间不超过 15 秒。严格执行无菌操作原则，每次吸痰更换吸痰管。

4. 吸氧患儿在吸痰前后予高流量氧气吸入 2 分钟。

（六）灌肠

1. 评估患儿病情、饮食和排便情况、有无肠道疾病史、有无肛门及直肠手术史，检查肛门皮肤黏膜状况等。

2. 协助患儿取合适卧位（不保留灌肠取左侧卧位）。

3. 调节灌肠液压力，不保留灌肠时液面距肛门 30～40cm；保留灌肠时液面距肛门不超过 30cm。

4. 选择粗细适宜的肛管，动作轻柔。不保留灌肠时肛管插入直肠，婴儿 2.5～4cm，幼儿 5～7.5cm；保留灌肠时插入 10～15cm。

（七）心肺复苏

1. 新生儿

（1）确认心搏骤停，立即启动急救医疗服务系统。

（2）新生儿心脏骤停多为呼吸因素所致，其 CPR 程序为 A→B→C。①开放气道（A）：多采取仰头抬颌法。②建立呼吸（B）：采用口对口、鼻人工呼吸，条件允许可采用球囊 - 面罩通气。③胸外心脏按压（C）：采用双指按压法或双手环抱拇指按压法，按压深度为胸廓前后径的 1/3，按压频率为 100～120 次/分。单人复苏胸外按压与人工呼吸的比例为 30：2；若双人复苏则为 15：2。

（3）复苏过程中出现心室颤动、室性心动过速及室上性心动过速时可用电击除颤复苏。

（4）给予高级生命支持，包括高级气道通气、供氧、建立静脉通路和药物治疗。

（5）复苏后进行各系统监护，防止继发感染。

2. 小儿

（1）确认心搏骤停，立即启动急救医疗服务系统。

（2）实施 CPR，其 CPR 程序为 C→A→B。①胸外心脏按压（C）：采用单手或双手按压胸骨下半部，按压深度为胸廓前后径的 1/3，按压频率为 100～120 次/分。②开放气道（A）：多采取仰头抬颌法。③建立呼吸（B）：现场急救采用口对口人工呼吸，条件允许可采用球囊 - 面罩通气。单人复苏胸外按压与人工呼吸比例为 30：2；若双人复苏则为 15：2。

（3）复苏过程中出现心室颤动、室性心动过速及室上性心动过速时可用电击除颤复苏。

（4）给予高级生命支持，包括高级气道通气、供氧、建立静脉通路和药物治疗。

（5）复苏后进行各系统监护，防止继发感染。

二、常用护理方法

（一）更换尿布法

1. 更换尿布，避免污湿婴儿包被及衣物。

2. 用湿纸巾或温水毛巾清洁臀部皮肤，注意皮肤皱褶部分。

3. 预防或治疗尿布皮炎的药物应注意涂抹在易于接触排泄物或皮肤发红的部位。

4. 尿布大小、松紧适宜。新生儿脐带未脱落时，可将尿片前端向下折，保持脐带残端处于暴露状态。

5. 注意安全，禁止将婴儿单独留在操作台上，始终确保一只手与婴儿接触，防止婴儿翻滚坠落。

（二）人工喂养法

1. 核对床号、姓名，牛奶的种类、量及时间。

2. 喂奶时斜抱婴儿，呈头高足低位，奶嘴孔大小合适。

3. 喂奶后竖抱婴儿，将其头部靠于喂奶者肩部，轻拍婴儿背部驱除胃内空气。

4. 新生儿有误咽的可能，哺乳时应注意观察其吸吮力、面色、呼吸及有无呛咳、恶心、呕吐等。

（三）新生儿沐浴法

1. 水温 37~39℃，手肘皮肤试温，以热而不烫为宜；必要时盆底垫毛巾，以防婴儿滑到。

2. 清洁头部时，用拇指与中指分别将婴儿双耳折向前按住，防止水流入造成内耳感染。注意用毛巾擦干皮肤褶皱处。动作轻柔，注意保暖。

3. 新生儿脐部用碘酊消毒。头部、耳后、颈部的污垢、胎脂可用液体石蜡棉签或纱布祛除。

4. 沐浴应在婴儿进食后 1 小时进行。

（四）气道护理

1. 室内温度 22~24℃，相对湿度 55%~65%。

2. 患儿体位舒适，头部稍向后仰。

3. 呼吸系统疾病患者每 2 小时翻身 1 次，加强拍击胸背，促进排痰。

4. 及时清除气道内分泌物，必要时吸痰，保持气道通畅。

（五）脐部护理

1. 注意保暖。

2. 清洁脐部时，幼儿用无菌棉签蘸取液体石蜡，新生儿用无菌棉签蘸取 75% 乙醇。手法轻柔，切勿擦破皮肤；棉签擦洗一次，勿重复使用。

3. 脐部有陈旧性血迹可用过氧化氢轻擦后，再用 75% 乙醇擦干；如有破损处可用呋喃西林擦涂；脐部感染者可用 2% 碘酊擦涂。

（六）臀部护理

1. 评估臀部皮肤情况。

2. 清洁肛周及臀部皮肤，注意保暖，做好遮挡。

3. 根据臀部皮肤情况，外涂预防或治疗红臀的药膏；如有感染，使用抗生素软膏外涂。

三、常用设备的使用及消毒方法

（一）暖箱

1. 使用方法

（1）评估患儿，测量体温，了解胎龄、出生体重、日龄等。

（2）接通电源，预热温箱。温箱的温度应根据患儿体重及出生日龄而定，湿度一般为 60% ~80% 。

（3）患儿入箱后肤控温度设定在 36 ~ 36.5℃。入箱最初 2 小时，每 30 ~ 60 分钟测量体温 1 次，平稳后每 1 ~ 4 小时测量体温 1 次。记录箱温和患儿体温。

（4）温箱所在房间室温应维持在 22 ~ 26℃，以减少辐射散热。

2. 消毒方法

（1）使用中的温箱每天清水擦拭，温箱内面每天用温水擦拭。

（2）水槽内的蒸馏水每日更换。

（3）温箱每周更换 1 次。更换温箱或出院应彻底终末消毒；温箱内小床及温箱内外表面用 500mg/L 含氯消毒液擦拭；水槽内倒入 500mg/L 含氯消毒液浸泡 30 分钟倒出；小床垫用 500mg/L 含氯消毒液浸泡 30 分钟后清洗晾干备用。

（4）定期进行细菌监测。

（二）辐射抢救台

1. 使用方法

（1）评估患儿病情、胎龄、体重等。

（2）接通电源，预热，预热温度控制在 32～33℃。辐射台上置一碗蒸馏水并每日更换。

（3）用75%乙醇清洁患儿右上腹皮肤，将肤控传感器探头金属面紧贴患儿右上腹部皮肤，妥善固定。肤控温度设定为 36～36.5℃。

（4）监测患儿体温及辐射台温度，做好记录。

2. 消毒方法

（1）使用中每日用湿毛巾擦拭辐射台四周及床栏。

（2）使用后用 75% 乙醇擦拭温度传感器探头金属面；用 500mg/L 含氯消毒液擦拭床面、床栏及台架，再用清水擦拭。

（三）蓝光治疗仪

1. 使用方法

（1）评估患儿日龄、体重、黄疸、胆红素检查结果及生命体征、反应等情况。

（2）光疗箱预热。患儿全身裸露，尿布遮盖会阴部。尿布尽量缩小面积，配戴遮光眼罩。

（3）每4小时测量体温、脉搏、呼吸1次，每3小时喂乳1次，根据患儿体温调节箱温。

（4）光疗时经常更换患儿体位。注意观察患儿精神反应、皮肤颜色和完整性、大小便、四肢张力及黄疸进展程度等。

（5）做好记录，包括患儿开始照射时间、出箱时间及灯管使用时间。

2. 消毒方法

（1）使用中灯管及反射板每日用湿毛巾擦拭，保持清洁。

（2）终末消毒：倒净水箱内水，用 500mg/L 含氯消毒液擦拭光疗箱内外，再用清水擦拭。

（四）经皮黄疸仪

1. 使用方法

（1）核对医嘱，检查黄疸仪性能。

（2）检测患儿前额眉心之间、面颊、胸骨上端，取 3 次测量结果的平均值即为黄疸数值。

（3）操作过程中注意遮挡患儿眼睛。

2. 消毒方法

使用后用 75% 乙醇擦拭消毒。

（五）心电监护仪

1. 使用方法

（1）遵医嘱为患儿实施心电监测。

（2）按导联部位粘贴电极片，保持电极片和皮肤贴合完好，避免导线打折。

（3）定时记录监测数据，发现异常立即查看并通知医生。

（4）每日更换电极片及粘贴位置，观察患儿皮肤有无过敏。

2. 消毒方法

（1）使用中监护仪每日用 75% 乙醇擦拭，保持清洁。

（2）使用后监护仪用 75% 乙醇擦拭。袖带用肥皂水清洗、晾干，如有血液、体液污染，则用 500mg/L 含氯消毒液浸泡 30 分钟后清洗、晾干。

四、小儿捏脊法

1. 评估患儿简要病情、主要症状、体质、既往史、药物过敏史、局部皮肤情况及是否进食等。

2. 年龄以半岁以上至 7 岁左右患儿最宜。

3. 一般在空腹时进行，饭后不宜立即捏拿，需休息 2 小时后再进行。

4. 施术时室内温度要适中，捏脊者指甲应修整光滑，手要温暖，手法轻柔、敏捷，用力及速度要均匀，捏脊中途最好不要停止。

5. 体质较差的小儿每日次数不宜过多，每次时间也不宜太长，以 3~5 分钟为宜。

五、穴位敷贴技术

1. 评估患儿简要病情、主要症状、体质、既往史、药物过敏史、敷贴部位的皮肤情况、体质及心理状况等。

2. 久病、体弱、消瘦、糖尿病患儿慎用；有严重心肝肾功能障碍者慎用。

3. 颜面部慎用。

4. 对于敷贴之药，应将其固定牢稳，以免移位或脱落。

5. 凡用溶剂调敷药物时，需随调配随敷用，以防挥发。

6. 对胶布过敏者，可选用低过敏胶布或用绷带固定敷贴药物。

7. 对于残留在皮肤上的药膏，不宜用刺激性物质擦洗。

8. 敷贴药物后注意局部防水。

9. 具体敷贴时间，应根据患儿皮肤反应而定，同时考虑患儿的个人体质和耐受能力，如患儿自觉贴药处有明显不适感，应将敷贴取下。

10. 敷贴后若出现范围较大、程度较重的皮肤红斑、水疱、瘙痒现象，应立即摘除，遵医嘱对症处理。

第四节　专科用药

一、常用西药

（一）大环内酯类药

1. 注射用乳糖酸红霉素

（1）乳糖酸红霉素滴注液的配制：先加灭菌注射用水 10mL 至 0.5g 乳糖酸红霉素粉针瓶中，或加 20mL 至 1g 乳糖酸红霉素粉针瓶中，用力震摇至溶解。然后加入生理盐水或其他电解质溶液稀释。缓慢滴注，注意红霉素浓度保持在 1%～5%。溶解后也可加入含葡萄糖溶液稀释，但因葡萄糖溶液偏酸性，必须每 100mL 溶液加入 4% 碳酸氢钠溶液 1mL。

（2）用药期间定期随访肝功能。肝病患者和有严重肾功能损害者乳糖酸红霉素的剂量应适当减少。

2. 注射用乳糖酸阿奇霉素

（1）将本品用适量注射用水充分溶解，配制成浓度为 0.1g/mL 溶液，再加入氯化钠注射液或 5% 葡萄糖注射液至 250mL 或 500mL，使最终的阿奇霉素浓度为 1.0～2.0mg/mL，然后静脉滴注。浓度为 1.0mg/mL，滴注时间为 3 小时；浓度为 2.0mg/mL，滴注时间为 1 小时。

（2）用药期间定期随访肝功能。

（3）用药期间如果发生过敏反应，应立即停药，并采取适当措施。

（4）本品每次滴注时间不得少于 60 分钟，滴注液浓度不得高于 2.0mg/mL。

（二）解热镇痛药

适应证：用于儿童普通感冒或流行性感冒引起的发热；也用于缓解儿童轻至中

度疼痛。

禁忌证：活动期消化道溃疡者、严重肝肾功能不全者。

不良反应：少数患者可出现恶心、呕吐、胃烧灼感，或轻度消化不良、胃肠道溃疡、皮疹等。

（三）抗血小板聚集药/抗凝药

1. 观察患儿有无牙龈及皮下出血倾向。

2. 关注患儿凝血功能检验结果。

3. 嘱家长予患儿用软毛牙刷刷牙，以免刺激牙龈导致出血。

4. 嘱家长予患儿服用温软食物，以免划破胃黏膜导致出血。

（四）止咳化痰药

适应证：用于治疗急、慢性呼吸道疾病引起的咳嗽、痰液黏稠、排痰困难。

禁忌证：肥厚性心肌病患儿禁用；甲状腺功能亢进症、高血压、心脏病（心功能不全、心律不齐等）患儿慎用。

不良反应：偶有头痛、手颤、兴奋、心悸、心动过速、心律不齐、过敏性皮疹。

（五）解痉药

适应证：用于胃肠道及胆道平滑肌痉挛引起的疼痛。

禁忌证：禁用于青光眼患者。

不良反应：抑制唾液、汗液分泌，引起口干、皮肤潮红、心率加快等。

（六）血管活性药

1. 通过改变血管功能和改善微循环治疗休克。

2. 使用血管活性药应控制好药物浓度及滴速，使用过程中注意监测血压。

3. 严防药液外渗，以免发生皮下组织坏死。

4. 逐渐减量，不宜骤停。

（七）利尿药

适应证：治疗各种水肿性疾病、高血压。

禁忌证：糖尿病、肝硬化患者禁用；肾功能不全患者慎用。

不良反应：恶心、呕吐、头痛、皮疹、血钾降低、水和电解质紊乱以及血尿酸升高。

（八）免疫抑制药

1. 糖皮质激素类

（1）抗炎、抗休克、抗毒素、免疫抑制作用。

（2）遵医嘱用药，逐渐减量，不宜骤停。

（3）注意预防感染，预防骨质疏松，防治高血压。

（4）注意观察消化道不良反应，如有出血及时处理。

（5）长期用药注意监测肾上腺皮质功能。

2. 微生物代谢产物类（环孢素 A）

（1）严格按医嘱用药，禁忌自行调整用药剂量。

（2）用药期间遵医嘱监测血药浓度。

（3）按时服药。

（4）用药期间注意防治感染。

二、常用口服中成药

1. 小儿豉翘清热颗粒

用法用量：6 个月 ~1 岁，一次 1 ~2g（半袋 ~1 袋）；1 ~3 岁，一次 2 ~3g（1 袋 ~1 袋半）；4 ~6 岁，一次 3 ~4g（1 袋半 ~2 袋）；7 ~9 岁，一次 4 ~5g（2 袋 ~2 袋半）；10 岁以上，一次 6g（3 袋）。开水冲服，一日 3 次。

注意事项：尚不明确。

2. 小儿消积止咳口服液

用法用量：1 岁以内，一次 5mL；1 ~2 岁，一次 10mL；3 ~4 岁，一次 15mL；5 岁以上，一次 20mL。口服，一日 3 次，5 天为一疗程。

注意事项：尚不明确。

三、常用中药注射剂

1. 痰热清注射液

（1）使用前发现瓶盖漏气、瓶体有裂缝、溶液浑浊或有沉淀物，不得使用。

（2）药液稀释倍数不低于 1：10（药液：溶媒），稀释后药液必须在 4 小时内使用，若发生浑浊或沉淀不得使用。

（3）稀释溶媒的温度要适宜，确保在输液时药液为室温，一般在 $20 \sim 30$℃为宜。

（4）不得和其他药物混合滴注。如合并用药，在换药时需先用 5% 葡萄糖注射液或 0.9% 氯化钠注射液（50mL 以上）冲洗输液管或更换新的输液器，并应保持一定的时间间隔，以免药物相互作用产生不良反应。

（5）如病情需要，可和其他抗生素联合使用。

（6）该药在输液过程中，液体应经过过滤器；若发现气泡，应减慢滴速。

（7）严格控制输液速度，儿童以 $30 \sim 40$ 滴/分为宜，成年人以 $30 \sim 60$ 滴/分为宜。滴速过快或有渗漏可引起局部疼痛。

（8）用药过程中，应密切观察用药反应，特别是开始输液的 $5 \sim 30$ 分钟。如出现不良反应，应立即停药，采取救治措施，同时应妥善保留相关药品、患者使用后残存药液及输液用所有器具，采集患者血样并冷藏，以备追溯不良反应产生的原因。

（9）本品用于风温肺热病属痰热阻肺证及风热感冒等，对寒痰阻肺和风寒感冒属不对症治疗范畴，故而在临床使用过程中要注意寒热辨证，合理应用。

（10）婴幼儿应慎用。

（11）尚未有孕妇用药资料。

2. 热毒宁注射液

（1）本品不宜与其他药物在同一容器内混合使用。与青霉素类、氨基糖苷类和大环内酯类药物配伍使用时可产生混浊或沉淀。

（2）临床试验曾有给药后实验室检查血总胆红素、直接胆红素增高，可能与药物相关，用药后需定期检测血总胆红素、直接胆红素。

（3）既往有溶血（血胆红素轻度增高或尿胆原阳性者）现象发生者慎用。

（4）溶液配制浓度不低于 1：4（药液：溶媒）。

（5）本品是纯中药制剂，保存不当可能影响产品质量。使用前请认真检查，如发现本品出现浑浊、沉淀、变色、漏气或瓶身细微破裂者，均不能使用。如经 5% 葡萄糖注射液或 0.9% 氯化钠注射液 250mL 稀释后，出现浑浊，亦不得使用。

（6）本品滴速过快可能导致头昏、胸闷或局部皮疹。

第五节　专科检验与检查

一、专科检验

（一）血常规

1. 白细胞计数

是反应感染的指标，增减主要受中性粒细胞的影响。

2. 中性粒细胞

升高多见于化脓性感染、严重的组织损伤、急性大出血或溶血、恶性肿瘤、急性白血病等。降低见于病毒感染、某些血液病、某些药物引起、系统性红斑狼疮或脾功能亢进等。

3. 淋巴细胞

升高见于病毒感染、某些血液病和急性传染病的恢复期。降低见于使用糖皮质激素、免疫缺陷病或接触放射性物质等。

4. 红细胞计数和血红蛋白浓度

升高常见于大量出汗、连续呕吐、反复腹泻、大面积烧伤或糖尿病酮症酸中毒及尿崩症等。降低主要是反应贫血的情况，可根据数值判断贫血的程度。

5. 血小板

升高见于脾摘除术后、急性大出血、溶血等。降低见于再生障碍性贫血、急性白血病、系统性红斑狼疮、血小板减少性紫癜及脾功能亢进等。

（二）血生化

1. 肝功能

（1）谷丙转氨酶：增高常见于急慢性肝炎、药物性肝损伤、胆道疾病等。

（2）谷草转氨酶：增高常见于急慢性肝炎、中毒性肝炎、心功能不全、皮肌炎等。

（3）血清白蛋白（A）、球蛋白（G）及 A/G 比值：可估计肝脏疾病的病情和预后。

2. 肾功能

（1）尿酸：增高见于白血病、红细胞增多症、多发性骨髓瘤、急慢性肾小球肾炎。降低见于恶性贫血及肾上腺皮质激素等药物治疗后。

（2）尿素氮：增高常见于高蛋白饮食、高热、肾功能低下、肾功能衰竭等。

（3）肌酐：增高见于严重肾功能不全。降低见于营养不良、多尿。

3. 血糖

增高见于糖尿病、颅内压增高、脱水。降低见于胰岛素分泌过多、甲状腺功能减退症等。

4. 心肌酶

（1）肌酸激酶：增高见于心肌梗死、病毒性心肌炎、肌肉损伤、心包炎等。

（2）肌酸激酶同工酶：常用于心肌梗死的诊断和监测。

（3）乳酸脱氢酶：增高见于心肌梗死、肝炎、白血病等。溶血可致 LDH 假性增高。

（三）凝血四项

1. 活化部分凝血活酶时间

主要反映内源性凝血系统状况，常用于监测肝素用量。

2. 凝血酶原时间

主要反映外源性凝血系统状况。

3. 纤维蛋白原

主要反映纤维蛋白原的含量。

4. 凝血酶时间

主要反映纤维蛋白原转为纤维蛋白的时间。

（四）血清电解质

1. 血清钠

正常值：135～155mmol/L。

临床意义：增高见于严重脱水、大量出汗、高热等。降低见于呕吐、腹泻等。

2. 血清钾

正常值：3.5～5.5mmol/L。

临床意义：增高见于摄入过多、溶血、感染、肾功能衰竭等。降低见于摄入过少、频繁呕吐或腹泻。

3. 血清钙

正常值：2.25～2.7mmol/L。

临床意义：增高见于骨肿瘤、甲状腺功能亢进症、维生素 D 摄入过量等。降低见于维生素 D 缺乏、佝偻病、小儿手足搐搦症、营养不良等。

4. 血清氯

正常值：95～115mmol/L。

临床意义：增高见于高钠血症、呼吸性碱中毒、高渗性脱水等。降低见于低钠血症、严重呕吐或腹泻等。

（五）血清过敏原检测

1. 总 IgE。

2. 吸入性过敏原，包括户尘螨/粉尘螨（Dx）、矮豚草/蒿（Wx）、猫毛皮屑/狗毛皮屑（E1/E5）、蟑螂（I6）、点青霉分枝胞霉/烟曲霉等（Mx1）、柏/榆/梧桐/柳/三角叶杨（Tx4）、律草（W22）。

3. 食入性过敏原，包括鸡蛋白/鸡蛋黄（F245）、牛奶（F2）、鱼/虾/蟹（Fcru）、牛肉/羊肉（Fmea）、腰果花生/黄豆（Fnut）、芒果（F91）、小麦（F4）。

二、专科检查

（一）心电图检查

用于对各种心律失常、心室和心房肥大、心肌梗死、心肌缺血等的检查。

（二）X线检查

主要用于胸部疾病的筛查和常规体检，可以观察肺的呼吸运动、心脏和大血管的搏动。其次用于对腹部病变的诊断，观察膈下是否有游离气体，以判断肠穿孔的可能性；依据肠腔积气、积液的情况判断胃肠道梗阻的位置与程度。此外，还可以查看异物位置、节育环是否在位等。

第六节　健康教育

一、肺炎咳嗽

1. 告知家长需加强患儿营养，多进行户外活动或体育锻炼，增强体质。

2. 保持居室空气流通，避免对流风。衣着要适宜，注意气候变化，随时增减衣物。

3. 冬春季节，时行疾病流行期间尽量避免带儿童去公共场所，防止交叉感染。

4. 发生感冒、咳嗽及时治疗，避免发展为肺炎。

二、小儿哮喘

1. 居室保持通风，阳光充足，环境清洁。室内避免油烟异味，不放花草，不铺地毯，不盖毛毯。家中不饲养宠物，尽量避免接触动物毛屑。

2. 告知患儿家长如出现外感，需积极治疗，尽量避免各种诱因，如烟尘、油漆、尘螨、花粉、海鲜发物、冰冷饮料等。

3. 病情缓解期，鼓励患儿积极参加日常活动并适当进行体育锻炼，以增强体质，但避免剧烈活动。

4. 注意气候变化，做好保暖防寒措施，尤其是气候转变时或换季时。

5. 指导患儿呼吸运动，以加强呼吸机的功能。在执行呼吸运动前，应先清除呼吸道分泌物。

三、小儿泄泻

1. 提倡母乳喂养，正确添加辅食，合理喂养。不宜在夏季及小儿患病时断奶。添加辅食应遵循原则：由一种到多种，由少到多，由稀到稠，由细到粗。

2. 指导家长正确洗手并做好污染尿布和衣物的处理；做好出入量监测及脱水表现观察。

3. 注意饮食卫生。食品应新鲜、清洁，不吃变质食物。食品、餐具要卫生。教育小儿饭前、便后要洗手，勤剪指甲。

4. 饮食要定时定量，不要暴饮暴食。饮食营养搭配要合理。

5. 加强户外活动，注意气候变化，及时增减衣服，避免腹部受凉。

6. 讲解消毒隔离的相关知识。

第二十四章 手术室

第一节 专科知识

一、手术室布局与流程

(一) 手术室分区

1. 洁净区

包括手术间、刷手间、手术间内走廊、无菌物品间、药品间、麻醉预备室、病理标本间等。

2. 准洁净区

包括器械室、敷料室、洗涤室、消毒室、手术间外走廊、恢复室、家属谈话间等。

3. 非洁净区

包括办公室、会议室、实验室、污物室、资料室、电视教学室、值班室、更衣室、更鞋室、医护人员休息室、手术患者家属等候区等。

(二) 手术室通道流程

1. 单通道

具有就地消毒和包装污物的措施，可采取单通道将术后的废物经打包密封处理后纳入医务人员和患者的洁净通道。

2. 双通道

洁、污分开的双通道，将医务人员、患者、洁净物品供应的洁净路线与术后器械、敷料、污染物等污染路线严格分开。

3. 多通道

具备分流条件时，可采用多通道，使医务人员、患者和污染物分开，减少人、物流量和交叉感染。当有外走廊时，外走廊应设计为准洁净区。

4. 手术室还要设医务人员出口、患者出口和手术后器械、敷料污物出口，避免交叉感染。

5. 医务人员应严格执行各项工作流程，按着装要求更换刷手衣、拖鞋、戴好帽子、口罩通过洁净走廊或电梯进入洁净区至手术间。洁净手术室使用的无菌敷料、无菌器械及一次性物品，经洁净通道或专用电梯进入手术室，分别放置于相应的无菌物品贮存室。手术间使用后的无菌物品（敷料、器械、废弃物）需就地采取物理或化学消毒打包后送出手术室，应有洁净通道或电梯送至手术室外。

二、洁净手术间适用范围及管理要求

（一）适用范围

1. 特别洁净手术室

空气洁净级别，手术区 100 级，周边区 1000 级。适用于关节置换、器官移植、脑外科、心外科及眼科等手术中的无菌手术。

2. 标准洁净手术室

空气洁净级别，手术区 1000 级，周边区 10000 级。适用于胸外科、整形外科、泌尿外科、肝胆胰外科、骨外科和普外科的一类切口无菌手术。

3. 一般洁净手术室

空气洁净级别，手术区 1000 级，周边区 100000 级。适用于普外科（除一类手术）、妇产科等的手术。

4. 准洁净手术室

空气洁净级别，手术区及周边区均为 300000 级。适用于肛肠外科及污染类手术。

（二）管理要求

1. 环境要求——严格人流、物流管理

（1）严格划分无菌、急诊和感染手术间，洁、污流程严格区分。

（2）严格着装管理要求，控制各类人员进出，禁止频繁开启手术间门。

（3）每日手术前必须提前开机进行空气自净，达到自净时间后方可进行手术。

（4）洁净手术室的一切清洁工作必须采用湿式打扫，在净化空调组系统运行时进行。

2. 物品管理

（1）各种仪器和设备进入手术间时，均应先打开外包装，进行湿拭后方能进入手术间。所有一次性无菌物品在进入洁净区前，均应打开外包装箱再送至各个手术间和无菌间，以备使用。

（2）洁净手术间固定的物品，如手术床、器械台、麻醉机、监护仪等应定位放置，禁止来回搬动。

3. 洁净手术室的维护

（1）专职人员按规定维护保养，每天检查和记录静压差、温度、湿度、风速等。

（2）每台手术后应对手术台及周边 1～1.5m 范围的物体表面进行清洁消毒，全天手术后应对手术间暴露的地面和物体表面进行清洁消毒。感染疾病后，按照规定进行终末消毒，洁净手术间自净时间不小于 30 分钟。

三、常见手术患者的术前准备

1. 按要求禁食、禁饮，做好肠道准备。

2. 按照手术部位及类型，做好皮肤准备。

3. 完善各项术前检查。

4. 按要求进行卫生处置，并更换手术衣。

四、手术体位的安置

（一）安置原则

1. 在尽量减少对患者生理功能影响的前提下，充分显露手术视野。

2. 尽量维持人体正常的生理弯曲并保持人体的生理轴线，即头与脊椎在同一轴线上。

3. 尽量维持人体各部分位于生理功能体位，避免过度牵拉、扭曲。

4. 分散人体压力，避免局部长时间压迫，尤其注意保护骨凸处。

5. 注意约束及保护，约束带松紧度适宜。

（二）常见并发症

1. 压力性损伤

身体局部组织长期受压，血液循环障碍，组织营养缺乏，使皮肤失去正常生理功能，而引起的组织破损和坏死。

2. 周围神经损伤

由神经过度牵拉或挤压引起，轻者出现肢体麻木，压迫时间较长者甚至可能出现运动功能受损。

（三）注意事项

1. 选择合适的体位垫，重点受压部位贴减压贴。

2. 避免拖、拉、推，动作要轻柔。

3. 分散手术体位带来的重力，减轻接触面压力。

4. 保持肢体功能位，避免肢体过度外展，避免受硬物挤压。

5. 保持血液的正常循环。

6. 术中注意保暖。

7. 注意床单位平整无碎屑，保持受压部位干燥，避免潮湿。

五、无菌概念及灭菌方法

（一）无菌概念

1. 无菌技术

指在执行医疗、护理过程中，防止一切微生物侵入人体和防止无菌物品、无菌区域被污染的操作技术。

2. 外科手消毒

指外科手术前医务人员用皂液和流动水洗手，再用手消毒剂清除或者杀灭手部暂居菌和减少常居菌的过程。使用的手消毒剂常具有持续抗菌活性。

3. 无接触式戴手套

指手术人员在穿无菌手术衣时手不露出袖口，独自完成或由他人协助完成戴手套的方法。

（二）灭菌方法

常见的有物理消毒法和化学消毒法。物理消毒法包括热力（主要是高压蒸汽灭菌）、紫外线、辐射、等离子、超声波和滤过除菌。

1. 耐高温、耐湿的医用器械和物品的灭菌，如手术器械、布类等，首选高温高压蒸汽灭菌。

2. 检查包装完整性，湿包和有明显水渍的包，不能作为无菌包使用。

3. 低温等离子灭菌不适用于布、纸、粉、油、木、水等，因其可以吸收灭菌剂而影响灭菌效果；油类密度大，气体不易穿透；水分可干扰压力，也不适用。

4. 环氧乙烷灭菌法，适用于某些不能高压蒸汽灭菌或低温等离子灭菌的医疗物品，如人工血管、一次性缝线等。

六、特殊感染手术的处理流程

（一）手术前

1. 手术间选择

选负压手术间或感染手术间。手术间门口挂"严格隔离"标志。

2. 手术间准备

根据手术需要准备好器械和一次性布类敷料。房间用物力求简单，不需用的物品一律搬出手术间。

3. 人员准备

安排内外两名巡回护士，做必要的传递工作和执行隔离措施。凡参加手术人员应无皮肤破损，穿戴双层衣帽及口罩。

4. 专用药品准备

过氧化氢、活力碘、含氯消毒剂、过氧乙酸、戊二醛。

（二）手术中

1. 实施严格隔离。

2. 由手术间内巡回护士随患者进入手术间，推床留在手术间内，关闭门窗。

3. 术毕，包扎好伤口。医生、麻醉师（脱去外层衣帽和口罩，更换拖鞋）协助患者过床，安全送患者回隔离室。

（三）手术后

1. 手术器械由内巡回护士进行处理，所有器械浸泡于 20000mg/L 含氯消毒液中 1 小时，密闭发送消毒供应中心，按要求处理。

2. 手术间内人员衣物、拖鞋浸泡于 1000mg/L 含氯消毒液中。

3. 一次性用物及医疗垃圾均使用双层黄色垃圾袋包装，做好标记，送垃圾处理中心。锐器集中于锐器盒。

4. 手术间处理

（1）空气：无层流净化的手术间，需空气消毒 24 小时后，开窗通风 3 天，使用空气净化机进行空气消毒；层流净化手术间自净 2 小时，空气培养合格方可使用房间。

（2）物体表面：房间墙壁、物品表面、推床及地面用 500mg/L 含氯消毒液或消毒湿巾湿拭，后用清水湿拭，归还原处。

七、手术患者接送流程

（一）接患者

1. 手术室工作人员携带手术通知单或手术安排计划表，按约定时间至病房。

2. 和病房护士共同核对腕带信息、诊断、手术名称、部位、术前准备情况等。

3. 核对禁食禁饮、术前用药情况。贵重物品及首饰不带入手术室。

4. 交接带入手术室的物品并签字。

（二）送患者

1. 手术推床（车）护栏拉紧，上下坡时保持患者头在高位。

2. 注意给患者保暖。

3. 保持静脉输液通畅。

4. 观察生命体征。

5. 协助转运患者至病床。

6. 和病房护士交接生命体征、引流管、皮肤、静脉输液情况等。

7. 交接带回物品并签字。

八、急诊手术接待与抢救流程

1. 接到急诊手术通知单或电话，应评估病情、年龄及紧急程度。

2. 和相关科室及时沟通，了解手术需求。

3. 做好术前准备，物品、器械、手术间、急救用物、人员准备及时到位。

4. 必要时启动应急预案，保证患者安全。

5. 配合麻醉医生及手术医生实施急救工作，遵医嘱输液、输血及用药等。

6. 注意观察病情变化，做好护理记录及抢救工作。

九、中、小手术器械护士工作

1. 手术前一日，了解手术患者病情、手术方式、手术步骤及特殊器械、物品，做到器械准备齐全。

2. 手术当日，提前15分钟，按规范洗手，穿无菌手术衣，戴无菌手套，铺置手术器械台、无菌巾。严格执行手术物品清点查对制度。

3. 严格执行无菌操作。

4. 密切关注手术进展，熟练配合手术医生。

5. 正确与手术医生核对并保管术中取下的标本，切勿丢失或混淆。

十、开腹手术配合要点

1. 手术前一日，了解患者病情、手术方式、手术步骤及特殊器械、物品。

2. 检查所需灭菌器械、敷料包的有效期、包外指示胶带、外包装是否合格、是否符合规范。

3. 严格执行各项无菌操作原则。

4. 正确清点纱布、器械、缝针等术中用物的数量、完整性，按规范铺置手术器械台、无菌巾。

5. 切开消化道前做好保护性隔离，避免污染手术切口及周围组织。凡接触过胃肠等空腔脏器的物品、器械均视为已被污染，关闭空腔脏器后更换手套和器械。

6. 不用手接触切下的标本；接触过肿瘤的器械要更换；关闭体腔后督促医生更换手套，切口周围加铺无菌治疗巾等。

7. 与手术医生核对并保管取下的标本；如有多个标本应分清并标记部位来源。

8. 术中如需使用吻合器、闭合器等高值耗材时，应同巡回护士核对型号、规格、数量、有效期后方能使用。

十一、术后器械、敷料的处理流程

（一）手术器械的处理

1. 回收器械→核对分类→选择消毒、清洗方式→烘干→检查→包装→灭菌→储存→器械配备→器械发放。

2. 一般器械是指非感染的手术器械处理方法：流动水去血污→酶洗涤液浸泡2分钟以上（或加超声波震荡）→流动水彻底冲洗→分类烘干→检查→上油→包装或分类储存。

3. 一般感染手术器械处理方法：术后器械浸泡于含氯消毒液中30分钟→流动水刷洗干净→分类烘干→检查→上油→分类储存。

4. 特殊感染手术器械处理方法：浸泡于含氯消毒液中30分钟→初步冲洗→包装→高压灭菌→流动水用毛刷彻底刷洗→分类烘干→检查→上油→包装→再次高压灭菌。

（二）手术敷料的处理

1. 一般手术敷料，手术后放入污衣袋，统一清洗消毒。

2. 感染手术敷料，单独打包放置，并在包外贴明显感染标识，统一清洗消毒。

3. 一次性手术敷料，按医疗垃圾常规处理。

第二节 专科技术

一、手术室基础无菌技术操作

（一）外科手消毒

1. 外科手消毒原则

（1）先洗手，后消毒。

（2）不同手术间或手术过程中手被污染，需重新进行消毒。

2. 外科手消毒前的准备

（1）着装符合手术室要求，摘除各种首饰。

（2）指甲长度不超过指尖，不配戴人工指甲，不涂指甲油。

（3）检查消毒用物是否齐全、在有效期内，保证备用状态。

3. 洗手方法

（1）取适量的皂液清洗双手、前臂和上臂下 1/3，认真搓揉。清洁双手时，应注意清洁指甲下的污垢和手部皮肤的褶皱处。

（2）流动水冲洗双手、前臂和上臂下 1/3。从手指到肘部，沿一个方向用流动水冲洗手和手臂，不要在水中来回移动手臂。

（3）使用干手物品擦干双手、前臂和上臂下 1/3。

4. 手消毒方法

（1）冲洗手消毒方法：取适量的手消毒剂搓揉至双手的每个部位、前臂和上臂下 1/3，并认真搓揉 2~6 分钟，用流动水冲净双手、前臂和上臂下 1/3，用无菌巾彻底擦干。流动水应达到 GB5749 的规定。特殊情况水质达不到要求时，手术医生在戴手套前，应用醇类消毒剂再消毒双手后戴手套。手消毒剂的取液量、搓揉时间及使用方法应遵循产品的使用说明。

（2）免冲洗手消毒方法：取适量的手消毒剂涂抹至双手的每个部位、前臂和上臂下 1/3，并认真搓揉直至消毒剂干燥。手消毒剂的取液量、搓揉时间及使用方法应遵循产品的使用说明。

（3）涂抹外科手消毒液：取免冲洗手消毒剂于一侧掌心，搓揉一侧指尖、手臂、手腕，将剩余手消毒液环转搓揉至前臂、上臂下 1/3。取免冲洗手消毒剂于另一侧掌心，步骤同上。最后取手消毒剂，按照"六步洗手法"搓揉双手至手腕部，直至搓揉干燥。

（二）取用无菌物品

1. 备清洁干燥的器械台，将无菌物品置于器械台适宜处。

2. 检查无菌物品名称、规格、灭菌时间、有效期，外包装有无潮湿、破损及污渍。塑封的无菌包和一次性物品必须轻轻挤压包装袋，检查包装袋是否密封。

3. 布类或无纺布类灭菌包，应检查包外化学指示胶带，确认合格后，撕下胶带，用手依次打开无菌包外层包布的外、左、右、内角。用无菌持物钳依次打开无菌包内层包布，检查灭菌检测指示卡变色是否合格。

4. 塑封无菌包及一次性无菌物品，应检查灭菌时间、有效期、名称、规格、包内容物，外包装有无潮湿、破损及污渍。用无菌技术方法撕开一次性无菌物品包装，确认灭菌合格后，用持物钳夹取无菌物品，置于无菌器械台上。

5. 传递无菌物品时，手及其他有菌物品不可触及或跨越无菌区。

6. 对于高值物品、内置无菌物品，需将条形码贴在手术记录单上。

（三）穿无菌手术衣

1. 目的

避免和预防手术过程中医护人员衣物上的细菌污染手术切口，同时保障手术人员安全，预防职业暴露。

2. 方法

（1）穿无菌手术衣的方法

1）拿取无菌手术衣，选择宽敞处站立，面向无菌台，手提衣领，抖开，使无菌手术衣的另一端下垂。

2）两手提住衣领两角，衣袖向前将手术衣展开，举至与肩同齐水平，使手术衣的内侧面对自己，顺势将双手和前臂伸入衣袖内，并向前平行伸展。

3）巡回护士在穿衣者背后抓住衣领内面，协助将袖口后拉，并系好领口的一对系带及左叶背部与右侧腋下的一对系带。

4）应采用无接触式戴无菌手套。

5）解开腰间活结，将右叶腰带递给台上其他手术人员或交由巡回护士用无菌持物钳夹取，旋转后与左手腰带系于胸前，使手术衣右叶遮盖左叶。

（2）协助穿无菌手术衣的方法

1）洗手护士持无菌手术衣，选择无菌区域较宽敞的地方协助医生穿衣。

2）双手持号码适中的手术衣衣领，内面朝向医生打开，护士的双手套入手术衣肩部的外面并举至与肩同齐水平。

3）医生面对护士跨前一步，将双手同时伸入袖管至上臂中部，巡回护士协助系衣领及腰带。

4）洗手护士协助医生戴手套并将腰带协助打开拽住，医生自转后自行系带。

（3）脱无菌手术衣的方法和原则：由巡回护士协助解开衣领系带，先脱手术衣，再脱手套，确保不污染刷手衣裤。

3. 注意事项

（1）穿无菌手术衣必须在相应手术间进行。

（2）无菌手术衣不可触及非无菌区域，如有质疑立即更换。

（3）有破损的无菌衣或可疑污染时立即更换。

（4）巡回护士向后拉衣领时，不可触及手术衣外面。

（5）穿无菌手术衣人员必须戴好手套，方可解开腰间活结或接取腰带，未戴手套的手不可拉衣袖或触及其他部位。

（6）无菌手术衣的无菌范围为肩以下、腰以上及两侧腋前线之间。

（四）无接触式戴/摘无菌手套

1. 戴无菌手套

（1）自戴无菌手套方法

1）穿无菌手术衣时双手不露出袖口。

2）隔衣袖取手套置于同侧的掌侧面，指端朝向前臂，拇指相对，反折边与袖口平齐，隔衣袖抓住手套边缘并将之翻转包裹手及袖口。

（2）协助戴无菌手套方法：协助者将手套撑开，被戴者手直接插入手套中。

（3）注意事项

1）向近心端拉衣袖时用力不可过猛，袖口拉到拇指关节处即可。

2）双手始终不能露于衣袖外，所有操作双手均应在衣袖内。

3）戴手套时将反折边的手套口翻转过来包裹住袖口，不可将腕部裸露。

4）感染、骨科等手术时，手术人员应戴双层手套（穿孔指示系统），有条件的内层为彩色手套。

2. 摘除无菌手套

（1）用戴手套的手抓取另一手的手套外面翻转摘除。

（2）用已摘除手套的手伸入另一手套的内侧面翻转摘除。注意清洁手不能被手套外侧面所污染。

（五）铺置无菌器械台

1. 铺置无菌器械台方法

（1）规范更衣，戴帽子、口罩。

（2）根据手术的性质及范围，选择适宜的器械车，备齐所需无菌物品。

（3）选择近手术区的较宽敞区域铺置无菌器械台。

（4）将无菌包放置于器械车中央，检查无菌包名称、灭菌日期和包外化学指示物，包装是否完整、干燥，有无破损。

（5）打开无菌包及无菌物品

1）使用无菌持物钳打开内层无菌单，顺序为先打开近侧，检查包内灭菌化学指示物；再走到对侧打开对侧。无菌器械台的铺巾保证4～6层，四周无菌单垂于车缘下30cm以上，并保证无菌单下缘在回风口以上。协助洗手护士穿手术衣、戴无菌手套。再由巡回护士与洗手护士一对一打开无菌敷料、无菌物品。

2）使用无菌持物钳将无菌物品夹至无菌器械台内，再将无菌器械台置于无人走动的位置后进行外科手消毒。巡回护士协助洗手护士穿无菌手术衣、无接触式戴无菌手套。

（6）将无菌器械台面按器械物品使用顺序、频率、分类进行摆放，便于取用。

2. 注意事项

（1）洗手护士穿无菌手术衣、戴无菌手套后，方可进行器械台整理。未穿无菌手术衣及未戴无菌手套者，手不得跨越无菌区及接触无菌台内的一切物品。

（2）铺置好的无菌器械台原则上不应进行覆盖。

（3）无菌器械台的台面为无菌区，无菌单应垂于台缘下30cm以上，手术器械、物品不可超出台缘。

（4）保持无菌器械台手术区整洁、干燥。无菌巾如果浸湿，应及时更换或重新加盖无菌单。

（5）移动无菌器械台时，洗手护士不能接触台缘平面以下区域。巡回护士不可触及下垂的手术布单。

（6）洁净手术室建议使用一次性无菌敷料，防止污染洁净系统。

（7）各医院手术室按各自特点进行无菌台的铺置和各专科器械的二次摆台，方法不同，但均需按照国家的相关规定，在不违反无菌原则的前提下进行铺置。

（8）无菌包的规格尺寸应遵循《医疗机构消毒技术规范》（WS/T367-2012）

的规定。

（六）手术物品清点

1. 清点原则

（1）双人逐项清点原则：洗手护士与巡回护士应遵循一定的规律，共同按顺序逐项清点。没有洗手护士时应由巡回护士与手术医生负责清点。

（2）同步唱点原则：洗手护士与巡回护士应同时清晰说出清点物品的名称、数目及完整性。

（3）逐项即刻记录原则：每清点一项物品，巡回护士应即刻将物品的名称及数目准确记录于物品清点记录单上。

（4）原位清点原则：第一次清点及术中追加需要清点的无菌物品时，洗手护士应与巡回护士即刻清点，无误后方可使用。

2. 注意事项

（1）应严格遵守物品清点制度和相关的应急预案。

（2）按规范器械台上物品摆放的位置，保持器械台的整齐有序。

（3）术前：巡回护士需检查手术室环境，不得遗留上一台患者的任何物品；洗手护士与巡回护士需双人查对手术物品的数目及完整性，巡回护士记录并复述，洗手护士确认。

（4）术中：手术物品未经巡回护士允许，任何人不应拿进或拿出手术间；暂不用的物品不得乱丢或堆在手术区，丢弃物品时应与巡回护士确认；关闭体腔前，手术医生应配合洗手护士进行清点，确认无误后方可关闭。

（5）每台手术结束后应将清点物品清理出手术间，更换垃圾袋。

（6）术前怀疑或术中发现患者体内有手术遗留异物，取出的物品应由主刀医生、洗手护士或巡回护士共同清点，详细记录，按医院规定上报。

（七）手术皮肤消毒

1. 消毒擦皮钳两把、治疗碗两个，一个治疗碗内放碘酒小纱布用于皮肤消毒，另一治疗碗内放乙醇纱布用于皮肤脱碘。

2. 自手术切口处向外消毒至切口周围 15~20cm 或以上，碘酒消毒后需要等待 1~2 分钟，再用 75% 乙醇脱碘。消毒中，碘酒不要过多，以免烧伤皮肤。

3. 面部、口腔及小儿皮肤，用 75% 乙醇消毒，也可用 0.5% 碘酊消毒；内耳手术用 1% 碘酒和 75% 乙醇消毒。

4. 消毒过程中若有污染，必须听从手术室护士的安排重新消毒。

5. 消毒用过的擦皮钳交由巡回护士收取。

（八）铺置无菌单

1. 无菌单在手术切口四周及手术托盘上应铺置 4 层以上，其他部位应至少 2 层以上；无菌单下垂应超过桌面下 30cm。

2. 护士传递治疗巾或中单时，手持两端向内翻转遮住双手，医师接时可避免接触护士的手。

3. 护士打开无菌中单时，无菌中单不可触及腰以下的无菌区。

4. 铺置手术野治疗巾的顺序是先下后上，再对侧，最后铺置近侧。已经铺置的无菌巾不可移动。如果铺巾不准确，只能向切口外移动，不能向切口内移动。

5. 铺置第一层治疗巾可以用巾钳固定或者用皮肤保护膜覆盖，其他层次固定不得用巾钳，可用组织钳。

6. 铺置第一层无菌单后，医师手臂应再次消毒并穿无菌手术衣、戴无菌手套后再铺置其他层次的无菌单。

7. 铺置大的无菌单，在铺展开时，要手持单角，向内翻转遮住手臂，以免双手被污染。

（九）穿针带线法

1. 右手拿持针器，用持针器开口端的前 1/3 夹住缝针的后 1/3 处。

2. 左手接持针器，握住中部，右手拇指、食指或中指捏住缝线前端穿入针孔。

3. 线头穿过针孔后，右手拇指顶住针尾孔，食指顺势将线头拉出针孔。拉线过针孔 1/3 后，拇指、食指将线反折，合并缝线后卡入持针器的头部。

（十）敷料打包方法

1. 检查无菌持物钳及敷料包的有效期、名称，包有无松动，包布有无潮湿、破损，化学指示胶带的变色状态。

2. 撕下化学指示胶带，用手依次打开无菌持物钳包布的外、左、右角，取出无菌持物钳。检查化学指示卡的变色情况，在化学指示胶带上注明开启日期、时间、签名，贴在持物钳罐的下缘。

3. 撕下无菌敷料包外的化学指示胶带，用手依次打开无菌敷料包外层包布的外、内、左、右角。

4. 用无菌持物钳依次打开内层包布的左侧、右侧、对侧、近侧。检查化学指示卡的变色情况。

5. 检查灭菌合格后，撕下包布上的标签，然后将敷料包拖在左手上，置于胸腰段之间，面对无菌台（呈 45°角），用右手抓住边角，逐层打开两层包皮，再将已打开的三面边角抓在手内，以抛物线的形式将敷料包抛置于已铺置好的无菌台的一角，用持物钳取出包内的指示卡。

二、手术室常用仪器设备的安全操作与维护保养

（一）高频电刀

1. 连接电源线、负极板线路。

2. 连接电源，开机自检，根据说明书和手术选择合适的输出功率。

3. 负极板粘贴于患者肌肉丰富的合适部位。

4. 连接电刀笔线路，使用手控开关或脚控开关。

5. 使用完毕，将输出功率调至最低后，关闭主机电源，再拔出单极电刀连线，揭除回路负极板，拔出电源插头。

（二）无影灯

1. 定期检查无影灯的固件是否松动，防止发生坠落事故。

2. 调节灯柄，每次使用完毕应拆卸下来，进行清洁灭菌。

3. 调节无影灯时，应注意摆动范围，勿碰撞吊塔或输液架等。手术完毕，无影灯应固定在手术床的正中央，保持平衡。

4. 无影灯开启顺序：打开电源总开关→手术灯开关→调节灯光亮度；关闭顺序：把光亮度调节至最小→关闭手术灯开关→关闭电源总开关。

5. 做好手术灯的清洁工作。手术前半小时及手术后应湿拭清洁一次，确保无尘，无污迹。

（三）负压吸引器

1. 使用前检查吸引器装置有无破损，吸入口、抽出口是否正确，并安装一次性负压吸引储液袋。

2. 调节压力表至合适的压力范围，测试吸力。

3. 手术开始，将无菌吸引器管与连接管连接。

4. 手术结束，断开连接管与吸引管，关闭压力调节开关。

5. 按医疗垃圾处理储液袋、桥管、连接管、吸引管。

（四）手术床

1. 使用前正确掌握手术床的调节方法及不同配件的用途及安装方法。

2. 严格执行操作程序。

3. 使用完毕，将手术床降至最低限度，擦净污物及血迹。

4. 电动调节手术床要及时充电，方便使用。

5. 不宜将较重的物品放于手术台上。手术床的重量不宜超过 150kg，或参照厂家说明。

6. 手术床控制板应挂在手术床旁边的专用钩上，避免连接线夹伤、压伤，防止线路损坏。

7. 定期检查手术床的功能，由专业人员做好保养工作，保证手术需要。

第三节　专科用药

一、麻醉药

药物作用：酰胺类局部麻醉药，较普鲁卡因的作用强 2 倍，穿透力强，维持时间较长，用于阻滞、浸润麻醉等。

注意事项：可出现过敏反应及嗜睡等不良反应。

剂量及用法：局部浸润用 0.5% ~1%；阻滞麻醉用 1% ~2%；硬膜外麻醉用 2%。一次用量不得超过 0.4g。

二、解痉止痛药

氟比洛芬酯（凯纷）

药物作用：本品是以脂微球为药物载体的非甾体类镇静剂，具有镇痛作用。

注意事项：有重度高血压和心力衰竭（如液体潴留和水肿）病史、消化道溃疡既往史、肝肾功能不全、支气管哮喘及对本品过敏的患者禁用；不能用于发热患者的解热和腰痛症的镇痛；正在使用依诺沙星、洛美沙星、诺氟沙星、普卢利沙星的患者禁用；妊娠期、哺乳期妇女及儿童不宜使用。

剂量及用法：静脉缓慢给药，成人一般每次 50mg。

三、扩容升压药

盐酸肾上腺素

药物作用:用于过敏性休克、心脏骤停、支气管痉挛等。配合局麻时，可使血管收缩以减慢局麻药的吸收，从而延长麻醉时间，预防局麻药中毒，利于止血。

注意事项：有面色苍白、头痛、心悸、心律失常等不良反应。心脏器质性病变、高血压、甲状腺功能亢进患者及妊娠妇女忌用。不能与氯仿、氟烷等合用。

剂量及用法：1mg/mL，每次 0.5~1.0mg，皮下注射或肌内注射；小儿每次 0.02~0.03mg。

四、急救药物

（一）去乙酰毛花苷（西地兰）

药物作用：能加强心肌收缩力，增强心排血量，减慢心率。有蓄积作用，用于充血性心力衰竭、心房颤动、阵发性室上心动过速等。

注意事项：有厌食、恶心、呕吐、头晕、头痛及心律失常等不良反应。

用法用量：静脉注射，0.4mg/2mL，每次 0.2~0.4mg，每日 1~2 次。

（二）氨茶碱

药物作用：可兴奋心脏，使心肌收缩力增强，并有中枢兴奋作用，用于支气管哮喘、心性和肾性水肿患者。

注意事项：有恶心、呕吐、心动过速、心律失常、惊厥等不良反应。对本产品过敏的患者、活动性消化溃疡患者和未经控制的惊厥性疾病患者禁用。

用法用量：静脉注射，25mg/mL 或 50mg/mL，加于 20%~50% 的葡萄糖注射液 20~40mL 中，每次 20~50mg。

第四节 健康指导

一、访视技巧

1. 采用通俗易懂的生活用语，尽量少用医学术语。

2. 避免强制、教育的态度，合理掌握访视时间。

3. 回答问题与医生保持一致，必要时让主管医生解释。

4. 做好保护性医疗措施，并注意保护患者的隐私。

二、沟通技巧

1. 做自我介绍，问候患者，说明访视的目的。

2. 交谈时要善于观察患者的言谈举止、面部表情、姿势等，以发现线索，了解患者感受；同时探知患者的想法，澄清一些错误观念。

3. 对患者提出的问题给予反馈；询问患者的不安和担心的事情，用患者明白的方式进行解答。

4. 多采用鼓励性、安慰性语言，使患者树立康复的信心。

04

第四篇

护理操作技术

国家中医药医政管便函［2015］89号"关于印发《护理人员中医技术使用手册》的通知"

第一节　刮痧技术

刮痧技术是在中医经络腧穴理论指导下，应用边缘钝滑的器具，如牛角类、砭石类等刮板或匙，蘸上刮痧油、水或润滑剂等介质，在体表一定部位反复刮动，使局部出现瘀斑，通过其疏通腠理、祛邪外出、疏通经络、调和营卫、和谐脏腑的功能，达到防治疾病的一种中医外治技术。

一、适用范围

适用于外感病证所致的症状，如高热头痛、恶心呕吐、腹痛腹泻等；以及各类骨关节病引起的疼痛，如腰腿痛、肩关节疼痛等。

二、评估

1. 病室环境，室温适宜。

2. 主要症状，既往史，是否有出血性疾病，是否妊娠或月经期。

3. 患者的体质及对疼痛的耐受程度。

4. 刮痧部位皮肤情况。

三、告知

1. 刮痧的作用、简单的操作方法及局部感觉。

2. 刮痧部位的皮肤可有轻微疼痛、灼热感，过程中如有不适应及时告知护士。

3. 刮痧部位出现红紫色痧点或瘀斑为正常表现，数日可消除。

4. 刮痧结束后最好饮用一杯温水，不宜即刻食用生冷食物，出痧后 30 分钟内不宜洗冷水澡。

5. 冬季应避免感受风寒；夏季应避免风扇、空调直吹刮痧部位。

四、用物准备

治疗盘、刮痧板（牛角类、砭石类等刮痧板或匙）、介质（刮痧油、清水、润肤乳等）、毛巾、卷纸，必要时备浴巾、屏风等物。

五、基本操作方法

1. 核对医嘱，评估患者，遵照医嘱确定刮痧部位，排空二便，做好解释。

2. 检查刮具边缘有无缺损；备齐用物，携至床旁。

3. 协助患者取合理体位，暴露刮痧部位，注意保护隐私及保暖。

4. 用刮痧板蘸取适量介质涂抹于刮痧部位。

5. 单手握板，将刮痧板放置掌心，用拇指、食指和中指夹住刮痧板，无名指、小指紧贴刮痧板边角，从三个角度固定刮痧板。刮痧时利用指力和腕力调整刮痧板角度，使刮痧板与皮肤之间的夹角约为45°，以肘关节为轴心，前臂做有规律的移动。

6. 刮痧顺序一般为先头面后手足，先腰背后胸腹，先上肢后下肢，先内侧后外侧，逐步按顺序刮痧。

7. 刮痧时用力要均匀，由轻到重，以患者能耐受为度；单一方向，不要来回刮。一般刮至皮肤出现红紫为度，或出现粟粒状、丘疹样斑点，或条索状斑块等，并伴有局部热感或轻微疼痛。对一些不易出痧或出痧较小的患者，不可强求出痧。

8. 观察病情及局部皮肤颜色变化，询问患者有无不适，调节手法力度。

9. 每个部位一般刮 20~30 次，局部刮痧一般 5~10 分钟。

10. 刮痧完毕，清洁局部皮肤，协助患者穿衣，安置舒适体位，整理床单位。

六、注意事项

1. 操作前应了解病情，特别注意某些疾病患者不宜进行刮痧术，如严重心血管疾病、肝肾功能不全、出血性疾病、感染性疾病、极度虚弱、皮肤疖肿包块、皮肤过敏者等。

2. 空腹及饱食后不宜进行刮痧术。

3. 急性扭挫伤、皮肤出现肿胀破溃者不宜进行刮痧术。

4. 刮痧不配合者，如醉酒、精神分裂症、抽搐者不宜进行刮痧术。

5. 孕妇的腹部、腰骶部不宜进行刮痧术。

6. 刮痧过程中若出现头晕、目眩、心慌、出冷汗、面色苍白、恶心欲吐，甚至神昏仆倒等晕刮现象，应立即停止刮痧，取平卧位，并立刻通知医生，配合处理。

附 1

常用刮痧手法

1. 轻刮法

刮痧板接触皮肤下压刮拭的力量小，被刮者无疼痛及其他不适感。轻刮后皮肤仅出现微红，无瘀斑。此法宜用于老年体弱者、疼痛敏感部位及虚证的患者。

2. 重刮法

刮痧板接触皮肤下压刮拭的力量较大，以患者能耐受为度。此法宜用于腰背部脊柱两侧、下肢软组织较丰厚处、青壮年体质较强者及实证、热证、痛证患者。

3. 快刮法

刮拭的频率在每分钟30次以上。此法宜用于体质强壮者，主要用于刮拭背部、四肢，以及辨证属急性病证、外感病证的患者。

4. 慢刮法

刮拭的频率在每分钟30次以下。此法主要用于刮拭头面部、胸部、下肢内侧等部位，以及辨证属内科病证、体虚的慢性病患者。

5. 直线刮法

又称直板刮法，是指用刮痧板在人体体表进行有一定长度的直线刮拭。此法宜用于身体比较平坦的部位，如背部、胸腹部、四肢部。

6. 弧线刮法

刮拭方向呈弧线形，刮拭后体表出现弧线形痧痕，操作时刮痧方向多循肌肉走行或根据骨骼结构的特点而定。此法宜用于胸背部肋间隙、肩关节和膝关节周围等部位。

7. 摩擦法

将刮痧板与皮肤直接紧贴，或隔衣、布进行有规律的旋转移动，或直线式往返移动，使皮肤产生热感。此法宜用于麻木、发亮或绵绵隐痛的部位，如肩胛内侧、腰部和腹部；也可用于刮痧前，使患者放松。

8. 梳刮法

使用刮痧板或刮痧梳从前额发际处，即双侧太阳穴处向后发际处做有规律的单向刮拭，如梳头状。此法宜用于头痛、头晕、疲劳、失眠和精神紧张等病证。

9. 点压法（点穴法）

用刮痧板的边角直接点压腧穴，力量逐渐加重，以患者能耐受为度，保持数秒后快速抬起，重复操作5~10次。此法宜用于肌肉丰厚处的腧穴，或刮痧力量不能深达，或不宜直接刮拭的骨关节凹陷处，如环跳穴、委中穴、犊鼻穴、水沟穴和背部棘突之间等。

10. 按揉法

刮痧板在腧穴处做点压按揉，点压后做往返或顺逆旋转运动。操作时刮痧板应紧贴皮肤，不滑动，每分钟按揉50~100次。此法宜用于太阳、曲池、足三里、内关、太冲、涌泉、三阴交等穴。

11. 角刮法

使用角形刮痧板或让刮痧板的棱角接触皮肤，与体表成45°角，自上而下或由内向外刮拭。此法宜用于四肢关节、脊柱两侧、骨骼之间和肩关节周围，如风池、内关、合谷、中府等穴。

12. 边刮法

用刮痧板的长条棱边进行刮拭。此法宜用于面积较大的部位，如腹部、背部和下肢部等。

附2

刮痧技术操作流程图

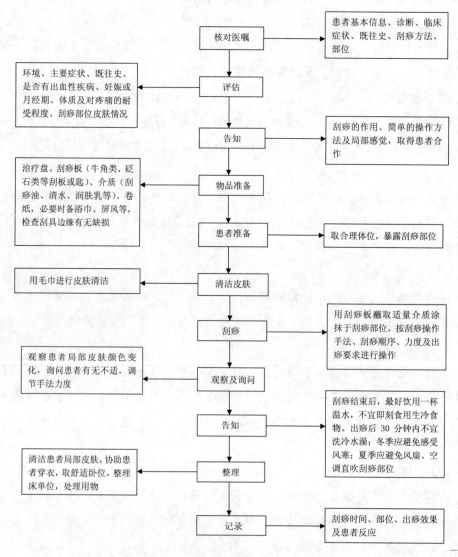

附3

刮痧技术操作考核评分标准

项目	分值	技术操作要求	A	B	C	D	评分说明
仪表	2	仪表端庄、戴表	2	1	0	0	一项未完成扣1分
核对	2	核对医嘱	2	1	0	0	未核对扣2分；内容不全面扣1分
评估	6	临床症状、既往史、是否有出血性疾病、是否妊娠或月经期	4	3	2	1	一项未完成扣1分
		刮痧部位皮肤情况、对疼痛的耐受程度	2	1	0	0	一项未完成扣1分
告知	4	解释作用、简单的操作方法、局部感受，取得患者配合	4	3	2	1	一项未完成扣1分
用物准备	6	洗手，戴口罩	2	1	0	0	未洗手扣1分；未戴口罩扣1分
		备齐并检查用物	4	3	2	1	少备一项扣1分；未检查一项扣1分，最高扣4分
环境与患者准备	8	病室整洁，保护隐私，注意保暖，避免对流风	4	3	2	1	一项未完成扣1分
		协助患者取舒适体位，暴露刮痧部位	4	3	2	1	未进行体位摆放扣2分；体位不舒适扣1分；未充分暴露刮痧部位皮肤扣2分
操作过程	50	核对医嘱	2	1	0	0	未核对扣2分；内容不全面扣1分
		刮痧板蘸取适量介质涂抹于刮痧部位	6	4	2	0	未蘸取刮痧介质扣4分；介质量过多或过少扣2分；部位不准确扣2分
		拇指、食指和中指夹住刮板，无名指、小指紧贴刮板边角，从三个角度固定，刮板与皮肤之间夹角约为45°	4	2	0	0	握板不正确扣2分；刮板与皮肤之间夹角过大或过小扣2分
		刮痧顺序：先头面后手足，先腰背后胸腹，先上肢后下肢，先内侧后外侧	4	3	2	1	刮痧顺序一项不正确扣1分
		用力均匀，由轻到重，以患者能耐受为度，单一方向，不要来回刮	10	8	6	4	用力不均匀扣2分；未由轻到重扣2分；来回刮扣2分；皮肤受损扣10分

项目	分值	技术操作要求	评分等级 A	B	C	D	评分说明
操作过程	50	观察皮肤出痧情况，询问患者感受，调节手法力度	8	6	4	2	未观察皮肤扣2分；未询问患者感受扣2分；未调整手法力度扣4分
		每部位刮20～30次，局部刮痧5～10分钟，至局部出现红紫色痧点或瘀斑，不可强求出痧	4	2	0	0	刮痧方法一项不正确扣2分
		告知相关注意事项	4	2	0	0	未告知扣4分；告知不全扣2分
		清洁皮肤	2	1	0	0	未清洁皮肤扣2分；清洁不彻底扣1分
		协助患者取舒适体位，整理床单位	4	2	0	0	未安置体位扣2分；未整理床单位扣2分
		洗手，再次核对	2	1	0	0	未洗手扣1分；未核对扣1分
操作后处置	6	用物按《医疗机构消毒技术规范》处理	2	1	0	0	处置方法不正确扣1分/项，最高扣2分
		洗手	2	0	0	0	未洗手扣2分
		记录	2	1	0	0	未记录扣2分；记录不完全扣1分
评价	6	流程合理，技术熟练，局部皮肤无损伤，询问患者感受	6	4	2	0	一项不合格扣2分，最高扣6分
理论提问	10	刮痧的禁忌证	5	3	0	0	回答不全面扣2分/题；未答出扣5分/题
		刮痧的注意事项	5	3	0	0	
得　分							

第二节　拔罐技术

拔罐技术是以罐为工具，利用燃烧、抽吸、蒸汽等方法形成罐内负压，使罐吸附于腧穴或相应体表部位，使局部皮肤充血或瘀血，达到温通经络、祛风散寒、消肿止痛、吸毒排脓等防治疾病的中医外治技术，包括留罐法、闪罐法及走罐法。

一、适用范围

适用于头痛、腰背痛、颈肩痛、失眠及风寒型感冒所致的咳嗽等症状，以及疮疡、毒蛇咬伤的急救排毒。

二、评估

1. 病室环境及温度。

2. 主要症状、既往史、凝血功能、是否妊娠或月经期。

3. 患者体质及对疼痛的耐受程度。

4. 拔罐部位的皮肤情况。

5. 对拔罐操作的接受程度。

三、告知

1. 拔罐的作用、操作方法。留罐时间一般为 10 ~ 15 分钟，应考虑个体差异，儿童酌情递减。

2. 由于罐内空气负压吸引的作用，局部皮肤会出现与罐口相当大小的紫红色瘀斑，此为正常表现，数日方可消除。治疗中如果出现不适，应及时通知护士。

3. 拔罐过程中如出现小水疱，不必处理，可自行吸收；如水疱较大，护士会做相应处理。

4. 拔罐后可饮一杯温开水。夏季拔罐部位忌风扇或空调直吹。

四、用物准备

治疗盘、罐数个（包括玻璃罐、陶罐、竹罐、抽气罐等）、润滑剂、止血钳、95% 乙醇棉球、打火机、广口瓶、清洁纱布或自备毛巾，必要时备屏风、毛毯。

五、基本操作方法（以玻璃罐为例）

1. 核对医嘱，根据拔罐部位选择火罐的大小及数量。检查罐口周围是否光滑，有无缺损裂痕。排空二便，做好解释。

2. 备齐用物，携至床旁。

3. 协助患者取合理、舒适体位。

4. 充分暴露拔罐部位，注意保护隐私及保暖。

5. 以玻璃罐为例，使用闪火法、投火法或贴棉法将罐体吸附在选定部位上。

6. 观察罐体吸附情况和皮肤颜色，询问有无不适感。

7. 起罐时，左手轻按罐具，向左倾斜，右手食指或拇指按住罐口右侧皮肤，使罐口与皮肤之间形成空隙，空气进入罐内，顺势将罐取下。不可强行上提或旋转提拔。

8. 操作完毕，协助患者整理衣着，安置舒适体位，整理床单位。

9. 常用拔罐方法

（1）闪罐：以闪火法或抽气法使罐吸附于皮肤后，立即拔起，反复吸拔数次，直至皮肤潮红、发热的拔罐方法。本法以皮肤潮红、充血或瘀血为度。适用于感冒、皮肤麻木、面部病证、中风后遗症或虚弱病证。

（2）走罐：又称推罐，先在罐口或吸拔部位上涂一层润滑剂，将罐吸拔于皮肤上，再以手握住罐底，稍倾斜罐体，前后推拉，或做环形旋转运动，如此反复数次，至皮肤潮红、深红或起瘀点为止。适用于急性热病或深部组织气血瘀滞引起的疼痛、外感风寒、神经痛、风湿痹痛及较大范围的疼痛等。

（3）留罐：又称坐罐，即火罐吸拔在应拔部位后留置 10～15 分钟。适用于临床大部分病证。

10. 其他拔罐方法

（1）煮罐法：一般使用竹罐，将竹罐倒置在沸水或药液中，煮沸 1～2 分钟，用镊子夹住罐底，提出后用毛巾吸去表面水分，趁热按在皮肤上半分钟左右，令其吸牢。

（2）抽气罐法：将抽气罐置于选定部位上，抽出空气，使其产生负压而吸附于体表。

六、注意事项

1. 凝血功能障碍、严重消瘦、水肿患者及孕妇的腹部和腰骶部等不宜拔罐。

2. 拔罐时要选择适当体位和肌肉丰满的部位，骨骼凹凸不平及毛发较多的部位均不适宜。

3. 面部、儿童、年老体弱者拔罐时的吸附力不宜过大。

4. 拔罐时要根据不同部位选择大小适宜的罐，并检查罐口周围是否光滑、罐体有无裂痕。

5. 拔罐和留罐中要注意观察患者的反应，如有不适感，应立即起罐；严重者可让患者平卧，保暖并饮热水或糖水，还可揉内关、合谷、太阳、足三里等穴。

6. 起罐后，皮肤会出现与罐口相当大小的紫红色瘀斑，为正常表现，数日方可消除；如出现小水疱，不必处理，可自行吸收；如水疱较大，消毒局部皮肤后，用注射器吸出液体，覆盖消毒敷料。

7. 嘱患者保持体位相对固定；保证罐口光滑无破损；操作中防止点燃后乙醇下

滴烫伤皮肤；点燃乙醇棉球后，切勿较长时间停留于罐口及罐内，以免将火罐烧热烫伤皮肤。拔罐过程中注意防火。

8. 闪罐

操作手法纯熟，动作轻、快、准；至少选择 3 个口径相同的火罐轮换使用，以免罐口烧热烫伤皮肤。

9. 走罐

选用口径较大、罐壁较厚且光滑的玻璃罐；施术部位应面积宽大、肌肉丰厚，如胸背部、腰部、腹部、大腿部等。

10. 留罐

儿童拔罐力量不宜过大，时间不宜过长；若在肌肉薄弱处或吸附力较强时，则留罐时间不宜过长。

附1

拔罐技术操作流程图

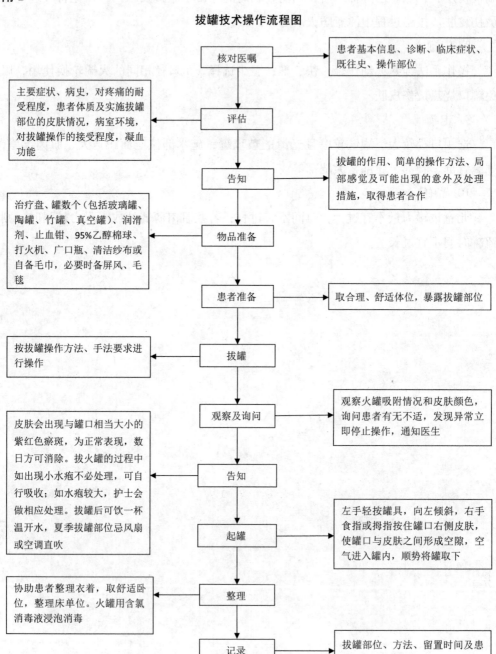

附 2

拔罐技术操作考核评分标准

项目	分值	技术操作要求	A	B	C	D	评分说明
仪表	2	仪表端庄、戴表	2	1	0	0	一项未完成扣1分
核对	2	核对医嘱	2	1	0	0	未核对扣2分；内容不全面扣1分
评估	6	临床症状、既往史、凝血功能、是否妊娠或月经期	4	3	2	1	一项未完成扣1分
		拔罐部位皮肤情况、对疼痛的耐受程度	2	1	0	0	一项未完成扣1分
告知	4	解释作用、简单的操作方法、局部感受，取得患者配合	4	3	2	1	一项未完成扣1分
用物准备	7	洗手，戴口罩	2	1	0	0	未洗手扣1分；未戴口罩扣1分
		备齐并检查用物	5	4	3	2	少备一项扣1分；未检查一项扣1分，最高扣5分
环境与患者准备	7	病室整洁，保护隐私，注意保暖，避免对流风	3	2	1	0	一项未完成扣1分，最高扣3分
		协助患者取舒适体位，充分暴露拔罐部位	4	3	2	1	未进行体位摆放扣2分；体位不舒适扣1分；未充分暴露拔罐部位扣1分
操作过程　拔罐	38	核对医嘱	2	1	0	0	未核对扣2分；内容不全面扣1分
		用止血钳夹住干湿度适宜的酒精棉球，点燃，勿烧罐口，稳、准、快速将罐吸附于相应的部位上	10	8	6	4	酒精棉球过湿扣2分；部位不准确扣2分；吸附不牢扣2分；动作生硬扣2分；烧罐口扣2分
		灭火动作规范	6	4	2	0	灭火不完全扣4分；未放入相应灭火容器扣2分
		询问患者感受：舒适度、疼痛情况	2	1	0	0	未询问患者感受扣2分；内容不全面扣1分
		观察皮肤：红紫程度，有无水疱、破溃	6	2	0	0	未观察皮肤扣2分/项
		告知相关注意事项	4	2	0	0	未告知扣4分；告知不全扣2分
		协助患者取舒适体位，整理床单位	4	2	0	0	未安置体位扣2分；未整理床单位扣2分
		洗手，再次核对，记录时间	4	3	2	1	未洗手扣1分；未核对扣1分；未记录时间扣2分

续表

项目		分值	技术操作要求	评分等级				评分说明
				A	B	C	D	
操作过程	起罐	12	一手扶罐具，一手手指按住罐口皮肤	4	2	0	0	手法不正确扣4分；手法不熟练扣2分
			观察并清洁皮肤，有水疱或破溃及时处理	4	3	2	1	未观察扣1分；未清洁皮肤1分；有水疱或破溃未处理扣2分
			协助患者取舒适体位，整理床单位	4	2	0	0	未安置体位扣2分；未整理床单位扣2分
操作后处置		6	用物按《医疗机构消毒技术规范》处理	2	1	0	0	处置方法不正确扣1分/项，最高扣2分
			洗手	2	0	0	0	未洗手扣2分
			记录	2	1	0	0	未记录扣2分；记录不完全扣1分
评价		6	流程合理，技术熟练，局部皮肤无损伤，询问患者感受	6	4	2	0	一项不合格扣2分，最高扣6分；出现烫伤扣6分
理论提问		10	拔罐的禁忌证	5	3	0	0	回答不全面扣2分/题；未答出扣5分/题
			拔罐的注意事项	5	3	0	0	
得　分								

第三节　麦粒灸技术

麦粒灸是将艾绒搓成麦粒样大小，直接置于穴位上施灸，通过其温经散寒、扶助阳气、消瘀散结的作用，达到防治疾病、改善症状的一种操作方法，属于艾灸的技术范畴。

一、适用范围

适用于治疗各种慢性虚寒性疾病引起的症状，如肺痨所致的咳嗽、咳血，慢性腹泻所致的排便次数增多、便质稀薄，脾胃虚弱所致的纳差、呕吐，尪痹所致的晨僵、小关节疼痛等症状。

二、评估

1. 病室环境及温度。

2. 主要症状、既往史及是否妊娠。

3. 有无出血病史或出血倾向，有无哮喘病史或艾绒过敏史。

4. 患者对热及气味的耐受程度。

5. 施灸部位皮肤情况。

三、告知

1. 施灸过程中出现头昏、眼花、恶心、颜面苍白、心慌出汗等不适症状，应及时告知护士。

2. 施灸过程中不宜随便改变体位，以免烫伤。

3. 治疗过程中局部皮肤可能出现水疱。

4. 灸后注意保暖，饮食宜清淡。

四、用物准备

艾粒、油膏或凡士林、弯盘、消毒棉球、无菌敷料、镊子、胶布、线香、打火机或火柴、小口瓶，必要时备浴巾、一次性垫布、屏风。

五、基本操作方法

1. 核对医嘱，评估患者，做好解释工作。

2. 备齐用物，携至床旁。

3. 关闭门窗，用隔帘或屏风遮挡。

4. 遵照医嘱确定施灸部位，充分暴露施灸部位。

5. 选择油膏或凡士林涂于施灸部位。

6. 非化脓灸的施灸方法：将艾粒置于施灸部位，用线香点燃艾粒顶端，使其燃烧。当艾粒燃到剩余 2/5～1/5 时，即用镊子将艾粒夹去，再进行下一壮操作。灸后将穴位处残留的灰烬和油膏轻轻擦拭干净。

7. 观察患者局部皮肤情况，询问有无不适感。

8. 操作完毕，协助患者着衣，安排舒适体位，整理床单位。

9. 开窗通风，注意保暖，避免对流风。

六、注意事项

1. 心前区、大血管处、乳头、腋窝、肚脐、会阴、孕妇腹部和腰骶部不宜施灸。

2. 注意皮肤情况，对糖尿病、肢体感觉障碍的患者，需谨慎控制施灸强度，防止烧伤。

3. 施灸后如局部出现小水疱，无需处理，可自行吸收；若水疱较大，可用无菌注射器抽出疱内液体，用无菌纱布覆盖。

附1

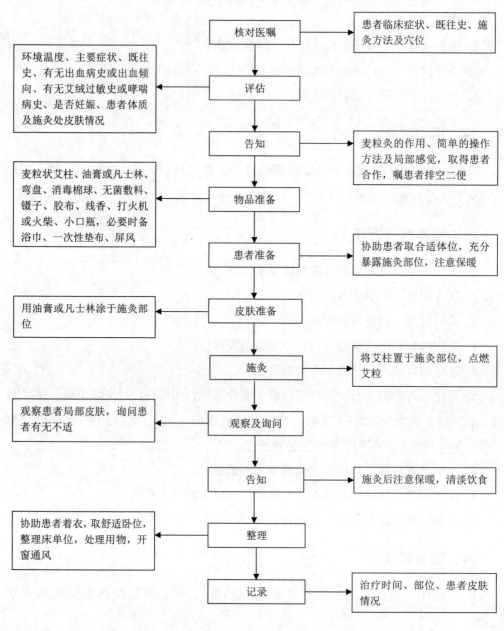

麦粒灸技术操作流程图

附 2

麦粒灸技术操作考核评分标准

项目	分值	技术操作要求	评分等级				评分说明
			A	B	C	D	
仪表	2	仪表端庄、戴表	2	1	0	0	一项未完成扣1分
核对	2	核对医嘱	2	1	0	0	未核对扣2分；内容不全面扣1分
评估	7	临床症状、既往史、是否妊娠、有无出血性疾病	4	3	2	1	一项未完成扣1分
		施灸部位皮肤情况，对热及气味的耐受程度	3	2	1	0	一项未完成扣1分
告知	3	解释作用、操作方法、局部感受，取得患者配合	3	2	1	0	一项未完成扣1分
用物准备	10	洗手，戴口罩	2	1	0	0	未洗手扣1分；未戴口罩扣1分
		备齐并检查用物	8	6	4	2	少备一项扣2分；未检查一项扣2分，最高扣8分
环境与患者准备	7	病室整洁，光线明亮，避免对流风	2	1	0	0	未进行环境准备扣2分；准备不全扣1分
		协助患者取舒适体位	2	1	0	0	未进行体位摆放扣2分；体位不舒适扣1分
		暴露施灸部位，注意保暖，保护隐私	3	2	1	0	未充分暴露施灸部位扣1分；未保暖扣1分；未保护隐私扣1分
操作过程	47	核对医嘱	2	1	0	0	未核对扣2分；内容不全面扣1分
		确定施灸部位	4	2	0	0	未确定施灸部位扣4分；取穴不准确扣2分
		用油膏或凡士林涂于施灸部位皮肤	6	4	2	0	未涂抹油膏（或凡士林）扣6分；油膏使用种类错误扣2分；涂抹部位不正确扣2分
		用镊子夹住艾粒，置于选好的穴位上，用线香点燃艾粒，艾粒燃到剩余 2/5～1/5 时，及时更换艾粒；根据病情及医嘱选择施灸壮数	10	8	4	2	穴位不准确扣2分；艾粒放置不牢固扣2分；未使用线香点燃艾粒扣2分；未及时更换艾粒扣2分；施灸壮数不合理扣2分
		询问患者感受	3	0	0	0	未询问患者感受扣3分

续表

项目	分值	技术操作要求	A	B	C	D	评分说明
操作过程	47	观察施灸部位皮肤	5	0	0	0	未观察皮肤扣5分
		灸毕彻底熄灭艾粒	3	0	0	0	未彻底熄灭艾粒扣3分
		清洁局部皮肤，再次观察皮肤	3	2	1	0	未清洁皮肤扣1分；未观察皮肤扣2分
		告知相关注意事项	4	2	0	0	未告知扣4分；告知不全扣2分
		协助患者着衣，取舒适体位，整理床单位	3	2	1	0	未协助着衣扣1分；体位不舒适扣1分；未整理床单位扣1分
		酌情开窗通风，避免对流风	2	0	0	0	未按要求开窗通风扣2分
		洗手，再次核对	2	1	0	0	未洗手扣1分；未核对扣1分
操作后处置	6	用物按《医疗机构消毒技术规范》处理	2	1	0	0	处置方法不正确扣1分/项，最高扣2分
		洗手	2	0	0	0	未洗手扣2分
		记录	2	1	0	0	未记录扣2分；记录不完全扣1分
评价	6	流程合理、技术熟练、局部皮肤无损伤、询问患者感受	6	4	2	0	一项不合格扣2分，最高扣6分；出现烫伤扣6分
理论提问	10	麦粒灸的禁忌证	5	3	0	0	回答不全面扣2分/题；未答出扣5分/题
		麦粒灸的注意事项	5	3	0	0	
得　分							

第四节　隔物灸技术

隔物灸也称间接灸、间隔灸，是利用药物等材料将艾柱和穴位皮肤间隔开，借间隔物的药力和艾柱的特性发挥协同作用，达到治疗虚寒性疾病的一种操作方法，属于艾灸技术范畴。

一、适用范围

1. 隔姜灸

适用于缓解因寒凉所致的呕吐、腹泻、腹痛及肢体麻木酸痛、痿软无力等症状。

2. 隔蒜灸

适用于缓解急性化脓性疾病，如痈、疖等所致的肌肤浅表部位红、肿、热、痛等症状。

3. 隔盐灸

适用于缓解急性虚寒性腹痛、腰酸、吐泻、小便不利等症状。

4. 隔附子饼灸

适用于缓解各种虚寒性疾病所致的腰膝冷痛、指端麻木、下腹疼痛及疮疡久溃不敛等症状。

二、评估

1. 病室环境及温度。

2. 主要症状、既往史及是否妊娠。

3. 有无出血病史或出血倾向，有无哮喘病史或艾绒过敏史。

4. 患者对热及气味的耐受程度。

5. 施灸部位皮肤情况。

三、告知

1. 施灸过程中出现头昏、眼花、恶心、颜面苍白、心慌出汗等不适症状，应及时告知护士。

2. 施灸后如出现轻微咽喉干燥、大便秘结、失眠等症状，无需特殊处理。

3. 个别患者艾灸后局部皮肤可能出现小水疱，无需处理，可自行吸收；如水疱较大，应遵医嘱处理。

4. 灸后注意保暖，饮食宜清淡。

四、用物准备

艾炷、治疗盘、间隔物、打火机、镊子、弯盘（广口瓶）、纱布，必要时准备浴巾、屏风。

五、基本操作方法

1. 核对医嘱，评估患者；嘱患者排空二便，做好解释。

2. 备齐用物，携至床旁。

3. 协助患者取合理、舒适体位。

4. 遵照医嘱确定施灸部位，充分暴露施灸部位，注意保护隐私及保暖。

5. 在施灸部位放置间隔物，点燃艾炷，进行施灸。

6. 常用施灸方法

（1）隔姜灸：选取直径2~3cm、厚0.2~0.3cm的姜片，在其上用针点刺小孔若干，放在施灸部位上。将艾柱放置在姜片上，从顶端点燃艾柱，待燃尽时再接续一个艾柱，一般灸5~10壮。

（2）隔蒜灸：用厚度0.2~0.3cm的蒜片，在其上用针点刺小孔若干，放于施灸部位。将艾柱放置在蒜片上，从顶端点燃艾柱，待燃尽时再接续一个艾柱，一般灸5~7壮。

（3）隔盐灸：用于神阙穴灸。用干燥的食盐填平肚脐，上放艾柱，从顶端点燃艾柱，待燃尽时再接续一个艾柱，一般灸3~9壮。

（4）隔附子饼灸：选取底面直径约2cm、厚度0.2~0.5cm的附子饼，用针点刺小孔若干，将艾柱放置在药饼上，从顶端点燃艾柱，待燃尽时再接续一个艾柱，一般灸5~7壮。

7. 施灸过程中询问患者有无不适。

8. 观察皮肤情况，如有艾灰，用纱布清洁局部皮肤；协助患者着衣，取舒适卧位。

9. 开窗通风，注意保暖，避免对流风。

六、注意事项

1. 大血管处、孕妇腹部和腰骶部、有出血倾向者不宜施灸。

2. 一般情况下，施灸顺序为自上而下，先头身，后四肢。

3. 防止艾灰脱落烧伤皮肤或衣物。

4. 注意皮肤情况，对糖尿病、肢体感觉障碍的患者，需谨慎控制施灸强度，防止烧伤。

5. 施灸后局部出现小水疱，无需处理，可自行吸收；如水疱较大，可用无菌注射器抽出疱液，并以无菌纱布覆盖。

附1

隔物灸技术操作流程图

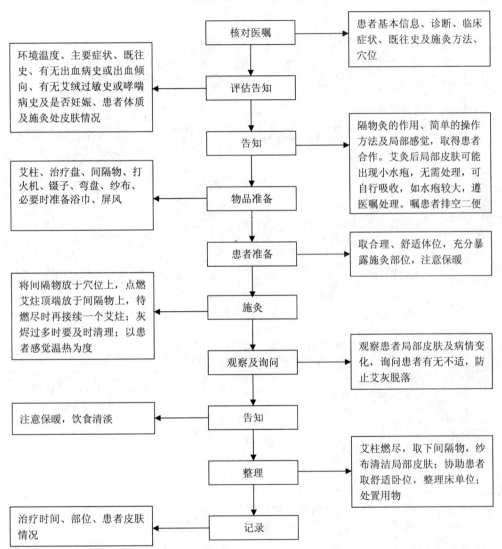

核对医嘱 → 患者基本信息、诊断、临床症状、既往史及施灸方法、穴位

环境温度、主要症状、既往史、有无出血病史或出血倾向、有无艾绒过敏史或哮喘病史及是否妊娠、患者体质及施灸处皮肤情况 ← 评估告知

告知 → 隔物灸的作用、简单的操作方法及局部感觉，取得患者合作。艾灸后局部皮肤可能出现小水疱，无需处理，可自行吸收，如水疱较大，遵医嘱处理。嘱患者排空二便

艾柱、治疗盘、间隔物、打火机、镊子、弯盘、纱布、必要时准备浴巾、屏风 ← 物品准备

患者准备 → 取合理、舒适体位，充分暴露施灸部位，注意保暖

将间隔物放于穴位上，点燃艾炷顶端放于间隔物上，待燃尽时再接续一个艾炷；灰烬过多时要及时清理；以患者感觉温热为度 ← 施灸

观察及询问 → 观察患者局部皮肤及病情变化，询问患者有无不适，防止艾灰脱落

注意保暖，饮食清淡 ← 告知

整理 → 艾柱燃尽，取下间隔物，纱布清洁局部皮肤；协助患者取舒适卧位，整理床单位；处置用物

治疗时间、部位、患者皮肤情况 ← 记录

附2

隔物灸技术操作考核评分标准

项目	分值	技术操作要求	A	B	C	D	评分说明
仪表	2	仪表端庄、戴表	2	1	0	0	一项未完成扣1分
核对	2	核对医嘱	2	1	0	0	未核对扣2分；内容不全面扣1分
评估	7	临床症状、既往史、是否妊娠、有无出血性疾病	4	3	2	1	一项未完成扣1分
		施灸部位皮肤情况，对热及气味的耐受程度	3	2	1	0	一项未完成扣1分
告知	3	解释作用、操作方法、局部感受，取得患者配合	3	2	1	0	一项未完成扣1分
用物准备	5	洗手，戴口罩	2	1	0	0	未洗手扣1分；未戴口罩扣1分
		备齐并检查用物。间隔物制作要求： ①隔姜：用直径2～3cm、厚0.2～0.3cm的姜片，在其上用针点刺小孔若干 ②隔蒜：用厚0.2～0.3cm的蒜片，在其上用针点刺小孔若干 ③隔盐：用干燥食盐 ④隔附子饼：用直径2cm、厚0.2～0.5cm，在其上用针点刺小孔若干	3	2	1	0	少备一项扣1分；未检查一项扣1分，最高扣3分
环境与患者准备	7	病室整洁、光线明亮，防止对流风	2	1	0	0	未进行环境准备扣2分；准备不全扣1分
		协助患者取舒适体位	2	1	0	0	未进行体位摆放扣2分；体位不舒适扣1分
		暴露施灸部位皮肤，注意保暖，保护隐私	3	2	1	0	未充分暴露部位扣1分；未保暖扣1分；未保护隐私扣1分
操作过程	52	核对医嘱	2	1	0	0	未核对扣2分；内容不全面扣1分
		确定施灸部位，将间隔物放于穴位上	8	6	4	2	穴位不准确扣2分/穴位，最高扣8分
		将艾炷放于间隔物上点燃，待燃尽时用镊子夹取续接一个艾炷	12	8	4	0	方法不正确扣4分；未用镊子夹取扣4分；未续接扣4分

续表

项目	分值	技术操作要求	A	B	C	D	评分说明
操作过程	52	询问患者感受	4	0	0	0	未询问患者感受扣4分
		观察施灸部位皮肤	5	0	0	0	未观察皮肤扣5分
		施灸结束，清洁局部皮肤	3	0	0	0	未清洁皮肤扣3分
		协助患者取舒适体位，整理床单位	4	2	0	0	未安置体位扣2分；未整理床单位扣2分
		施灸后再次观察患者局部皮肤变化，询问施灸后的感受	6	3	0	0	施灸后未观察皮肤扣3分；未询问患者感受扣3分
		告知相关注意事项，酌情开窗通风	6	4	2	0	未告知扣4分；告知内容不全扣2分；未酌情开窗扣2分
		洗手，再次核对	2	1	0	0	未洗手扣1分；未核对扣1分
操作后处置	6	用物按《医疗机构消毒技术规范》处理	2	1	0	0	处置方法不正确扣1分/项，最高扣2分
		洗手	2	0	0	0	未洗手扣2分
		记录	2	1	0	0	未记录扣2分；记录不完全扣1分
评价	6	流程合理、技术熟练、局部皮肤无损伤、询问患者感受	6	4	2	0	一项不合格扣2分，最高扣6分；出现烫伤扣6分
理论提问	10	隔物灸的禁忌证	5	3	0	0	回答不全面扣2分/题；未答出扣5分/题
		隔物灸的注意事项	5	3	0	0	
得 分							

第五节 悬灸技术

悬灸是采用点燃的艾条悬于选定的穴位或病痛部位上，通过艾条的温热之性和药力作用刺激穴位或病痛部位，达到温经散寒、扶阳固脱、消瘀散结、防治疾病的一种操作方法，属于艾灸技术范畴。

一、适用范围

适用于各种慢性虚寒性疾病及寒湿所致的疼痛，如胃脘痛、腰背酸痛、四肢凉痛、月经寒痛等，以及中气不足所致的急性腹痛、吐泻、四肢不温等症状。

二、评估

1. 病室环境及温度。

2. 主要症状、既往史及是否妊娠。

3. 有无出血病史或出血倾向，有无哮喘病史或艾绒过敏史。

4. 患者对热及气味的耐受程度。

5. 施灸部位皮肤情况。

三、告知

1. 施灸过程中出现头昏、眼花、恶心、颜面苍白、心慌出汗等不适症状，应及时告知护士。

2. 个别患者在治疗过程中艾灸部位可能会出现小水疱，无需处理，可自行吸收；如水疱较大，应遵医嘱处理。

3. 灸后注意保暖，饮食宜清淡。

四、物品准备

艾条、治疗盘、打火机、弯盘、广口瓶、纱布，必要时备浴巾、屏风、计时器。

五、基本操作方法

1. 核对医嘱，评估患者，做好解释。

2. 备齐用物，携用物至床旁。

3. 协助患者取合理、舒适体位。

4. 遵照医嘱确定施灸部位，充分暴露施灸部位，注意保护隐私及保暖。

5. 点燃艾条，进行施灸。

6. 常用施灸方法

（1）温和灸：将点燃的艾条对准施灸部位，距离皮肤 2~3cm，使患者局部有温热感为宜，每处灸 10~15 分钟，至皮肤出现红晕为度。

（2）雀啄灸：将点燃的艾条对准施灸部位 2~3cm，一上一下进行施灸，如此反复，一般每穴灸 10~15 分钟，至皮肤出现红晕为度。

（3）回旋灸：将点燃的艾条悬于施灸部位上方约 2cm 处，反复旋转，移动范围约 3cm，每处灸 10~15 分钟，至皮肤出现红晕为度。

7. 及时将艾灰弹入弯盘，防止灼伤皮肤。

8. 施灸结束，立即将艾条插入广口瓶，熄灭艾火。

9. 施灸过程中询问患者有无不适；观察患者皮肤情况，如有艾灰，用纱布清洁；协助患者穿衣，取舒适卧位。

10. 酌情开窗通风，注意保暖，避免吹对流风。

六、注意事项

1. 大血管处，孕妇腹部和腰骶部，皮肤感染、溃疡、瘢痕处，有出血倾向者不宜施灸。空腹或餐后一小时左右不宜施灸。

2. 一般情况下，施灸顺序为自上而下，先头身，后四肢。

3. 施灸时防止艾灰脱落烧伤皮肤或衣物。

4. 注意观察皮肤情况，对糖尿病、肢体麻木及感觉迟钝的患者，尤应注意防止烧伤。

5. 如局部出现小水疱，无需处理，可自行吸收；若水疱较大，可用无菌注射器抽吸疱液，并用无菌纱布覆盖。

附1

悬灸技术操作流程图

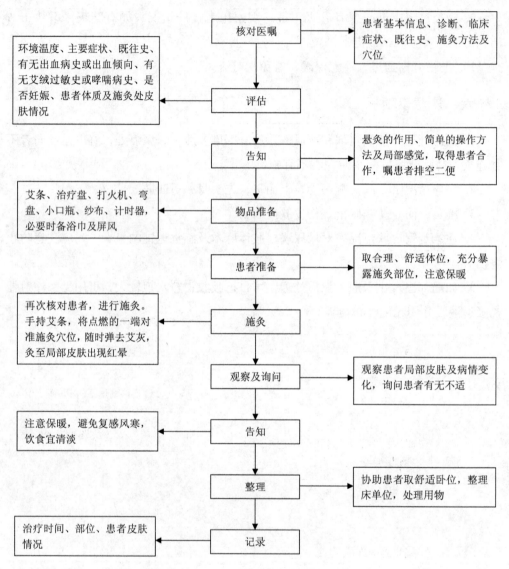

核对医嘱 → 患者基本信息、诊断、临床症状、既往史、施灸方法及穴位

环境温度、主要症状、既往史、有无出血病史或出血倾向、有无艾绒过敏史或哮喘病史、是否妊娠、患者体质及施灸处皮肤情况 ← 评估

告知 → 悬灸的作用、简单的操作方法及局部感觉，取得患者合作，嘱患者排空二便

艾条、治疗盘、打火机、弯盘、小口瓶、纱布、计时器，必要时备浴巾及屏风 ← 物品准备

患者准备 → 取合理、舒适体位，充分暴露施灸部位，注意保暖

再次核对患者，进行施灸。手持艾条，将点燃的一端对准施灸穴位，随时弹去艾灰，灸至局部皮肤出现红晕 ← 施灸

观察及询问 → 观察患者局部皮肤及病情变化，询问患者有无不适

注意保暖，避免复感风寒，饮食宜清淡 ← 告知

整理 → 协助患者取舒适卧位，整理床单位，处理用物

治疗时间、部位、患者皮肤情况 ← 记录

附 **2**

悬灸技术操作考核评分标准

项目	分值	技术操作要求	A	B	C	D	评分说明
仪表	2	仪表端庄、戴表	2	1	0	0	一项未完成扣1分
核对	2	核对医嘱	2	1	0	0	未核对扣2分；内容不全面扣1分
评估	7	临床症状、既往史、是否妊娠、有无出血性疾病	4	3	2	1	一项未完成扣1分
		施灸部位皮肤情况，对热及气味的耐受程度	3	2	1	0	一项未完成扣1分
告知	3	解释作用、操作方法、局部感受，取得患者配合	3	2	1	0	一项未完成扣1分
用物准备	5	洗手，戴口罩	2	1	0	0	未洗手扣1分；未戴口罩扣1分
		备齐并检查用物	3	2	1	0	少备一项扣1分；未检查一项扣1分，最高扣3分
环境与患者准备	7	病室整洁、光线明亮，避免对流风	2	1	0	0	未进行环境准备扣2分；准备不全扣1分
		协助患者取舒适体位	2	1	0	0	未进行体位摆放扣2分；体位不舒适扣1分
		暴露施灸部位皮肤，注意保暖，保护隐私	3	2	1	0	未充分暴露施灸部位扣1分；未保暖扣1分；未保护隐私扣1分
操作过程	52	核对医嘱	2	1	0	0	未核对扣2分；内容不全面扣1分
		确定施灸部位	4	2	0	0	未确定施灸部位扣4分；穴位不准确扣2分
		点燃艾条，将点燃的一端对准施灸穴位。艾条与皮肤的距离符合要求	4	2	0	0	艾条与皮肤距离不符合要求扣2分/穴位，最高扣4分
		选择三种手法，方法正确	12	8	4	0	少一种手法扣4分；距离不符合要求扣4分
		随时弹去艾灰，灸至局部皮肤出现红晕	8	4	0	0	未弹艾灰扣4分；施灸时间不合理扣4分

续表

项目	分值	技术操作要求	评分等级 A	B	C	D	评分说明
操作过程	52	观察施灸部位皮肤，询问患者感受，以患者温热感受调整施灸距离	4	3	2	1	未观察皮肤扣2分；未询问患者感受扣1分；未及时调整施灸距离扣1分
		灸后艾条放入小口瓶中彻底熄灭，清洁局部皮肤	4	2	0	0	艾条熄灭方法不正确扣2分；未清洁皮肤扣2分
		协助患者取舒适体位，整理床单位	4	2	0	0	未安置体位扣2分；未整理床单位扣2分
		观察患者局部皮肤，询问患者感受	4	2	0	0	施灸后未观察皮肤扣2分；未询问患者感受扣2分
		告知相关注意事项，酌情开窗通风	4	3	2	1	注意事项内容少一项扣1分，最高扣2分；未酌情开窗扣2分
		洗手，再次核对	2	1	0	0	未洗手扣1分；未核对扣1分
操作后处置	6	用物按《医疗机构消毒技术规范》处理	2	1	0	0	处置方法不正确扣1分/项，最高扣2分
		洗手	2	0	0	0	未洗手扣2分
		记录	2	1	0	0	未记录扣2分；记录不完全扣1分
评价	6	流程合理、技术熟练、局部皮肤无损伤、询问患者感受	6	4	2	0	一项不合格扣2分，最高扣6分；出现烫伤扣6分
理论提问	10	悬灸的禁忌证	5	3	0	0	回答不全面扣2分/题；未答出扣5分/题
		悬灸的注意事项以及三种操作手法	5	3	0	0	
得　分							

第六节　蜡疗技术

蜡疗技术是将加热熔解的蜡制成蜡块、蜡垫、蜡束等形状敷贴于患处；或将患部浸入熔解后的蜡液中，利用加热熔解的蜡作为热导体，使患处局部组织受热，从而达到活血化瘀、温通经络、祛湿除寒的一种操作方法。

一、适用范围

适用于各种急慢性疾病引起的疼痛；创伤后期的治疗，如软组织挫伤范围较大者、关节扭伤、骨折复位后等；非感染性炎症所致的关节功能障碍，如关节强直、挛缩等症状。

二、评估

1. 病室环境及室温。

2. 主要症状、既往史及过敏史。

3. 患者对热的耐受程度。

4. 体质及局部皮肤情况。

三、告知

1. 基本原理、作用及简单操作方法。

2. 衣着宽松。

3. 局部有灼热感或出现红肿、丘疹等情况，应及时告知护士。

4. 操作时间一般为 30～60 分钟。

四、用物准备

治疗盘、备好的蜡、纱布、搪瓷盘或铝盘、塑料布、棉垫、绷带或胶布、测温装置，必要时备屏风、毛毯、小铲刀、排笔、毛巾等。

五、基本操作方法

1. 核对医嘱，评估患者，做好解释，确定蜡疗部位。嘱患者排空二便，调节室温。

2. 备齐用物，携至床旁。协助患者取舒适卧位，充分暴露蜡疗部位皮肤，注意保暖及隐私保护。

3. 清洁局部皮肤，若采取手足浸蜡法，则协助患者清洗手足。

4. 根据患处情况，选择合适的蜡疗方法。

5. 常用蜡疗方法

（1）蜡饼法：将加热后完全熔化的蜡液倒入搪瓷盘或铝盘，厚度 2～3cm，冷却至初步凝结成块时（表面温度 45～50℃），用小铲刀将蜡饼取出，敷贴于治疗部位。初始时，让患者感受温度是否适宜，5～10分钟能耐受后用绷带或胶布固定，外包塑料布与棉垫保温，30～60分钟后取下。

（2）刷蜡法：熔化的蜡液冷却至55～60℃时，用排笔蘸取蜡液快速均匀地涂于治疗局部，使蜡液在皮肤表面冷却凝成一层蜡膜。如此反复涂刷，使在治疗部位形成厚度0.5～1cm的蜡膜，外面再覆盖一块蜡饼，或者用塑料布及棉垫包裹保温。

（3）浸蜡法：常用于手足部位。熔化的蜡液冷却至55～60℃时，在手足部位先涂薄层蜡液，待冷却形成保护膜，再将手足反复迅速浸蘸蜡液，直至蜡膜厚达0.5～1cm成为手套或袜套样，然后将手足持续浸于蜡液中，10分钟左右取下蜡膜。

（4）蜡袋法：将熔化后的蜡液装入耐热的塑料袋内，排出空气，封口。使用时需用热水浸泡加热，保证蜡液处于半熔化状态，以患者能耐受的温度为宜，敷于治疗部位。

6. 观察患者局部皮肤情况，询问有无不适感，防止蜡液流出。

7. 操作结束后，协助患者清洁局部皮肤，整理衣着，取舒适体位。

六、注意事项

1. 局部皮肤有创面或溃疡者、体质虚弱或高热患者、急性化脓性炎症、肿瘤、结核、脑动脉硬化、心肾功能衰竭者、有出血倾向及出血性疾病者、有温热感觉障碍者以及婴幼儿禁用蜡疗技术。

2. 准确掌握蜡温，涂布均匀，不能用力挤压，待蜡充分凝固后方可敷贴。

3. 蜡疗部位每次不超过3个，操作时间一般为30～60分钟。

4. 当患者皮肤发红或出现过敏现象，应立即报告医生。

5. 操作后休息半小时，注意防寒保暖。

附1

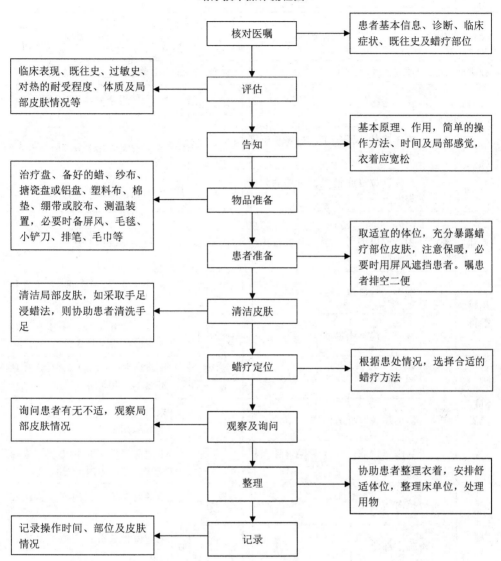

蜡疗技术操作流程图

| 核对医嘱 | → | 患者基本信息、诊断、临床症状、既往史及蜡疗部位 |

临床表现、既往史、过敏史、对热的耐受程度、体质及局部皮肤情况等 ← 评估

告知 → 基本原理、作用，简单的操作方法、时间及局部感觉，衣着应宽松

治疗盘、备好的蜡、纱布、搪瓷盘或铝盘、塑料布、棉垫、绷带或胶布、测温装置，必要时备屏风、毛毯、小铲刀、排笔、毛巾等 ← 物品准备

患者准备 → 取适宜的体位，充分暴露蜡疗部位皮肤，注意保暖，必要时用屏风遮挡患者。嘱患者排空二便

清洁局部皮肤，如采取手足浸蜡法，则协助患者清洗手足 ← 清洁皮肤

蜡疗定位 → 根据患处情况，选择合适的蜡疗方法

询问患者有无不适，观察局部皮肤情况 ← 观察及询问

整理 → 协助患者整理衣着，安排舒适体位，整理床单位，处理用物

记录操作时间、部位及皮肤情况 ← 记录

附2

蜡疗技术操作考核评分标准

项目	分值	技术操作要求	A	B	C	D	评分说明
仪表	2	仪表端庄、戴表	2	1	0	0	一项未完成扣1分
核对	2	核对医嘱	2	1	0	0	未核对扣2分；内容不全面扣1分
评估	6	临床症状、既往史、过敏史、是否妊娠	4	3	2	1	一项未完成扣1分
		蜡疗部位皮肤情况，对热的耐受程度	2	1	0	0	一项未完成扣1分
告知	4	解释目的、操作方法、局部感受，取得患者配合，嘱患者排空大小便	4	3	2	1	一项未完成扣1分
用物准备	5	洗手，戴口罩	2	1	0	0	未洗手扣1分；未戴口罩扣1分
		备齐并检查用物	3	2	1	0	少备一项扣1分；未检查一项扣1分，最高扣3分
环境与患者准备	7	病室整洁、光线明亮、温度适宜	2	1	0	0	未进行环境准备扣2分；环境准备不全扣1分
		协助患者取舒适体位	2	1	0	0	未进行体位摆放扣2分；体位不舒适扣1分
		暴露蜡疗部位，注意保暖和保护隐私	3	2	1	0	未充分暴露部位扣1分；未保暖扣1分；未保护隐私扣1分
操作过程	52	核对医嘱	2	1	0	0	未核对扣2分；内容不全面扣1分
		确定部位	2	1	0	0	未定位扣2分；定位不准确扣1分
		清洁皮肤，遇体毛较多者需先备皮	2	1	0	0	未清洁皮肤扣2分；清洁不到位扣1分
		将蜡块加热5~7分钟至完全熔化，温度达到90~100℃，中途可根据蜡的熔化程度，补充加热	3	0	0	0	未按要求制作扣3分
		选择合适的蜡疗方法：蜡饼法、刷蜡法、浸蜡法、蜡袋法	4	0	0	0	选择方法不正确扣4分

续表

| 项目 | 分值 | 技术操作要求 | 评分等级 | | | | 评分说明 |
			A	B	C	D	
操作过程	52	制作方法正确、大小适宜：蜡饼厚度为 2～3cm；蜡液涂抹均匀，形成厚度 0.5～1.0cm 的蜡膜；制作蜡袋时防止蜡液流出	5	3	2	0	制作不规范扣 2 分；涂抹不规范扣 3 分
		温度适宜：蜡饼表面温度为 45～50℃；蜡液温度为 55～60℃；注意保温	8	4	0	0	温度不适宜扣 4 分；未采取保温措施扣 4 分
		蜡疗时间：蜡饼 30～60 分钟；浸蜡 10 分钟	5	0	0	0	时间不正确扣 5 分
		询问患者感受，观察局部皮肤情况，注意有无烫伤	6	3	0	0	未询问患者感受扣 3 分；未观察皮肤扣 3 分
		告知相关注意事项，如有不适及时通知护士	4	2	0	0	未告知扣 2 分/项
		协助患者取舒适体位，整理床单位	4	2	0	0	未安置体位扣 2 分；未整理床单位扣 2 分
		洗手，再次核对	2	1	0	0	未洗手扣 1 分；未核对扣 1 分
		治疗完毕，清洁局部皮肤，协助患者着衣，安排舒适体位	3	2	1	0	未清洁皮肤扣 1 分；未协助着衣扣 1 分；未安排舒适体位扣 1 分
		洗手，再次核对	2	1	0	0	未洗手扣 1 分；未核对扣 1 分
操作后处置	6	用物按《医疗机构消毒技术规范》处理	2	1	0	0	处置方法不正确扣 1 分/项，最高扣 2 分
		洗手	2	0	0	0	未洗手扣 2 分
		记录	2	1	0	0	未记录扣 2 分；记录不完全扣 1 分
评价	6	流程合理、技术熟练、局部皮肤无损伤、询问患者感受	6	4	2	0	一项不合格扣 2 分，最高扣 6 分；出现烫伤扣 6 分
理论提问	10	蜡疗的禁忌证	5	3	0	0	回答不全面扣 2 分/题；未答出扣 5 分/题
		蜡疗的注意事项	5	3	0	0	
得　分							

第七节　穴位敷贴技术

穴位敷贴技术是将药物制成一定剂型，敷贴于人体穴位，通过刺激穴位，激发经气，达到通经活络、清热解毒、活血化瘀、消肿止痛、行气消痞、扶正强身作用的一种操作方法。

一、适用范围

适用于恶性肿瘤、各种疮疡及跌打损伤等引起的疼痛；消化系统疾病引起的腹胀、腹泻、便秘；呼吸系统疾病引起的咳喘等症状。

二、评估

1. 病室环境，温度适宜。

2. 主要症状、既往史、药物及敷料过敏史、是否妊娠。

3. 敷药部位的皮肤情况。

三、告知

1. 出现皮肤微红为正常现象，若出现皮肤瘙痒、丘疹、水疱等，应立即告知护士。

2. 穴位敷贴时间一般为6~8小时，可根据病情、年龄、药物、季节调整时间，小儿酌减。

3. 若出现敷料松动或脱落，及时告知护士。

4. 局部贴药后可出现药物颜色、油渍等污染衣物。

四、用物准备

治疗盘、棉纸或薄胶纸、遵医嘱配制的药物、压舌板、无菌棉垫或纱布、胶布或绷带、0.9%生理盐水棉球，必要时备屏风、毛毯。

五、基本操作方法

1. 核对医嘱，评估患者，做好解释，注意保暖。

2. 备齐用物，携至床旁。

3. 根据敷药部位，协助患者取适宜的体位，充分暴露患处，必要时用屏风遮挡患者。

4. 更换敷料，用0.9%生理盐水或温水擦洗皮肤上的药渍，观察创面情况及敷药效果。

5. 根据敷药面积，取大小合适的棉纸或薄胶纸，用压舌板将所需药物均匀地涂抹于棉纸或薄胶纸上，厚薄适中。

6. 将药物敷贴于穴位上，做好固定。为避免药物受热溢出污染衣物，可加敷料或棉垫覆盖，并用胶布或绷带固定，松紧适宜。

7. 温度以患者可耐受为宜。

8. 观察患者局部皮肤，询问有无不适感。

9. 操作完毕后擦净局部皮肤，协助患者着衣，安排舒适体位。

六、注意事项

1. 孕妇的脐部、腹部、腰骶部及某些敏感穴位，如合谷、三阴交等处不宜敷贴，以免局部刺激引起流产。

2. 药物应均匀地涂抹于棉纸中央，厚薄一般以0.2~0.5cm为宜，覆盖敷料大小适宜。

3. 敷贴部位应交替使用，不宜单个部位连续敷贴。

4. 除拔毒膏外，患处有红肿及溃烂时不宜敷贴药物，以免发生化脓性感染。

5. 对于残留在皮肤上的药物不宜采用肥皂或刺激性物品擦洗。

6. 使用敷药后，如出现红疹、瘙痒、水疱等过敏现象，应暂停使用，报告医师，配合处理。

附 1

穴位敷贴技术操作流程图

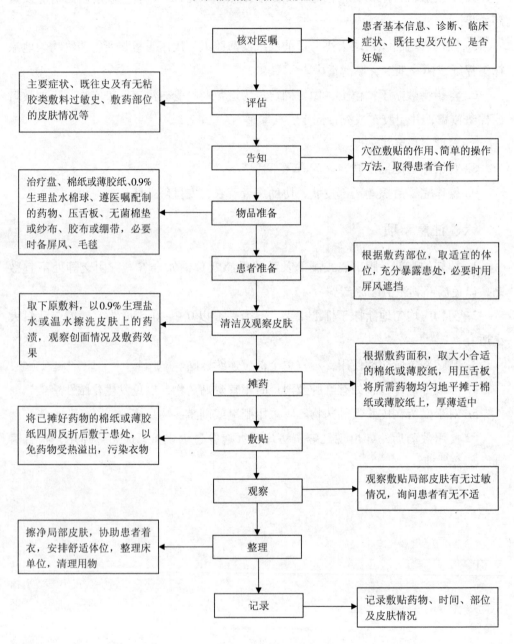

核对医嘱 → 患者基本信息、诊断、临床症状、既往史及穴位、是否妊娠

主要症状、既往史及有无粘胶类敷料过敏史、敷药部位的皮肤情况等 ← 评估

告知 → 穴位敷贴的作用、简单的操作方法，取得患者合作

治疗盘、棉纸或薄胶纸、0.9%生理盐水棉球、遵医嘱配制的药物、压舌板、无菌棉垫或纱布、胶布或绷带，必要时备屏风、毛毯 ← 物品准备

患者准备 → 根据敷药部位，取适宜的体位，充分暴露患处，必要时用屏风遮挡

取下原敷料，以0.9%生理盐水或温水擦洗皮肤上的药渍，观察创面情况及敷药效果 ← 清洁及观察皮肤

摊药 → 根据敷药面积，取大小合适的棉纸或薄胶纸，用压舌板将所需药物均匀平摊于棉纸或薄胶纸上，厚薄适中

将已摊好药物的棉纸或薄胶纸四周反折后敷于患处，以免药物受热溢出，污染衣物 ← 敷贴

观察 → 观察敷贴局部皮肤有无过敏情况，询问患者有无不适

擦净局部皮肤，协助患者着衣，安排舒适体位，整理床单位，清理用物 ← 整理

记录 → 记录敷贴药物、时间、部位及皮肤情况

附2

穴位敷贴技术操作考核评分标准

项目		分值	技术操作要求	评分等级 A	B	C	D	评分说明
仪表		2	仪表端庄、戴表	2	1	0	0	一项未完成扣1分
核对		2	核对医嘱	2	1	0	0	未核对扣2分；内容不全面扣1分
评估		5	临床症状、既往史、药物及敷料过敏史、是否妊娠	4	3	2	1	一项未完成扣1分
			敷药部位皮肤情况	1	0	0	0	一项未完成扣1分
告知		4	解释作用、简单的操作方法、敷贴时间，取得患者配合	4	3	2	1	一项未完成扣1分
用物准备		6	洗手，戴口罩	2	1	0	0	未洗手扣1分；未戴口罩扣1分
			备齐并检查用物	4	3	2	1	少备一项扣1分；未检查一项扣1分，最高扣4分
环境与患者准备		10	病室整洁、光线明亮	2	1	0	0	未进行环境准备扣2分；环境准备不全扣1分
			协助患者取舒适体位	2	1	0	0	未进行体位摆放扣2分；体位不舒适扣1分
			充分暴露治疗部位，保暖，保护隐私	6	4	2	0	未充分暴露治疗部位扣2分；未保暖扣2分；未保护隐私扣2分
操作过程	敷药	41	核对医嘱	2	1	0	0	未核对扣2分；内容不全面扣1分
			清洁局部皮肤，观察局部皮肤情况	4	3	2	0	未清洁扣2分；清洁不彻底扣1分；未观察扣2分
			根据敷药面积，取大小合适的棉纸或薄胶纸，将所需药物均匀地平摊于棉纸或薄胶纸上，厚薄适中	12	8	4	0	棉质敷料大小不合适扣4分；摊药面积过大或过小或溢出棉质敷料外扣4分；药物过厚或过薄扣4分
			将药物敷贴于穴位或患处，避免药物溢出污染衣物	10	6	4	0	部位不准确扣6分；药液外溢扣4分
			使用敷料或棉垫覆盖，固定牢固	4	2	0	0	未使用敷料或棉垫覆盖扣2分；固定不牢固扣2分
			询问患者有无不适	1	0	0	0	未询问扣1分

续表

项目		分值	技术操作要求	评分等级 A	B	C	D	评分说明
操作过程	敷药	41	告知注意事项	2	1	0	0	未告知扣2分；告知不全面扣1分
			协助患者取舒适体位，整理床单位	4	2	0	0	未安置体位扣2分；未整理床单位扣2分
			洗手，再次核对	2	1	0	0	未洗手扣1分；未核对扣1分
	取药	8	取下敷药，清洁皮肤	2	1	0	0	未清洁扣2分；清洁不彻底扣1分
			观察局部皮肤，询问患者有无不适	4	2	0	0	未观察皮肤扣2分；未询问扣2分
			洗手，再次核对	2	1	0	0	未洗手扣1分；未核对扣1分
操作后处置		6	用物按《医疗机构消毒技术规范》处理	2	1	0	0	处置方法不正确扣1分/项，最高扣2分
			洗手	2	0	0	0	未洗手扣2分
			记录	2	1	0	0	未记录扣2分；记录不完全扣1分
评价		6	流程合理、技术熟练、局部皮肤无损伤、询问患者感受	6	4	2	0	一项不合格扣2分，最高扣6分
理论提问		10	穴位敷贴的使用范围	5	3	0	0	回答不全面扣2分/题；未答出扣5分/题
			穴位敷贴的注意事项	5	3	0	0	
得　分								

第八节　中药泡洗技术

中药泡洗技术是借助泡洗时洗液的温热之力及药物本身的功效，浸洗全身或局部皮肤，达到活血、消肿、止痛、祛瘀生新等作用的一种操作方法。

一、适用范围

适用于外感发热、失眠、便秘、皮肤感染及中风恢复期的手足肿胀等症状。

二、评估

1. 病室环境，温度适宜。

2. 主要症状、既往史、过敏史、是否妊娠或处于月经期。

3. 患者体质及对温度的耐受程度。

4. 泡洗部位皮肤情况。

三、告知

1. 餐前、餐后 30 分钟内不宜进行全身泡浴。

2. 全身泡洗时水位应在膈肌以下，以微微汗出为宜，如出现心慌等不适症状，及时告知护士。

3. 中药泡洗时间以 30 分钟为宜。

4. 泡洗过程中，应饮用温开水 300～500mL，小儿及老年人酌减，以补充体液及增加血容量，利于代谢废物的排出。有严重心肺及肝肾疾病的患者饮水不宜超过 150mL。

四、用物准备

治疗盘、药液及泡洗装置、一次性药浴袋、水温计、毛巾、病服。

五、基本操作方法

1. 核对医嘱，评估患者，做好解释，调节室内温度。嘱患者排空二便。

2. 备齐用物，携至床旁。根据泡洗的部位，协助患者取合理、舒适体位，注意保暖。

3. 将一次性药浴袋套入泡洗装置内。

4. 常用泡洗方法

（1）全身泡洗技术：将药液注入泡洗装置内，药液温度保持在 40℃ 左右，水位在患者膈肌以下，全身浸泡 30 分钟。

（2）局部泡洗技术：将 40℃ 左右的药液注入盛药容器内，将浸洗部位浸泡于药液中，浸泡 30 分钟。

5. 观察患者的反应，若感到不适，应立即停止，协助患者卧床休息。

6. 操作完毕，清洁局部皮肤，协助患者着衣，安置舒适体位。

六、注意事项

1. 心肺功能障碍、有出血性疾病患者禁用。糖尿病、心脑血管病患者及妇女月经期间慎用。

2. 为防烫伤，糖尿病、足部皲裂患者的泡洗温度应适当降低。

3. 泡洗过程中，应关闭门窗，避免患者感受风寒。

4. 泡洗过程中护士应加强巡视，注意观察患者的面色、呼吸、汗出等情况，如出现头晕、心慌等异常症状，应停止泡洗，报告医师。

附1

中药泡洗技术操作流程图

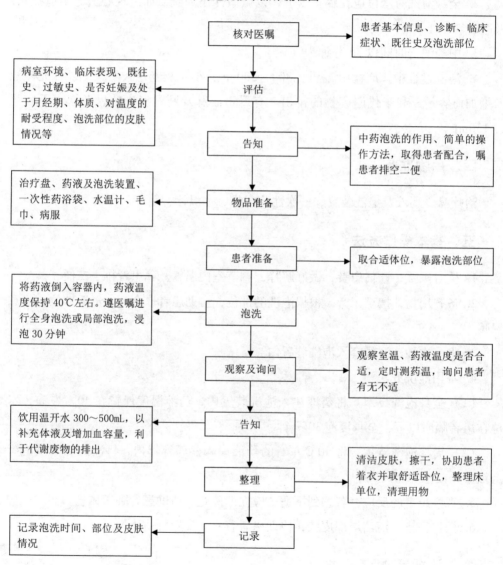

附2

中药泡洗技术操作考核评分标准

项目	分值	技术操作要求	评分等级 A	B	C	D	评分说明
仪表	2	仪表端庄、戴表	2	1	0	0	一项未完成扣1分
核对	2	核对医嘱	2	1	0	0	未核对扣2分；内容不全面扣1分
评估	6	临床症状、既往史、过敏史、是否妊娠及处于月经期	4	3	2	1	一项未完成扣1分，最高扣4分
		泡洗部位皮肤情况、对温度的耐受程度	2	1	0	0	一项未完成扣1分
告知	4	解释作用、操作方法、局部感受，取得患者配合	4	3	2	1	一项未完成扣1分
用物准备	6	洗手，戴口罩	2	1	0	0	未洗手扣1分；未戴口罩扣1分
		备齐检查用物	4	3	2	1	少备一项扣2分；未检查扣2分，最高扣4分
环境与患者准备	7	病室整洁，调节室内温度，关闭门窗	2	1	0	0	未进行环境准备扣2分；准备不全扣1分
		协助患者取舒适体位	2	1	0	0	未进行体位摆放扣2分；体位不舒适扣1分
		暴露泡洗部位皮肤，保暖，注意保护隐私	3	2	1	0	未充分暴露部位扣1分；未保暖扣1分；未保护隐私扣1分
操作过程	泡洗 22	核对医嘱	2	1	0	0	未核对扣2分；内容不全面扣1分
		测量药液温度，保持在40℃左右	6	3	0	0	未测药液温度扣6分；药液温度不准确扣3分
		根据泡洗部位选择合适药液量：全身泡洗水位在膈肌以下；局部泡洗浸过患部	10	8	4	2	动作生硬扣2分；选择药液量不正确扣4分；泡洗部位不准确扣4分
		遵医嘱确定泡洗时间，一般为30分钟	4	0	0	0	泡洗时间不准确扣4分
	观察 22	定时测量药液温度，询问患者感受	4	2	0	0	未测量药温扣2分；未询问患者感受扣2分
		室温适宜	4	0	0	0	未观察室温是否适宜扣4分
		观察患者全身情况：面色、呼吸、汗出及局部皮肤情况	8	6	4	2	未观察扣2分/项

续表

项目		分值	技术操作要求	评分等级				评分说明
				A	B	C	D	
操作过程	观察	22	询问患者有无不适、体位舒适度	4	2	0	0	未询问扣2分/项；体位不舒适扣2分
			告知相关注意事项	2	1	0	0	未告知扣2分；内容不全扣1分
操作后处置		13	清洁并擦干皮肤	2	1	0	0	未清洁皮肤扣1分；未擦干扣1分
			协助患者着衣，取舒适体位，整理床单位	3	2	1	0	未协助患者着衣扣1分；未安置体位扣1分；未整理床单位扣1分
			洗手，再次核对	2	1	0	0	未洗手扣1分；未核对扣1分
			用物按《医疗机构消毒技术规范》处理	2	1	0	0	处置方法不正确扣1分/项，最高扣2分
			洗手	2	0	0	0	未洗手扣2分
			记录	2	1	0	0	未记录扣2分；记录不完全扣1分
评价		6	流程合理、技术熟练、局部皮肤无损伤、询问患者感受	6	4	2	0	一项不合格扣2分，最高扣6分；出现烫伤扣6分
理论提问		10	中药泡洗的作用	5	3	0	0	回答不全面扣2分/题；未答出扣5分/题
			中药泡洗的注意事项	5	3	0	0	
得　分								

第九节　中药冷敷技术

中药冷敷技术是将中药洗剂、散剂、酊剂冷敷于患处，通过中药透皮吸收，同时应用低于皮温的物理因子刺激机体，达到降温、止痛、止血、消肿、减轻炎性渗出的一种操作方法。

一、适用范围

适用于外伤、骨折、脱位、软组织损伤的初期。

二、评估

1. 病室环境，温度适宜。

2. 当前主要症状、既往史及药物过敏史。

3. 患者体质是否适宜中药冷敷。

4. 冷敷部位的皮肤情况。

三、告知

1. 冷敷时间为 20～30 分钟。

2. 局部皮肤出现不适时，及时告知护士。

3. 中药可致皮肤着色，数日后可自行消退。

四、用物准备

治疗盘、中药汤剂（8～15℃）、敷料或其他合适材料、水温计、纱布、治疗巾，必要时备冰敷袋、凉性介质贴膏、屏风等。

五、基本操作方法

1. 核对医嘱，评估患者，做好解释。

2. 备齐用物，携至床旁。协助患者取合理、舒适体位，暴露冷敷部位。

3. 测试药液温度，用敷料（或其他合适材料）浸取药液，外敷患处，并及时更换（每隔 5 分钟重新操作一次，持续 20～30 分钟），保持患处低温。

4. 观察患者皮肤情况，询问有无不适感。

5. 其他冷敷方法

（1）中药冰敷：将中药散剂敷于患处，面积大于病变部位 1～2cm，敷料覆盖，将冰敷袋放置于敷料上保持低温。

（2）中药酊剂凉涂法：将中药喷剂喷涂于患处，喷 2～3 遍，面积大于病变部位 1～2cm，敷料覆盖，将冰敷袋放置于敷料上保持低温。

（3）中药散剂冷敷法：将中药散剂揉于患处或均匀撒在有凉性物理介质的膏贴上，敷于患处，面积大于病变部位 1～2cm，保留膏贴 1 小时。

6. 操作完毕，清洁皮肤，协助患者取舒适卧位。

六、注意事项

1. 阴寒证及皮肤感觉减退的患者不宜冷敷。

2. 操作过程中观察皮肤变化，特别是创伤靠近关节处及皮下脂肪少的患者；注意观察患肢末梢血运，定时询问患者局部感受；如发现皮肤苍白、青紫，应停止冷敷。

3. 冰袋不能与皮肤直接接触。

4. 注意保暖，必要时应用屏风遮挡，保护患者隐私。

附1

中药冷敷技术操作流程图

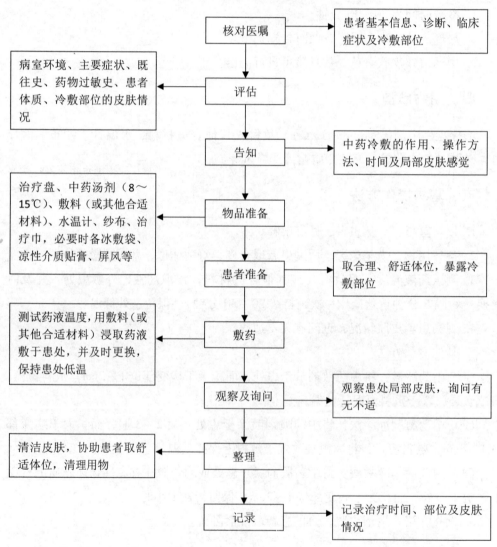

附 2

中药冷敷技术操作考核评分标准

项目		分值	技术操作要求	评分等级				评分说明
				A	B	C	D	
仪表		2	仪表端庄、戴表	2	1	0	0	一项未完成扣 1 分
核对		2	核对医嘱	2	1	0	0	未核对扣 2 分；内容不全面扣 1 分
评估		6	主要症状、既往史、过敏史、是否妊娠	4	3	2	1	一项未完成扣 1 分
			患者体质、冷敷部位皮肤情况	2	1	0	0	一项未完成扣 1 分
告知		4	解释目的、操作方法、时间、局部感受，取得患者配合	4	3	2	1	一项未完成扣 1 分
用物准备		6	洗手，戴口罩	2	1	0	0	未洗手扣 1 分；未戴口罩扣 1 分
			备齐并检查用物	4	3	2	1	少备一项扣 1 分；未检查一项扣 1 分，最高扣 4 分
环境与患者准备		6	病室整洁，光线明亮	2	1	0	0	未进行环境准备扣 2 分；环境准备不全扣 1 分
			协助患者取舒适体位	2	1	0	0	未进行体位摆放扣 2 分；体位不舒适扣 1 分；
			暴露部位，保护隐私	2	1	0	0	未充分暴露部位扣 1 分；未保护隐私扣 1 分
操作过程	冷敷	42	核对医嘱	2	1	0	0	未核对扣 2 分；内容不全面扣 1 分
			测试药液温度 8~15°C，用敷料浸取药液敷于患处，药量适宜	12	8	4	0	温度过高或过低扣 4 分；药液量过多或过少扣 4 分；位置不准确扣 4 分
			每 5 分钟重复操作 1 次，持续 20~30 分钟，保持患处低温	6	3	0	0	未及时更换扣 6 分；未保持药液温度扣 3 分
			询问患者有无不适，注意保暖，保护患者隐私	8	6	4	2	未询问患者感受扣 4 分；未保暖扣 2 分；未保护隐私扣 2 分
			观察局部皮肤有无红肿、过敏、贴敷是否妥帖	4	2	0	0	未观察皮肤扣 4 分；观察不全面扣 2 分
			告知相关注意事项：局部皮肤出现不适或敷料脱落时及时通知护士；中药可致皮肤着色，数日后可自行消退	6	4	2	0	未告知扣 2 分/项
			洗手，再次核对	4	2	0	0	未洗手扣 2 分；未核对扣 2 分

项目		分值	技术操作要求	评分等级				评分说明
				A	B	C	D	
操作过程	去除敷料	10	将敷料取下	2	0	0	0	未撤除敷料扣2分
			观察、清洁皮肤	4	2	0	0	未观察皮肤扣2分；未清洁皮肤扣2分
			协助患者取舒适体位，整理床单位	2	1	0	0	未安置体位扣1分；未整理床单位扣1分
			洗手，再次核对	2	1	0	0	未洗手扣1分；未核对扣1分
操作后处置		6	用物按《医疗机构消毒技术规范》处理	2	1	0	0	处置方法不正确扣1分/项，最高扣2分
			洗手	2	0	0	0	未洗手扣2分
			记录	2	1	0	0	未记录扣2分；记录不完全扣1分
评价		6	流程合理、技术熟练、询问患者感受	6	4	2	0	一项不合格扣2分
理论提问		10	中药冷敷的适应证	5	3	0	0	回答不全面扣2分/题；未答出扣5分/题
			中药冷敷的注意事项	5	3	0	0	
得　分								

第十节　中药湿热敷技术

中药湿热敷技术是将中药煎汤或用其他溶媒浸泡，根据治疗需要选择常温或加热，然后将用中药浸泡过的敷料敷于患处，通过疏通气机、调节气血、平衡阴阳，达到疏通腠理、清热解毒、消肿止痛的一种操作方法。

一、适用范围

适用于软组织损伤，骨折愈合后肢体功能障碍，肩、颈、腰腿痛，膝关节痛，类风湿关节炎，强直性脊柱炎等。

二、评估

1. 病室环境，温度适宜。
2. 主要症状、既往史及药物过敏史。
3. 患者对热的耐受程度。

4. 局部皮肤情况。

三、告知

1. 湿热敷时间为 20～30 分钟。

2. 如皮肤感觉不适，如过热、瘙痒等，及时告知护士。

3. 中药可致皮肤着色，数日后可自行消退。

四、用物准备

治疗盘、药液、敷料、水温计、镊子 2 把、纱布，必要时备中单、屏风等。

五、基本操作方法

1. 核对医嘱，评估患者，做好解释。

2. 备齐用物，携至床旁。协助患者取合理体位，暴露湿热敷部位。

3. 测试药液温度，将敷料浸于 38～43℃ 药液中，然后将敷料拧至不滴水，敷于患处。

4. 及时更换敷料或频淋药液于敷料上，以保持湿度及温度；观察患者皮肤反应，询问患者的感受。

5. 操作完毕，清洁皮肤，协助患者取舒适体位。

六、注意事项

1. 外伤后患处有伤口或有皮肤急性传染病等患者忌用中药湿热敷技术。

2. 湿敷液应现配现用，注意药液温度，防止烫伤。

3. 治疗过程中观察局部皮肤反应，如出现水疱、痒痛或破溃等症状时，应立即停止治疗，并报告医师。

4. 注意保护患者隐私并保暖。

附1

中药湿热敷技术操作流程图

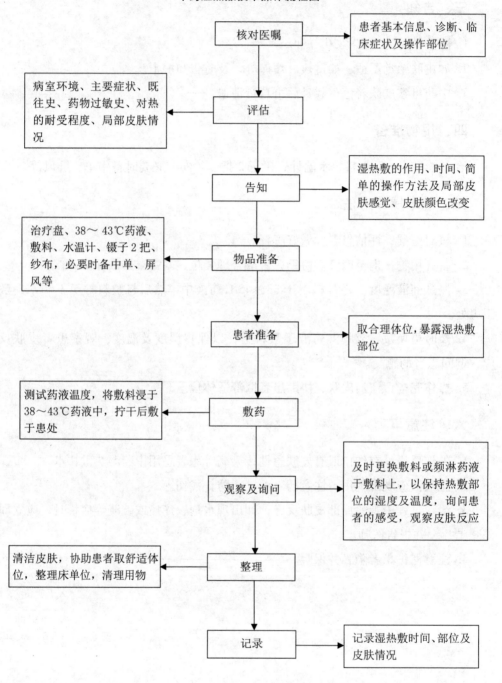

核对医嘱 → 患者基本信息、诊断、临床症状及操作部位

病室环境、主要症状、既往史、药物过敏史、对热的耐受程度、局部皮肤情况 ← 评估

告知 → 湿热敷的作用、时间、简单的操作方法及局部皮肤感觉、皮肤颜色改变

治疗盘、38～43℃药液、敷料、水温计、镊子2把、纱布、必要时备中单、屏风等 ← 物品准备

患者准备 → 取合理体位，暴露湿热敷部位

测试药液温度，将敷料浸于38～43℃药液中，拧干后敷于患处 ← 敷药

观察及询问 → 及时更换敷料或频淋药液于敷料上，以保持热敷部位的湿度及温度，询问患者的感受，观察皮肤反应

清洁皮肤，协助患者取舒适体位，整理床单位，清理用物 ← 整理

记录 → 记录湿热敷时间、部位及皮肤情况

附2

中药湿热敷技术操作考核评分标准

项目		分值	技术操作要求	评分等级 A	B	C	D	评分说明
仪表		2	仪表端庄、戴表	2	1	0	0	一项未完成扣1分
核对		2	核对医嘱	2	1	0	0	未核对扣2分；内容不全面扣1分
评估		6	主要症状、既往史、过敏史、是否妊娠	4	3	2	1	一项未完成扣1分
			患者对热的耐受程度、局部皮肤情况	2	1	0	0	一项未完成扣1分
告知		4	解释目的、操作方法、局部感受，取得患者配合	4	3	2	1	一项未完成扣1分
用物准备		6	洗手、戴口罩	2	1	0	0	未洗手扣1分；未戴口罩扣1分
			备齐并检查用物	4	3	2	1	少备一项扣1分；未检查一项扣1分，最高扣4分
环境与患者准备		5	病室整洁、光线明亮、温度适宜	2	1	0	0	未进行环境准备扣2分；环境准备不全扣1分
			协助患者取舒适体位，暴露湿热敷部位，注意保暖和保护患者隐私	3	2	1	0	未进行体位摆放扣2分；体位不舒适扣1分；未充分暴露部位扣2分；未保暖扣1分；未保护隐私扣1分，最高扣3分
操作过程	湿热敷	42	核对医嘱	2	1	0	0	未核对扣2分；内容不全面扣1分
			测试药液温度，将敷料浸于38～43℃药液中，拧干后敷于患处	12	8	4	0	温度过高或过低扣4分；药液量过多或过少扣4分；位置不准确扣4分
			及时更换敷料或频淋药液于敷料上，保持热敷部位的湿度及温度，持续20～30分钟	6	3	0	0	未及时更换扣3分；未保持温湿度扣3分
			询问患者感受，注意保暖，保护患者隐私	8	6	4	2	未询问患者感受扣4分；未注意保暖扣2分；未保护患者隐私扣2分
			观察局部皮肤	4	2	0	0	未观察皮肤扣4分；观察不全面扣2分
			告知相关注意事项：局部皮肤出现水疱、痒痛或破溃及时通知护士；中药可致皮肤着色，数日后可自行消退	6	4	2	0	未告知扣2分/项，最高扣6分
			洗手，再次核对	4	2	0	0	未洗手扣2分；未核对扣2分

续表

项目		分值	技术操作要求	评分等级				评分说明
				A	B	C	D	
操作过程	去除敷料	12	撤除敷料，观察、清洁皮肤	6	4	2	0	未撤除敷料扣2分；未观察扣2分；未清洁皮肤扣2分
			协助患者取舒适体位，整理床单位	4	2	0	0	未安置体位扣2分；未整理床单位扣2分
			洗手，再次核对	2	1	0	0	未洗手扣1分；未核对扣1分
操作后处理		5	用物按《医疗机构消毒技术规范》处理	2	1	0	0	处置方法不正确扣1分/项，最高扣2分
			洗手	1	0	0	0	未洗手扣1分
			记录	2	1	0	0	未记录扣2分；记录不完全扣1分
评价		6	流程合理、技术熟练、询问患者感受	6	4	2	0	一项不合格扣2分
理论提问		10	中药湿热敷的适应证	5	3	0	0	回答不全面扣2分；未答出扣5分/题
			中药湿热敷的注意事项	5	3	0	0	
得　分								

第十一节　中药涂药技术

中药涂药技术是将中药制成水剂、酊剂、油剂、膏剂等剂型，涂抹于患处或涂抹于纱布外敷于患处，达到祛风除湿、解毒消肿、止痒镇痛的一种操作方法。

一、适用范围

适用于跌打损伤、烫伤、烧伤、疖痈、静脉炎等。

二、评估

1. 病室环境，温度适宜。

2. 主要症状、既往史、药物过敏史、是否妊娠。

3. 患者对疼痛的耐受程度。

4. 涂药部位的皮肤情况。

三、告知

1. 涂药后如出现痛、痒、胀等不适，应及时告知护士，勿擅自触碰或抓挠局部皮肤。

2. 涂药后若敷料脱落或包扎松紧不适宜，应及时告知护士。

3. 涂药后可能出现药物颜色、油渍等污染衣物的情况。

4. 中药可致皮肤着色，数日后可自行消退。

四、用物准备

治疗盘、中药制剂、治疗碗、弯盘、涂药板（棉签）、镊子、盐水棉球、纱布或棉纸、胶布或弹力绷带、治疗巾等，必要时备中单、屏风、大毛巾。

五、基本操作方法

1. 核对医嘱，评估患者，做好解释，调节病室温度。

2. 备齐用物，携至床旁。根据涂药部位，取合理体位，暴露涂药部位，必要时用屏风遮挡。

3. 患处铺治疗巾，用生理盐水棉球清洁皮肤并观察局部皮肤情况。

4. 将中药制剂均匀涂抹于患处或涂抹于纱布外敷于患处，范围以超出患处 1～2cm 为宜。

5. 各类剂型用法

（1）混悬液先摇匀后再用棉签涂抹。

（2）水、酊剂类药物用镊子夹棉球蘸取药物涂擦，干湿度适宜，以不滴水为度，涂药均匀。

（3）膏剂类药物用棉签或涂药板取药涂擦，涂药厚薄均匀，以 2～3mm 为宜。

（4）霜剂应用手掌或手指反复擦抹，使之渗入肌肤。

（5）对初起有脓头或成脓阶段的肿疡，脓头部位不宜涂药。

（6）乳痈涂药时，应在敷料上剪一缺口，使乳头露出，利于乳汁的排空。

6. 根据涂药的位置、药物的性质，选择适当的敷料覆盖并固定。

7. 涂药过程中随时询问患者有无不适。

8. 操作完毕，协助患者着衣，安排舒适体位。

六、注意事项

1. 婴幼儿颜面部、过敏体质者及妊娠患者慎用。

2. 涂药前需清洁局部皮肤。

3. 涂药不宜过厚，以防堵塞毛孔。

4. 涂药后，观察局部及全身的情况，如出现丘疹、瘙痒、水疱或局部肿胀等过敏现象，应停止用药，将药物擦洗干净并报告医生，配合处理。

5. 患处若有敷料，不可强行撕脱，可用生理盐水棉球沾湿敷料后再揭，并擦去药迹。

附1

中药涂药技术操作流程图

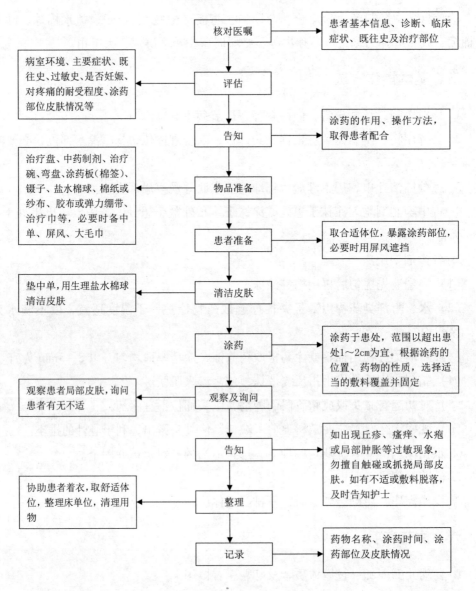

附2

中药涂药技术操作考核评分标准

项目		分值	技术操作要求	评分等级				评分说明
				A	B	C	D	
仪表		2	仪表端庄、戴表	2	1	0	0	一项未完成扣1分
核对		2	核对医嘱	2	1	0	0	未核对扣2分；内容不全面扣1分
评估		6	临床症状、既往史、药物过敏史、是否妊娠	4	3	2	1	一项未完成扣1分
			涂药部位皮肤情况，对疼痛的耐受程度	2	1	0	0	一项未完成扣1分
告知		4	解释作用、简单的操作方法、局部感受及配合要点，取得患者配合	4	3	2	1	一项未完成扣1分
用物准备		5	洗手，戴口罩	2	1	0	0	未洗手扣1分；未戴口罩扣1分
			备齐并检查用物	3	2	1	0	少备一项扣1分；未检查一项扣1分，最高扣3分
环境与患者准备		7	病室整洁，光线明亮，温度适宜	2	1	0	0	未进行环境准备扣2分；环境准备不全扣1分
			协助患者取舒适体位	2	1	0	0	未进行体位摆放扣2分；体位不舒适扣1分
			暴露患处，注意保暖，保护隐私	3	2	1	0	未充分暴露患处扣1分；未保暖扣1分；未保护隐私扣1分
操作过程	敷药	45	核对医嘱	2	1	0	0	未核对扣2分；内容不全面扣1分
			在涂药部位下方铺橡胶单、中单，将弯盘至于患处旁边	6	4	2	0	未正确铺单扣2分/项；未正确放置弯盘扣2分
			根据患处大小，沿单方向清洁局部皮肤，避免反复涂擦	4	2	0	0	未清洁局部皮肤扣4分；清洁方法不规范扣2分
			再次核对药物，将药物均匀涂于患处，范围以超出患处1~2cm，厚度以2~3mm为宜	12	10	8	6	未再次核对扣2分；涂擦方法不准确扣4分；未超出患处1-2cm扣4分；厚薄不均匀扣4分，最高扣12分
			覆盖敷料，妥善固定	5	3	2	0	敷料选择不适当扣3分；未妥善固定扣2分

续表

项目		分值	技术操作要求	评分等级 A	评分等级 B	评分等级 C	评分等级 D	评分说明
操作过程	敷药	45	告知相关注意事项：如有不适或敷料脱落及时告知护士	4	2	0	0	未告知扣4分；少告知一项扣2分
			观察局部皮肤情况，询问患者感受	6	4	2	0	未观察皮肤情况扣4分；未询问患者感受扣2分
			协助患者取舒适体位，整理床单位	4	2	0	0	未安置体位扣2分；未整理床单位扣2分
			洗手，再次核对	2	1	0	0	未洗手扣1分；未核对扣1分
	去除敷药	7	去除敷料及药物，清洁局部皮肤	1	0	0	0	未清洁扣1分
			观察皮肤情况，整理床单位	4	2	0	0	未观察扣2分；未整理床单位扣2分
			洗手，再次核对	2	1	0	0	未洗手扣1分；未核对扣1分
操作后处置		6	用物按《医疗机构消毒技术规范》处理	2	1	0	0	处置方法不正确扣1分/项，最高扣2分
			洗手	2	0	0	0	未洗手扣2分
			记录	2	1	0	0	未记录扣2分；记录不完全扣1分
评价		6	流程合理、技术熟练、局部皮肤无损伤、询问患者感受	6	4	2	0	一项不合格扣2分，最高扣6分
理论提问		10	中药涂药的禁忌证	5	3	0	0	回答不全面扣2分/题；未答出扣5分/题
			中药涂药的注意事项	5	3	0	0	
得　分								

第十二节　中药熏蒸技术

中药熏蒸技术是指借用中药热力及药理作用熏蒸患处，达到疏通腠理、祛风除湿、温经通络、活血化瘀的一种操作方法。

一、适用范围

适用于风湿免疫科、骨伤科、妇科、外科、肛肠科及皮肤科等各科疾病引起的疼痛、炎症、水肿、瘙痒等症状。

二、评估

1. 病室环境，温度适宜。

2. 主要症状、既往史及过敏史、是否妊娠或处于经期。

3. 患者体质及局部皮肤情况。

4. 进餐时间。

三、告知

1. 熏蒸时间约为 20～30 分钟。

2. 熏蒸过程中如出现不适，及时告知护士。

3. 熏蒸前要饮淡盐水或温开水 200mL，避免出汗过多引起脱水。餐前、餐后 30 分钟内，不宜熏蒸。

4. 熏蒸完毕，注意保暖，避免直接吹风。

四、用物准备

治疗盘、药液、中单、容器（根据熏蒸部位的不同选用）、水温计，治疗巾或浴巾，必要时备屏风及坐浴架（支架）。

五、基本操作方法

1. 核对医嘱，评估患者，做好解释，调节室内温度。

2. 备齐用物，携至床旁。协助患者取合理、舒适体位，暴露熏蒸部位。

3. 将 43～46℃药液倒入容器内，对准熏蒸部位。

4. 随时观察患者病情及局部皮肤变化情况，询问患者感受并及时调整药液温度。

5. 治疗结束后观察并清洁患者皮肤，协助患者整理、着衣，取舒适体位。

六、注意事项

1. 患有心脏病、严重高血压病及妇女妊娠和月经期间慎用。肢体动脉闭塞性疾病、糖尿病足、肢体干性坏疽者，熏蒸时药液温度不宜超过 38℃。

2. 熏蒸过程中需密切观察患者有无胸闷，心慌等症状，注意避风，冬季注意保暖，洗毕应及时擦干药液和汗液，暴露部位应尽量加盖衣被。

3. 包扎部位熏蒸时，应去除敷料。

4. 所用物品需清洁消毒，用具一人一份一消毒，避免交叉感染。

5. 施行熏蒸时，应注意防止烫伤。

附1

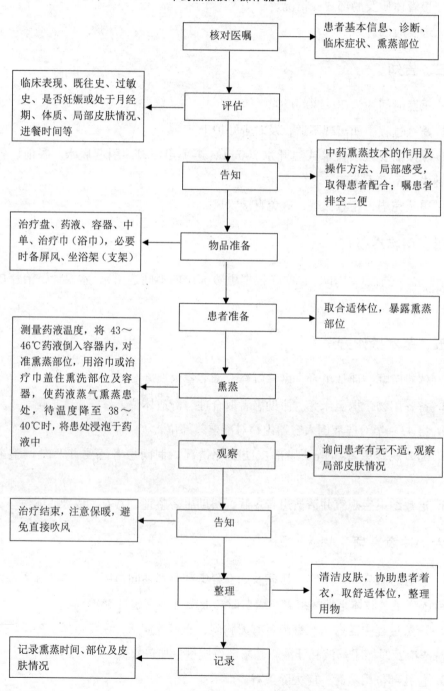

中药熏蒸技术操作流程

附2

中药熏蒸技术操作考核评分标准

项目	分值	技术操作要求	评分等级				评分说明
			A	B	C	D	
仪表	2	仪表端庄、戴表	2	1	0	0	一项未完成扣1分
核对	2	核对医嘱	2	1	0	0	未核对扣2分；内容不全面扣1分
评估	6	主要症状、既往史、过敏史、是否妊娠	4	3	2	1	一项未完成扣1分
		体质及局部皮肤情况、进餐时间	2	1	0	0	一项未完成扣1分
告知	4	解释作用、操作方法、熏蒸时间、局部感受，取得患者配合	4	3	2	1	一项未完成扣1分
用物准备	6	洗手，戴口罩	2	1	0	0	未洗手扣1分；未戴口罩扣1分
		备齐并检查用物	4	3	2	1	少备一项扣1分；未检查一项扣1分，最高扣4分
环境与患者准备	6	病室整洁，温度适宜	2	1	0	0	一项未完成扣1分
		熏蒸前饮淡盐水或温开水200mL	1	0	0	0	未饮水扣1分
		协助患者取合理、舒适体位，暴露熏蒸部位	3	2	1	0	未摆放体位扣2分；体位不合理或不舒适扣1分；未充分暴露熏蒸部位扣1分
操作过程	52	核对医嘱	2	1	0	0	未核对扣2分；内容不全面扣1分
		药液温度为43~46℃，倒入容器内，对准熏蒸部位	10	8	6	4	药液温度过高或过低扣4分；药液漏出容器扣4分；未对准熏蒸部位扣2分
		熏蒸时间为20~30分钟，观察并询问患者感受	8	6	4	2	熏蒸时间不正确扣2分；未观察病情扣2分；未询问患者感受扣4分
		观察患者局部皮肤变化，调整药液温度	8	4	0	0	未观察皮肤变化扣4分；未及时调节药温扣4分
		治疗结束，清洁患者皮肤，观察局部皮肤有无烫伤、过敏	8	4	0	0	未清洁皮肤扣4分；未观察皮肤扣4分
		操作过程中保持衣服、床单位清洁	6	3	0	0	药液污染衣服扣3分；药液污染被服扣3分
		告知相关注意事项，如有不适及时通知护士	4	2	0	0	未告知扣2分/项

项目	分值	技术操作要求	评分等级 A	B	C	D	评分说明
操作过程	52	协助患者取舒适体位，整理衣着、床单位	4	3	2	1	未安置体位扣 2 分；未整理衣着扣 1 分；未整理床单位扣 1 分
		洗手，再次核对	2	1	0	0	未洗手扣 1 分；未核对扣 1 分
操作后处置	6	用物按《医疗机构消毒技术规范》处理	2	1	0	0	处置方法不正确扣 1 分/项，最高扣 2 分
		洗手	2	0	0	0	未洗手扣 2 分
		记录	2	1	0	0	未记录扣 2 分；记录不完全扣 1 分
评价	6	流程合理、技术熟练、局部皮肤无损伤、询问患者感受	6	4	2	0	一项不合格扣 2 分，最高扣 6 分；出现烫伤扣 6 分
理论提问	10	中药熏蒸的禁忌证	5	3	0	0	回答不全面扣 2 分/项；未答出扣 5 分/题
		中药熏蒸的注意事项	5	3	0	0	
得　分							

第十三节　中药热熨敷技术

中药热熨敷是将中药加热后装入布袋，在人体局部或一定穴位上移动，利用温热之力使药性通过体表透入经络、血脉，从而达到温经通络、行气活血、散寒止痛、祛瘀消肿等作用的一种操作方法。

一、适用范围

适用于风湿痹证引起的关节冷痛、酸胀、沉重、麻木；跌打损伤等引起的局部瘀血、肿痛；扭伤引起的腰背部不适、行动不便；脾胃虚寒所致的胃脘疼痛、腹冷泄泻、呕吐等症状。

二、评估

1. 病室环境，温度适宜。
2. 主要症状、既往史、药物过敏史、是否妊娠及处于月经期。
3. 患者对热和疼痛的耐受程度。
4. 热熨部位的皮肤情况。

三、告知

1. 药熨前，嘱患者排空二便。

2. 感觉局部皮肤温度过高或出现红肿、丘疹、瘙痒、水疱等情况，应及时告知护士。

3. 热熨敷时间为每次 15～30 分钟，每日 1～2 次。

四、用物准备

治疗盘、遵医嘱准备药物及器具、凡士林、棉签、纱布袋 2 个、大毛巾、纱布或纸巾，必要时备屏风、毛毯、温度计等。

五、基本操作方法

1. 核对医嘱，评估患者，做好解释，调节病室温度。

2. 备齐用物，携至床旁。协助患者取适宜体位，暴露药熨部位，必要时用屏风遮挡。

3. 根据医嘱，将药物加热至 60～70℃，备用。

4. 先用棉签在药熨部位涂一层凡士林，将药袋放到患处或相应穴位处用力来回推熨，以患者能耐受为度。推熨时力量要均匀，开始时用力要轻，速度可稍快，随着药袋温度的降低，力量可增大，同时速度减慢。药袋温度过低时，应及时更换药袋或加温。

5. 药熨操作过程中应注意观察局部皮肤的颜色情况，并询问患者对温度的耐受度。

6. 操作完毕后先擦净局部皮肤，协助患者着衣，安排舒适体位。嘱患者避风保暖，多饮温开水。

六、注意事项

1. 孕妇腹部及腰骶部、大血管处、皮肤破损及炎症处、局部感觉障碍处忌用。

2. 操作过程中应保持药袋温度，若温度过低则需及时更换或加热药袋。

3. 药熨温度适宜，一般保持在 50～60℃，不宜超过 70℃，年老、婴幼儿及感觉障碍者，药熨温度不宜超过 50℃。操作过程中应注意保暖。

4. 药熨过程中应随时询问患者对温度的感受，观察皮肤颜色变化，一旦出现水疱或烫伤应立即停止，并给予适当处理。

附 1

中药热熨敷技术流程图

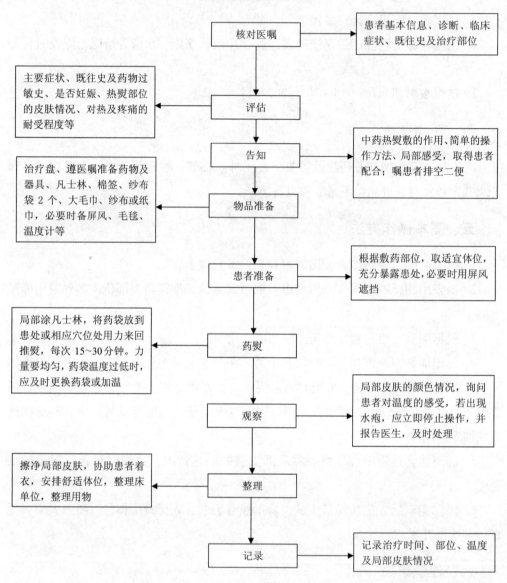

附2

中药热熨敷技术操作考核评分标准

项目	分值	技术操作要求	评分等级				评分说明
			A	B	C	D	
仪表	2	仪表端庄、戴表	2	1	0	0	一项未完成扣1分
核对	2	核对医嘱	2	1	0	0	未核对扣2分；内容不全面扣1分
评估	6	临床症状、既往史、药物过敏史、是否妊娠	4	3	2	1	一项未完成扣1分
		热熨部位皮肤情况、对热的耐受程度	2	1	0	0	一项未完成扣1分
告知	4	解释作用、简单的操作方法、局部感受、热熨前排空二便，取得患者配合	4	3	2	1	一项未完成扣1分
用物准备	6	洗手，戴口罩	2	1	0	0	未洗手扣1分；未戴口罩扣1分
		备齐并检查用物	4	3	2	1	少备一项扣1分；未检查一项扣1分，最高扣4分
环境与患者准备	10	病室整洁、光线明亮	2	1	0	0	未进行环境准备扣2分；环境准备不全扣1分
		协助患者取舒适体位	2	1	0	0	未进行体位摆放扣2分；体位不舒适扣1分
		暴露热熨部位，用垫巾保护衣物，注意保暖，保护隐私	6	4	2	0	未保护患者衣物扣2分；未注意保暖扣2分；未保护隐私扣2分
操作过程	48	核对医嘱	2	1	0	0	未核对扣2分；内容不全面扣1分
		将药物加热至60~70℃，备用	4	0	0	0	温度不符合要求扣4分
		药熨部位涂少量凡士林	2	1	0	0	未涂抹扣2分；涂抹不均匀扣1分
		药熨温度应保持在50~60℃，老人、婴幼儿及感觉障碍者不宜超过50℃	2	0	0	0	温度不正确扣2分
		推熨的力量要均匀，开始时用力要轻，速度可稍快，随着药袋温度的降低，力量可增大，同时速度减慢。药袋温度过低时，应及时更换药袋或加温。熨烫时间为15~30分钟。操作过程中应询问患者的感受	16	12	8	4	力度过轻或过重扣4分；未及时加温扣4分；时间过短或过长扣4分；未询问患者感受扣4分

续表

项目	分值	技术操作要求	评分等级				评分说明
			A	B	C	D	
操作过程	48	观察局部皮肤，询问患者对温度的感受，及时调整速度、温度或停止操作，防止烫伤	12	8	4	0	未观察皮肤扣4分；未询问患者扣4分；发现异常未及时处理扣4分
		操作完毕后擦净局部皮肤，协助患者着衣，安排舒适体位，整理床单位	4	3	2	1	未清洁皮肤扣1分；未协助着衣扣1分；体位不舒适扣1分；未整理床单位扣1分
		询问患者对操作的感受，告知注意事项	4	2	0	0	未询问患者感受扣2分；未告知注意事项扣2分
		洗手，再次核对	2	1	0	0	未洗手扣1分；未核对扣1分
操作后处置	6	用物按《医疗机构消毒技术规范》处理	2	1	0	0	处置方法不正确扣1分/项，最高扣2分
		洗手	2	0	0	0	未洗手扣2分
		记录	2	1	0	0	未记录扣2分；记录不完全扣1分
评价	6	流程合理、技术熟练、局部皮肤无烫伤、询问患者感受	6	4	2	0	一项不合格扣2分，最高扣6分；出现烫伤扣6分
理论提问	10	中药热熨敷的适应证	5	3	0	0	回答不全面扣2分/题；未答出扣5分/题
		中药热熨敷的注意事项	5	3	0	0	
得　分							

第十四节　中药离子导入

中药离子导入是利用直流电将药物离子通过皮肤或穴位导入人体，作用于病灶，达到活血化瘀、软坚散结、抗炎镇痛等作用的一种操作方法。

一、适用范围

适用于各种急、慢性疾病引起的关节疼痛、腰背痛、颈肩痛及盆腔炎所致的腹痛等症状。

二、评估

1. 主要症状、既往史及过敏史、是否妊娠。

2. 皮肤感知觉及治疗局部皮肤情况。

三、告知

1. 治疗时间一般为 20 ~ 30 分钟。

2. 治疗期间会产生正常的针刺感和蚁行感，护士可根据患者的感受调节电流强度。

3. 若局部有烧灼感或针刺感而不能耐受时，应立即通知护士。

4. 中药可致皮肤着色，数日后可自行消退。

四、物品准备

中药制剂、离子导入治疗仪、治疗盘、镊子、棉衬套（垫片）2 个、绷带或松紧搭扣、沙袋、隔水布、小毛巾、水温计、必要时备听诊器。

五、基本操作方法

1. 核对医嘱，评估患者，做好解释，调节室温。

2. 备齐用物，携至床旁。

3. 协助患者取舒适体位，暴露治疗部位。

4. 打开电源开关，将 2 块棉衬套（垫片）浸入 38 ~ 42℃的中药液中后取出，拧至不滴水为宜，将电极板放入衬套内，平置于治疗部位。2 个电极板相距 2 ~ 4cm，外用隔水布覆盖，用绷带或松紧搭扣固定，必要时使用沙袋固定。启动输出，调节电流强度，至患者能耐受为度。具体操作方法参照仪器说明书。

5. 治疗中询问患者感受，调节电流强度；如患者主诉疼痛，立即停止治疗。

6. 治疗结束后，取下电极板，擦干局部皮肤，并观察皮肤情况。

7. 操作完毕，协助患者着衣，安排舒适体位，整理床单位。

六、注意事项

1. 治疗部位有金属异物或带有心脏起搏器者慎用此治疗方法。

2. 同一输出线的两个电极不可分别放置于两侧肢体。

3. 注意操作顺序，防止电击患者。

4. 治疗时注意遮挡，保护患者隐私，注意保暖。

5. 治疗过程中要注意观察患者的反应和仪器运行情况。

6. 治疗部位皮肤出现红疹、疼痛、水疱等，应立即停止治疗并通知医生，配合处置。

附1

中药离子导入操作流程图

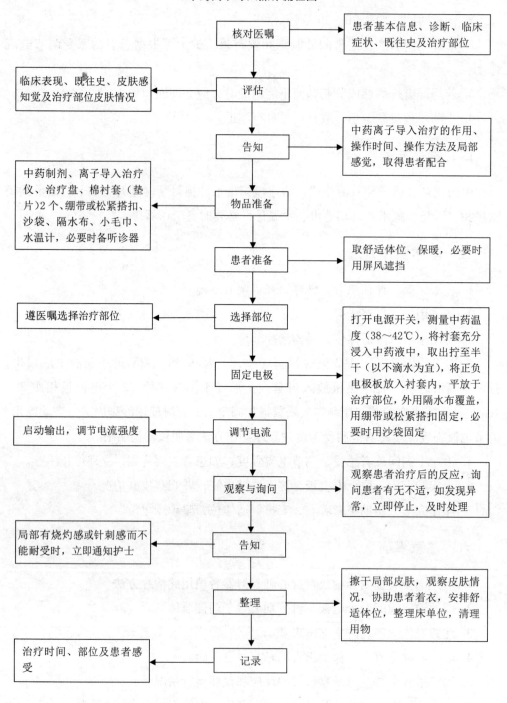

核对医嘱 → 患者基本信息、诊断、临床症状、既往史及治疗部位

临床表现、既往史、皮肤感知觉及治疗部位皮肤情况 ← 评估

告知 → 中药离子导入治疗的作用、操作时间、操作方法及局部感觉，取得患者配合

中药制剂、离子导入治疗仪、治疗盘、棉衬套（垫片）2个、绷带或松紧搭扣、沙袋、隔水布、小毛巾、水温计，必要时备听诊器 ← 物品准备

患者准备 → 取舒适体位、保暖，必要时用屏风遮挡

遵医嘱选择治疗部位 ← 选择部位

打开电源开关，测量中药温度（38～42℃），将衬套充分浸入中药液中，取出拧至半干（以不滴水为宜），将正负电极板放入衬套内，平放于治疗部位，外用隔水布覆盖，用绷带或松紧搭扣固定，必要时用沙袋固定 ← 固定电极

启动输出，调节电流强度 ← 调节电流

观察与询问 → 观察患者治疗后的反应，询问患者有无不适，如发现异常，立即停止，及时处理

局部有烧灼感或针刺感而不能耐受时，立即通知护士 ← 告知

整理 → 擦干局部皮肤，观察皮肤情况，协助患者着衣，安排舒适体位，整理床单位，清理用物

治疗时间、部位及患者感受 ← 记录

附 2

中药离子导入技术操作考核评分标准

项目	分值	技术操作要求	评分等级 A	B	C	D	评分说明
仪表	2	仪表端庄、戴表	2	1	0	0	一项未完成扣 1 分
核对	2	核对医嘱	2	1	0	0	未核对扣 2 分；内容不全面扣 1 分
评估	6	临床症状、既往史、过敏史、是否妊娠	4	3	2	1	一项未完成扣 1 分
		皮肤感知觉、局部皮肤有无破溃及炎性渗出	2	1	0	0	一项未完成扣 1 分
告知	4	解释作用、简单的操作方法、局部感受，取得患者配合	4	3	2	1	一项未完成扣 1 分
用物准备	5	洗手，戴口罩	2	1	0	0	未洗手扣 1 分；未戴口罩扣 1 分
		备齐并检查用物	3	2	1	0	少备一项扣 1 分；未检查一项扣 1 分，最高扣 3 分
环境与患者准备	5	环境清洁，温度适宜，光线明亮	2	1	0	0	未进行环境准备扣 2 分；环境准备不全扣 1 分
		嘱患者排空二便，协助患者取舒适体位，暴露治疗部位，注意保护隐私	3	2	1	0	未嘱排二便扣 1 分；未进行体位摆放扣 2 分；体位不舒适扣 1 分；未充分暴露治疗部位扣 1 分；未保护隐私扣 1 分；最高扣 3 分
操作过程	中药离子导入 45	核对医嘱	2	1	0	0	未核对扣 2 分；内容不全面扣 1 分
		连接电源及电极输出线，检查仪器性能	4	3	2	0	未连接扣 1 分/项；未检查性能扣 2 分
		将 2 块棉衬套浸入 38～42℃中药液中，取出后拧至不滴水	6	4	2	0	未测温度扣 2 分；温度不准确扣 2 分；衬套过干或过湿扣 2 分
		将正负电极板正确放入衬套内，平置于治疗部位，覆盖隔水布，用绷带或松紧搭扣固定	8	6	4	2	电极板放置错误扣 8 分；电极板裸露扣 4 分；衬套及隔水布不平整扣 2 分；固定不牢固扣 2 分
		启动输出，从低到高缓慢调节电流强度，询问患者感受至能耐受为宜	10	5	0	0	未缓慢调节电流强度扣 5 分；未询问患者感受扣 5 分

续表

项目		分值	技术操作要求	A	B	C	D	评分说明
操作过程	中药离子导入	45	观察仪器运行情况，随时询问患者感受，及时调节电流强度，注意保暖	5	3	1	0	未观察扣2分；未询问感受扣2分；未保暖扣1分；未及时调节电流强度扣5分
			告知相关注意事项：治疗时间为20~30分钟，如有不适及时通知护士	4	2	0	0	未告知扣2分/项
			协助患者取舒适体位，整理床单位	4	2	0	0	未安置体位扣2分；未整理床单位扣2分
			洗手，再次核对	2	1	0	0	未洗手扣1分；未核对扣1分
	治疗结束	10	取下电极板，擦干皮肤，关闭电源，协助患者取舒适体位，整理床单位	5	4	3	2	未擦干皮肤扣1分；顺序颠倒扣2分；未安置体位扣1分；未整理床单位扣1分
			观察皮肤有无红疹、烫伤、过敏	3	2	1	0	未观察扣3分；观察不全面扣1分/项
			洗手，核对	2	1	0	0	未洗手扣1分；未核对扣1分
操作后处置		5	用物按《医疗机构消毒技术规范》处理	2	1	0	0	处置方法不正确扣1分/项，最高扣2分
			洗手	1	0	0	0	未洗手扣1分
			记录	2	1	0	0	未记录扣2分；记录不完全扣1分
评价		6	流程合理、技术熟练、局部皮肤无损伤、询问患者感受	6	4	2	0	一项不合格扣2分，最高扣6分；出现电击伤或烫伤扣6分
理论提问		10	中药离子导入的禁忌证	5	3	0	0	回答不全面扣2分/题；未答出扣5分/题
			中药离子导入的注意事项	5	3	0	0	
得　分								

第十五节　穴位注射技术

穴位注射技术又称水针，是将小剂量药物注入穴位内，通过药物和穴位的双重作用，达到治疗疾病的一种操作方法。

一、适用范围

适用于多种慢性疾病引起的眩晕、呃逆、腹胀、尿潴留、疼痛等症状。

二、评估

1. 主要症状、既往史、药物过敏史、是否妊娠。

2. 注射部位局部皮肤情况。

3. 患者对疼痛的耐受程度及合作程度。

三、告知

注射部位出现疼痛、酸胀的感觉属于正常现象，如有不适及时告知护士。

四、用物准备

治疗盘、药物、一次性注射器、无菌棉签、皮肤消毒剂、污物碗、利器盒。

五、基本操作方法

1. 核对医嘱，评估患者，做好解释，嘱患者排空二便。

2. 配制药液。

3. 备齐用物，携至床旁。

4. 协助患者取舒适体位，暴露局部皮肤，注意保暖。

5. 遵医嘱取穴，通过询问患者感受确定穴位的准确位置。

6. 常规消毒皮肤。

7. 再次核对医嘱，排气。

8. 一手绷紧皮肤，另一手持注射器，对准穴位快速刺入皮下，然后用针刺手法将针身推至一定深度，上下提插至患者有酸胀等"得气"感应后，回抽无回血，即可将药物缓慢推入。

9. 注射完毕拔针，用无菌棉签按压针孔片刻。

10. 观察患者用药后症状改善情况，安置舒适体位。

六、注意事项

1. 局部皮肤有感染、瘢痕、出血倾向及高度水肿者不宜进行注射。

2. 孕妇下腹部及腰骶部不宜进行注射。

3. 严格执行"三查七对"及无菌操作规程。

4. 遵医嘱配置药物剂量，注意配伍禁忌。

5. 注意针刺角度，观察有无回血。避开血管丰富部位，避免药液注入血管内，患者有触电感时将针体向外退出少许后再进行注射。

　　6. 注射药物患者如出现不适症状时，应立即停止注射并观察病情变化。

附1

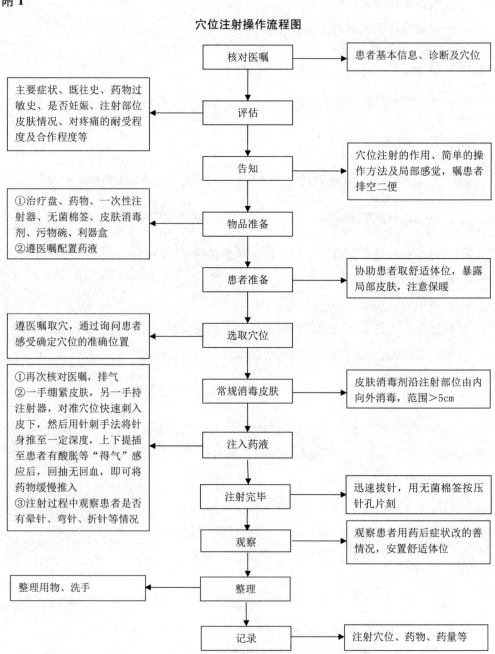

穴位注射操作流程图

附2

穴位注射技术操作考核评分标准

项目	分值	技术操作要求	评分等级 A	B	C	D	评分说明
仪表	2	仪表端庄、戴表	2	1	0	0	一项未完成扣1分
核对	2	核对医嘱	2	1	0	0	未核对扣2分；内容不全面扣1分
评估	7	临床症状、既往史、药物过敏史、是否妊娠	4	3	2	1	一项未完成扣1分
		注射部位皮肤情况、对疼痛的耐受程度及患者合作程度	3	2	1	0	一项未完成扣1分
告知	4	解释作用、简单的操作方法、局部感受，取得患者配合	4	3	2	1	一项未完成扣1分
用物准备	9	洗手，戴口罩	2	1	0	0	未洗手扣1分；未戴口罩扣1分
		核对医嘱，配置药液	3	2	1	0	未核对扣2分；内容不全扣1分；配药不规范扣1分
		备齐并检查用物	4	3	2	1	少备一项扣1分；未检查一项扣1分，最高扣4分
环境与患者准备	5	病室整洁，光线明亮	2	1	0	0	未进行环境准备扣2分；环境准备不全扣1分
		协助患者取舒适体位，暴露操作部位，注意保暖	3	2	1	0	未进行体位摆放扣2分；体位不舒适扣1分；暴露不充分扣1分；未保暖扣1分，最高扣3分
操作过程	49	核对医嘱	2	1	0	0	未核对扣2分；内容不全面扣1分
		确定穴位，询问患者感受	4	3	2	1	动作不规范扣1分；穴位不准确扣2分；未询问患者感受扣1分
		消毒方法正确：以所取穴位中心由内向外消毒，范围>5cm	4	2	0	0	消毒方法不正确扣2分；消毒范围不规范扣2分
		再次核对医嘱，排气	4	3	2	1	未核对扣2分；内容不全面扣1分；未排气扣2分；排气不规范扣1分
		注射手法正确	8	6	4	2	未绷紧皮肤扣2分；未对准穴位扣4分；注射方法不正确扣2分

续表

项目	分值	技术操作要求	评分等级				评分说明
			A	B	C	D	
操作过程	49	将针身推至一定深度，询问患者感受	6	4	2	0	手法不规范扣4分；未询问患者感受扣2分
		确认无回血后，缓慢注入药液	6	4	2	0	未抽回血扣4分；注入药液速度不规范扣2分
		注射过程中应观察是否有晕针、弯针、折针等异常情况	4	2	0	0	未观察扣4分；观察不全面扣2分
		拔针后用无菌棉签按压针孔片刻	2	0	0	0	未按要求按压扣2分
		观察注射部位皮肤，询问患者是否有不适	2	1	0	0	未观察皮肤扣1分；未询问患者扣1分
		告知患者注射部位24小时内避免着水	2	0	0	0	未告知扣2分
		协助患者着衣、取舒适体位，整理床单位	3	2	1	0	未协助着衣扣1分；体位不舒适扣1分；未整理床单位扣1分
		洗手，再次核对	2	1	0	0	未洗手扣1分；未核对扣1分
操作后处置	6	用物按《医疗机构消毒技术规范》处理	2	1	0	0	处置方法不正确扣1分/项，最高扣2分
		洗手	2	0	0	0	未洗手扣2分
		记录	2	1	0	0	未记录扣2分；记录不完全扣1分
评价	6	无菌观念、流程合理、技术熟练、询问患者感受	6	4	2	0	一项不合格扣2分，最高扣6分
理论提问	10	穴位注射的适应证、禁忌证	5	3	0	0	回答不全面扣2分/题；未答出扣5分/题
		穴位注射的注意事项	5	3	0	0	
得 分							

第十六节　耳穴贴压技术

耳穴贴压法是采用王不留行籽、莱菔子等丸状物贴压于耳郭上的穴位或反应点，通过其疏通经络、调整脏腑气血功能、促进机体的阴阳平衡，达到防治疾病、改善症状的一种操作方法，属于耳针技术范畴。

一、适用范围

适用于减轻各种疾病及术后所致的疼痛、失眠、焦虑、眩晕、便秘、腹泻等症状。

二、评估

1. 患者的主要症状、既往史、是否妊娠。

2. 患者对疼痛的耐受程度。

3. 患者有无对胶布、药物等的过敏情况。

4. 耳部皮肤情况。

三、告知

1. 耳穴贴压的局部感觉，如热、麻、胀、痛等，如有不适及时通知护士。

2. 每日自行按压 3～5 次，每次每穴 1～2 分钟。

3. 耳穴药贴脱落后，应通知护士。

四、物品准备

治疗盘、王不留行籽或莱菔子等丸状物、胶布、75% 酒精、棉签、探棒、止血钳或镊子、弯盘、污物碗，必要时可备耳穴模型。

五、基本操作方法

1. 核对医嘱，评估患者，做好解释。

2. 备齐用物，携至床旁。

3. 协助患者取合理、舒适体位。

4. 遵照医嘱，探查耳穴敏感点，确定贴压部位。

5. 用 75% 酒精自上而下、由内到外、从前到后消毒耳部皮肤。

6. 选用质硬而光滑的王不留行籽或莱菔子等丸状物黏附在 0.7cm×0.7cm 大小的胶布中央，用止血钳或镊子夹住贴于选好的耳穴处，并给予适当按压（揉），使患者有热、麻、胀、痛的感觉，即"得气"。

7. 观察患者局部皮肤，询问有无不适感。

8. 常用按压手法

（1）对压法：用食指和拇指的指腹置于患者耳郭的正面和背面，相对按压，至出现热、麻、胀、痛等感觉即可。食指和拇指可边压边左右移动，或做圆形移动，一旦找到敏感点，则持续对压 20 ~ 30 秒。对内脏痉挛性疼痛、躯体疼痛有较好的镇痛作用。

（2）直压法：用指尖垂直按压耳穴至患者产生胀痛感，持续按压 20 ~ 30 秒，间隔少许后重复按压，每次按压 3 ~ 5 分钟。

（3）点压法：用指尖一压一松地按压耳穴，每次间隔 0.5 秒。本法以患者感到胀而略沉重刺痛为宜，用力不宜过重。一般每次每穴可按压 27 次，可视病情轻重增减。

9. 操作完毕，安排舒适体位，整理床单位。

六、注意事项

1. 耳郭局部有炎症、冻疮或表面皮肤有破溃者及有习惯性流产史的孕妇不宜施行。

2. 每次选择一侧耳穴贴压，双侧耳穴轮流使用。夏季易出汗，留置时间为 1 ~ 3 天；冬季留置 3 ~ 7 天。

3. 观察患者耳部皮肤情况，留置期间应防止胶布脱落或污染；对普通胶布过敏者，可改用脱敏胶布。

4. 若患者侧卧位时耳部感觉不适，可适当调整。

附1

耳穴贴压技术操作流程图

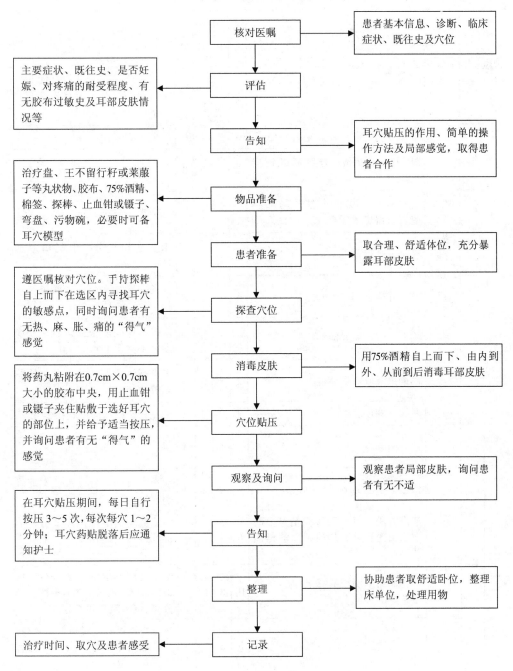

核对医嘱 → 患者基本信息、诊断、临床症状、既往史及穴位

主要症状、既往史、是否妊娠、对疼痛的耐受程度、有无胶布过敏史及耳部皮肤情况等 ← 评估

告知 → 耳穴贴压的作用、简单的操作方法及局部感觉，取得患者合作

治疗盘、王不留行籽或莱菔子等丸状物、胶布、75%酒精、棉签、探棒、止血钳或镊子、弯盘、污物碗，必要时可备耳穴模型 ← 物品准备

患者准备 → 取合理、舒适体位，充分暴露耳部皮肤

遵医嘱核对穴位。于持探棒自上而下在选区内寻找耳穴的敏感点，同时询问患者有无热、麻、胀、痛的"得气"感觉 ← 探查穴位

消毒皮肤 → 用75%酒精自上而下、由内到外、从前到后消毒耳部皮肤

将药丸粘附在0.7cm×0.7cm大小的胶布中央，用止血钳或镊子夹住贴敷于选好耳穴的部位上，并给予适当按压，并询问患者有无"得气"的感觉 ← 穴位贴压

观察及询问 → 观察患者局部皮肤，询问患者有无不适

在耳穴贴压期间，每日自行按压3～5次，每次每穴1～2分钟；耳穴药贴脱落后应通知护士 ← 告知

整理 → 协助患者取舒适卧位，整理床单位，处理用物

治疗时间、取穴及患者感受 ← 记录

附 2

耳穴贴压技术操作考核评分标准

项目	分值	技术操作要求	评分等级 A	B	C	D	评分说明
仪表	2	仪表端庄、戴表	2	1	0	0	一项未完成扣1分
核对	2	核对医嘱	2	1	0	0	未核对扣2分；内容不全面扣1分
评估	5	临床症状、既往史、是否妊娠	3	2	1	0	一项未完成扣1分
		耳部皮肤情况、对疼痛的耐受程度	2	1	0	0	一项未完成扣1分
告知	3	解释作用、操作方法、局部感受，取得患者配合	3	2	1	0	一项未完成扣1分
用物准备	6	洗手，戴口罩	2	1	0	0	未洗手扣1分；未戴口罩扣1分
		备齐并检查用物	4	3	2	1	少备一项扣1分；未检查一项扣1分，最高扣4分
环境与患者准备	6	病室整洁、光线明亮	2	1	0	0	未进行环境准备扣2分；环境准备不全扣1分
		协助患者取舒适体位	2	1	0	0	未进行体位摆放扣2分；体位不舒适扣1分
		暴露耳部皮肤	2	0	0	0	未充分暴露耳部皮肤扣2分
操作过程 贴豆	48	核对医嘱	2	1	0	0	未核对扣2分；内容不全面扣1分
		持探棒由上而下寻找敏感点	6	4	2	0	动作生硬扣2分；穴位不准确扣2分/穴位，最高扣6分
		消毒方法：使用75%酒精自上而下、由内到外、从前到后消毒皮肤，待干	6	4	2	0	消毒液使用不规范扣2分；消毒顺序不正确扣2分；未待干扣2分
		用止血钳或镊子夹住药贴，贴敷于选好的穴位上	10	8	6	4	贴敷穴位不准确扣2分/穴位，最高扣6分；贴敷不牢固扣2分/穴位，最高扣4分
		按压力度适宜，询问患者感受	8	6	4	2	按压力度过轻或过重扣2分/穴位，最高扣4分；未询问患者感受扣4分
		观察局部皮肤有无红肿、过敏或贴敷不牢固	6	3	0	0	未观察皮肤扣3分；贴敷不牢固扣3分

续表

项目		分值	技术操作要求	评分等级				评分说明
				A	B	C	D	
操作过程	贴豆	48	告知相关注意事项：按压方法、疼痛难忍或药贴脱落时应及时通知护士	4	2	0	0	未告知扣2分/项
			协助患者取舒适体位，整理床单位	4	2	0	0	未安置体位扣2分；未整理床单位扣2分
			洗手，再次核对	2	1	0	0	未洗手扣1分；未核对扣1分
	取豆	6	用止血钳或镊子夹住胶布一角取下	2	1	0	0	未使用止血钳（镊子）扣1分；使用不当扣1分
			观察、清洁皮肤	2	1	0	0	未观察扣1分；未清理扣1分
			洗手，再次核对	2	1	0	0	未洗手扣1分；未核对扣1分
操作后处置		6	整理用物：探针、止血钳（镊子）用75%酒精擦拭	2	1	0	0	消毒方法不正确扣1－2分
			洗手	2	0	0	0	未洗手扣2分
			记录	2	1	0	0	未记录扣2分；记录不完全扣1分
评价		6	流程合理、技术熟练、询问患者感受	6	4	2	0	一项不合格扣2分
理论提问		10	耳穴贴压的禁忌证	5	3	0	0	回答不全面扣2分/题；未答出扣5分/题
			耳穴贴压的注意事项	5	3	0	0	
得　分								

第十七节　经穴推拿技术

经穴推拿技术是以按法、点法、推法、叩击法等手法作用于经络腧穴，以达到减轻疼痛、调节胃肠功能、温经通络等作用的一种操作方法。

一、适用范围

适用于各种急、慢性疾病所致的痛证，如头痛、肩颈痛、腰腿痛、痛经，以及失眠、便秘等症状。

二、评估

1. 病室环境，保护患者隐私。

2. 患者的主要症状、既往史、是否妊娠或处于月经期。

3. 推拿部位皮肤情况。

4. 患者对疼痛的耐受程度。

三、告知

1. 推拿时及推拿后局部可能出现酸痛的感觉，如有不适及时告知护士。

2. 推拿前后局部注意保暖，可喝温开水。

四、用物准备

治疗巾，必要时备纱布块、介质、屏风。

五、基本操作方法

1. 核对医嘱,评估患者,做好解释,调节室温。腰腹部推拿时嘱患者排空二便。

2. 备齐用物，携至床旁。

3. 协助患者取合理、舒适体位。

4. 遵医嘱确定腧穴部位、选用适宜的推拿手法及强度。

5. 推拿时间一般宜在饭后 1~2 小时进行。每个穴位施术 1~2 分钟，以局部穴位透热为度。

6. 操作过程中询问患者的感受；若有不适，应及时调整手法或停止操作，以防发生意外。

7. 常见疾病的推拿部位和穴位

（1）头面部：取上印堂、太阳、头维、攒竹、上睛明、鱼腰、丝竹空、四白等穴。

（2）颈项部：取风池、风府、肩井、天柱、大椎等穴。

（3）胸腹部：取天突、膻中、中脘、下脘、气海、关元、天枢等穴。

（4）腰背部：取肺俞、肾俞、心俞、膈俞、夹脊穴、大肠俞、命门、腰阳关等穴。

（5）肩部及上肢部：取肩髃、肩贞、手三里、天宗、曲池、极泉、小海、内关、合谷等穴。

（6）臀部及下肢部：取环跳、居髎、风市、委中、昆仑、足三里、阳陵泉、梁丘、血海、膝眼等穴。

8. 常用的推拿手法

（1）点法：用指端或屈曲的指间关节部着力于施术部位，持续进行点压的手法，称为点法。此法包括有拇指端点法、屈拇指点法和屈食指点法等，临床常用拇指端点法。

①拇指端点法：手握空拳，拇指伸直并紧靠于食指中节，以拇指端着力于施术部位或穴位上，前臂与拇指主动发力，进行持续点压；亦可采用拇指按法的手法形态，用拇指端进行持续点压。

②屈拇指点法：屈拇指，以拇指指间关节桡侧着力于施术部位或穴位，拇指端抵于食指中节桡侧缘以助力，前臂与拇指主动施力，进行持续点压。

③屈食指点法：屈食指，其他手指相握，以食指第一指间关节突起部着力于施术部位或穴位上，拇指末节尺侧缘紧压食指指甲部以助力，前臂与食指主动施力，进行持续点压。

（2）揉法：用拇指、食指或掌根部以一定力按压于施术部位，带动皮下组织做环形运动的手法。

①拇指揉法：以拇指螺纹面置于施术部位上，其余四指置于相对或合适的位置上以助力，腕关节微屈或伸直，拇指主动做环形运动，带动皮肤和皮下组织，每分钟操作120～160次。

②中指揉法：中指指间关节伸直，掌指关节微屈，以中指螺纹面着力于施术部位上，前臂做主动运动，通过腕关节使中指螺纹面在施术部位上做轻柔灵活的小幅度环形运动，带动皮肤和皮下组织，每分钟操作120～160次。为加强揉法的力量，可用食指螺纹面搭于中指远侧指间关节背侧进行操作，也可用无名指螺纹面搭于中指远侧指尖关节背侧进行操作。

③掌根揉法：肘关节微屈，腕关节放松并略背伸，手指自然弯曲，以掌根部着力于施术部位上，前臂做主动运动，带动腕掌做小幅度的做环形运动，使掌根部在施术部位上做环形运动，带动皮肤和皮下组织，每分钟操作120～160次。

在临床治疗的实际运用中，上述这些基本操作方法可以单独使用或联合运用，也可以选用其他推拿手法，如按法、点法、弹拨法、叩击法、拿法、掐法等，视具体情况而定。

（3）叩击法：用手的特定部位或用特制的器械，在治疗部位上反复叩击的一种手法，称为叩击法。各种叩击法操作时，用力应果断、快速，击打后将术手立即抬起，叩击的时间要短暂。击打时，手腕既要保持一定的姿势，又要放松，以一种有控制的弹性力进行叩击，使手法既有一定的力度，又感觉缓和舒适。切忌用暴力打击，以免造成不必要的损伤。

9. 操作结束后协助患者着衣，安置舒适卧位，整理床单位。

六、注意事项

1. 肿瘤或感染患者、女性经期腰腹部应慎用。妊娠期腰腹部禁用经穴推拿技术。

2. 操作前应修剪指甲，以防损伤患者皮肤。

3. 操作时用力要适度。

4. 操作过程中，注意保暖、保护患者隐私。

5. 使用叩击法时，有严重心血管疾病患者禁用，心脏搭桥术后患者慎用。

附1

经穴推拿技术操作流程图

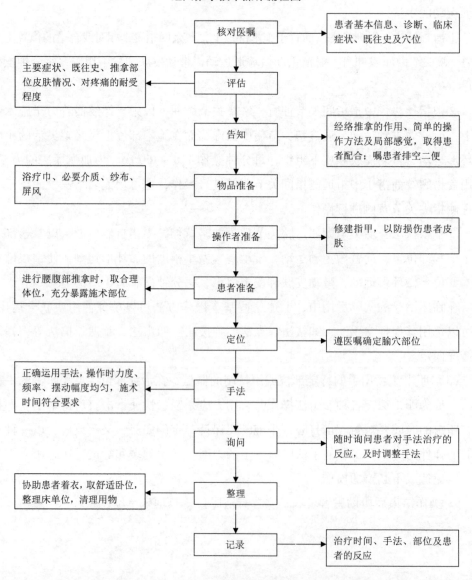

附2

经穴推拿技术操作考核评分标准

项目	分值	技术操作要求	A	B	C	D	评分说明
仪表	2	仪表端庄、戴表	2	1	0	0	一项未完成扣1分
核对	2	核对医嘱	2	1	0	0	未核对扣2分；内容不全面扣1分
评估	6	临床症状、既往史、是否妊娠、是否处于月经期	4	3	2	1	一项未完成扣1分
		推拿部位皮肤情况、对疼痛的耐受程度	2	1	0	0	一项未完成扣1分
告知	8	解释作用、简单的操作方法、局部感受，取得患者配合	4	3	2	1	一项未完成扣1分
		推拿时及推拿后局部可能出现酸痛的感觉，如有不适及时告知护士	2	1	0	0	一项未完成扣1分
		推拿前后局部注意保暖，可喝温开水	2	1	0	0	一项未完成扣1分
用物准备	4	洗手，戴口罩	2	1	0	0	未洗手扣1分；未戴口罩扣1分
		备齐并检查用物，必要时备屏风	2	1	0	0	少备一项扣1分；未检查一项扣1分，最高扣2分
环境与患者准备	6	病室整洁、光线明亮	2	1	0	0	未进行环境准备扣2分；环境准备不全扣1分
		操作者：修剪指甲，避免损伤患者皮肤	2	0	0	0	未剪指甲扣2分
		患者：取舒适体位，充分暴露按摩部位，注意保护隐私	2	1	0	0	体位不舒适扣1分；暴露不充分扣1分；未保护隐私扣1分；最高扣2分
操作过程	50	核对医嘱	2	1	0	0	未核对扣2分；内容不全面扣1分
		遵医嘱确定经络走向与腧穴部位	10	8	6	4	动作生硬扣4分；经络与穴位不准确扣2分/穴位，最高扣10分
		正确选择点、揉、按等手法	10	5	0	0	手法/每种不正确扣5分，最高扣10分

续表

项目	分值	技术操作要求	评分等级				评分说明
			A	B	C	D	
操作过程	50	力量及摆动幅度要均匀	10	5	0	0	力量不均匀扣5分；摆动幅度不均匀扣5分
		摆动频率均匀，时间符合要求	10	5	0	0	频率不符合要求扣5分；时间不符合要求扣5分
		操作中询问患者对手法治疗的感受，及时调整手法及力度	6	4	2	0	未询问患者感受扣2分；未根据患者反应调整手法及力度扣2分/穴位，最高扣6分
		洗手，再次核对	2	1	0	0	未洗手扣1分；未核对扣1分
操作后处置	6	用物按《医疗机构消毒技术规范》处理	2	1	0	0	处置方法不正确扣1分/项，最高扣2分
		洗手	2	0	0	0	未洗手扣2分
		记录	2	1	0	0	未记录扣2分；记录不完全扣1分
评价	6	流程合理、技术熟练、局部皮肤无损伤、询问患者感受	6	4	2	0	一项不合格扣2分，最高扣6分
理论提问	10	经穴推拿的常用推拿手法	5	3	0	0	回答不全面扣2分/题；未答出扣5分/题
		经穴推拿的注意事项	5	3	0	0	
得　分							

第十八节　中药灌肠技术

中药灌肠技术是将中药药液从肛门灌入直肠或结肠，使药液保留在肠道内，通过肠黏膜的吸收达到清热解毒、软坚散结、泄浊排毒、活血化瘀等作用的一种操作方法。中药结肠滴注参照此项操作技术。

一、适用范围

适用于慢性肾衰竭、慢性疾病所致的腹痛、腹泻、便秘、发热、带下等症状。

二、评估

1. 病室环境、温度适宜。

2. 患者的主要症状、既往史、排便情况、有无大便失禁、是否妊娠。

3. 肛周皮肤情况。

4. 有无药物过敏史。

5. 心理状况、合作程度。

三、告知

1. 操作前排空二便。

2. 局部感觉胀、满、轻微疼痛。

3. 如有便意或不适，应及时告知护士。

4. 灌肠后体位视病情而定。

5. 灌肠液应保留 1 小时以上为宜，保留时间长利于药物吸收。

四、用物准备

治疗盘、弯盘、煎煮好的药液、一次性灌肠袋、水温计、纱布、一次性手套、垫枕、中单、液体石蜡、棉签等，必要时备便盆、屏风。

五、基本操作方法

1. 核对医嘱，评估患者，做好解释，调节室温。嘱患者排空二便。

2. 备齐用物，携至床旁。

3. 关闭门窗，用隔帘或屏风遮挡。

4. 协助患者取左侧卧位（亦可根据病情选择右侧卧位），充分暴露肛门，垫中单于臀下，然后置垫枕以抬高臀部 10cm。

5. 测量药液温度（39~41℃），液面距离肛门不超过 30cm，用液体石蜡润滑肛管前端，排液，暴露肛门，插肛管时，可嘱患者张口呼吸以使肛门松弛，便于肛管顺利插入。插入 10~15cm 后缓慢滴入药液（滴入的速度视病情而定），滴注时间为 15~20 分钟。滴入过程中随时观察、询问患者的耐受情况，如有不适或便意，及时调节滴入速度，必要时终止滴入。中药灌肠药液量不宜超过 200mL。

6. 药液滴完后夹紧并拔除肛管，协助患者擦干肛周皮肤，用纱布轻揉肛门处。协助患者取舒适卧位，抬高臀部。

六、注意事项

1. 肛门、直肠、结肠术后，大便失禁，孕妇、急腹症和下消化道出血的患者禁用。

2. 慢性痢疾病变多在直肠和乙状结肠，宜采取左侧卧位，肛管插入深度以15～20cm 为宜；溃疡性结肠炎病变多在乙状结肠或降结肠，肛管插入深度为 18～25cm；阿米巴痢疾病变多在回盲部，应取右侧卧位。

3. 当患者出现脉搏细数、面色苍白、出冷汗、剧烈腹痛、心慌等，应立即停止灌肠并报告医生。

4. 灌肠液温度应在床旁使用水温计测量。

附1

中药灌肠技术操作流程图

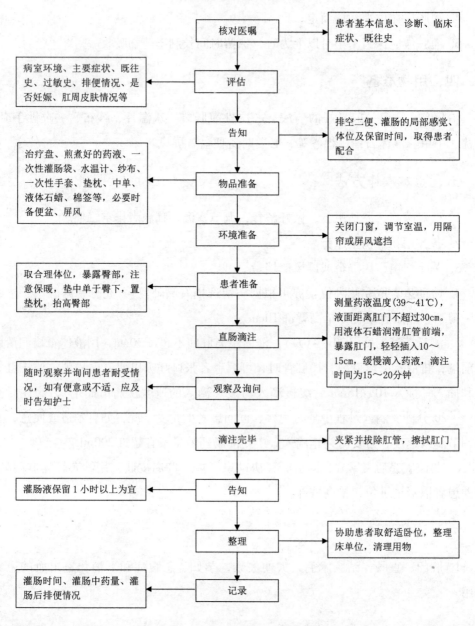

核对医嘱 → 患者基本信息、诊断、临床症状、既往史

病室环境、主要症状、既往史、过敏史、排便情况、是否妊娠、肛周皮肤情况等 ← 评估

告知 → 排空二便、灌肠的局部感觉、体位及保留时间，取得患者配合

治疗盘、煎煮好的药液、一次性灌肠袋、水温计、纱布、一次性手套、垫枕、中单、液体石蜡、棉签等，必要时备便盆、屏风 ← 物品准备

环境准备 → 关闭门窗，调节室温，用隔帘或屏风遮挡

取合理体位，暴露臀部，注意保暖，垫中单于臀下，置垫枕，抬高臀部 ← 患者准备

直肠滴注 → 测量药液温度(39～41℃)，液面距离肛门不超过30cm。用液体石蜡润滑肛管前端，暴露肛门，轻轻插入10～15cm，缓慢滴入药液，滴注时间为15～20分钟

随时观察并询问患者耐受情况，如有便意或不适，应及时告知护士 ← 观察及询问

滴注完毕 → 夹紧并拔除肛管，擦拭肛门

灌肠液保留1小时以上为宜 ← 告知

整理 → 协助患者取舒适卧位，整理床单位，清理用物

灌肠时间、灌肠中药量、灌肠后排便情况 ← 记录

附2

中药灌肠技术操作考核评分标准

项目	分值	技术操作要求	评分等级 A	B	C	D	评分说明
仪表	2	仪表端庄、戴表	2	1	0	0	一项未完成扣1分
核对	2	核对医嘱	2	1	0	0	未核对扣2分；内容不全面扣1分
评估	7	临床症状、既往史、过敏史、是否妊娠	4	3	2	1	一项未完成扣1分
		肛周皮肤情况、排便情况及患者合作程度	3	2	1	0	一项未完成扣1分
告知	4	解释作用、简单的操作方法、局部感受，取得患者配合	4	3	2	1	一项未完成扣1分
用物准备	5	洗手，戴口罩	2	1	0	0	未洗手扣1分；未戴口罩扣1分
		备齐并检查用物	3	2	1	0	少备一项扣1分；未检查一项扣1分，最高扣3分
环境与患者准备	12	病室整洁、光线明亮	2	1	0	0	未进行环境准备扣2分；环境准备不全扣1分
		嘱患者排空二便	2	1	0	0	未嘱咐扣2分；内容不全面扣1分
		协助患者取左侧卧位	2	1	0	0	未进行体位摆放扣2分；体位不舒适扣1分
		充分暴露肛门，注意保暖及保护隐私	3	2	1	0	未充分暴露部位扣1分；未保暖扣1分；未保护隐私扣1分
		垫中单于臀下，垫枕以抬高臀部10cm	3	2	1	0	未垫中单扣1分；未垫枕扣2分
操作过程	46	核对医嘱	2	1	0	0	未核对扣2分；内容不全面扣1分
		测量药液温度为39~41℃，药量不超过200mL	6	4	2	0	药液温度过高或过低扣4分；药量过多或过少扣2分
		液面距肛门不超过30cm，用液体石蜡润滑肛管前端，排液	6	4	2	0	液面距肛门过高或过低扣2分；液体石蜡未润滑至肛管前端扣2分；排液过多或空气未排净扣2分

项目	分值	技术操作要求	评分等级 A	B	C	D	评分说明
操作过程	46	插肛管时，嘱患者深呼吸，使肛门松弛，插入 10~15cm，缓慢滴入药液，滴注时间为 15~20 分钟	8	6	4	2	未与患者沟通直接插入扣2分；未嘱患者深呼吸扣2分；插入深度<10cm扣2分；滴注时间过快扣2分
		询问患者耐受情况，及时调节滴速，必要时终止滴注	6	3	0	0	未询问患者耐受情况扣3分；未及时调节滴速扣3分
		药液滴完后，夹紧并拔除肛管，擦干肛周皮肤，用纱布轻揉肛门	6	4	2	0	拔除肛管污染床单位扣2分；未擦干肛周皮肤扣2分；未用纱布轻揉肛门处扣2分
		协助患者取舒适体位，抬高臀部	4	2	0	0	未按病情取卧位扣2分；未抬高臀部扣2分
		告知相关注意事项：保留时间、如有不适或便意及时通知护士	4	2	0	0	未告知扣2分/项
		整理床单位，洗手，再次核对	4	3	2	1	未整理床单位扣2分；未洗手扣1分；未核对扣1分
操作后处置	6	用物按《医疗机构消毒技术规范》处理	2	1	0	0	处置方法不正确扣1分/项，最高扣2分
		洗手	2	0	0	0	未洗手扣2分
		记录	2	1	0	0	未记录扣2分；记录不全扣1分
评价	6	流程合理、技术熟练、询问患者感受	6	4	2	0	一项不合格扣2分
理论提问	10	中药灌肠的禁忌证	5	3	0	0	回答不全面扣2分/题；未答出扣5分/题
		中药灌肠的注意事项	5	3	0	0	
得 分							

中医医院新入职护士培训大纲(试行)

附篇

国中医药办医政函〔2018〕77号
"关于印发《中医医院新入职护士培训大纲（试行)》的通知"

中医医院新入职护士培训大纲（试行）

一、适用范围

三级中医医院，其他中医医疗机构和综合医院中医科参照执行。

二、培训目标

根据《中华人民共和国中医药法》、《护士条例》、《中医医院中医护理工作指南（试行）》等相关要求，开展三级中医医院新入职护士培训。通过培训，三级中医医院新入职护士能够掌握从事临床护理工作的中医、西医护理基础理论、基本知识和基本技能；具备良好的职业道德素养、沟通交流能力、应急处理能力，能够运用中医整体观及辨证论治的中医思维，实施病情观察、临症施护、情志护理、健康教育、康复指导等护理服务；增强人文关怀和责任意识，能够独立、规范地为患者提供护理服务。

三、培训对象

院校毕业后新进入三级中医医院护理岗位工作的护士。

四、培训方式、方法

（一）培训方式

培训采取理论知识培训和临床实践能力培训相结合的方式。

（二）培训方法

可采用课堂讲授、小组讨论、临床查房、操作示教、情景模拟、个案护理等培训方法。

五、培训时间

（一）基础培训

包括中医、西医的基本理论、基本知识及常见临床护理操作技术培训，培训时间为 1 ~ 2 个月。其中中医基础、中医护理学基础培训时间不少于 3 周。

（二）专业培训

专科轮转与培训，培训时间为 24 个月（具体培训时间分配见附件 1）。

六、培训内容及要求

（一）基本理论知识培训

1. 法律法规规章：熟悉《中华人民共和国中医药法》、《护士条例》、《侵权责任法》、《医疗事故处理条例》、《传染病防治法》、《医疗质量管理办法》、《医疗废物管理条例》、《医院感染管理办法》、《医疗机构临床用血管理办法》等相关法律法规规章。

2. 规范标准：掌握《中医护理常规技术操作规程》、至少 8 个病种中医护理常规（方案）、《护理人员中医技术使用手册》、《中医医疗技术相关性感染预防与控制指南（试行）》等中医规范标准；掌握《临床护理实践指南》、《静脉输液操作技术规范》、《护理分级》、《临床输血操作技术规范》等护理规范标准。

3. 中医基础：掌握阴阳学说、五行学说基本概念，脏腑的分类及生理特点，精气血津液的生理功能等；熟悉中医病因、病机、治则与治法，中医辨证方法（八纲辨证、脏腑辨证、六经辨证等）的基本理论和内涵；了解中医学理论体系的形成与发展，中医经络、腧穴，方剂学，中药学等基础知识。

4. 中医护理学基础：掌握常见中医护理技术的基本概念、评估要点、适用范围、禁忌证、注意事项等。掌握生活起居护理原则、情志护理方法、饮食护理基本要求及饮食宜忌、中药的用法及护理要点、常见疾病康复知识等。了解中医护理学发展概况。

5. 规章制度：掌握护理工作相关规章制度、护理岗位职责及工作流程。如患者出入院管理制度、查对制度、分级护理制度、医嘱执行制度、交接班制度、危重症病人护理管理制度、危急值报告及处置制度、病历书写制度、药品管理制度、医院感染管理制度、职业防护制度等。熟悉医院相关工作流程、规章制度等。

6. 安全管理：掌握患者安全目标、患者风险（如压疮、跌倒/坠床、非计划拔管、中医护理技术操作安全风险等）的评估观察要点及防范护理措施、特殊药物的管理与应用、各类应急风险预案、护患纠纷预防与处理、护理不良事件的预防与处理等。

7. 护理文书：掌握体温单、医嘱单、护理记录单、手术清点记录单等护理文书的书写规范，体现中医护理特色。

8. 沟通技巧：掌握沟通的基本原则、方式和技巧，与患者、家属及其他医务人员之间的有效沟通。

9. 中医药文化：了解中医药发展史、中医药健康理念、中医药文化核心价值观等。

10. 职业素养：熟悉医学伦理、医学人文、医德医风、护理职业精神、职业道德和职业礼仪等。

（二）常见临床护理操作技术培训

掌握并熟练运用常见中医、西医临床护理操作技术（具体名称见附件2）。

（三）专业理论与实践能力培训

掌握并熟练运用专业理论知识与技能（具体内容见附件3）。

七、考核方式和内容

考核分为过程考核与结业考核。

（一）过程考核

对培训对象在接受2年培训的过程中进行考评。考核内容主要包括医德医风、职业素养、人文关怀、沟通技巧、理论学习和临床实践的评价，基础理论培训的分阶段考试和各专科专业理论、专科技能的考核等。

（二）结业考核

对培训对象在2年培训结束后实施的综合考核，包括理论知识考核、临床实践能力考核。

1. 理论知识考核内容：包括法律法规、规范标准、中医基础、中医护理学基础、规章制度、安全管理、护理文书、沟通技巧、中医药文化、职业素养等基本理论知识和内、外、妇、儿、急诊、重症、手术、针灸、推拿等专科理论知识。

2. 临床实践能力考核内容.

1）标准化病人／个案护理考核

以标准化病人或个案护理的形式，抽取临床常见病种的3份病例（内科系统、外科系统及其他科室各1例）。根据患者的病情及一般情况，要求护士对患者进行专业评估，提出主要的护理问题，从病情观察、临症施护、人文沟通及教育等方面提出体现中医辨证思维、有针对性的护理措施，并评估护理措施的有效性。

2）护理操作技术考核

考核其中4项常见临床护理操作技术（其中，西医护理操作2项，中医护理操作2项）以及现场提问。

附件1

新入职护士理论与实践能力培训时间分配表

项目	内容		时间	要求
基础培训（基本理论知识及常见临床护理操作技术培训）	基本理论知识	法律法规	1～2个月	医院可根据实际，进行具体安排。其中，中医基础、中医护理学基础培训时间不少于3周
		规范标准		
		中医基础		
		中医护理学基础		
		规章制度		
		安全管理		
		护理文书		
		沟通技巧		
		中医药文化		
		职业素养		
	常见临床护理操作技术——附件2			
专业培训（专业理论与实践能力培训——附件3）	内科系统	心血管科	6个月	内科系统总时间为6个月。可任选1～2个专科，每个专科培训3～6个月
		脑病科		
		呼吸科		
		脾胃病科		
		肾病科		
		内分泌科		
		风湿病科		
		感染性疾病科		
		肿瘤科		
	外科系统	普外科	6个月	外科系统总时间为6个月。任选1～2个专科，每个专科培训3～6个月
		骨（伤）科		
		皮肤科		
		肛肠科		
		泌尿外科		
		胸外科		
		血管外科		
		神经外科		

项目	内容	时间	要求
专业培训（专业理论与实践能力培训——附件3）	急诊科、重症监护病房	6个月	总时间为6个月。医院可根据实际，进行具体安排
	针灸科、推拿科、妇（产）科、儿科、手术室等科室	6个月	总时间为6个月。任选1~2个专科，每个专科培训3~6个月

注："基础培训"含在2年"专业培训"时间内。

附件 2

常见临床护理操作技术名称

一、洗手法

二、无菌技术

三、生命体征测量技术

四、标本采集法

五、穿脱隔离衣技术

六、物理降温法

七、血糖监测

八、口腔护理技术

九、经鼻/口腔吸痰法

十、雾化吸入技术

十一、氧气吸入技术

十二、导尿技术

十三、心肺复苏术（CPR）

十四、心电监测技术

十五、除颤技术

十六、口服给药法

十七、胃肠减压技术

十八、密闭式静脉输液技术

十九、密闭式静脉输血技术

二十、静脉采血技术

二十一、静脉注射法

二十二、肌内注射技术

二十三、皮内注射技术

二十四、皮下注射技术

二十五、患者约束法

二十六、轴线翻身法

二十七、患者搬运法

二十八、刮痧技术

附件 **3**

专业理论与实践能力培训内容及要求

一、内科培训内容

（一）培训内容

1. 心血管科

（1）相关知识：熟悉科室情况、规章制度、岗位职责、工作流程、应急预案等。

（2）专业知识

1）掌握心血管科常见病种，如眩晕病（原发性高血压）、胸痹心痛病（冠心病）、心衰病（心力衰竭）等的临床表现、处理原则。了解其病因病机。

2）掌握心血管科 2~3 个优势病种的中医护理常规（方案），如眩晕病（原发性高血压）、胸痹心痛病（冠心病）、心衰病（心力衰竭）等。

3）掌握心血管科心导管检查术、心血管介入治疗、心脏起搏治疗术、射频消融术等术前（后）的护理要点。

4）熟悉常见心律失常的心电图特点。

5）熟悉心血管科常用西药（如降压药、利尿药、抗血小板/抗凝药、调脂药等）的相关知识；熟悉常用中成药（如速效救心丸、麝香保心丸、复方丹参滴丸等）的用法用量，专科常用中药注射剂的配伍禁忌、不良反应观察及处理等相关知识。

6）熟悉心血管科常见急危重症患者的急救配合要点。

7）了解心血管科常用化验检查（如血生化、凝血功能、血电解质、心肌坏死标记物、B 型脑钠肽等）结果的临床意义。

8）了解植入心脏起搏器术后的护理要点。

9）了解心血管科常用检查（如动态心电图、影像学检查等）的临床意义。

（3）专业技术

1）掌握心血管科常用护理操作技术，如心电监护技术、除颤技术、心肺复苏术等。

2）掌握心血管科常用的 2 项中医护理技术，如穴位敷贴、耳穴贴压、灸法等。

3）了解心血管科常用仪器的使用方法，如心电图机等。

（4）健康指导：掌握眩晕病（原发性高血压）、胸痹心痛病（冠心病）、心衰病（心力衰竭）等常见病种的中医健康教育；熟悉常用的康复锻炼方法。

2. 脑病科

（1）相关知识：熟悉科室情况、规章制度、岗位职责、工作流程、应急预案等。

（2）专业知识

1）掌握脑病科常见病种，如中风病（脑梗死、脑出血）、痫症（癫痫）、眩晕、颤病（帕金森综合征）、痴呆等的临床表现、处理原则。了解其病因病机。

2）掌握脑病科2~3个优势病种的中医护理常规（方案），如中风病（脑梗死、脑出血）、痫症（癫痫）等。

3）熟悉意识判断、肌力分级及瞳孔评估的相关知识。

4）熟悉腰椎穿刺术的配合及护理要点。

5）熟悉脑病科常用西药（如溶栓药物、抗血小板/抗凝/降纤药物、抗癫痫药物、脱水药物等）及常用中成药（含中药注射液），如苏合香丸、安宫牛黄丸等药物的相关知识。

6）熟悉脑病科常见急危重症患者的急救配合要点。

7）了解脑病科常用化验检查（如血常规、血生化、脑脊液常规、脑脊液生化、凝血常规等）结果的临床意义。

（3）专业技术

1）掌握脑病科常用护理操作技术，如吸痰技术、瞳孔观察、气道护理、约束法、鼻胃管置入术等。

2）掌握偏瘫患者良肢位的摆放方法及意义。

3）掌握脑病科常用的2项中医护理技术，如中药口腔护理、中药泡洗、灸法、穴位敷贴等。

4）了解颅内压监测、肌力测量、吞咽功能评定、认知筛查等技术。

（4）健康指导

1）掌握中风病（脑梗死、脑出血）、痫症（癫痫）、眩晕、颤病（帕金森综合征）、痴呆等常见病种的中医健康教育。熟悉常用的康复护理方法，如循经拍背及穴位按摩等。

2）掌握吞咽、认知康复、肢体康复护理的健康教育。

3）了解情志护理基本方法，如心理支持护理方法、心理健康宣教等。

3. 呼吸科

（1）相关知识：熟悉科室情况、规章制度、岗位职责、工作流程、应急预案等。

（2）专业知识

1）掌握呼吸科常见病种，如风温肺热病（非重症社区获得性肺炎）、肺胀病（慢性阻塞性肺疾病）、哮病（支气管哮喘）等的临床表现、处理原则。了解其病因病机。

2）掌握呼吸科2~3个优势病种的中医护理常规（方案），如风温肺热病（非重症社区获得性肺炎）、肺胀病（慢性阻塞性肺疾病）、哮病（支气管哮喘）等。

3）掌握气管切开的护理要点。

4）熟悉胸腔穿刺的配合要点、呼吸机（有创/无创）辅助治疗。

5）熟悉呼吸科肺康复的基本知识。

6）熟悉呼吸科常用西药（如止咳药、祛痰药物、平喘药物、抗菌药物、急救药物等）的相关知识；熟悉常用中成药（如复方鲜竹沥液、止嗽定喘丸（片）、苏黄止咳胶囊等）的用法及专科常用中药注射剂（如痰热清、喜炎平等）的配伍禁忌、不良反应观察及处理等相关知识。

7）熟悉呼吸科常见急危重症（如呼吸衰竭、痰液窒息、哮喘大发作、咯血等）患者的急救配合要点。

8）了解呼吸科常用化验检查（如血常规、血生化、血气分析、痰液检查等）结果的临床意义。

9）了解肺功能检查、纤支镜检查的目的和方法。

（3）专业技术

1）掌握呼吸科常用护理操作技术，如心电监护技术、雾化吸入、氧疗、体位引流等。

2）掌握缩唇呼吸、腹式呼吸等呼吸功能锻炼的方法。

3）掌握吸痰、胸部物理治疗等有效排痰的方法。

4）掌握呼吸科常用的2项中医护理技术，如穴位敷贴、耳穴贴压、拔罐等。

5）熟悉呼吸科常用仪器的使用方法，如无创呼吸机等。

6）熟悉痰标本、咽拭子培养的采集方法。

（4）健康指导

1）掌握风温肺热病（非重症社区获得性肺炎）、肺胀病（慢性阻塞性肺疾病）、哮病（支气管哮喘）等常见病种的中医健康教育。熟悉常用的传统导引功法，如八段锦、六字诀养生法等。

2）掌握常用吸入剂使用的健康教育。

3）熟悉纤维支气管镜检查技术和胸腔穿刺技术的患者配合要点和健康教育。

4. 脾胃病科

（1）相关知识：熟悉科室情况、规章制度、岗位职责、工作流程、应急预案等。

（2）专业知识

1）掌握脾胃病科常见病种，如胃脘痛（慢性胃炎）、胃疡（消化性溃疡）、积聚（肝硬化）等的临床表现、处理原则。了解其病因病机。

2）掌握脾胃病科2~3个优势病种的中医护理常规（方案），如胃脘痛（慢性胃炎）、胃疡（消化性溃疡）、积聚（肝硬化）等。

3）掌握消化道出血量的估计方法及应用三腔二囊管的原理。

4）熟悉脾胃病科常用西药（如抑酸药物、止血药物、生长抑素、急救药物等）及常用中成药（含中药注射液），如气滞胃痛颗粒、安胃疡胶囊、复方鳖甲软肝片等的相关知识。

5）熟悉脾胃病科常见急危重症患者的急救配合要点。

6）了解脾胃病科常用化验检查（如血常规、血生化、血氨、大便潜血试验等）结果的临床意义。

7）了解胃镜、肠镜等的检查目的和方法。

（3）专业技术

1）掌握脾胃病科常用护理操作技术，如胃肠减压技术、三腔二囊管操作、灌肠技术、腹围测量方法、营养泵的使用等。

2）掌握脾胃病科常用的2项中医护理技术，如中药灌肠、穴位敷贴、灸法等。

（4）健康指导

1）掌握胃脘痛（慢性胃炎）、胃疡（消化性溃疡）、积聚（肝硬化）等常见病种的中医健康教育。如治疗胃脘痛可选取中脘、天枢、气海穴进行穴位按摩。

2）掌握胃镜、肠镜检查患者的配合要点和健康教育。

3）掌握留置胃肠减压患者的配合要点和健康教育。

5. 肾病科

（1）相关知识：熟悉科室情况、规章制度、岗位职责、工作流程、应急预案等。

（2）专业知识

1）掌握肾病科常见病种，如慢肾风（慢性肾小球肾炎）、水肿（肾病综合征）、慢性肾衰（慢性肾功能衰竭）、淋证（泌尿系感染）等的临床表现、处理原则。了解其病因病机。

2）掌握肾病科 2~3 个优势病种的中医护理常规（方案），如慢肾风（慢性肾小球肾炎）、水肿（肾病综合征）、慢性肾衰（慢性肾功能衰竭）、淋证（泌尿系感染）等。

3）掌握肾穿刺活检术、血液透析动静脉内瘘术及中心静脉置管术、腹膜透析置管术等的术前、术后护理要点。

4）熟悉肾病科常用西药（如利尿剂、降压药、免疫抑制剂、激素等）及常用中成药（含中药注射剂），如雷公藤多苷片、尿毒清颗粒等的相关知识。

5）熟悉肾病科常见急危重症患者的急救配合要点。

6）了解肾病科常用化验检查（如血常规、血生化、肾功能、尿常规、尿红细胞形态、24 小时尿蛋白定量等）结果的临床意义。

7）了解血液透析、腹膜透析的适应证及护理要点。

（3）专业技术

1）掌握肾病科常用的 2 项中医护理技术，如中药热熨敷、中药保留灌肠、穴位敷贴等。

2）熟悉动静脉内瘘及血液透析导管的护理要点。

3）了解腹膜透析、血液透析、中药全结肠灌洗的操作技术。

（4）健康指导：掌握慢肾风（慢性肾小球肾炎）、水肿（肾病综合征）、慢性肾衰（慢性肾功能衰竭）、淋证（泌尿系感染）等常见病种的中医健康教育；熟悉肾病食疗方案，如优质低蛋白饮食、限盐饮食等；熟悉常用的康复锻炼方法，如太极拳、八段锦、五禽戏等。

6. 内分泌科

（1）相关知识：熟悉科室情况、规章制度、岗位职责、工作流程、应急预案等。

（2）专业知识

1）掌握内分泌科常见病种，如消渴病（糖尿病）、瘿病（急性甲状腺炎）、骨痹（骨质疏松）等的临床表现、处理原则。了解其病因病机。

2）掌握内分泌科 2~3 个优势病种的中医护理常规（方案），如消渴病（糖尿病）、瘿病（急性甲状腺炎）、骨痹（骨质疏松）等。

3）掌握内分泌功能试验的观察及护理要点。

4）掌握血糖监测的意义及监测方法。

5）熟悉内分泌科常用西药（如降糖药物、神经营养药物、激素、急救药物等）及常用中成药（含中药注射剂），如知柏地黄丸、金匮肾气丸等的相关知识。

6）熟悉内分泌科常见急危重症（如低血糖昏迷、高渗性昏迷、糖尿病酮症酸中毒、甲状腺危象等）患者的急救配合要点。

7）了解内分泌科常用化验检查（如血常规、血生化、血糖、尿糖、尿酮体、糖化血红蛋白、尿微量白蛋白等）结果的临床意义。

（3）专业技术

1）掌握内分泌科常用护理操作技术，如胰岛素注射技术、血糖监测技术等。

2）掌握内分泌科常用的 2 项中医护理技术，如中药泡洗、耳穴贴压、穴位按摩等。

3）掌握糖尿病足的护理要点。

4）熟悉内分泌科常用仪器设备的使用方法，如输液泵或微量泵、胰岛素泵等。

（4）健康指导：掌握消渴病（糖尿病）、瘿病（急性甲状腺炎）、骨痹（骨质疏松）等常见病种的中医健康教育；熟悉常用的康复锻炼方法，如足部穴位按摩、眼部穴位按摩、八段锦等。

7. 风湿病科

（1）相关知识：熟悉科室情况、规章制度、岗位职责、工作流程、应急预案等。

（2）专业知识

1）掌握风湿病科常见病种，如尪痹（类风湿关节炎）、阴阳毒（系统性红斑狼疮）、大偻（强直性脊柱炎）等的临床表现、处理原则。了解其病因病机。

2）掌握风湿病科 2~3 个优势病种的中医护理常规（方案），如尪痹（类风湿关节炎）、阴阳毒（系统性红斑狼疮）、大偻（强直性脊柱炎）等。

3）熟悉关节腔穿刺术的护理要点。

4）熟悉风湿病科常用西药（如非甾体类抗炎药、激素、免疫抑制剂、急救药物等）及常用中成药（如新癀片、含雷公藤成分的中药等）的相关知识，专科常用中药注射剂的配伍禁忌及不良反应的观察及处理等。

5）熟悉风湿病科常见急危重症患者的急救配合要点。

6）了解风湿病科常用化验检查（如血常规、血生化、血沉、C 反应蛋白、类风湿因子等）结果的临床意义。

（3）专业技术

1）掌握风湿病科常用护理操作技术，如动脉采血、心肺复苏等。

2）掌握风湿病科常用的 2 项中医护理技术，如中药湿热敷、中药熏蒸、中药泡洗、穴位敷贴等。

（4）健康指导：掌握尪痹（类风湿关节炎）、阴阳毒（系统性红斑狼疮）、大偻（强直性脊柱炎）等常见病种的中医健康教育。

8. 感染性疾病科

（1）相关知识：熟悉科室情况、规章制度、岗位职责、工作流程、应急预案等。

（2）专业知识

1）掌握感染性疾病科常见病种，如时行感冒（流感）、痢疾（细菌性痢疾）等的临床表现、处理原则。了解其病因病机。

2）掌握感染性疾病科 2～3 个优势病种的中医护理常规（方案），如时行感冒（流感）、痢疾（细菌性痢疾）等。

3）掌握肝穿刺活组织检查术、腹水浓缩回输术等术前（后）的护理要点。

4）掌握标准预防的定义和措施以及传染病隔离的种类及措施。

5）熟悉感染性疾病科常用药物（如抗菌药物、护肝降酶、抗病毒药物、止血药、降血氨药、利尿剂等）及常用中成药（含中药注射剂）的相关知识。

6）熟悉医院感染控制、职业安全防护、传染病法定类别及其上报流程和时间限制等相关知识。

7）熟悉感染性疾病科常见急危重症（如上消化道出血、肝性脑病等）患者的急救配合要点。

8）了解感染性疾病科常用化验检查（如血常规、肝功能、甲胎蛋白、凝血功能、乙肝六项、病毒定量、血氨检测、病原学检查、特异性抗原检测、特异性抗体检测等）结果的临床意义。

（3）专业技术

1）掌握感染性疾病科常用护理操作技术，如各种隔离防护技术、三腔二囊管放置、灌肠、腹围测量等。

2）掌握感染性疾病科常用的 2 项中医护理技术，如中药泡洗、中药冷敷、中药湿热敷等。

（4）健康指导

1）掌握时行感冒（流感）、痢疾（细菌性痢疾）等常见病种的中医健康教育；熟悉常用的康复锻炼方法，如八段锦等。

2）掌握感染性疾病的传播途径、预防宣教。

9. 肿瘤科

（1）相关知识：熟悉科室情况、规章制度、岗位职责、工作流程、应急预案、医院感染预防与控制等。

（2）专业知识

1）掌握肿瘤科常见病种，如肺癌、胃癌、乳腺癌等的临床表现、处理原则。了解其病因病机。

2）掌握肿瘤科2~3个优势病种的中医护理常规（方案），如肺癌、胃癌、乳腺癌等。

3）熟悉常用化疗药物不良反应的观察及药物外渗的预防和处理。

4）熟悉经外周静脉置入中心静脉导管（PICC）的目的和护理要点。

5）熟悉化疗、放疗常见并发症的护理要点及中医特色护理方法。

6）熟悉肿瘤科常用西药（如化疗药、靶向药物、止血药等）及常用中成药的相关知识；熟悉常用中药注射剂的适应证、药物主要成分、不良反应观察及处理等相关知识。

7）熟悉肿瘤科常见急危重症患者的急救配合要点。

8）熟悉癌痛的评估和护理要点。

9）了解肿瘤科常用化验检查（如血常规、血生化、肿瘤标志物等）结果的临床意义。

（3）专业技术

1）掌握肿瘤科常用护理操作技术，如化疗药物配置、中心静脉导管维护技术（PICC、CVC）等。

2）掌握肿瘤科常用的2项中医护理技术，如中药冷敷、中药热熨敷、穴位敷贴等。

3）了解化疗泵、镇痛泵、静脉输液港技术。

（4）健康指导

1）掌握肺癌、胃癌、乳腺癌等常见病种的中医健康教育；熟悉常用的康复锻炼方法，如呼吸操等。

2）掌握肿瘤患者及家属的情志护理要点。

3）熟悉放化疗后引起的放射性皮炎、放射性肺炎、口腔黏膜炎等的中医健康教育。

（二）培训要求

每个科室轮转期间，在上级护士的指导下，新护士全程管理（从患者入院到出院）本专科常见疾病一级护理和二级护理的患者至少各 5 名。护士能够掌握所管患者的病情，并能给予正确评估、及时观察、协助治疗、情志护理、健康教育等，能够为患者提供专业规范的护理服务。

二、外科培训内容

（一）培训内容

1. 普外科

（1）相关知识：熟悉科室情况、规章制度、岗位职责、工作流程、应急预案等。

（2）专业知识

1）掌握普外科常见病种，如肠痈（急性阑尾炎）、丹毒、乳痈（急性乳腺炎）、狐疝（腹外疝）、胃癌、胁痛（急性胆囊炎）等的临床表现、处理原则。了解其病因病机。

2）掌握普外科 2~3 个优势病种的中医护理常规（方案），如肠痈（急性阑尾炎）、丹毒、乳痈（急性乳腺炎）、狐疝（腹外疝）、胃癌、胁痛（急性胆囊炎）等。

3）掌握各种引流管及引流装置的护理要点。

4）掌握肠内、外营养的护理要点。

5）熟悉普外科常用西药（如解痉镇痛药物、抗菌药物、抗凝药物、营养支持药物、止血药等）及常用中成药（含中药注射剂）的相关知识；熟悉常用外用药，如生肌玉红膏等的相关知识。

6）熟悉普外科常见急危重症患者的急救配合要点。

7）熟悉普外科围手术期的护理要点。

8）了解普外科常用化验检查（如血常规、血生化、尿便常规、尿潜血、肿瘤标志物等）结果的临床意义。

（3）专业技术

1）掌握普外科常用护理操作技术，如胃肠减压技术、更换引流袋、引流技术、造口护理技术、灌肠、留置导尿等。

2）掌握普外科常用的 2 项中医护理技术，如中药保留灌肠、中药冷敷、疮面换药技术等。

3）掌握肠内、外营养支持技术。

4）熟悉普外科常用仪器设备的使用方法，如肠内营养泵等。

（4）健康指导：掌握肠痈（急性阑尾炎）、丹毒、乳痈（急性乳腺炎）、狐疝（腹外疝）、胃癌、胁痛（急性胆囊炎）等常见病种的中医健康教育。

2. 骨（伤）科

（1）相关知识：熟悉科室情况、规章制度、岗位职责、工作流程、应急预案等。

（2）专业知识

1）掌握骨（伤）科常见病种，如骨折、腰椎间盘突出症、膝痹病（膝关节骨性关节炎）等的临床表现、处理原则。了解其病因病机。

2）掌握骨（伤）科2～3个优势病种的中医护理常规（方案），如骨折、腰椎间盘突出症、膝痹病（膝关节骨性关节炎）等。

3）熟悉骨（伤）科围手术期的护理要点。

4）熟悉骨（伤）科常用西药（如止痛药、抗菌药、抗凝药、止血药等）及常用活血化瘀、续筋接骨、消肿止痛类中成药（如接骨七厘片、云南白药、大活络丹等）的相关知识；熟悉常用外用药，如活血止痛膏等的相关知识。

5）熟悉骨（伤）科常见急危重症患者的急救配合要点。

6）了解影像学检查等常用检查的临床意义。

7）了解骨（伤）科常用化验检查（如血常规、血生化、凝血四项、肿瘤标志物等）结果的临床意义。

8）了解骨（伤）科患者常见并发症的预防与处理，如静脉血栓、足下垂等。

（3）专业技术

1）掌握骨（伤）科常用护理操作技术，如外固定护理、石膏固定术护理、小夹板固定术护理、轴线翻身法、患者搬运法、各种体位的安置、伤口护理、引流护理、医用弹力袜的使用等。

2）掌握骨（伤）科常用的2项中医护理技术，如拔罐、中药外敷、中药泡洗等。

3）熟悉骨（伤）科常用护理器具、支具的使用，如抬高垫、翻身垫、防下垂垫、膝和髋关节支具、拐杖（助行器）等。

（4）健康指导：掌握骨折、腰椎间盘突出症、膝痹病（膝关节骨性关节炎）等常见病种的中医健康教育。

3. 皮肤科

（1）相关知识：熟悉科室情况、规章制度、岗位职责、工作流程、应急预案等。

（2）专业知识

1）掌握皮肤科常见病种，如蛇串疮（带状疱疹）、湿疮（湿疹）、白疕（寻常性银屑病）等的临床表现、处理原则。了解其病因病机。

2）掌握皮肤科2～3个优势病种的中医护理常规（方案），如蛇串疮（带状疱疹）、湿疮（湿疹）、白疕（寻常性银屑病）等。

3）熟悉皮肤科常用西药（如抗组胺药、抗病毒药、抗炎止痒药、止痛药、外用激素、抗真菌药膏等）的相关知识；熟悉常用中成药（如玉屏风颗粒、二妙丸、点舌丹等）、外用中药膏（如生肌玉红膏等）的相关知识。

4）熟悉皮肤科常见急危重症患者的急救配合要点。

5）了解皮肤科常用化验检查（如血常规、血生化、凝血四项、真菌培养、过敏原测定等）结果的临床意义。

6）了解组织病理检查、皮肤真菌镜检加培养等常用检查的临床意义。

（3）专业技术

1）掌握皮肤科常用的2项中医护理技术，如中药涂药、中药泡洗、中药湿敷、中药药浴等。

2）熟悉皮肤科常用仪器设备使用方法，如超声药物透入治疗仪等。

（4）健康指导：掌握蛇串疮（带状疱疹）、湿疮（湿疹）、白疕（寻常性银屑病）等常见病种的中医健康教育。

4. 肛肠科

（1）相关知识：熟悉科室情况、规章制度、岗位职责、工作流程、应急预案等。

（2）专业知识

1）掌握肛肠科常见病种，如痔（混合痔）、肛漏病（肛瘘）、钩肠痔（肛裂）、肛痈（肛管直肠周围脓肿）、肠蕈（结直肠肿瘤）等的临床表现、处理原则。了解其病因病机。

2）掌握肛肠科2～3个优势病种的中医护理常规（方案），如痔（混合痔）、肛漏病（肛瘘）、钩肠痔（肛裂）、肛痈（肛管直肠周围脓肿）、肠蕈（结直肠肿瘤）等。

3）熟悉电子肠镜、排粪造影、直肠测压等检查前（后）的护理要点。

4）熟悉肛肠科常用西药（如导泻药、止血药、止痛药、润肠通便药等）及常用中成药（含中药注射剂），如香连片、芪蓉润肠口服液等的相关知识。

5）熟悉肛肠科常见急危重症患者的急救配合要点。

6）了解肛肠科常用化验检查（如粪便常规、血常规、血生化、凝血四项、血电解质、肿瘤标志物等）结果的临床意义。

7）了解电子肠镜、排粪造影、直肠测压等常用检查的工作原理和临床意义。

（3）专业技术

1）掌握肛肠科常用护理操作技术，如肠造口换药、胃肠减压术等。

2）掌握肛肠科常用的2项中医护理技术，如中药灌肠、中药熏洗等。

3）熟悉肛肠科常用仪器设备的使用方法，如熏洗仪、生物反馈治疗仪等。

（4）健康指导：掌握痔（混合痔）、肛漏病（肛瘘）、钩肠痔（肛裂）、肛痈（肛管直肠周围脓肿）、肠蕈（结直肠肿瘤）等常见病种的中医健康教育；熟悉常用的康复锻炼方法，如提肛运动等。

5. 泌尿外科

（1）相关知识：熟悉科室情况、规章制度、岗位职责、工作流程、应急预案等。

（2）专业知识

1）掌握泌尿外科常见病种，如精癃（前列腺增生症）、石淋（泌尿系结石）、膀胱癌等的临床表现、处理原则。了解其病因病机。

2）掌握泌尿外科2~3个优势病种的中医护理常规（方案），如精癃（前列腺增生症）、石淋（泌尿系结石）、膀胱癌等。

3）掌握留置导尿、膀胱冲洗、膀胱造瘘口、皮肤造口的护理要点。

4）掌握泌尿外科常见管路（膀胱造瘘管、肾造瘘管等）的护理要点。

5）熟悉泌尿外科常用西药（如抗菌药物、解痉止痛药物、急救药物等）及常用中成药（含中药注射剂），如癃闭舒胶囊（片）、尿石通丸等的相关知识。

6）熟悉膀胱镜、输尿管镜、腹腔镜及体外震波碎石术等术前（后）的护理要点。

7）熟悉泌尿外科常见急危重症患者的急救配合要点。

8）了解泌尿外科常用化验检查（如血常规、血生化、尿常规等）结果的临床意义。

（3）专业技术

1）掌握泌尿外科常用护理操作技术，如导尿术、膀胱冲洗、更换尿袋、更换造口袋等。

2）掌握泌尿外科常用的2项中医护理技术，如中药湿热敷、穴位敷贴等。

（4）健康指导：掌握精癃（前列腺增生症）、石淋（泌尿系结石）、膀胱癌等常见病种的中医健康教育。

6. 胸外科

（1）相关知识：熟悉科室情况、规章制度、岗位职责、工作流程、应急预案等。

（2）专业知识

1）掌握胸外科常见病种，如胸部损伤（气胸、血胸）、肺癌、噎膈（食道癌）、脓胸等的临床表现、处理原则。了解其病因病机。

2）掌握胸外科2~3个优势病种的中医护理常规（方案），如胸部损伤（气胸、血胸）、肺癌、噎膈（食道癌）、脓胸等。

3）掌握胸外科肺癌根治手术、食道癌根治术、胸腔穿刺术、胸腔闭式引流术、肺穿刺活检术等术前（后）的护理要点。

4）掌握电子支气管镜检查前（后）的护理要点。

5）熟悉胸外科常用西药（如止痛药、镇咳药、止血药、祛痰药、平喘药、常用化疗药物等）的相关知识；熟悉常用中成药（含中药注射液）的相关知识。

6）熟悉胸外科常见急危重症患者的急救配合要点。

7）了解胸外科常用化验检查（如血常规、血生化、凝血四项、动脉血气分析、痰培养等）结果的临床意义。

8）了解胸腔闭式引流的作用原理及应用。

9）了解肺功能、影像学检查等常用检查的临床意义。

（3）专业技术

1）掌握胸外科常用护理操作技术，如经鼻/口腔吸痰法、胃肠减压技术、雾化吸入等。

2）掌握胸外科常用的2项中医护理技术，如中药熏洗、中药灌肠等。

3）熟悉胸外科常用仪器设备的使用方法，如心电监护仪等。

（4）健康指导：掌握胸部损伤（气胸、血胸）、肺癌、噎膈（食道癌）、脓胸等常见病种的中医健康教育；熟悉常用的康复锻炼方法，如保肺功等。

7. 血管外科

（1）相关知识：熟悉科室情况、规章制度、岗位职责、工作流程、应急预案等。

（2）专业知识

1）掌握血管外科常见病种，如臁疮（下肢溃疡）、筋瘤（下肢静脉曲张）、脱疽（下肢动脉硬化闭塞症）、股肿（下肢深静脉血栓形成）等的临床表现、处理原则。了解其病因病机。

2）掌握血管外科 2～3 个优势病种的中医护理常规（方案），如臁疮（下肢溃疡）、筋瘤（下肢静脉曲张）、脱疽（下肢动脉硬化闭塞症）、股肿（下肢深静脉血栓形成）等。

3）掌握血管外科大隐静脉高位结扎加剥脱术、下腔静脉滤器置入术、经皮腔内血管成形术等术前（后）的护理要点。

4）熟悉血管外科常用西药（如抗凝药、溶栓药、抗血小板聚集、血管扩张药等）、常用中成药（含中药注射剂）及外用药（如生肌玉红膏等）的相关知识。

5）熟悉血管外科常见急危重症患者的急救配合要点。

6）了解血管外科常用化验检查（如血常规、血生化、凝血六项、血液流变学等）结果的临床意义。

（3）专业技术

1）掌握医用弹力袜的使用方法。

2）掌握血管外科常用的 2 项中医护理技术，如耳穴贴压、中药涂药、中药熏洗、穴位敷贴等。

3）熟悉血管外科常用仪器的使用方法，如间歇充气压力装置等。

（4）健康指导：掌握臁疮（下肢溃疡）、筋瘤（下肢静脉曲张）、脱疽（下肢动脉硬化闭塞症）、股肿（下肢深静脉血栓形成）等常见病种的中医健康教育；熟悉常用的康复锻炼方法。

8. 神经外科

（1）相关知识：熟悉科室环境、规章制度、岗位职责、工作流程、应急预案等。

（2）专业知识

1）掌握神经外科常见病种，如颅脑损伤、脑震荡、颅脑肿瘤、脑血管疾病、出血性中风（脑出血）等的临床表现、处理原则。了解其病因病机。

2）掌握神经外科 2～3 个优势病种的中医护理常规（方案），如颅脑损伤、脑震荡、颅脑肿瘤、脑血管疾病、出血性中风（脑出血）等。

3）掌握神经外科颅内血肿清除术、颅内肿瘤切除术、脑室－腹腔分流术、颅骨修补术、脑血管介入、腰椎穿刺治疗等术前（后）的护理要点。

4）掌握脑室引流的护理要点。

5）熟悉神经外科常用西药（如脱水药物、抗癫痫药物、神经营养类药物、急救药物等）及常用中成药（如安宫牛黄丸等）的相关知识；熟悉常用中药注射剂

（如醒脑静注射液、痰热清注射液等）的配伍禁忌、不良反应观察及处理等相关知识。

6）熟悉神经外科常见急危重症患者的急救技术配合要点。

7）了解神经外科常用化验检查（如血常规、血生化、脑脊液检查等）结果的临床意义。

8）了解神经外科常用检查（如脑电图、影像学检查等）的临床意义。

（3）专业技术

1）掌握神经外科常用护理操作技术，如患者约束法、心电监测技术、物理降温法等。

2）掌握神经外科常用的2项中医护理技术，如耳穴贴压、中药冷敷、穴位敷贴等。

3）了解神经外科常用仪器的使用方法，如心电监护仪等。

（4）健康指导：掌握颅脑损伤、脑震荡、颅脑肿瘤、脑血管疾病、出血性中风（脑出血）等常见病种的中医健康教育；熟悉常用的康复锻炼方法，如中医循经按摩治疗等。

（二）培训要求

每个科室轮转期间，在上级护士的指导下，新护士全程管理（从患者入院到出院）本专科常见疾病一级护理和二级护理的患者至少各5名。护士能够掌握所管患者的病情，并能给予正确评估、及时观察、协助治疗、情志护理、健康教育和康复指导等，能够为患者提供专业规范的护理服务。

三、急诊科培训内容

（一）培训内容

（1）相关知识：熟悉科室环境、规章制度、岗位职责、工作流程、应急预案、突发事件上报流程等。

（2）专业知识

1）掌握急诊科常见病种，如外感发热（上呼吸道感染）、痛症（胸痛、腹痛等）、外伤等的临床表现、处理原则。了解其病因病机。

2）掌握急诊科2~3个优势病种的中医护理常规（方案），如外感发热（上呼吸道感染）、痛症（胸痛、腹痛等）、外伤等。

3）掌握常见检验检查危急值的处理流程和急危重症患者的转运流程。

4）熟悉急诊科常用西药（如止血药、血管活性药、急救药、镇静镇痛药等）及常用中成药（含中药注射剂），如生脉注射液、参附注射液等的相关知识。

5）熟悉急诊科常见急危重症患者的急救流程和配合要点。

6）了解急诊科常用化验检查（如血常规、血生化、血气分析、凝血功能等）结果的临床意义。

7）了解常见急症的分诊流程及处理要点。

（3）专业技术

1）掌握急诊科常用护理操作技术，如心肺复苏技术、除颤技术、洗胃技术、氧疗工具使用、气管插管配合技术等。

2）掌握急诊科常用的2项中医护理技术，如穴位敷贴、中药灌肠等。

3）熟悉急诊科常用仪器（如多功能监护仪、除颤仪、简易呼吸器、洗胃机等）的使用。

（4）健康指导

1）掌握外感发热（上呼吸道感染）、痛症（胸痛、腹痛等）、外伤等常见病种的中医健康教育。

2）掌握急诊患者的心理特点和沟通技巧。

3）了解突发事件和群伤的急诊急救配合、协调和管理。

（二）培训要求

轮转期间，在上级护士指导下，参与并完成急诊患者的急救配合及护理至少10名，为患者提供专业规范的护理服务。

四、重症医学科培训内容

（一）培训内容

（1）相关知识：熟悉科室情况、规章制度、岗位职责、工作流程、感染控制、应急预案等。

（2）专业知识

1）掌握重症医学科常见病种，如神昏（昏迷）、脱证（休克）、中风（脑血管意外）等的临床表现、处理原则。了解其病因病机。

2）掌握重症医学科2~3个优势病种的中医护理常规（方案），如神昏（昏迷）、脱证（休克）、中风（脑血管意外）等。

3）掌握危重患者的转运流程和处理要点。

4）熟悉各种管路的护理要点。

5）熟悉重症医学科常用西药（如抢救药物、血管活性药物、止血药物、镇静镇痛药物、抗凝药物、抗菌药物、肌肉松弛药物等）及常用中成药（含中药注射剂），如生脉注射液、参附注射液等的相关知识。

6）熟悉重症医学科常见急危重症患者的急救配合要点。

7）熟悉气管插管、气管切开、心肺复苏、脑复苏等的护理配合和护理要点。

8）了解重症医学科常用化验检查（如血常规、血生化、血气分析、凝血功能等）结果的临床意义。

（3）专业技术

1）掌握重症医学科常用护理操作技术，如生命体征监测技术、氧疗、吸痰、气道护理、雾化吸入、动脉血标本采集技术、输液泵、微量泵、营养泵的使用、管路护理、基本生命支持技术（BLS）、除颤技术、简易呼吸器的使用等。

2）掌握重症医学科常用的2项中医护理技术，如穴位敷贴、中药湿热敷等。

3）熟悉重症医学科常用仪器的使用方法，如监护仪、呼吸机、心电图机、排痰仪等。

4）熟悉血流动力学中心静脉压、动脉血压的监测方法。

5）熟悉肺部物理疗法，如拍背咳痰、缩唇呼吸、腹式呼吸、体位引流的方法。

6）了解纤维支气管镜吸痰的护理要点。

（4）健康指导：掌握神昏（昏迷）、脱证（休克）、中风（脑血管意外）等常见病种的中医健康教育。

（二）培训要求

轮转期间，在上级护士的指导下，参与并管理本科室患者至少5名，能够为患者提供专业规范的护理服务。

五、针灸科培训内容

（一）培训内容

（1）相关知识：熟悉科室情况、规章制度、岗位职责、工作流程、应急预案等。

（2）专业知识

1）掌握针灸学知识，如经络基本理论、常用腧穴定位等。

2）掌握针灸科常用器具（如针具、火罐、刮痧板、艾灸盒等）的检查及消毒方法。

3）掌握针刺意外的处理及预防。

4）了解临床针灸治疗常见病种的相关知识，如中风病、退行性骨关节病、面瘫、痛症等。

5）了解针灸治疗的适应证及禁忌证。

（3）专业技术

1）掌握拔罐、灸法、穴位敷贴、耳穴贴压、刮痧等针灸科常用技术操作及不良反应的处理。

2）掌握针灸科常用中医诊疗设备的使用，如灸疗设备、红外治疗仪等。

3）掌握肢体活动障碍患者良肢位的摆放及意义。

4）掌握吸痰、瞳孔观察、气道护理、约束法、心电监护、输液泵、微量泵的使用等技术。

（4）健康指导：掌握针灸科常见病种的中医健康教育；熟悉常用的康复锻炼方法，如面瘫患者的面肌康复运动操和中风患者的吞咽康复训练、肢体功能训练、语言功能训练、排尿功能训练（盆底功能训练）等。

（二）培训要求

在轮转期间，在上级护士的指导下，新护士全程管理（从患者入院到出院）本专科常见疾病一级护理和二级护理的患者至少各 5 名。护士能够掌握所管患者的病情，并能给予正确评估、及时观察、协助治疗、情志护理、健康教育等，能够为患者提供专业规范的护理。

六、推拿科培训内容

（一）培训内容

（1）相关知识：熟悉科室环境、规章制度、岗位职责、工作流程、应急预案等。

（2）专业知识

1）掌握推拿科常用器具（如针具、火罐、药棒等）的检查及消毒方法。

2）掌握牵引、中药湿热敷、熏蒸等的操作方法及注意事项；了解其基本原理。

3）掌握推拿常见不良反应的处理。

4）了解推拿学基本知识，如推拿的治疗原理、常用手法及功法等。

5）了解临床推拿治疗常见病种的相关知识，如腰痛病（腰椎间盘突出症）、项痹病（神经根型颈椎病）、膝痹病（膝关节骨性关节炎）等。

6）了解推拿治疗的适应证及禁忌证。

（3）专业技术

1）掌握中药湿热敷、中药涂药、罐疗等推拿科常用的技术操作及不良反应的处理。

2）掌握推拿科常用中医诊疗设备的使用，如中频电脉冲治疗仪、颈腰椎牵引治疗仪、热敷或熏蒸治疗仪、中药泡洗设备等。

（4）健康指导：掌握推拿科常见病种的中医健康教育；熟悉常用的导引功法训练方法，如八段锦、易筋经等。

（二）培训要求

在轮转期间，在上级护士的指导下，新护士全程管理（从患者入院到出院）本专科常见疾病一级护理和二级护理的患者至少各 5 名。护士能够掌握所管患者的病情，并能给予正确评估、及时观察、协助治疗、情志护理、健康教育等，能够为患者提供专业规范的护理服务。

七、妇（产）科培训内容

（一）培训内容

1. 妇科

（1）相关知识：熟悉科室情况、规章制度、岗位职责、工作流程、应急预案等。

（2）专业知识

1）掌握妇科常见病种，如妇人腹痛（盆腔炎）、子宫肌瘤、异位妊娠（输卵管妊娠）、卵巢癌等的临床表现、处理原则。了解其病因病机。

2）掌握妇科 2～3 个优势病种的中医护理常规（方案），如妇人腹痛（盆腔炎）、子宫肌瘤、异位妊娠（输卵管妊娠）、卵巢癌等。

3）掌握妇科常见手术的围手术期护理。

4）掌握腹腔和盆腔引流的护理要点。

5）熟悉妇科常用西药（如止血药、化疗药、激素药等）及常用中成药（含中药注射剂）、外用药的相关知识。

6）熟悉妇科常见急危重症患者的急救配合要点。

7）了解妇科常用化验检查（如血常规、血生化、尿常规、妇科肿瘤标志物、性激素等）结果的临床意义。

（3）专业技术

1）掌握妇科常用护理操作技术，如阴道灌洗技术、会阴擦洗、坐浴技术等。

2）掌握妇科常用的2项中医护理技术，如中药灌肠、穴位敷贴、灸法等。

（4）健康指导

1）掌握妇人腹痛（盆腔炎）、子宫肌瘤、异位妊娠（输卵管妊娠）、卵巢癌等常见病种的中医健康教育。

2）掌握经腹及经阴道子宫切除术、腹腔镜手术、宫腔镜手术等患者的健康教育。

3）掌握盆底肌肉功能锻炼的方法。

2. 产科

（1）相关知识：熟悉科室情况、规章制度、岗位职责、工作流程、应急预案等。

（2）专业知识

1）掌握正常分娩的观察和护理。

2）掌握产科常见病种，如先兆早产、妊娠子痫、产后血崩（产后出血）等的临床表现、处理原则。了解其病因病机。

3）掌握产科2~3个优势病种的中医护理常规（方案），如先兆早产、妊娠子痫、产后血崩（产后出血）等。

4）掌握剖宫产手术术前（后）的护理要点。

5）掌握新生儿的护理及观察要点。

6）掌握母乳喂养的相关知识与技巧。

7）熟悉产科常用西药（如子宫收缩类药物、解痉药物、降压药物、止血药物等）及常用中成药（含中药注射剂）的相关知识。

8）熟悉产科常见急危重症患者的急救配合要点。

9）了解产科常用化验检查（如血常规、尿常规、血糖、凝血功能、24小时尿蛋白定量等）结果的临床意义。

10）了解妊娠合并其他内科疾病（如贫血、心脏病等）的治疗及护理。

（3）专业技术

1）掌握产科常用护理操作技术，如四步触诊、阴道检查、按摩子宫、听诊胎心、胎心监测技术、胎动计数、宫缩观察、会阴擦洗、母婴皮肤接触、母乳喂养技巧、新生儿沐浴、脐部护理、臀部护理、抚触技术等。

2）掌握产科常用的2项中医护理技术，如耳穴贴压、中药湿热敷、穴位按摩等。

3）熟悉产科常用仪器设备的使用方法，如胎心监护仪等。

（4）健康指导

1）掌握先兆早产、妊娠子痫、产后血崩（产后出血）等常见病种的中医健康教育。

2）掌握妊娠期、分娩期、产褥期的中医健康教育。

3）掌握母乳喂养的相关知识及新生儿的中医健康指导。

（二）培训要求

轮转期间，在上级护士的指导下，新护士全程管理（从患者入院到出院）本专科常见疾病一级护理和二级护理的患者至少各5名。护士能够掌握所管患者的病情，并能给予正确评估、及时观察、协助治疗、情志护理、健康教育和康复指导等，能够为患者提供专业规范的护理服务。

八、儿科培训内容

（一）培训内容

（1）相关知识：熟悉科室情况、规章制度、岗位职责、工作流程、应急预案、医院感染、医护及护患沟通能力等。

（2）专业知识

1）掌握儿科常见病种，如肺炎喘嗽（肺炎）、小儿哮喘（支气管哮喘）、水肿病、小儿紫癜（过敏性紫癜）、小儿泄泻（小儿腹泻）等的临床表现、处理原则。了解其病因病机。

2）掌握儿科2~3个优势病种的中医护理常规（方案），如肺炎喘嗽（肺炎）、小儿哮喘（支气管哮喘）、水肿病、小儿紫癜（过敏性紫癜）、小儿泄泻（小儿腹泻）等。

3）掌握小儿各年龄阶段身高、体重、头围、呼吸、脉搏等的正常值及各项评估量表。

4）掌握早产儿、正常新生儿的护理。

5）熟悉儿科常用西药（如抗生素、止咳化痰药、退热药、止痉药、血管活性药、利尿药、免疫抑制剂、抗凝及纤溶药等）及常用中成药（如小儿豉翘清热颗粒、小儿消积止咳口服液等）的相关知识；熟悉常用中药注射剂（如痰热清注射液、热毒宁注射液等）的配伍禁忌、不良反应的观察及处理等相关知识。

6）熟悉儿科常见急危重症患儿的急救配合要点。

7）了解儿科常用化验检查（如血常规、血生化、凝血四项、血电解质、免疫四项、过敏原检测等）结果的临床意义。

8）了解心电图、影像学检查等常用检查的临床意义。

（3）专业技术

1）掌握儿科常用护理操作技术，如小儿静脉输液、静脉采血、雾化吸入、氧疗、吸痰、灌肠、新生儿及小儿心肺复苏等。

2）掌握儿科常用的2项中医护理技术，如小儿捏脊法、穴位敷贴、中药雾化、中药灌肠等。

3）掌握更换尿布法、人工喂养法、新生儿沐浴法、新生儿气道护理、脐部护理、臀部护理等。

4）掌握暖箱、辐射抢救台、蓝光治疗仪、经皮黄疸仪的使用及消毒方法。

5）了解儿科常用仪器的使用和消毒方法。

（4）健康指导：掌握肺炎喘嗽（肺炎）、小儿哮喘（支气管哮喘）、水肿病、小儿紫癜（过敏性紫癜）、小儿泄泻（小儿腹泻）等常见病种的中医健康教育；熟悉各种常见病种的辨证施膳内容，如小儿紫癜（过敏性紫癜）食疗方等。

（二）培训要求

轮转儿科病房期间，在上级护士的指导下，能够参与并负责护理新生儿和儿童疾病患者，规范提供基础护理、专科护理、情志护理和健康指导等。

九、手术室培训内容

（一）培训内容

（1）相关知识：熟悉科室情况、规章制度、岗位职责、工作流程、应急预案、医院感染预防与控制等。

（2）专业知识

1）掌握手术室布局与流程，各洁净级别手术间适用手术范围及管理要求。

2）掌握常见手术患者的术前准备、手术方式、切口位置、麻醉方式及器械配备。

3）掌握各种常见手术体位的安置原则、常见并发症及注意事项。

4）掌握手术室常用药物（如麻醉药物、解痉止痛药物、扩容升压药物、急救药物等）的相关知识。

5）掌握无菌概念及各种灭菌方法。

6）掌握特殊感染手术的处理流程。

7）掌握手术室接送患者的流程、急诊手术的接待与抢救流程。

8）掌握中、小手术的器械护士工作；熟悉基础外科手术开腹手术配合。

9）掌握术后敷料器械的回收、清洗、处理流程；熟悉各类一次性用物的回收、处理流程。

（3）专业技术

1）掌握手术室基础无菌技术操作，包括外科手消毒、取用无菌物品、穿无菌手术衣、戴无菌手套、协助医生穿手术衣及戴无菌手套、开无菌包、器械台的一次整理与清点、各专科器械台的二次摆台等。

2）掌握手术皮肤消毒方法和铺巾方法、穿针带线法、敷料打包方法等。

3）熟悉手术室基础仪器设备（如电刀、无影灯、吸引器、手术床、手术对接床等）的安全操作与维护保养。

（4）健康指导：掌握手术前、手术后的访视技巧，及与手术患者的沟通技巧。